LES
MOUVEMENTS MÉTHODIQUES
ET
LA « MÉCANOTHÉRAPIE »

A LA MÈME LIBRAIRIE

Autres Ouvrages de M. le Dr F. Lagrange

Physiologie des exercices du corps, 1 vol. in-8° de la *Bibliothèque scientifique internationale*, 7ᵉ édition, cartonné à l'anglaise, 6 francs.

Ouvrage couronné par l'Académie des sciences (prix Bellion, 1889) et par l'Académie de médecine (prix Vernois, 1890). Traduit en anglais, en italien et en espagnol.

L'Hygiène de l'exercice chez les enfants et les jeunes gens, 1 vol. in-12, 6ᵉ édition, cartonné à l'anglaise, 4 francs.

Ouvrage ayant obtenu le 1ᵉʳ prix du Ministère de l'Instruction publique dans le concours Bischoffsheim.

De l'Exercice chez les adultes, 1 vol. in-12, 3ᵉ édition, cartonné à l'anglaise, 4 francs.

La Médication par l'Exercice, 1 vol. grand in-8°, avec 68 gravures et une carte coloriée hors texte, 12 francs.

LES
MOUVEMENTS MÉTHODIQUES

ET

LA « MÉCANOTHÉRAPIE »

PAR

LE DR FERNAND LAGRANGE

Lauréat de l'Académie des sciences et de l'Académie de médecine

Avec 55 gravures dans le texte

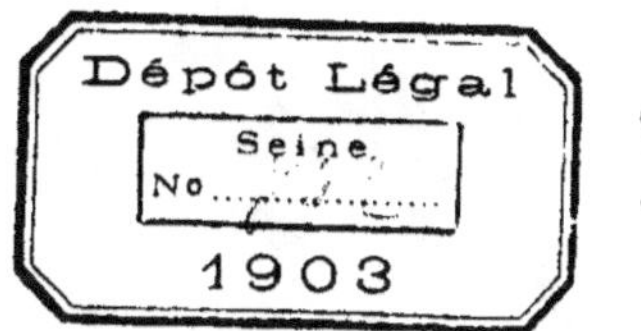

PARIS

ANCIENNE LIBRAIRIE GERMER BAILLIÈRE ET Cie

FÉLIX ALCAN, ÉDITEUR

108, boulevard Saint-Germain, 108

1899

PRÉFACE

Ce livre est comme le complément de notre *Médication par l'exercice*, où ont été étudiées, d'une manière générale, toutes les formes de mouvements corporels que peuvent utiliser l'Hygiène et la Thérapeutique.

Ici, nous avons voulu restreindre notre étude à une forme particulière de mouvements, les *Mouvements méthodiques*, afin de pouvoir entrer plus à fond dans les détails pratiques du sujet.

On sait que les mouvements « méthodiques » ne sont pas les seuls applicables au développement du corps, à la conservation de la santé et au traitement des maladies. Notre précédent volume passait, justement, en revue, à côté des exercices réglés et prescrits, toute une série d'exercices *libres*, dont la Thérapeutique et l'Hygiène peuvent tirer aussi très bon parti : jeux de plein air, exercices de sport, mouvements naturels et spontanés.

Mais les mouvements méthodiques, eux-mêmes, peuvent être appliqués suivant des méthodes diverses. Bien des procédés différents ont été proposés et expérimentés pour provoquer systématiquement des mouvements, pour en réglementer la forme, l'étendue et le degré d'énergie. Ce travail se limitera à un seul de ces procédés, à celui qu'on peut dire sans conteste le plus complet et le plus sûr de tous, au procédé « mécanique » ou *Mécanothérapie*.

Notre champ d'études se trouve ainsi suffisamment restreint pour qu'il nous soit possible d'en fouiller toutes les parties ou, tout au moins, d'en mettre en lumière les points les plus pratiques; — ce que nous n'avions pu toujours faire à notre gré dans la *Médication par l'exercice*, étude beaucoup plus étendue, mais, par cela même, plus synthétique et, forcément, trop générale.

Toutefois, le lecteur ne devra pas chercher ici des détails minutieux de technique sur l'emploi des appareils de mécanothérapie. Notre ouvrage n'est pas écrit pour l'instruction des spécialistes qui, d'ailleurs, apprendraient bien plus vite les choses du métier dans un Institut de Mécanothérapie que dans un livre.

Ce qui importe, aujourd'hui où la Mécanothérapie est enfin installée en France, c'est d'en donner une idée aussi exacte que possible aux médecins de pratique courante en leur fournissant des documents suffisants pour qu'ils puissent prescrire. à bon escient, ce mode de traitement.

Aussi avons-nous consacré la plus grande partie du livre à l'exposé des *Indications* des mouvements méthodiques.

Enfin, il a été souvent indispensable de faire appel aux arguments tirés de la Physiologie, de la Pathogénie et de la Clinique pour justifier nos conclusions et permettre au lecteur d'en discuter le bien fondé. Il en est résulté que certains chapitres ont dû prendre une allure d'argumentation et de plaidoyer.

C'est que l'emploi thérapeutique du mouvement est une question encore si neuve pour notre pays qu'il a fallu aller au-devant des objections, prévoir les doutes et combattre les préventions de certains praticiens, d'ailleurs fort éclairés sur l'ensemble de la science, mais auxquels les documents spéciaux ont jusqu'à présent fait défaut, pour se faire une opinion personnelle sur la Mécanothérapie.

Dr FERNAND LAGRANGE.

Paris, 1er juin 1899.

LES
MOUVEMENTS MÉTHODIQUES
ET
LA « MÉCANOTHÉRAPIE »

PREMIÈRE PARTIE

LES MOYENS D'ACTION

CHAPITRE PREMIER

PRINCIPES ET PROCÉDÉS DE LA MÉCANOTHÉRAPIE

Principes de la Mécanothérapie. — Procédés de la Gymnastique suédoise
« manuelle ». — Procédés de la Mécanothérapie.

La *Mécanothérapie* est l'art d'appliquer à la Thérapeutique
et à l'Hygiène certaines machines, imaginées pour provoquer
des *mouvements corporels méthodiques*, dont on a réglé
d'avance la forme, l'étendue et l'énergie.

Il faut étudier dans la Mécanothérapie deux éléments distincts, une doctrine et un procédé.

La doctrine est déjà ancienne. Elle a été formulée voilà plus
de quatre-vingts ans par le Suédois Ling. Elle n'est autre que
la *Gymnastique médicale suédoise*.

Le procédé est beaucoup plus récent. Il a été créé depuis
une vingtaine d'années par un autre Suédois, le docteur
Zander, dans le but de perfectionner, par l'emploi d'appareils

de précision, l'application du système de Ling qui se faisait primitivement et se fait encore aujourd'hui à l'aide de procédés *manuels*.

La Mécanothérapie n'est donc, en somme, que l'emploi des moyens mécaniques imaginés par Zander pour appliquer le système de gymnastique médicale fondé par Ling. Aussi, avant d'étudier les procédés de la Mécanothérapie, est-il indispensable d'exposer sommairement le principe des *mouvements méthodiques*, sur lequel repose la gymnastique suédoise, puisque ce principe est aussi la base du système de Zander.

Le principe de la Gymnastique suédoise peut se résumer en deux mots. Cette méthode vise essentiellement à *décomposer* le mouvement et à le *doser*.

La Mécanothérapie, conçue dans le même esprit, a recherché des procédés d'exercice qu'on peut appeler *analytiques*, en ce sens qu'ils tendent à décomposer en quelque sorte le corps en autant de segments qu'il y a d'articulations, à mouvoir isolément et successivement chaque articulation et à exercer l'un après l'autre chaque groupe de muscles, en mesurant exactement, d'avance, l'étendue de chaque mouvement et l'énergie de chaque effort.

Il est très important de faire ressortir cette tendance que j'appelle « analytique » du système suédois, parce qu'elle aboutit à un fractionnement du travail et à une atténuation de l'effort qui en rend l'application possible aux sujets les plus faibles et même aux malades.

Ce qui fait que les autres méthodes d'exercice (celles surtout qui emploient des mouvements naturels, comme les exercices de sport) ne sont pas applicables aux malades ou aux sujets très affaiblis, c'est que ces méthodes, au lieu de procéder par analyse, procèdent par *synthèse*. En effet, tout acte musculaire naturel et instinctif représente une véritable synthèse de mouvements, je veux dire une association synergique d'actes musculaires partiels dont le mouvement principal n'est qu'une résultante. — Un coup d'aviron est la synthèse d'une foule de mouvements partiels qui nécessitent l'entrée en jeu des muscles des bras, du tronc et des membres inférieurs. Il en est de même d'un coup de poing. C'est encore par synthèse que procèdent tous les mouvements de la gymnastique française avec engins : un *rétablissement*, une *culbute*, etc., sont des mouvements composés qui synthétisent tout un ensemble de mouvements partiels. Enfin, l'acte le plus simple et le plus naturel de tous, la marche, est encore une synthèse de mouvements qui résume le travail du pied, de la jambe, de la cuisse et du bassin.

Il est très important de retenir la distinction que j'établis ici entre les procédés d'exercice qui tendent à associer dans une action simultanée plusieurs groupes de muscles et ceux qui tendent au contraire, comme le système suédois, à isoler les groupes musculaires mis en action. En effet, le fractionnement du travail aboutit à des conséquences pratiques très importantes, que nous allons tâcher de faire ressortir.

Et d'abord, c'est grâce à la décomposition du mouvement et, par suite, à l'atténuation excessive de l'effort, que cette méthode peut s'appliquer sans aucun danger à des sujets très affaiblis et à des malades ; or là se trouve, on peut le dire, le nœud de la question de la thérapeutique par le mouvement. Personne, en effet, ne conteste qu'il est une foule de maladies où les effets de l'exercice seraient extrêmement utiles ; mais on se prive, trop souvent, des bénéfices de l'exercice dans la crainte des inconvénients et des dangers qu'il peut apporter avec lui. Or ces inconvénients et ces dangers viennent justement de la tendance que nous avons signalée, dans tous les exercices physiques et aussi dans tous les actes naturels, à produire des associations de mouvements ou, suivant l'expression physiologique, des *synergies*.

Les synergies musculaires n'ont pas d'inconvénient chez l'homme bien portant et robuste qui fait de l'exercice par hygiène. Elles en présentent de très sérieux chez le malade auquel on prescrit l'exercice dans un but curatif.

En premier lieu, l'intervention des mouvements dits synergiques ou auxiliaires, dans l'exécution d'un acte musculaire prescrit par le médecin, peut en dénaturer complètement l'effet.

Prenons un exemple grossier et supposons qu'il s'agisse de refaire, par l'exercice, un groupe de muscles atrophiés. Si ces muscles sont ceux des membres inférieurs, il semblerait évident, au premier abord, que la marche, qui met naturellement en jeu les muscles des jambes, doive être l'exercice de choix. Et pourtant tous ceux qui ont étudié les atrophies musculaires, parfois si persistantes à la suite d'une légère arthrite du genou, savent que bien des malades parfaitement guéris de leur affection articulaire ne parviennent pas à refaire leur muscle triceps de la cuisse, bien qu'ils aient, depuis plusieurs mois, repris leur train ordinaire de vie, marchant plusieurs heures chaque jour. Mais, si l'on soumet alors ces malades à des exercices méthodiques dirigés de façon à mettre en jeu le triceps à l'exclusion des autres muscles de la cuisse, on verra en quelques semaines le membre reprendre sa grosseur et sa vigueur normales.

C'est que, dans tous les mouvements naturels et instinctifs, il se passe justement l'inverse de ce que nous recherchons à l'aide des mouvements raisonnés. Si un groupe musculaire se trouve momentanément affaibli ou placé, par n'importe quelle cause, dans un état de moindre capacité fonctionnelle, il s'établit aussitôt des *suppléances* : les muscles restés forts s'ingénient, en quelque sorte, à remplacer ceux qui fonctionnent moins facilement. Le mouvement s'exécute, mais suivant un mécanisme qui permet aux muscles affaiblis de ne pas faire effort et qui, par conséquent, les soustrait à l'influence reconstituante de l'exercice. On peut marcher sans se servir du triceps fémoral, à condition de tenir la jambe tendue et de mouvoir, à chaque pas, le membre malade d'une seule pièce. Et c'est ainsi, en effet, que marchent tous les sujets chez lesquels le fait de passer à chaque pas de la flexion à l'extension, comme cela a lieu dans la marche normale, cause une douleur ou nécessite un effort trop pénible. Le malade « triche » en marchant et fait supporter aux muscles sains le travail qui serait salutaire aux muscles affaiblis. Et notons ici que les conseils donnés par le médecin pour réformer cette marche vicieuse n'aboutiront à aucun résultat, malgré l'attention que pourrait y apporter l'intéressé, tout simplement parce que celui-ci, avec la meilleure volonté du monde, ne peut exécuter un travail au-dessus de ses forces.

Qu'on se représente, en effet, et qu'on traduise en « travail », au sens mécanique du mot, l'effort nécessaire pour marcher, c'est-à-dire pour faire progresser le corps sur une surface même parfaitement plane. La masse du corps — c'est-à-dire un poids de 60 à 80 kilogrammes — doit être supportée en entier par l'un des membres, pendant que l'autre, affranchi momentanément de son rôle de soutien, se porte en avant pour se placer à son tour à la position d'appui. Bien plus, quand le membre malade vient à son tour à la position d'appui, il doit « recevoir », dans une attitude légèrement fléchie et par conséquent très fatigante, ce poids de 80 kilogrammes, puis l'élever de bas en haut en reprenant son attitude tendue.

Les travaux de Marey ont montré, en effet, que la marche, outre la progression suivant le plan horizontal, comporte une série de soulèvements et d'abaissements alternatifs, pendant lesquels le centre de gravité du corps se déplace à chaque pas, suivant la verticale. Ce mouvement de haut en bas et de bas en haut s'accentue d'autant plus que l'allure est plus rapide ou plus cadencée : il est à son maximum pendant la course, mais on peut le constater très nettement à l'allure ordinaire de la marche. Il suffit d'observer un peloton de

fantassins qui marchent en marquant bien le pas. A chaque
foulée, si l'on est placé derrière la petite troupe, on voit le
plan dessiné par l'ensemble des têtes s'abaisser et se relever
suivant une courbe dont on pourrait enregistrer le graphique, ainsi que l'a fait M. Marey pour les coureurs.

Telle est donc l'intensité de l'effort musculaire qu'on
demande au malade, quand on lui prescrit d'exécuter scrupu-
leusement, avec son triceps atrophié, tous les mouvements
d'extension que provoque la marche correcte dans l'articulation du genou. Et voilà pourquoi le malade n'obéira pas au
médecin et « trichera » en marchant, pour affranchir d'un
travail excessif les muscles que l'on tente de faire travailler par la marche.

La conclusion qui s'impose, c'est qu'il faut trouver un exercice qui, d'une part, mette en jeu le triceps fémoral avec moins
d'effort que la marche et qui, d'autre part, rende impossible la tricherie presque toujours inconsciente du malade,
en ne permettant pas à des muscles synergiques d'intervenir dans le mouvement. Or nous dirons tout à l'heure
comment la Mécanothérapie permet, justement, de doser
à volonté le travail et de le localiser avec précision dans
le groupe musculaire voulu. On trouvera aisément dans
l'arsenal des machines Zander un appareil qui oblige le
malade à faire correctement le mouvement d'extension en
mettant en jeu les muscles atrophiés à l'exclusion des autres;
on pourra aussi, en faisant varier la longueur du levier
de cet appareil, régler à volonté l'intensité de l'effort. Si bien
qu'en provoquant, au début du traitement, un travail très
faible et en augmentant progressivement ce travail à mesure
que les muscles reprendront leur force et leur volume, on
obtiendra en quelques semaines un résultat que la marche
n'eût peut-être pas donné en un an.

L'exemple cité pour les extenseurs de la cuisse peut
s'appliquer à tous les muscles du corps; de même que

l'objection faite à l'emploi de la marche comme moyen d'entraînement local peut s'adresser à tous les actes musculaires instinctifs.

Inutile de faire observer que, s'il est difficile d'obtenir avec précision la mise en travail d'un groupe musculaire bien défini par l'emploi des mouvements instinctifs, la difficulté serait encore plus grande s'il s'agissait de mouvoir une articulation ankylosée ou raidie. Les suppléances se font plus aisément encore d'une articulation à une autre que d'un muscle à un autre muscle. S'il s'agit, par exemple, de porter la main au visage, l'articulation huméro-cubitale étant ankylosée, le malade suppléera au défaut de mobilité de la jointure du coude en mettant à contribution celle de l'épaule. Il se servira de même des mouvements de l'omoplate pour suppléer à ceux de l'humérus, et ainsi de suite. Et ici, la « tricherie » involontaire se produira aussi bien à propos des déplacements passifs que des déplacements actifs. Il faudra, de toute nécessité, pour obtenir un mouvement correct ou du moins un effort tendant directement à mobiliser l'articulation visée, trouver moyen d'empêcher la suppléance, c'est-à-dire employer des procédés spéciaux pour immobiliser les autres articulations. Et ces procédés que le praticien livré à ses propres ressources ne trouve pas toujours, même au prix des plus ingénieuses combinaisons, la Mécanothérapie les a trouvés d'avance et les applique, grâce au choix de ses appareils, avec une précision mathématique.

Mais, dans bien des cas, les synergies ne sont pas seulement gênantes pour la précision du traitement : elles peuvent être dangereuses, parce qu'elles éveillent, à côté de l'action locale utile, des actions à distance qui sont nuisibles. Par exemple, la synergie qu'on appelle l'*effort* est, pour beaucoup de malades, une redoutable conséquence de certains mouvements. On sait que l'effort thoraco-abdominal peut produire sur les organes thoraciques, poumon, cœur et gros vaisseaux, ainsi que sur les organes abdominaux, des compressions violentes dont les inconvénients seraient très graves, par exemple, pour les cardiaques.

Outre ces effets de retentissement à distance sur un organe ou une série d'organes déterminés, les synergies peuvent produire encore, quand elles sont très importantes, des effets d'excitation violente sur la totalité des grandes fonctions vitales, la circulation, la respiration, l'innervation.

Tout le monde sait combien certains mouvements en apparence très simples et très faciles peuvent ébranler violemment, si on les répète avec une certaine fréquence, l'organisme tout entier. Rien de plus facile pour l'homme le plus faible que de monter une marche d'escalier. Et tout le monde sait pourtant la perturbation qui peut résulter, dans la respiration et la circulation, du fait de gravir plusieurs étages. C'est que, dans un acte pareil, la grande quantité de travail effectué dans l'ascension de chaque marche est masquée, en quelque sorte, par l'absence de fatigue musculaire. La fatigue locale n'est pas immédiatement ressentie, parce que, là, un grand nombre de muscles très puissants s'unissent dans une synergie instinctive et se partagent l'effort. Chaque fibre musculaire ne supporte ainsi qu'une très faible part de travail; mais le total des efforts partiels qui s'unissent dans la synthèse du mouvement d'ascension n'en est pas moins considérable : aussi le fait de monter un escalier représente-t-il de l'exercice à dose *massive*, c'est-à-dire la condition la plus propre à produire ces perturbations violentes de toutes les fonctions vitales qu'on appelle les *effets généraux* de l'exercice et dont il importe de rappeler brièvement les conséquences physiologiques.

On sait que tout exercice corporel fait sentir à l'organisme deux sortes d'effets physiologiques : les uns *locaux*, les autres *généraux*. Les effets locaux se manifestent sur la région même du corps qui est le siège du mouvement, sur les bras, par exemple, dans l'exercice des haltères, sur les jambes, dans l'exercice de la marche. Les effets généraux retentissent bien au delà du point où s'est localisé l'effort et atteignent l'organisme tout entier. C'est ainsi que la course, exercice de jambes, produit des effets très violents sur le cœur et sur les poumons et amène, du même coup, la transpiration et l'échauffement de tout le corps. Les effets dits « généraux » de l'exercice sont très justement qualifiés ainsi, car ils atteignent tous les organes sans exception, activent toutes les fonctions et se font sentir même aux actes les plus intimes de la nutrition. Ils sont le résultat d'une sorte de mise en branle de la machine humaine, dont toutes les pièces vibrent, pour ainsi dire, à l'unisson, quand l'une d'elles reçoit, par le fait du travail des muscles, un choc intense ou prolongé.

En cherchant à produire les effets généraux de l'exercice, on est donc sûr d'en faire bénéficier tous les organes, sans avoir besoin de viser plus spécialement l'un d'eux. Par exemple, c'est grâce à ses effets généraux que la marche, exercice de jambes, peut faire sentir à l'estomac son influence salutaire et amener la guérison de certains troubles digestifs. Mais on devine aisément, à côté des avantages de cette association de tous les organes à l'exercice, les inconvénients qu'elle peut présenter. Comme il est impossible qu'un organe s'isole des autres et soit soustrait aux effets de l'exercice, quand celui-ci présente une certaine intensité ou une certaine durée, le retentissement du travail musculaire sur toutes les fonctions deviendrait bien vite un danger pour les organes affaiblis ou malades s'il atteignait un certain degré de violence. Mais remarquons que ce qu'on appelle « violence » représente un degré très variable, suivant le cas et les individus. Les effets du pas gymnastique ne sont pas trop violents pour le cœur d'un écolier; ils seraient excessifs pour le cœur d'un vieillard, et, s'il s'agissait d'un cœur malade, l'excitation de l'organe pourrait être assez violente pour provoquer de redoutables accidents.

On doit donc éviter, chez un très grand nombre de malades, que l'exercice ne produise des effets généraux très accentués, sous peine d'aggraver leur état. On doit l'éviter aussi chez un grand nombre de sujets débilités, chez les convalescents, les neurasthéniques, les vieillards, etc., sous peine de les jeter dans le surmenage. De là l'impossibilité d'appliquer à tous ces sujets les exercices dont les mouvements se font, comme nous disions tout à l'heure, par synthèse ou par synergie. Ou bien il faudrait s'en tenir à des exercices d'une modération telle qu'ils ne puissent déterminer dans l'organisme aucun ébranlement. Et c'est là justement, parfois, un problème difficile. Quel exercice, en effet, semble plus modéré que la marche à pas lents sur une surface plane? Nombre de malades, pourtant, ne peuvent faire quelques pas sans que le cœur batte avec violence et que le poumon entre en jeu avec ce rythme précipité qui amène l'essoufflement. Aussi arrive-t-il le plus souvent que le médecin, renonçant à la solution du problème, proscrit absolument toute espèce d'exercice, faute d'en pouvoir trouver un qui soit assez modéré.

De là les précieuses ressources offertes, en pareil cas, par une méthode qui procède par analyse et qui décompose les mouvements en fractionnant le travail. Une telle méthode peut s'appliquer même à des malades incapables de marcher, parce qu'elle a dans son catalogue nombre d'exercices moins violents que la marche.

Tels sont l'esprit et les tendances du système créé par Ling. Il nous faut rappeler, à présent, en quoi consiste le procédé à l'aide duquel ce système a été primitivement mis en œuvre, et qu'on appelle la gymnastique *manuelle*. Nous ferons comprendre ensuite aisément comment on a pu substituer des machines spéciales à la main de l'aide qui provoquait en principe le mouvement, et pourquoi la gymnastique *mécanique* est adoptée partout aujourd'hui comme un perfectionnement de la gymnastique manuelle.

Procédés de la gymnastique suédoise « manuelle ».

Tous les procédés de la gymnastique « manuelle » inventée par Ling visent à obtenir, dans l'application du mouvement, deux résultats distincts : *doser* l'exercice et le *localiser*. « Doser » l'exercice, c'est en mesurer l'intensité avec assez de précision et de tact pour ne pas dépasser l'effet utile ; le « localiser », c'est limiter son effet à une région déterminée, de façon à en éviter le retentissement sur des organes qu'il importe de ménager.

Pour doser l'exercice, Ling et ses élèves emploient une méthode qui s'écarte absolument de tous les procédés usités dans nos gymnases français : c'est la *méthode manuelle*, qu'on pourrait appeler l'exercice « à deux ».

Qu'on se représente deux gymnastes dont l'un cherche à étendre le bras pendant que l'autre, lui tenant la main, lutte contre ce mouvement et lui oppose une résistance plus ou moins grande, sans toutefois paralyser complètement son effort. Le mouvement exécuté par le premier exigera un déploiement de force d'autant plus grand que la résistance du second sera plus considérable. Le second gymnaste, s'il sait bien calculer sa résistance, pourra donc augmenter ou diminuer, à volonté, la dépense de force du premier. Tel est le principe. On peut en varier à l'infini les applications. Ce que fait le gymnaste « opposant » pour le bras, il le fera pour les jambes, pour les épaules, les hanches, la tête, etc. On comprend que chaque groupe de muscles pourra, suivant les besoins du traitement, être mis en jeu avec le degré de force voulu. — Le rôle de l'aide, dans la pratique de la gymnastique médicale, est d'une grande importance. C'est à son tact, à sa connaissance parfaite des mouvements et de leur effet qu'est subordonné le succès de la cure. Les auteurs suédois donnent à cet aide le nom de « gymnaste », désignation qui déroute un peu le lecteur français, car, chez nous, la qualification de « gymnaste » s'applique à ceux qui exécutent les mouvements gymnastiques, plutôt qu'à ceux qui surveillent et dirigent ces mouvements.

Pour graduer l'effort musculaire demandé au patient, le gymnaste a plus d'une ressource à sa disposition. La plus élémentaire

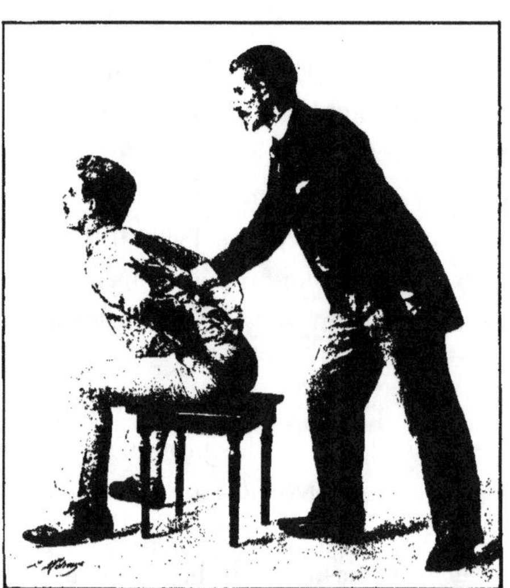

Fig. 1. — Premier procédé d'exercice des muscles dorsaux dans le système de Ling ; le mouvement est « faible ».

consiste à lui opposer un effort d'intensité croissante. Mais cette méthode pourrait être mise en défaut quand il s'agit des masses musculaires très puissantes auxquelles ne pourrait faire équilibre la force d'un bras et même des deux bras du gymnaste opposant. Admettons, par exemple, qu'il s'agisse d'exercer les muscles qui redressent la colonne vertébrale et supposons que le patient soit assis, le tronc fléchi en avant, et fasse effort pour se redresser pendant que le gymnaste opposant lutte contre cet effort. Si l'opposition se fait simplement, en appliquant la main dans le dos et en luttant par une poussée en avant, contre l'effort qui reporte le tronc

en arrière, la résistance de l'opposant sera nécessairement
très faible ; car la force des bras d'un homme très vigoureux
est inférieure à la force des reins d'un homme de vigueur
moyenne. Dans ce mode d'exécution, tout l'avantage sera du
côté de l'homme qui exécute le mouvement ; il vaincra aisé-

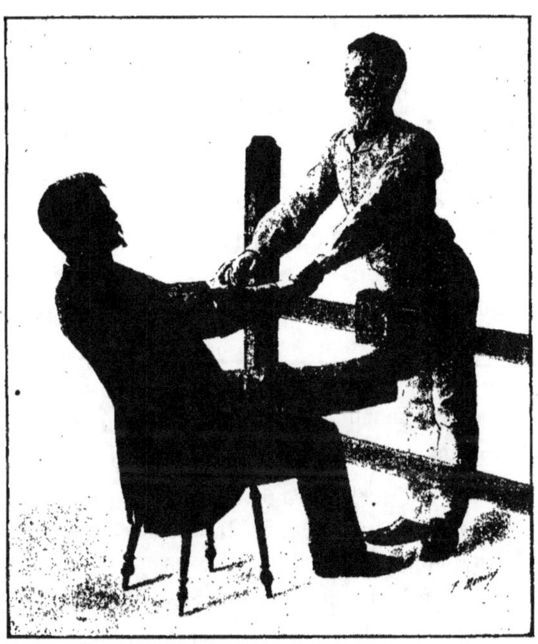

Fig. 2. — Deuxième procédé d'exercice des muscles dorsaux
dans le système de Ling ; le mouvement est « fort ».

ment la résistance de l'opposant, sans avoir besoin de faire
appel à toute la force des muscles mis en jeu : le mouvement
sera « faible ».

Veut-on solliciter dans les mêmes muscles un effort considérable ? Les deux hommes changent alors d'attitude. L'un
d'eux, celui que nous appelons, pour la clarté de l'exposition,
le gymnaste *agissant*, se tient debout derrière une barre de
bois placée à la hauteur des hanches, pendant que le gymnaste

opposant s'assied de l'autre côté de la barre, sur laquelle il arc-boute le pied. Si, gardant leur attitude respective, les deux gymnastes se saisissent la main, et que le gymnaste « agissant », après s'être laissé attirer en avant jusqu'à flexion du tronc à angle droit, cherche ensuite à se redresser en portant le corps en arrière, on comprend combien les conditions dans lesquelles la résistance lui sera faite diffèrent de celles de tout à l'heure. Le gymnaste résistant, solidement arc-bouté sur la barre où il appuie le pied, agit dans des conditions plus favorables que son antagoniste et peut lutter avantageusement contre lui, fût-il notablement moins vigoureux ; il peut lui imposer un effort, allant, s'il le juge utile, jusqu'au bout des forces du groupe musculaire mis en action : le mouvement sera « fort ».

En veut-on un peu plus fort encore, un dans lequel le groupe musculaire que nous supposons mis en jeu devra faire un effort considérable pour vaincre une opposition des plus faibles ? Le patient se couche à plat ventre sur une banquette horizontale, dans une position telle que le bord de cette banquette ne dépasse pas la crête de ses hanches. Une courroie fixe les jambes de façon à empêcher la chute en avant ; et le tronc, s'abandonnant à la pesanteur, se fléchit vers le sol. Si, à ce moment, les muscles dorsaux sont vigoureusement mis en action, le corps se redressera et pourra se replacer dans la position horizontale ; mais on comprend au prix de quel effort, puisqu'il faudra lutter, dans une attitude très défavorable, contre la pesanteur qui le sollicite à retomber dans la flexion vers le sol. Il suffira, dans cette attitude, de la plus petite résistance exercée, soit sur la tête, soit sur les reins, pour obliger le patient qui se relève à un effort véritablement athlétique : le mouvement sera « très fort ».

Une foule de procédés aussi simples qu'ingénieux et conçus dans le même esprit ont été imaginés par les gymnastes suédois. Ils ont, pour chaque exercice, plusieurs modes d'exécution, plusieurs « variantes », dans lesquelles l'effort musculaire croît ou décroît progressivement d'intensité. L'intensité de leurs mouvements représente ainsi comme une gamme très étendue, dans laquelle il est toujours possible de trouver la note qui s'harmonise exactement avec la résistance du malade.

Dans beaucoup de cas, la gymnastique suédoise pousse l'atténuation de l'exercice jusqu'à supprimer complètement

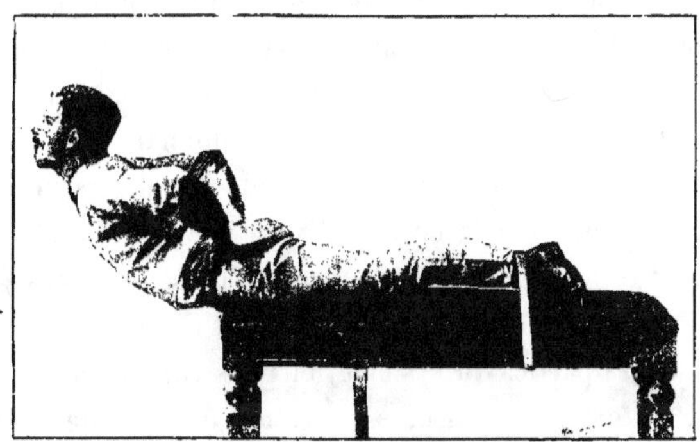

Fig. 3. — Troisième procédé d'exercice des muscles dorsaux dans le système de Ling ; le mouvement est « très fort ».

l'effort ; le sujet n'exécute plus l'exercice, mais il le subit. L'aide est alors chargé, non plus de résister à des mouvements voulus, mais seulement d'imprimer au corps ou aux membres du patient des déplacements dans divers sens, pour lesquels celui-ci ne fournit ni aide ni résistance. Ce sont les *mouvements passifs*. Les mouvements passifs agissent sur les articulations, dont ils entretiennent la mobilité ; sur les muscles, dont ils augmentent la souplesse et activent la nutrition ; ils ont un effet des plus salutaires sur la circulation du sang, qu'ils facilitent à l'égard des mouvements actifs, et sont, pour cette raison, très usités dans le traitement gymnastique des maladies du cœur. Ils ont enfin une action remarquable sur le système nerveux et sont fréquemment utilisés dans le traitement des névroses.

Les mouvements passifs ne sont pas le dernier degré d'atténuation de la « cure manuelle ». Les gymnastes suédois mettent en œuvre des procédés plus doux encore. Sans déplacer le corps ou les membres, ils font subir aux tissus vivants des attouchements, des manipulations plus ou moins énergiques, qui produisent tantôt sur la peau, tantôt sur les muscles, tantôt sur les organes profonds, des effets divers, tels que frictions, malaxions, percussions, etc. C'est le *massage*.

Le massage n'est pas séparé, dans l'enseignement de Stockholm, de la gymnastique médicale, dont il est considéré comme une forme atténuée. Dans toute ordonnance des médecins gymnastes, on le voit indiqué à côté des divers mouvements qui composent la cure. — Nous n'avons pas à insister ici sur cette forme du traitement suédois, que nous étudierons plus loin; elle est beaucoup plus connue chez nous que les autres parties du système, et nous confondons même souvent à tort, en France, sous cette rubrique de « massage », les trois éléments de la cure manuelle : massage proprement dit, mouvements passifs et mouvements actifs.

Nous venons de voir avec quelle ingéniosité les Suédois s'y prennent pour doser l'exercice; nous dirons en deux mots comment ils procèdent pour localiser le mouvement et l'effort dans la région voulue.

Nous avons déjà dit qu'aucun mouvement naturel ne s'exécute dans une partie du corps, même limitée, sans qu'un ou plusieurs muscles éloignés s'associent indirectement aux muscles mis en jeu. L'acte de soulever un poids avec la main ne met pas seulement en action les muscles du bras, mais ceux de l'épaule, des reins et même des cuisses et des jambes. Cette association des divers groupes musculaires peut passer inaperçue quand l'effort est faible; elle devient très apparente quand l'acte exécuté demande une grande dépense de force; elle a, nous le savons, de sérieux inconvénients dans l'application de l'exercice à certains sujets. Les mouvements associés ne peuvent, dans les actes ordinaires, être évités que par une attention minutieuse, ou même quelquefois par une longue accoutumance ; mais il existe, dans la gymnastique suédoise, des procédés pour les supprimer. Le plus élémentaire de ces procédés consiste à donner au corps une attitude telle que le membre dont on veut supprimer le travail soit mis dans l'impossibilité d'agir. Toutefois il est souvent nécessaire d'ajouter à l'effet de la position divers modes de fixation du corps ou des membres ; et, pour cela, divers appareils sont employés, qui permettent au gymnaste de varier les attitudes du patient et d'immobiliser les groupes musculaires où il craindrait d'éveiller des synergies.

Une barre plate et large, en bois capitonné, où le patient debout vient appuyer les hanches ; des banquettes où il est tantôt étendu, tantôt placé à califourchon ; des fauteuils à dossier mobile qui permettent de faire varier à volonté l'inclinaison du tronc ; quelques barres de trapèze, pour se suspendre par les bras ; une large échelle adossée au mur, en forme d'espalier, pour donner prise aux mains du patient, et, enfin, des courroies et des boucles pour fixer le corps et les membres dans l'attitude choisie : tel est l'outillage de la gymnastique manuelle

On va voir qu'il ne faut pas confondre ces appareils très simples et très rudimentaires avec les *machines* beaucoup plus compliquées de la gymnastique mécanique, à l'étude desquelles cet exposé un peu long avait justement pour but d'aboutir.

Procédés de la Mécanothérapie.

Si l'on a bien compris le rôle que joue, dans la gymnastique médicale, l'aide, ou, comme disent les Suédois, le « gymnaste », il sera facile de concevoir que cet aide puisse être remplacé par un agent mécanique. C'est, en effet, ce qui a lieu dans le système de gymnastique médicale qui s'appelle la *Mécanothérapie*.

Les procédés de la Mécanothérapie représentent un perfectionnement de ceux de la gymnastique suédoise, mais ils visent le même but. Ils tendent à *localiser* l'exercice dans une région déterminée du corps, afin de rendre impossible l'intervention des mouvements accessoires gênants ou des synergies dangereuses ; ils tendent aussi à *doser* exactement la quantité de travail imposé aux muscles et à *mesurer* avec précision l'étendue du mouvement, dans les articulations mobilisées.

L'inventeur de la Mécanothérapie, Zander, a voulu remplacer la main de l'aide par une machine réglée d'avance ; pensant qu'il y avait parfois inconvénient à s'en rapporter à un assistant subalterne pour appliquer une prescription qui exige tant de tact, d'attention et même de science, de la part de celui auquel elle est confiée.

Les machines de Zander sont de deux ordres. Les unes sont destinées à l'exécution des mouvements *actifs*. Elles sont mises en action par les muscles du sujet auxquels elles offrent une résistance dont on peut, avec une précision mathématique, mesurer l'intensité, grâce au dispositif dont nous allons parler tout à l'heure. Les autres, mues par une force extérieure, telle que l'électricité, la vapeur, le gaz, etc., « communiquent » au malade tel ou tel mouvement et en déterminent mécaniquement la forme, l'amplitude et le rythme : ce sont les appareils à mouvements *passifs* ou *communiqués* et les machines à *massage mécanique*.

Les machines à mouvements passifs représentent soit des sièges, soit des banquettes disposées de manière que les parties du corps à mobiliser puissent se fixer par des attaches à la pièce de l'appareil qui leur communique le mouvement. Les unes provoquent des mouvements locaux et partiels, d'autres peuvent communiquer un déplacement passif à la totalité du corps. Le massage est obtenu au moyen de petits marteaux élastiques (tapotement), de courroies munies de reliefs (frictions), ou bien de pelotes et de roues qui tournent (effleurage et pétrissage), de tampons et de pièces diverses, animées d'un mouvement très rapide de vibration (massage vibratoire).

Tous les appareils à mouvements passifs sont munis d'un dispositif qui permet d'en graduer les effets. Ce dispositif consiste en général en une tige portant des divisions numérotées et sur laquelle vient se brancher le pivot qui est le centre du mouvement. Le rayon du déplacement est rendu plus ou moins grand suivant le numéro auquel on opère le branchement. Et il est aisé de comprendre que les effets produits seront doux ou intenses, suivant qu'on diminuera ou qu'on augmentera le rayon du déplacement, c'est-à-dire l'amplitude du mouvement.

Les appareils à mouvements actifs sont plus nombreux encore que les appareils à mouvements passifs. Il y en a un pour chaque articulation et pour chaque groupe musculaire. Le principe de ces appareils repose sur l'emploi de leviers gradués, le long desquels un contrepoids mobile peut se fixer à diverses distances. La position qu'on donne au poids règle la longueur des leviers et, par conséquent, mesure la résistance que le contrepoids doit opposer aux muscles qui l'actionnent. Chaque appareil a une forme différente qui s'adapte aux différentes formes de mouvements prescrits. Le malade est tantôt debout, tantôt assis, tantôt couché. L'application de la force qu'il développe se fait, suivant les cas, à l'aide d'une pédale, d'une poignée, d'un dossier, d'une sangle, etc. Les muscles qui ne doivent pas participer au travail sont mis dans l'impossibilité d'agir, tantôt par la position même qu'on donne au corps, tantôt par un système d'attache. Enfin, la direction et la forme du mouvement sont assurées par la forme même du levier, qui est rigide et ne peut se mouvoir que dans un sens unique.

On voit que, grâce à ces dispositions, qui sont les mêmes dans tous les appareils, le médecin est absolument maître du mouvement exécuté par son malade. Il est sûr d'exercer les muscles voulus, à l'exclusion des autres, et sûr de leur donner la dose d'exercice qui lui semble indiquée, sans aller au delà ni rester en deçà.

Il importe de remarquer que, grâce aux procédés mécaniques employés pour doser le travail, la Mécanothérapie n'a pas besoin de varier la forme de l'exercice pour faire varier l'intensité de l'effort. Le même appareil et par conséquent la même forme de mouvement peuvent être appliqués à un sujet fort ou à un sujet faible. Il suffit d'écarter le contre-poids ou de le rapprocher pour augmenter ou diminuer la dépense de force. Tandis que la gymnastique ordinaire est obligée, pour varier l'intensité de l'effort, de varier aussi la forme du mouvement. Or il est des mouvements que leur forme même rend impossibles à certains sujets.

Un coup d'œil jeté sur les figures 1, 2, 3 et 4 rendra plus frappante la simplicité des procédés mécanothérapiques et leur facilité d'adaptation à toutes les indications, en regard de la complexité des moyens d'action de la gymnastique suédoise primitive. Avec l'appareil C⁵ de Zander (voir fig. 4), on peut appliquer à tous les sujets indistinctement le mouvement d'extension de la colonne vertébrale, à condition de placer le poids de résistance au degré voulu. Pour le même mouvement, la méthode de Ling employait trois procédés, selon que l'exercice devait être *faible, moyen* ou *fort*. Or il se trouve justement ici que l'exercice n° 3, le plus fort, est très difficile pour les adultes, impossible même pour la plupart des hommes mûrs, d'ailleurs très vigoureux, mais peu souples, alors que les enfants, grâce à la souplesse de leurs articulations vertébrales, l'exécutent avec une grande facilité.

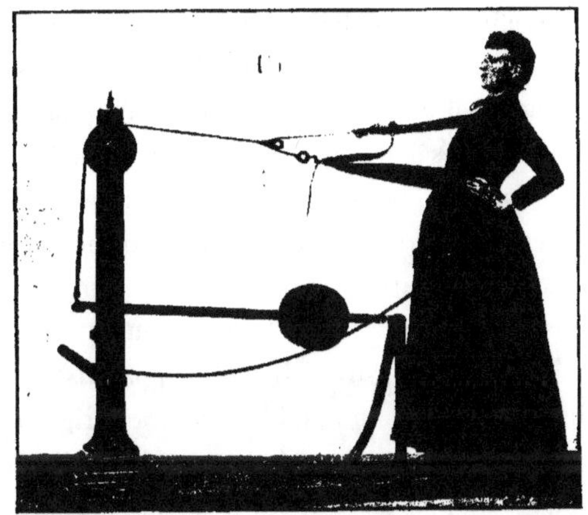

Fig. 4. — Procédé d'exercice des muscles dorsaux dans le système Zander ; le mouvement peut être rendu à volonté « faible », « fort » ou « très fort », suivant la position donnée au contrepoids sur le levier.

Pour compléter l'énumération des appareils de Zander, il faut ajouter aux machines pour mouvements actifs, mouvements passifs et massage, toute une série d'autres appareils qui ne visent pas à provoquer, à proprement parler, des mouvements, mais des *attitudes*. Ce sont les appareils d'orthopédie pour le redressement des déviations.

Ils sont peut-être plus connus que les autres machines de Zander, au moins quant à leur destination, qui est de placer et de maintenir le corps, pendant un temps assez long, dans une position telle que la pesanteur agisse sur la colonne vertébrale dans une direction qui en corrige la déviation. Ce sont des banquettes horizontales, des appareils à suspension verticale et à suspension oblique, avec adjonction de coussins rembourrés de crin dont la pression concourt à la correction et au redressement des courbures. Nous en donnons plus loin la description et les figures.

L'outillage de la Mécanothérapie est très différent, comme on voit, de celui de nos gymnases français dits « médicaux », où se rencontrent aussi certains appareils propres à provoquer des efforts musculaires plus ou moins méthodiques. Ces appareils sont composés tantôt avec des poids qu'on actionne au moyen d'une corde enroulée sur une poulie, tantôt avec des ressorts, des cordons élastiques de caoutchouc, etc. Mais tous ces appareils pèchent par deux points essentiels. Les uns ne peuvent assurer la régularité de la forme du mouvement : ce sont les appareils à contrepoids, dans lesquels le malade est exposé à faire varier la direction dans laquelle il opère la traction sur la corde. Dans les appareils Zander, la forme du mouvement est immuable, grâce à la rigidité de la tige du levier qui ne permet pas de faire varier la direction de l'effort. Quant aux appareils qui opposent à l'effort musculaire la résistance d'un ressort, d'une bande élastique, etc., ils échappent à tout réglage, parce que leur résistance, ainsi que nous allons le dire tout à l'heure, n'est pas adaptée pendant toute la durée du mouvement aux variations de la force développée par le muscle.

La gymnastique « mécanique », on le voit, ne constitue pas, au point de vue thérapeutique, un système différent de la gymnastique médicale suédoise. C'est simplement un autre mode d'application des mêmes principes, un autre procédé pour provoquer et produire les mêmes mouvements. Mais on peut dire que la Mécanothérapie a permis de réaliser, dans la médication par le mouvement, un progrès comparable à celui que l'emploi des machines a introduit dans l'exécution des travaux industriels. Ici comme là, la perfection de l'outil vient suppléer à l'insuffisance de l'artisan.

Dans la gymnastique manuelle, tant vaut l'aide-gymnaste, tant vaut le traitement. Or, s'il est facile de trouver en Suède des gymnastes d'une grande valeur, grâce à l'École centrale de gymnastique où d'éminents maîtres les ont formés, nous sommes loin d'avoir, en France, les mêmes garanties. Rien de plus rare, chez nous, qu'un auxiliaire compétent à qui l'on puisse confier, en toute sécurité, un traitement gymnastique délicat. Nous en connaissons, certes, à Paris, en qui, pour notre part, nous avons une confiance absolue; mais leur nombre est restreint et leur valeur individuelle en fait justement des praticiens hors ligne, dont on ne peut demander les soins au rabais. Tandis que les machines, pouvant être dirigées par le premier venu qui en a compris le mécanisme, permettent de rendre le prix abordable aux malades obligés de compter avec les frais d'une cure. Ce sont là, sans doute, des considérations d'un ordre peu scientifique; mais tous les médecins se sont heurtés comme nous, dans la pratique, à cet obstacle bien prosaïque, mais parfois malheureusement insurmontable, la cherté du traitement.

Les machines permettent donc de « démocratiser », si l'on peut ainsi dire, une thérapeutique jusqu'à présent réservée aux riches.

CHAPITRE II

L'ARSENAL DE LA MÉCANOTHÉRAPIE

Appareils à mouvements actifs. — Appareils à mouvements passifs.
Appareils d'Orthopédie.

Les appareils utilisés par la Mécanothérapie se divisent,
au point de vue de leur destination, en trois groupes : 1° appareils à mouvements *actifs*; 2° appareils à mouvements
passifs; 3° appareils spéciaux d'*orthopédie*.

Appareils à mouvements actifs.

Ils sont construits de manière à opposer à l'effort développé
par le malade une résistance qu'on peut à volonté rendre forte
ou faible sans changer la forme du mouvement et sans faire
intervenir des muscles autres que ceux des groupes spécialement visés.

La forme du mouvement est commandée par celle de l'appareil même, dont la disposition est telle que le sujet, se
plaçant correctement, ne peut faire agir sur le poids de
résistance aucun autre groupe musculaire que le groupe visé,
et ne peut mouvoir le membre ou le segment du tronc, correspondant à l'appareil, que dans une direction unique et

toujours la même. Le mouvement se trouve, en quelque sorte, moulé par l'appareil à l'aide duquel on l'exécute.

On est donc sûr, avec les appareils à déplacement actif, d'obtenir toujours un mouvement de forme correcte, et l'on voit l'importance de cette condition, quand il s'agit de remédier à un mouvement de forme vicieuse : soit que le sujet ait pris l'habitude de faire intervenir, dans un acte musculaire, des articulations et des muscles supplémentaires pour compenser l'insuffisance de ceux auxquels le mouvement normal est dévolu, comme il arrive si souvent en cas d'atrophie et de parésie d'un groupe de muscles, de raideur ou d'ankylose d'une articulation, etc. ; soit qu'une affection des centres nerveux ait créé des troubles de la coordination et des mouvements involontaires qui dérèglent et dénaturent les actes musculaires voulus, comme dans l'ataxie locomotrice, la chorée, etc. Avec les appareils de Zander, le sujet est mis dans l'impossibilité de « tricher » en exécutant les mouvements qui lui sont difficiles ; en outre, il ne peut faire dévier ses membres hors de la direction qu'ils doivent normalement prendre et dont la forme de l'appareil ne leur permet pas de s'écarter.

Nous avons déjà exposé le principe suivant lequel les appareils actifs sont construits. La résistance que les muscles ont à vaincre est représentée par un contrepoids qui peut se déplacer le long d'une règle graduée. Le déplacement du poids permet, à volonté, d'augmenter ou de diminuer la longueur du levier sur lequel agit la résistance et, par conséquent, de faire varier dans le même sens l'intensité de l'effort du sujet qui doit soulever le poids. Quant au levier, il est articulé de façon à ne pouvoir se déplacer que dans une direction unique, calculée en vue de celle que doit prendre le membre ou le segment de membre mobilisé. Comme chaque membre peut se déplacer suivant plusieurs directions, il y a plusieurs appareils pour exercer chaque membre : l'un permettant l'*extension* seulement, l'autre la *flexion*, un autre l'*abduction*, l'*adduction* ou la *circumduction*, etc. Toutefois, pour simplifier l'attirail thérapeutique, Zander a ingénieusement utilisé les ressources de la mécanique pour obtenir à volonté d'un même appareil deux mouvements différents, mais successifs. Par

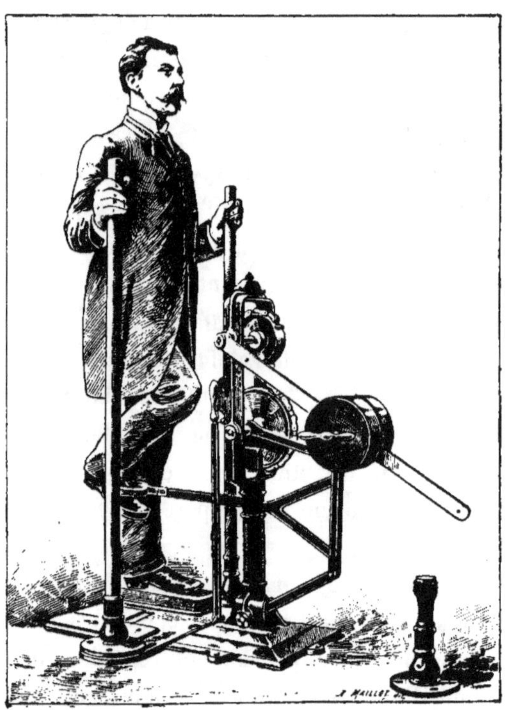

Fig. 5. — Appareil B⁴, pour l'extension totale du membre inférieur (type du dispositif des appareils à mouvements actifs : réglage de la forme du mouvement et de la dépense de force).

exemple, il suffit de renverser le levier porteur du poids de résistance pour transformer un appareil à flexion en appareil à extension, un appareil à abduction en appareil à adduction, etc.

Dans tous les appareils à mouvements actifs construits par Zander, on trouve un dispositif qui assure, *à tous les mo-*

ments du mouvement, une proportionnalité parfaite entre la résistance à vaincre et la force que peut déployer le muscle. C'est-à-dire que la résistance du contrepoids se trouve, par la disposition même du levier, augmenter quand le muscle agit dans les conditions les plus favorables à l'efficacité de son effort, et diminuer quand le muscle agit dans les conditions les plus défavorables. — On sait, en effet, qu'il est des moments, pendant la durée du déplacement volontaire d'un membre, où l'effort est plus facile : par exemple, un même poids sera actionné plus aisément par les extenseurs de la cuisse quand le fémur fait un angle droit sur le bassin que lorsque l'angle est obtus. Outre la direction du levier osseux, le degré de contraction d'un muscle a aussi de l'influence sur sa puissance effective. Schwann a formulé cette loi : *la force absolue d'un muscle diminue à mesure qu'il se raccourcit en se contractant*.

Zander, dans la construction de ses appareils, s'est guidé sur ces deux indications : l'une *mécanique*, tirée de la direction des bras de levier, et l'autre *physiologique*, déduite du moment du plus grand raccourcissement des muscles.

En se basant sur le théorème du « parallélogramme des forces », il a construit chaque appareil de façon que le levier de la machine ait la position de la résistance maxima quand le levier osseux du membre agissant se trouve lui-même dans l'attitude qui permet le plus grand déploiement de force. Il a suffi, dans presque tous les cas, de donner, au levier de l'appareil, une direction telle qu'au moment où le muscle agit, par exemple, à angle droit sur l'os, la pesanteur agisse aussi à angle droit sur le contrepoids du levier.

D'autre part, il a fallu chercher le point du mouvement où le muscle a le moins de force pour obtenir qu'à ce moment-là le levier de l'appareil fût placé dans les conditions de la moindre résistance. Cela n'a pas pu se faire uniquement par des calculs, mais a été obtenu dans nombre de cas par des essais pratiques et des tâtonnements. « La difficulté, dit

Zander(1), a été de donner, dans la construction des appareils, une influence légitime aux lois du levier en même temps qu'à la loi de Schwann. Or cela n'a pu se faire uniquement par des calculs, mais a dû, en outre, être opéré par des essais pratiques. Ainsi, dans l'appareil à *flexion active des jambes*, je n'ai pas mis la plus grande résistance au point où la cuisse et la jambe décrivent entre elles un angle droit, comme l'exigeait la loi du levier, mais à environ 30 degrés de cette position ; vu qu'on sent avec évidence que le maximum de résistance, pendant le mouvement, est le plus facilement surmonté en ce point. »

Cette adaptation parfaite des variations de la résistance aux variations de la force effective du muscle dans les divers temps du mouvement ne se rencontre dans aucun système d'exercice. Il est des systèmes de gymnastique où la résistance est toujours la même, quelle que soit la direction du levier osseux sur lequel le muscle agit, sans qu'il soit tenu compte du moment auquel augmente ou diminue la puissance effective du muscle : tels sont les appareils où les poids sont actionnés au moyen de cordes et de poulies; les appareils où la résistance est faite par un frein qui vient enrayer une roue, etc. Il en est d'autres, même, où la résistance augmente à mesure que diminue la puissance effective du muscle : par exemple, les appareils à *traction élastique*, dans lesquels la force opposée au muscle croît à mesure que le ressort se tend ou que le caoutchouc s'allonge. L'effort atteint ainsi son maximum au moment où le muscle arrive à son plus haut degré de raccourcissement, c'est-à-dire à son moment de plus faible puissance.

La conséquence pratique d'une adaptation constante de la résistance d'un appareil à la puissance effective du muscle est très importante à signaler au point de vue physiolo-

---

(1) ZANDER et LEVERTIN, *la Gymnastique médico-mécanique.*

gique et thérapeutique. En effet, si la résistance opposée vient à croître au moment où la puissance musculaire décroît, il faut, pour que le mouvement soit continué, que les centres nerveux envoient au muscle un supplément d'excitation motrice pour vaincre ce supplément de résistance. De là un surcroît de dépense d'influx nerveux à un certain moment du mouvement. Or il est des sujets pour lesquels ce supplément de dépense serait dangereux ou, tout au moins, préjudiciable à l'efficacité du traitement, parce qu'il aboutirait à une sensation de fatigue et à une dépression nerveuse consécutive. Chez les neurasthéniques, par exemple, il y aurait là une cause d'aggravation du mal, l'indication formelle étant de donner à ces malades de l'exercice *sans fatigue*. Il en serait de même chez les cardiaques, où l'on serait exposé à provoquer un déploiement d'énergie musculaire suffisant pour éveiller la synergie qu'on appelle *effort thoraco-abdominal*, synergie qui intervient, ainsi que nous l'expliquerons en parlant de l'exercice chez les cardiaques, toutes les fois qu'un muscle donne son maximum de contraction.

Telle est donc la sécurité que donne au médecin le dispositif du levier de résistance pour le dosage de l'effort musculaire, dans les appareils Zander. Cette rigueur dans la graduation des effets obtenus se retrouve également, comme nous allons le voir, dans les appareils à mouvements passifs.

Les appareils à mouvements actifs de Zander sont au nombre de trente-quatre, répartis en trois séries, dont une correspond aux mouvements des bras, une autre aux mouvements des jambes, et la troisième aux mouvements du tronc. Chacun de ces appareils est désigné par une lettre et par un chiffre : la lettre indique la partie du corps mise en jeu, et le chiffre précise la forme du mouvement. Ainsi, A" est l'appareil pour la flexion de l'avant-bras, A'" pour l'extension de l'avant-bras, A⁵ pour l'adduction du bras, A⁶ pour l'abduction;

B¹ est pour la flexion de la cuisse, B² pour l'extension ; C¹ pour la flexion du tronc étant assis, C⁵ pour la flexion du tronc étant debout, C⁶ pour la flexion latérale, etc. — En somme, il y a autant d'appareils à mouvement actif que de groupes musculaires à faire fonctionner.

Nous dirons plus loin l'indication hygiénique ou thérapeutique de chacun de ces appareils, et nous les décrirons au fur et à mesure que se présentera l'occasion d'en indiquer l'application au traitement des maladies.

Appareils à mouvements passifs.

Ils consistent dans des machines mues par une force extérieure (électricité, gaz, vapeur, etc.) et qui doivent communiquer au corps ou aux membres des mouvements de diverses formes, sans que le sujet ait à faire aucun effort ni à déployer aucune activité volontaire.

De ces appareils, les uns sont destinés à déplacer le corps *en totalité :* suivant un mouvement *vertical*, comme l'appareil d'équitation, ou suivant un mouvement *oscillatoire*, comme les appareils à balancement, ou encore suivant un mouvement *circulaire*, comme l'appareil pour la circumduction du bassin. Les autres ont pour but de déplacer seulement *une partie* du corps, les autres parties demeurant fixes : tels sont les appareils à mouvements passifs des mains, des pieds, des membres inférieurs ou des bras. D'autres enfin font subir au corps ou aux membres certaines actions mécaniques qui ne les déplacent pas, mais modifient leurs parties molles en leur imprimant un mouvement *moléculaire*, soit par *vibration*, soit par *friction*, soit par *pression*, etc. Tels sont les appareils de *massage mécanique*.

Zander, dans son catalogue, a classé les appareils pour mouvements passifs en trois catégories :

1° *Appareils à mouvements passifs proprement dits.* — Ils ont pour destination de mobiliser telle ou telle partie du corps, en déplaçant les leviers osseux comme le feraient les muscles affectés au mouvement. Ces appareils sont au nombre de huit seulement, savoir : quatre pour les mouvements des *doigts* et des *poignets;* un pour l'extension forcée de la colonne vertébrale avec élévation passive des épaules (c'est l'appareil E⁶, qui provoque la respiration passive ou « expansion » de la poitrine); un pour la torsion passive du tronc, le thorax restant immobile; un pour « l'élévation » du bassin. c'est-à-dire pour la mobilisation du bassin de bas en haut. soit en avant, soit vers la gauche, soit vers la droite, soit même en arrière, suivant la position dans laquelle le patient est couché; enfin un appareil pour la circumduction passive de la cuisse sur le bassin.

Tous ces appareils portent, comme étiquette de série, la lettre E, suivie d'un chiffre indiquant spécialement les membres ou le segment du membre mobilisé, ou bien le sens dans lequel se fait la mobilisation : E⁵ pour la circumduction de la cuisse, E² pour la flexion du poignet, E³ pour l'abduction de la main, E⁴ pour la flexion et extension des doigts, etc.

2° *Appareils de balancement.* — Ils sont groupés sous la marque générique D, au nombre de trois (D¹, D², D³). Tous les trois représentent des sièges. Sur les deux premiers, le patient s'assied les jambes pendantes; sur le troisième, dont le siège a la forme d'une selle, la position est celle du cavalier. — Sur le D¹, le corps subit des oscillations régulières qui peuvent être, à volonté, unilatérales ou bilatérales, grâce à un dispositif très simple. L'appareil D², que nous décrivons plus en détail au chapitre des *Appareils de mobilisation.* provoque un mouvement de circumduction du bassin, combiné avec un déplacement de latéralité. L'appareil D³ est une

variante du D², dans laquelle le corps est placé à califourchon au lieu d'être assis.

Tous ces appareils seront décrits avec plus de détails au
chapitre suivant et l'indication thérapeutique respective en
sera donnée quand nous parlerons des états morbides qui en
commandent l'emploi.

3° *Appareils de massage.* — Ils sont désignés dans le cata-

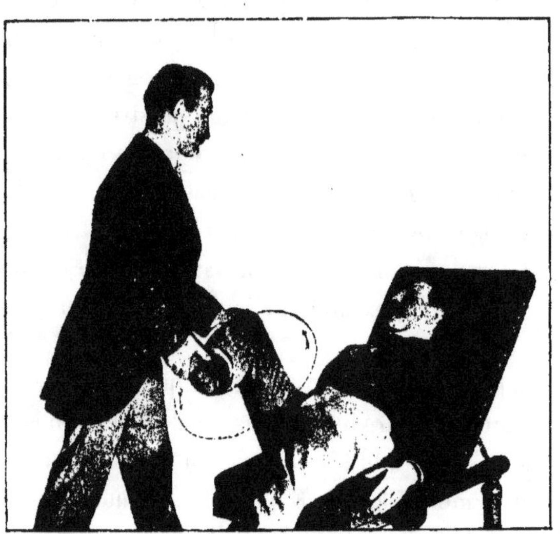

Fig. 6. — Circumduction passive du membre inférieur dans la méthode
suédoise « manuelle ».

logue de Zander sous le titre d'appareils « à opérations
mécaniques ». Ces « opérations » aboutissent à communiquer
au corps diverses variétés de mouvement moléculaire, autrement dit de *massage*.

Les appareils de massage mécanique forment quatre groupes
désignés par les lettres F, G, H, J.

La lettre F désigne les appareils « à vibration ». Il y en a
deux : appareil à vibration *partielle* appelé F¹ et appareil à
vibration *totale*, F². — L'appareil F¹, ou grand vibrateur de
Zander, est une machine d'une merveilleuse puissance, dont

nous aurons maintes fois à parler dans l'application du traitement. Il permet de communiquer des vibrations d'intensité graduée, mais de fréquence uniforme (trois cents par minute) aux membres inférieurs, le malade étant assis sur une chaise et plaçant ses talons sur la banquette horizontale de l'appa-

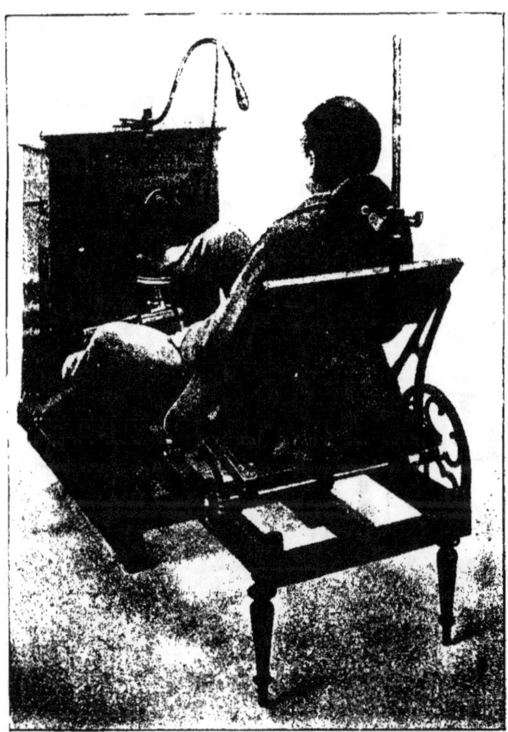

Fig. 7. — Appareil E⁵ de Zander. Circumduction passive du membre inférieur dans la méthode « mécanique ».

reil. Il permet, en outre, de localiser la vibration sur telle ou telle partie du corps, grâce à un arbre vertical sur lequel se greffent à volonté diverses branches terminales, de formes diverses : des tampons pour le massage vibratoire de l'estomac, de l'intestin, du cœur; des pelotes plus petites pour les troncs nerveux; des croissants pour embrasser les membres;

des poires en caoutchouc creux pour toutes les parties de la face, etc. (voir p. 248, fig. 32).

On peut utiliser cet appareil, non seulement pour la vibration partielle, mais aussi pour la vibration totale du corps; il suffit, pour cela, de faire asseoir le patient sur la banquette horizontale et l'on obtient alors tous les effets que Charcot recherchait avec son « fauteuil trépidant », inventé bien longtemps après le grand vibrateur de Zander.

L'appareil F^2 (fig. 8) est la forme type de vibration *totale* du corps. Ici le mouvement vertical est moins rapide et plus étendu que dans l'appareil F^1 : il offre une grande analogie avec les secousses du trot sur un cheval qui aurait des allures

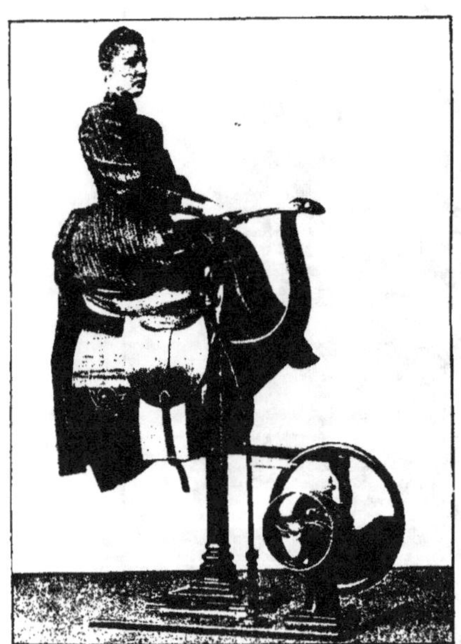

Fig. 8. — Vibration totale du corps.

parfaitement régulières. On a imaginé de donner à cet appareil où le corps vibre « comme en équitation » la forme d'une selle d'homme ou de femme.

La série G comprend les appareils à *tapotement*. Cette forme du massage peut s'appliquer soit au dos, au moyen de l'appareil G^1 (fig. 9) qui se déplace automatiquement pour aller de la nuque au sacrum par un mouvement alternatif de bas en haut et de haut en bas; soit aux membres supérieurs au moyen de l'appareil G^2; soit aux membres inférieurs au moyen de l'appareil G³. Ces deux derniers appareils se déplacent aussi de haut en bas et de bas en haut à la volonté du patient, qui les dirige lui-même au moyen d'une tige courbe munie d'une poignée.

Le massage *par pétrissage* est représenté par l'appareil H¹ où une série de cinq roulettes en bois se relèvent et s'abaissent l'une après l'autre au centre d'une banquette où le patient doit se courber à plat ventre, en présentant aux roulettes la région épigastrique et la partie médiane de l'abdomen. Quand l'appareil est en marche, il se produit un double mouvement : en même temps que les roulettes s'abaissent et s'élèvent alternativement pour venir « pétrir » la région en contact avec elles, le cadre sur lequel le malade est couché subit un va-et-vient régulier, grâce auquel la surface abdominale est promenée de l'épigastre à l'hypogastre sur les roulettes qui la « pétrissent ».

Les appareils de massage *par friction* sont étiquetés sous la lettre J. Il y en a six (J¹, J², J³, J⁴, J⁵, J⁶). Le J¹ est pour le massage des bras. Il consiste dans un assemblage de deux courroies verticales dont la surface présente des reliefs réguliers et qui sont mues d'un mouvement de va-et-vient de sens inverse, l'une montant pendant que l'autre descend. Le patient place son bras entre les deux et l'y pousse horizontalement du poignet à l'épaule, puis le retire de l'épaule au poignet et l'y pousse de nouveau. Ainsi de suite, en soutenant la main à l'aide d'une barre horizontale mobile qui en suit tous les mouvements.

Le J², conçu dans le même esprit, sert au frottement des doigts.

Le J³ sert au frottement des jambes. Là les courroies verticales sont remplacées par deux lames horizontales garnies de saillies régulières et qui s'écartent en faisant ressort pour permettre au patient de placer la jambe entre elles. Quand l'appareil est en marche, les deux lames subissent un mouve-

ment de va-et-vient horizontal qui produit le frottement, et
une manivelle placée à portée de la main permet de faire
monter et descendre le système tout le long du membre inférieur, le patient restant debout.

Le J⁴, qui produit la friction de la plante des pieds, consiste en un gros cylindre dont la surface est sillonnée de
saillies régulièrement disposées dans un sens parallèle à l'axe
de rotation. Quand le cylindre tourne, les pieds du patient
sont appliqués par leur face plantaire sur la surface de
l'appareil, l'axe du pied étant perpendiculaire à la direction
des sillons. Ce massage est très utile dans tous les troubles
de la circulation périphérique, quand il faut augmenter l'activité du cours du sang aux membres inférieurs.

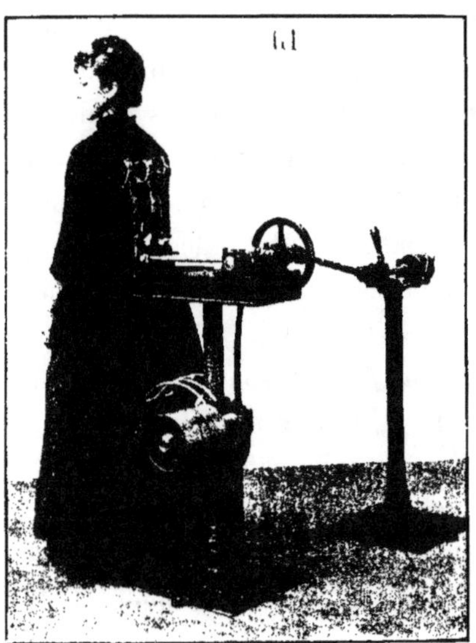

Fig. 9. — Massage par « tapotement ».

Le J⁵ est une sorte de chaise longue dont le cadre est percé
d'une ouverture pour que le dos du patient repose sur un
système de roues capitonnées. Quand on se couche sur l'appareil et que celui-ci est en marche, la chaise longue, qui est
placée sur des rails, se déplace suivant un mouvement de
va-et-vient, grâce auquel tous les points de la région lombo-
dorsale sont successivement soumis au frottement de la roue
capitonnée.

L'appareil J⁶ (voir fig. 22, p. 187) est destiné au massage

par *friction circulaire de l'abdomen*. Il consiste en deux pelotes accouplées qui décrivent un cercle dont chacune occupe l'extrémité diamétrale. Cet appareil, dont nous donnons la figure et la description à la page 186, produit un véritable massage de l'abdomen, suivant la forme la plus usuelle employée par les masseurs qui se servent de la main.

Dans les appareils à frictions J¹, J², J³ et J⁴, on peut graduer l'intensité des frottements au moyen d'un contrepoids qui augmente à volonté le degré d'énergie des pressions exercées par les surfaces de frottement. Pour le J⁴ et le J⁵, l'intensité des frictions est d'autant plus grande qu'on en rapproche davantage les parties du corps intéressées ; pour obtenir un effet plus atténué, il suffit de s'éloigner en proportion.

Appareils d'Orthopédie.

Ce sont des appareils destinés à la correction des déviations vertébrales. Il y en a trois classes : 1° appareils à redressement *statique;* 2° appareils à redressement *actif;* 3° appareils de contrôle ou de *mensuration*.

Nous reviendrons avec détails sur la forme, la destination et le mode d'emploi de ces appareils, au chapitre des *Déviations de la taille*. Ici nous allons nous borner à en faire l'énumération avec l'indication sommaire de leur principe.

Appareils à redressement statique. — Ils sont tous basés sur l'effet correctif que produisent certaines attitudes chez les sujets atteints de déviation de la colonne vertébrale. En principe, la tendance de ces appareils est d'utiliser le poids du corps ou de certaines parties du corps pour provoquer temporairement des déformations inverses de celles que présente le sujet. Si, par exemple, il s'agit de combattre une scoliose dorsale à convexité *droite*, le patient sera installé sur un appareil approprié dans une attitude telle que non seulement la courbure vertébrale soit redressée, mais encore qu'une courbure à convexité *gauche* soit provoquée et maintenue pendant tout le temps que dure l'application de l'appareil.

Le catalogue de Zander contient cinq appareils de correction passive ou statique. Ils sont tous désignés par la

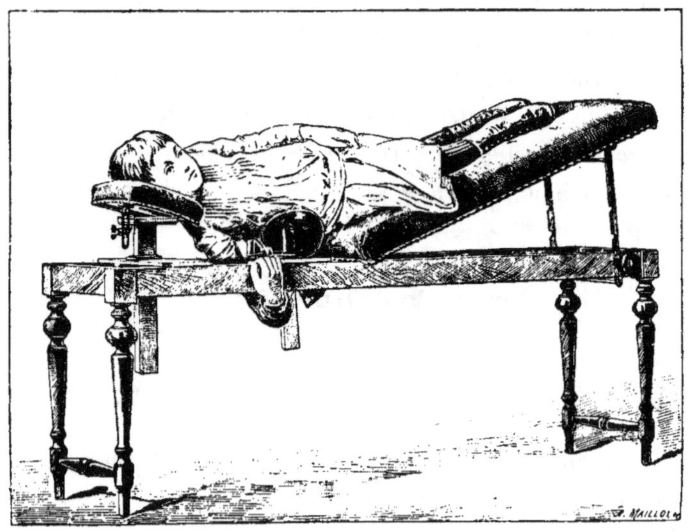

Fig. 10. — Appareil pour la correction « statique » des scolioses à double courbure.

lettre K, qui indique la série, et suivie d'un numéro qui correspond à chaque appareil particulier (K^1, K^2, K^3, K^4, K^5).

Appareils à redressement actif. — Ces appareils ont pour objectif de provoquer des efforts dans les muscles qui peuvent opérer la correction de la déviation; c'est-à-dire, en pratique, dans les groupes musculaires du côté correspondant à la convexité de la courbure pathologique. On obtient, en exerçant ces muscles, un double résultat : d'une part, on mobilise les articulations dans le sens du redressement cherché; d'autre part, on augmente l'énergie des groupes musculaires du côté qu'il importe de faire prédominer pour rétablir la rectitude de la taille.

Beaucoup d'appareils d'exercice général actif sont utilisés à chaque instant en orthopédie pour exercer les muscles du tronc, par exemple l'appareil C^6 (flexion latérale du tronc),

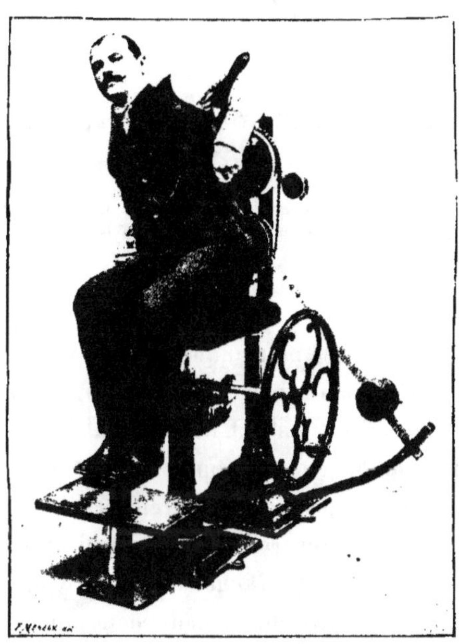

Fig. 11. — Flexion latérale du tronc (appareil de correction *active*).

l'appareil C^7 (torsion sur l'axe de la colonne dorsale), l'appareil C^8 (torsion sur l'axe de la colonne lombaire), etc. Mais il y a, en outre, des appareils spéciaux plus méthodiques, que nous décrirons à propos du traitement des déviations de la taille et qui sont au nombre de cinq, désignés dans leur série par la lettre L (L^1, L^2, L^3, L^4, L^5).

Appareils de mensuration. — Il y en a deux : un pour la mensuration des sections verticales du tronc, et un autre pour la mensuration des sections transversales. On en trouvera plus loin la description et la figure (voir p. 393).

CHAPITRE III

L'EFFET THÉRAPEUTIQUE DES APPAREILS

Effets des appareils à mouvements actifs. — Effets des appareils à mouvements passifs. — Effets du massage mécanique. — Effets des appareils correctifs.

Il est une question que ne manquent guère de formuler les personnes étrangères à la médecine (et bien souvent même les médecins) en visitant un institut de Mécanothérapie : « Dans quelle maladie emploie-t-on tel appareil ? »

A cette question il ne peut y avoir de réponse directe, attendu qu'il n'y a pas un seul appareil dans l'arsenal de la Mécanothérapie qui ait un effet *spécifique*, c'est-à-dire qui soit construit en vue de combattre une maladie déterminée ou même un symptôme isolé. Chaque appareil produit tout un groupe d'effets parmi lesquels un ou plusieurs sont essentiels et directement recherchés pour le malade auquel on l'applique ; tandis que plusieurs autres sont accessoires, négligeables, parfois même tout à fait inutiles pour lui, bien qu'utiles pour d'autres.

Il n'y a donc pas, en principe, d'appareils affectés en propre à telle ou telle maladie. — Les appareils orthopédiques, eux-mêmes, qui ont pourtant une destination plus spéciale que les autres, peuvent satisfaire presque tous à des indications multiples. Il y a plus : presque tous les appareils peuvent avoir, à côté de l'effet thérapeutique cherché, certains effets accessoires plutôt nuisibles ou gênants. Ainsi tel appareil correctif de la scoliose produit, en même temps qu'un redressement de la courbure principale qu'on cherche à corriger, une exagération de la courbure secondaire de compensation qui accompagne presque toujours la déviation primitive.

Il en est de même, on le sait, de tous les agents thérapeutiques possibles et de tous les médicaments. L'opium, à côté de ses effets sédatifs sur les centres nerveux, produit, en outre, certains effets accessoires sur d'autres organes, sur l'intestin par exemple, dont il paralyse momentanément l'énergie motrice en produisant la constipation. Ce qui n'empêche pas que l'opium ne soit un excellent médicament, à condition de faire la part, quand on l'administre, de ses effets accessoires et d'y remédier quand ils peuvent avoir des inconvénients.

Pour la thérapeutique mécanique, comme pour l'autre, il faut toujours avoir présents à l'esprit les effets accessoires des moyens de traitement qu'on emploie dans chaque cas et se garantir de ces effets quand il y a lieu : soit en atténuant l'énergie du mouvement, soit en combinant les effets de plusieurs mouvements qui se corrigent ou se compensent l'un par l'autre. C'est pourquoi le traitement par les mouvements ne peut se faire, en aucun cas, avec un appareil unique, mais comporte un choix d'appareils permettant une série de mouvements combinés pour chaque séance. Par exemple, à la fatigue que pourrait produire une série de mouvements actifs, on opposera l'effet *reposant* des mouvements passifs et du massage qui viendront, dans la prescription médicale, alterner périodiquement avec les mouvements actifs. Pour combattre, ou plutôt pour prévenir, la forme de la fatigue qui se traduit par l'essoufflement, on fera intervenir les mouvements de respiration passive ; pour se mettre en garde contre l'excitation du cœur et les troubles circulatoires, qui, chez les sujets prédisposés, pourraient être la conséquence de mouvements actifs d'une certaine énergie, on coupera la série de ces mouvements par des massages vibratoires appliqués soit à la région précordiale, soit à la partie postérieure gauche du thorax.

Mais toutes ces hypothèses sont présentées ici plutôt comme démonstration théorique, permettant d'accentuer la direction qu'il convient de donner au traitement en exagérant les lignes qui en tracent la marche. Il est toujours facile, dans le nombre des appareils, d'en choisir qui s'adaptent exactement au cas donné, sans que leurs effets accessoires puissent nuire, pourvu qu'on les donne avec la modération voulue, — ce que le dosage si commode et si sûr des appareils permet toujours de réaliser.

Ce qu'il faut retenir, c'est la multiplicité des effets qu'on obtient avec chaque appareil, et, par conséquent, la possibilité d'utiliser chaque appareil dans des cas très divers, parfois même dans des cas en apparence contradictoires, car l'effet thérapeutique dépend autant du degré d'intensité que de la forme du mouvement. Le massage vibratoire, par exemple, peut arrêter la diarrhée si l'on applique la pelote de l'appareil sur l'arc transverse du côlon et si on l'y maintient une minute ou deux ; le même massage appliqué en ce même point pendant sept à huit minutes provoquera quelquefois, au contraire, un effet purgatif immédiat.

Ces généralités étant admises, cherchons à préciser davantage les services qu'on peut attendre des appareils au point de vue hygiénique et thérapeutique. Et, pour cela, cherchons à classer ces appareils au point de vue de leurs effets physiologiques.

En premier lieu, nous savons qu'il y en a deux classes, les uns pour mouvements *actifs*, les autres pour mouvements *passifs*; les appareils à *massage* rentrent dans la catégorie des appareils à mouvements passifs, le massage n'étant autre chose qu'un mouvement passif moléculaire, limité aux parties molles.

L'effet de l'appareil variera donc, d'abord, suivant qu'il produira des mouvements *actifs* ou *passifs*. Mais, sur ce premier point, quelques notions générales sont utiles à rappeler.

On sait que le mouvement est dit *actif* lorsqu'il est provoqué par la volonté et exécuté par la force des muscles ; qu'on l'appelle *passif* quand il est communiqué aux membres par une force extérieure, soit la force d'un autre homme, comme dans la gymnastique manuelle, soit la force d'une machine, comme dans la gymnastique mécanique. Ce qui distingue, au point de vue physiologique, le mouvement actif du mouvement passif, c'est qu'il y a, dans le mouvement actif, deux facteurs dont les effets physiologiques sont complètement distincts, savoir le *mouvement* proprement dit, c'est-à-dire le déplacement du corps ou des membres, et l'*effort musculaire* qui en est la cause ; tandis que les effets du mouvement passif se réduisent purement et simplement à ceux du déplacement partiel ou total du corps, l'agent de ce déplacement étant une force motrice extérieure.

De là cette première conclusion que tous les effets d'un mouvement passif doivent se rencontrer dans un mouvement actif de même forme ; mais que tous les effets d'un mouvement actif ne pourront pas être obtenus par un mouvement passif similaire, celui-ci ne comportant pas l'entrée en jeu de la force motrice propre du sujet, de la force musculaire. Or la mise en action de la force musculaire a pour cause première, pour conditions et pour conséquences, une série de modifications physiologiques d'une haute importance, qu'il est tantôt utile, tantôt nuisible de provoquer. D'où l'indication de recourir tantôt à un mouvement actif, tantôt à un mouvement passif de même forme, suivant les cas et les sujets.

Il serait trop long d'analyser ici les effets des mouvements.

Nous avons déjà présenté cette étude détaillée dans un précédent volume (1). Nous nous bornerons à résumer les vérités générales admises par tous les physiologistes, nous attachant à faire ressortir les points qui peuvent avoir un intérêt plus spécial pour l'action physiologique des appareils de mécanothérapie. Nous dirons une fois de plus que le mouvement provoqué par ces appareils ne diffère en rien par ses effets d'un mouvement de même forme, de même vitesse, de même amplitude et de même énergie qui serait provoqué par n'importe quel autre moyen. Mais la machine tend à ce but d'une importance capitale, d'assurer d'avance la forme, la vitesse, l'amplitude et le degré d'énergie du mouvement. Les effets de chaque appareil sont donc rigoureusement déduits de ceux du mouvement qu'il fait exécuter.

Tout cela dit, une première distinction d'importance capitale doit être faite entre les effets des machines à mouvements actifs et ceux des machines à mouvements passifs. Nous savons qu'avec les premières, on obtient à la fois l'action du mouvement et celle de l'effort musculaire ; avec les autres, l'action du mouvement seulement.

Quelle est donc l'action physiologique du mouvement et quelle est celle de l'effort musculaire ?

Nous exposerons d'abord les effets du mouvement *actif* qui est la forme naturelle et spontanée du mouvement; puis nous verrons ce qu'il reste de ces effets quand on supprime le facteur physiologique si complexe appelé l'effort musculaire pour réduire le mouvement à l'état *passif*.

Effets des appareils à mouvements actifs.

L'effort musculaire se traduit par un phénomène fondamental, qui est la *contraction* du muscle actionné par la

(1) Voir la *Médication par l'exercice*. Alcan, éditeur, Paris.

volonté. Quand un muscle se contracte, il se raccourcit et ses
deux extrémités se rapprochent en attirant, si rien n'y met
obstacle, les os auxquels elles sont insérées. Nous n'avons pas à
dire grâce à quels effets de levier, de poulie, de pivot, etc.,
subordonnés à la forme de chaque articulation, ce simple effet
de raccourcissement du muscle se transforme en des mouvements de flexion, extension, rotation, circumduction, etc. Ce
qu'il importe de retenir, c'est qu'il n'y a pas de mouvement
actif sans contraction d'un ou plusieurs muscles.

Le premier effet d'un mouvement actif, c'est donc de mettre
en contraction le muscle ou le groupe musculaire correspondant. C'est sur ces muscles que se fera sentir d'abord l'effet
du mouvement actif. Par conséquent, pour déterminer l'effet
d'un appareil, il faut savoir premièrement quels sont les
muscles qui doivent l'actionner. Pour cela, il suffit de con-
naitre la partie du corps qui se déplace et dans quel sens
se fait le déplacement, et c'est ce qu'indique, nous l'avons
dit, l'étiquette même de chaque appareil. L'anatomie nous
apprend le reste.

Avec des connaissances anatomiques suffisantes, on sait
donc, en présence de chaque appareil, quel groupe musculaire va être mis en travail. Et de cette notion en découle une
série d'autres qui se déduisent de la connaissance des effets
physiologiques du mouvement actif. Nous supposerons cette
connaissance acquise déjà par le lecteur, et nous rappelle-
rons, sans entrer dans un exposé plus détaillé, que le travail
d'un muscle provoque dans l'organisme deux groupes d'effets :
les uns, *locaux;* les autres, *généraux,* et que ces effets se
divisent en effets *immédiats* et effets *consécutifs.*

Effets locaux et effets de voisinage. — Les *effets locaux
immédiats* de la contraction des muscles consistent d'abord
dans la mise en jeu des articulations correspondantes (*effets
de mobilisation*); dans l'accroissement de l'activité circula-

toire au sein du muscle (*effets de circulation*); dans l'excitation locale des filets nerveux qui animent le muscle (*excitation nerveuse péripherique*); dans l'augmentation de la chaleur locale (*effets de calorification*) ; enfin, dans l'accroissement de l'activité des échanges organiques au sein du muscle (*suractivité des oxydations*).

Les effets *locaux consécutifs* du mouvement actif sont la conséquence de la répétition fréquente de ces effets locaux immédiats quand l'exercice est régulier. Ils se traduisent par la mobilité plus grande des articulations; par la nutrition plus intense et l'énergie plus grande du muscle, d'où augmentation de son volume et de sa force; par la disparition plus rapide des éléments organiques dits « de réserve » qui sont déposés dans le muscle ou autour de lui pour alimenter son travail en produisant de la chaleur et qui sont le sucre fourni par le glycogène musculaire et la graisse. L'ensemble de ces effets consécutifs et la modification favorable qui en résulte constituent l'état local *d'entraînement* en vertu duquel la région exercée acquiert plus d'aptitude au mouvement.

Tel est donc le premier effet du mouvement actif : effet local d'entraînement qui développe les aptitudes motrices des articulations et des muscles dans la région où siège le mouvement.

Mais l'effet d'un mouvement local ne se limite pas strictement à la région où il se produit. Les muscles en se contractant produisent des effets de plusieurs ordres sur les régions voisines. Ces effets « de voisinage » sont d'abord de nature mécanique et dus au changement de volume et de consistance du muscle qui subit des alternatives de contraction et de relâchement. Quand le muscle grossit et durcit, il fait subir aux tissus voisins des effets répétés de compression, de tiraillement, de malaxation, qui ont beaucoup d'analogie avec les effets du massage. Cette sorte d'*auto-massage* actif accélère la circulation du sang dans les veines voisines, stimule les filets nerveux et quelquefois peut exercer une action très spéciale sur les organes internes quand ils sont à portée de subir cet effet mécanique. De là le rôle important de l'exercice actif de certains muscles qui sont voisins d'un appareil organique, tel que l'appareil digestif. Le travail des muscles abdominaux se fait sentir par voisinage à l'estomac, à l'intestin, au foie, et l'effet d'entraînement de ces muscles se double d'un effet de massage abdominal.

Les effets de voisinage du mouvement actif ne sont pas seulement d'ordre mécanique. Il est certains groupes de muscles qui se trouvent étroitement annexés à certains organes internes, et dont le fonctionnement exerce une action capitale sur ces organes : par exemple, les muscles de la paroi thoracique sur le poumon.

Ainsi, à côté de l'effet local et direct du mouvement actif sur les muscles mêmes qui l'exécutent, on peut en attendre des effets très spéciaux sur des organes voisins. Ces effets sont, là aussi, de deux ordres : 1° effets immédiats, comme les effets de massage abdominal, les effets de respiration, etc., selon l'appareil organique en rapport avec les muscles actionnés; 2° effets consécutifs ou effets *d'entraînement*, qui consistent non plus dans une suractivité passagère de l'appareil auquel les muscles sont annexés, mais dans un perfectionnement durable de la fonction. C'est ainsi, nous le verrons, que les mouvements abdominaux actifs souvent répétés régularisent les fonctions digestives, et que les grands mouvements thoraciques accroissent la capacité respiratoire.

On le voit, certains appareils, outre leur rôle d'agents de mobilisation et d'entraînement, se trouvent produire d'autres effets plus spéciaux, qui dépendent de la région mobilisée et de la fonction dont les muscles actionnés sont les auxiliaires : par exemple, l'appareil C', qui met en jeu les obliques et transverses de l'abdomen : l'appareil A', qui fait travailler les muscles expirateurs; l'appareil A", les muscles inspirateurs, etc.

Les effets « de voisinage » des mouvements actifs peuvent se propager aux organes internes de la région voisine, et même se transporter à distance sur des organes éloignés. Cette propagation d'une action primitivement locale à des organes qui n'ont pas de connexion directe avec les muscles actionnés sera étudiée tout à l'heure sous le titre d'effets *généraux de l'exercice*. Mais, avant d'influencer de proche en proche le poumon, le cœur et jusqu'aux centres de l'innervation, le mouvement actif exerce des effets physiologiques très importants sur toute la région voisine des muscles actionnés : ce sont des effets *de circulation*.

Non seulement la circulation est considérablement activée dans le muscle en travail (puisqu'il y passe sept fois plus de sang à l'état d'activité qu'à l'état de repos); mais, les artères du muscle débitant plus de sang, cette accélération du courant sanguin se fait sentir de proche en proche dans les vaisseaux de la région voisine. Pour fournir le supplément de sang que débite le muscle, il faut que tout le territoire artériel correspondant se vide plus vite; d'où accélération du courant sanguin. Le sang des veines se trouve ainsi chassé par une poussée artérielle plus vive, par une *vis a tergo* plus énergique. De là une secousse salutaire qui vient ébranler les masses de sang immobilisées dans certains organes, dissiper les *stases veineuses* et rompre les barrages qui entravaient la circulation.

Il est beaucoup d'appareils, dans l'arsenal de la thérapeutique mécanique, qui visent surtout à obtenir des effets « de circulation ». Nous aurons à y revenir au chapitre des *Maladies du cœur et des artères*. Disons ici que les mouvements de circulation ne visent pas toujours la périphérie du corps et les extrémités des membres, points éloignés où

l'action du cœur semble se faire le plus difficilement sentir :
il est souvent utile d'agir sur la circulation locale des organes
internes, tels que l'*utérus*, le *foie*, l'*intestin*, etc. Aussi
avons-nous des mouvements du tronc, du bassin et des cuisses
qui, entre autres effets de voisinage, exercent une action
puissante sur la circulation abdominale et pelvienne, en
mettant en jeu les muscles psoas iliaque, les muscles du
périnée, les adducteurs, etc.

Les effets de voisinage qu'exerce le mouvement actif sur
les *filets nerveux* sont plus simples et plus évidents encore
que les effets de circulation, car on comprend, sans qu'il soit
besoin d'insister, combien les changements de volume et de
consistance des muscles pendant leur contraction peuvent
impressionner les filets et les troncs nerveux sensitifs qui les
traversent ou les côtoient.

Effets généraux. — Les effets des mouvements actifs ne
s'arrêtent pas à la région voisine. On sait qu'ils se pro-
pagent, par un mécanisme que nous allons rappeler, à tout
l'ensemble de l'organisme. — On appelle *effets généraux* de
l'exercice ces manifestations parfois très violentes, parfois à
peine appréciables, du retentissement des mouvements musculaires sur les grandes fonctions vitales, la circulation générale, la respiration, la calorification, l'innervation.

Nous avons déjà eu l'occasion de dire que, pour certains
sujets malades ou affaiblis, l'écueil du traitement par l'exercice était la perturbation apportée par le mouvement dans
les grandes fonctions vitales, quand ces effets généraux acqué-
raient un degré d'intensité en disproportion avec le peu de
résistance du sujet ou la faible capacité fonctionnelle de tel
ou tel organe. Nous avons, en outre, étudié déjà, dans la
Physiologie des exercices du corps et dans la *Médication par
l'exercice*, les conditions où se produisent les effets généraux
de l'exercice et les lois physiologiques qui en règlent l'inten-

sité. D'autre part, nous savons que la Mécanothérapie évite plutôt qu'elle ne recherche ces effets généraux, dont l'effet thérapeutique peut être très utile à certains sujets résistants, mais dont l'effet perturbateur serait nuisible à la plupart des malades, des faibles, des vieillards, en un mot à ceux pour lesquels les appareils de Zander sont tout spécialement applicables.

Nous n'aurons donc pas à nous étendre ici sur les effets généraux des mouvements actifs, autrement que pour signaler les appareils avec lesquels on a le plus de chances de les produire, et par conséquent pour proscrire ces appareils dans le traitement des sujets auxquels toute excitation générale serait nuisible. Or c'est une loi constante que *l'intensité des effets généraux d'un mouvement actif est en proportion de la somme de travail mécanique que ce mouvement représente.* Quelques explications sont nécessaires pour rendre cette formule plus compréhensible.

On sait qu'en mécanique, le *travail* se mesure en multipliant le poids qu'on déplace par la hauteur à laquelle on le soulève. Par conséquent, si l'on suppose égal le chemin parcouru de bas en haut par le poids de résistance d'un appareil qu'actionne le sujet, celui-ci aura d'autant plus tendance à ressentir des effets généraux que le poids sera plus lourd. Et pourtant, chose digne de remarque, *il pourra se faire que le poids le plus léger soit plus difficile à déplacer que le poids le plus lourd.* En effet, chaque appareil étant destiné à un groupe de muscles différents, le poids de l'appareil A^s qu'actionnent les pronateurs de l'avant-bras, même en le mettant au degré maximum de longueur du levier, représentera un *travail* infiniment moindre que le poids de l'appareil C^5, actionné par les extenseurs du dos, même en mettant ce dernier appareil tout proche du point d'insertion du levier, au n° 5 par exemple. Et pourtant le patient éprouvera infiniment plus de difficulté à actionner le A^s au n° 20 que le C^5 au n° 5.

Il faut donc bien le savoir, ce n'est pas en demandant à un groupe musculaire un effort allant jusqu'à la limite de sa force qu'on provoquera une activité circulatoire désordonnée, une accélération de la respiration allant jusqu'à l'essoufflement, une élévation excessive de la température du corps, etc. Mais ces effets « généraux » pourront se produire si l'on met en jeu des masses musculaires considérables, sans même qu'il soit besoin de leur imposer un effort démesuré. Rappelons à ce propos l'exemple de l'escalier dont chaque marche peut être gravie sans aucune sensation d'effort et dont les quatre étages provoquent, quand on les monte, des effets généraux assez violents pour qu'on soit obligé de s'arrêter, non par *fatigue locale*, mais à cause de l'*essoufflement* et des *troubles cardiaques* qui l'accompagnent.

Nous reviendrons sur les divers effets généraux de l'exercice, qui sont l'accélération de la respiration et de la circulation sanguine, l'exagération de la *calorification* et la suractivité des *oxydations organiques*, quand nous parlerons des traitements des affections du cœur et du poumon et des maladies par ralentissement de la nutrition. Nous indiquerons alors quels éléments thérapeutiques et aussi, selon les cas, quels éléments de danger pour le malade peuvent s'y rencontrer. Ici nous voulions nous borner à formuler les conditions dans lesquelles les appareils de la Mécanothérapie peuvent permettre d'obtenir ou d'éviter à volonté ce retentissement du mouvement actif sur l'ensemble de l'organisme.

Il ne faut pas omettre, à propos des effets généraux de l'exercice, d'en signaler un qu'on pourrait appeler l'effet *central* des mouvements actifs et qui est plutôt le préliminaire et la cause du mouvement que sa conséquence. Tout mouvement actif est précédé d'un acte de *volition*, d'une entrée en jeu de la volonté. Cet effet est tantôt utile, comme lorsqu'il s'agit de réveiller le cerveau en cas de prostration non justifiée par une dépense, par exemple chez certains neurasthéniques qui sont malades « par désœuvrement » ; tantôt nuisible, comme chez les nerveux épuisés soit par le surmenage, soit par des excès, soit par la maladie.

De cet effet central des actes musculaires *voulus* dérivent, nous le verrons, les indications ou les contre-indications les plus nettes du mouvement actif.

Effets des appareils à mouvements passifs.

Le mouvement est dit *actif* quand il est le résultat de la contraction du muscle, et on l'appelle *passif* ou *communiqué* quand il est provoqué par un agent extérieur, homme, animal ou machine, sans que la volonté du sujet intervienne et sans que ses muscles entrent en contraction.

Il importe de faire remarquer que ces distinctions entre le mouvement actif et le mouvement passif sont basées sur l'origine du mouvement, mais non, à proprement parler, sur ses qualités, sur sa nature. Je veux dire que le mouvement, réduit par la pensée au déplacement pur et simple du corps ou des membres, est toujours doué des mêmes propriétés thérapeutiques, quel que soit l'agent qui le provoque, que cet agent soit la contraction du muscle inséré à l'os mobilisé, ou bien l'action d'un aide ou d'une machine qui viendrait saisir et mouvoir le membre.

Dans les mouvements actifs, il est vrai, les effets du déplacement du corps ou des membres sont *accompagnés* de beaucoup d'autres effets dus à la contraction musculaire. Mais ce sont là deux séries de résultats très distincts, entre lesquels on fait parfois confusion. Il serait aussi peu logique, pourtant, de confondre les effets de la contraction des muscles et ceux du mouvement qui en est la conséquence, que de décrire ensemble, par exemple, comme résultats de l'équitation, les effets ressentis par le cheval et ceux qu'éprouve le cavalier.

Pour avoir la notion complète des effets d'un mouvement actif, il faudra donc ajouter ce que nous allons dire ici du mouvement pris en lui-même, à tous les effets de la contraction musculaire exposés plus haut. De même, pour connaître les effets du mouvement passif, il faudra simplement éliminer des effets d'un mouvement actif de même forme, de même amplitude et de même vitesse, tous ceux qui sont dus en propre à la contraction musculaire. Ce qui revient à dire que tous les effets du mouvement passif doivent se retrouver dans le mouvement actif, mais associés et combinés à d'autres effets appartenant à la contraction musculaire.

On peut objecter à cette formule que certains effets du mouvement passif semblent, dans la pratique, être parfois diamétralement opposés à ceux d'un mouvement actif de même forme : par exemple, un mouvement passif peut avoir des effets sédatifs, tandis que le même mouvement exécuté activement aura des effets excitants. Si l'on fait subir au patient un mouvement passif d'élévation des épaules avec extension du rachis, tel que le produit l'appareil à respiration passive E^6, on produira une sédation marquée du cœur et un ralentissement des pouls. Or le même mouvement exécuté activement par le sujet, soit avec les bras libres comme dans la gymnastique pédagogique suédoise, soit surtout avec l'appareil A^6 de Zander si la résistance est faite à un degré très élevé, pourra produire chez les sujets facilement excitables une surexcitation du cœur et une accélération des pouls.

Cette contradiction apparente prouve simplement que, dans l'exemple cité, l'effet de l'effort musculaire prime et domine l'effet sédatif du mouvement d'inspiration et le fait passer inaperçu. C'est ainsi que, d'un médicament composé comme l'opium, on peut extraire des principes d'action opposée, des principes excitants et des principes calmants.

Quand il s'agit de mouvements *passifs*, il est facile de distinguer le fait du mouvement de ce qui appartient à l'agent moteur, celui-ci représentant toujours une force extérieure très distincte du sujet qui en subit l'action. Il n'en est pas de même pour les mouvements *actifs*, où le moteur et la partie mobilisée, le muscle et l'os sur lequel il agit sont en contact intime au sein du même organisme. Il faut souvent une analyse attentive pour isoler les effets de la contraction musculaire de ceux du mouvement qu'elle produit. La distinction est, dans certains cas, d'autant plus difficile que les effets du mouvement et ceux de la contraction présentent beaucoup d'analogie, bien que se produisant suivant un processus différent.

Il faut noter de plus que le mouvement actif provoque très fréquemment des mouvements accessoires purement passifs, et qu'inversement les mouvements passifs sont quelquefois la cause de contractions musculaires secondaires.

Tout cela fait qu'on donne parfois aux effets d'un mouvement une interprétation erronée, soit en attribuant à l'effort musculaire ce qui revient en propre au mouvement proprement dit, soit, au contraire, en méconnaissant les effets de la contraction musculaire et en les interprétant comme les résultats des mouvements passifs.

La contraction musculaire intervient très fréquemment dans des mouvements qui paraissent, au premier abord, absolument passifs, étant provoqués par un agent extérieur, tel qu'un moteur mécanique ou un animal. Les diverses formes de « vectation », comme l'équitation, la promenade en voiture, les voyages en chemin de fer, sont toujours accompagnées de secousses plus ou moins intenses, éléments essentiels du mouvement passif. Souvent le corps s'abandonne à ces secousses et leur obéit passivement, et, dans ce cas, le patient ne subit absolument que les effets du *mouvement*. Mais, souvent aussi, les muscles viennent opposer au mouvement communiqué une résistance instinctive, à l'aide de contractions plus ou moins énergiques et ces efforts musculaires concomitants font varier parfois très notablement les résultats attendus, en transformant un exercice passif, dont on croyait avoir éliminé tout effort, en un exercice actif. Ainsi l'équitation n'est, pour un cavalier bien assoupli, qu'un exercice à peu près passif, dont les effets sont proportionnés à la vitesse des allures et à la dureté des réactions de l'animal. Mais, s'il s'agit d'un sujet tout à fait inexpérimenté, la crainte de tomber et la préoccupation de chercher l'équilibre provoquent des efforts musculaires intenses, des *contractions* de toutes les parties du corps, dont l'effet s'ajoute à celui des mouvements passifs et, parfois, en modifie singulièrement le résultat final.

Si donc, le mouvement et l'effort musculaire sont faciles à dissocier théoriquement par l'analyse, il faut parfois une observation attentive pour distinguer ces deux éléments de l'exercice. De là, souvent, une confusion entre leurs effets respectifs, qui peut causer certains mécomptes dans la pratique. Il est admis, théoriquement, que le mouvement passif doit être une atténuation du mouvement actif, et c'est pourtant l'inverse qu'on peut observer quelquefois. Pour certains sujets, par exemple, un voyage à cheval peut devenir un exercice plus violent que le même trajet fait à pied.

Tout cela nous conduit à dire que les engins les plus ingénieux, conçus par la méthode mécanique, ne sont pas sans provoquer parfois des contractions musculaires involontaires chez les sujets qui se soumettent pour la première fois à leur action. Il faut un entraînement, une accoutumance pour arriver à ne faire intervenir aucun effort musculaire dans l'exercice passif. Les débutants se contractent, même en subissant la première fois la forme la plus atténuée du mouvement passif, le massage manuel. C'est ce que j'ai entendu exprimer à Stockholm par une formule assez originale : « Il faut un apprentissage, disent les Suédois, non seulement pour *faire* la gymnastique, mais aussi pour la *recevoir*. »

La longueur des développements qui précèdent s'excuse par leur portée pratique. Il était nécessaire de rendre bien claire la distinction des deux éléments fondamentaux de l'exercice, la *contraction musculaire* et le *mouvement*. Et pour cela il fallait montrer que cette distinction, la seule rationnelle, ne correspond pas toujours à la division trop peu explicite de mouvement « actif » et mouvement « passif ».

Avant d'appliquer un mouvement, dans certains cas où il importe d'éviter les effets de l'effort musculaire, il ne suffira pas de se demander si le mouvement est actif ou passif, c'est-à-dire si le sujet l'exécute ou bien le subit ; mais il sera essentiel de savoir si ce mouvement peut provoquer ou non des contractions musculaires.

Le mouvement passif, comme le mouvement actif dont il est une sorte d'atténuation, produit des effets *locaux*, des effets *de voisinage* et des effets *généraux*. Il peut produire aussi des effets *spéciaux* dus, soit à la forme du mouvement, soit à la région qui le subit.

Les effets *locaux* les plus remarquables du mouvement se font sentir sur les articulations et tout le monde en connaît l'importance. Il est à peine besoin de rappeler que la mobilité des surfaces articulaires, l'état lisse des cartilages, la sécrétion régulière de la synovie, la souplesse des ligaments, en un mot que toutes les conditions anatomiques indispensables au fonctionnement d'une articulation, ne persistent que par l'effet du mouvement. On sait que toute jointure immobilisée tend à s'ankyloser. Par contre, le mouvement si nécessaire à la conservation des articulations peut en créer, pour ainsi dire, de toutes pièces. Un os luxé peut, si la luxation n'est pas réduite, se creuser, par le fait des mouvements qu'on lui communique, une cavité articulaire adventice sur un point de l'os où il n'en existait pas ; et cette *fausse articulation*, aussi imparfaite soit-elle, présentera, au bout d'un certain temps de mobilisation de l'os, le rudiment des parties constituantes de l'articulation normale.

A côté de ces effets de notoriété banale, que tous les chirurgiens savent mettre à profit, il en est d'autres moins connus et moins fréquemment utilisés dans la thérapeutique courante : ce sont les effets produits sur les organes voisins de l'articulation mobilisée, tels que les muscles, les nerfs, les vaisseaux.

Les effets du mouvement passif sur les muscles se traduisent surtout quand le déplacement est très étendu par une élongation de la fibre qui assouplit les faisceaux musculaires et lutte contre les contractures, si fréquentes dans certains états douloureux dus à la *fatigue*, à l'*immobilité*, au *rhumatisme*, à la *vieillesse*, etc.

L'état inflammatoire ou subinflammatoire des muscles est encore une cause fréquente de rétraction ou de contracture, comme cela s'observe dans le rhumatisme musculaire et dans les *myosites* de toute nature. C'est à l'élongation de la fibre musculaire que les mouvements passifs d'une grande amplitude, tels que les emploie la gymnastique suédoise, doivent leur efficacité dans le traitement des douleurs rhumatoïdes, des crampes, des lumbagos, du torticolis.

L'effet de relâchement des muscles contracturés s'obtient surtout quand le mouvement prend la forme de *balancement*, c'est-à-dire quand on communique au membre ou au segment de membre intéressé une série de déplacements alternatifs, de sens opposés et régulièrement rythmés. Nous dirons tout à l'heure que les manœuvres du massage mécanique et surtout du massage par trépidation ont une efficacité très grande aussi pour lutter contre les contractures, surtout quand l'élément *douleur* y joue un rôle important.

Aussi, est-il souvent indiqué, si l'on traite des sujets atteints

de contractures ou de raideurs musculaires rhumatismales
qui leur rendent les exercices actifs douloureux et difficiles,
d'ouvrir la série des mouvements par une ou deux minutes
de massage vibratoire ou de massage par tapotement, puis
de passer aux mouvements passifs et de n'aborder qu'en troisième ligne les mouvements actifs.

Les mouvements passifs ont sur les vaisseaux sanguins une
remarquable influence. Mais leur effet, très différent de celui
des mouvements actifs, est purement mécanique. Le sang,
dans les vaisseaux qui le renferment, est soumis à toutes les
lois de l'hydraulique ; toute secousse, toute pression, tout
déplacement subis par les parties du corps où existent des
canaux sanguins, doivent naturellement se transmettre au
contenu de ces canaux, de même que toute secousse imprimée
à un vase se transmet au liquide qui le remplit. Or, grâce à la
disposition des *valvules* des veines, véritables soupapes qui
s'opposent au reflux du sang veineux vers la périphérie, c'est
toujours dans une direction *centripète* que s'oriente le courant sanguin, quels que soient la forme et le sens de l'impulsion mécanique donnée par le mouvement.

L'effet « circulatoire » de l'exercice passif est surtout
accentué quand on donne aux mouvements une forme particulière que l'expérience a sanctionnée. Les mouvements les
plus efficaces pour activer la circulation sont ceux où la partie
mobilisée se déplace en décrivant la figure d'un cône, dont
le sommet serait représenté par la racine du membre, et
la base par son extrémité. Ces mouvements, qui s'appellent
en physiologie mouvements de *circumduction*, font passer
successivement le membre par toutes les attitudes que permet l'articulation et provoquent un allongement et un raccourcissement alternatifs des nombreuses veines qui avoisinent
l'articulation. Chaque fois qu'une veine est ainsi allongée, il
se produit une aspiration sur les branches périphériques, ce
qui augmente la circulation des capillaires correspondants.

Pendant le raccourcissement qui suit immédiatement, les veines déversent leur contenu dans une direction centripète. Le sang précipite son cours vers le cœur, et ainsi s'accélère la vitesse du liquide dans le réseau périphérique des capillaires, point où la circulation se ralentit le plus en cas d'insuffisance de la poussée cardiaque. Nous verrons l'application de ces mouvements dits « de roulement » dans le traitement des maladies du cœur et des vaisseaux.

Les mouvements passifs ont une action sur les filets nerveux de la région où ils se produisent. Les tractions, les pressions et les secousses que subissent les nerfs quand un membre est déplacé, se transmettent aux centres nerveux comme le font les impressions sensitives locales qui résultent d'un mouvement actif. Mais la différence est très grande entre le résultat final des mouvements passifs et celui des mouvements volontaires. Nous savons que le mouvement voulu est un excitant des centres nerveux ; le mouvement communiqué exerce plutôt une action sédative sur les fonctions d'innervation. C'est que le mouvement actif suppose toujours une stimulation préalable de la cellule motrice par son excitant naturel la volonté, tandis que l'acte de volonté et l'excitation nerveuse qui en résulte font défaut dans le mouvement passif.

Beaucoup de faits de notoriété vulgaire témoignent de l'effet sédatif du mouvement communiqué. On connaît l'efficacité du mouvement de *bercement* pour calmer et endormir les enfants. Pour beaucoup d'adultes, le mouvement de la voiture et du chemin de fer fait aussi l'effet d'un bercement qui pousse au sommeil. En thérapeutique, le mouvement passif est utilement employé comme *sédatif*.

L'effet sédatif du mouvement passif se produit quelquefois par suite d'une action mécanique sur les muscles contracturés. En effet, la contracture et les compressions des filets nerveux qui en résultent peuvent céder à l'élongation lente et progressive des mouvements de grande amplitude, surtout, ainsi que nous l'avons dit, quand ces mouvements se produisent sous forme d'oscillations rythmées, de *balancements*. Souvent, c'est par une sorte d'effet de massage que le déplacement des segments du corps ou des membres agit sur les troncs et les filets nerveux. Quelquefois même c'est une impression directe sur les centres nerveux qui semble provoquer un calme général et une tendance au sommeil. Toujours est-il que, chez beaucoup de neurasthéniques, l'ensemble des mouvements passifs qu'on réunit dans une même prescription quotidienne peut ramener le sommeil depuis longtemps perdu.

Les effets des mouvements passifs ne restent pas localisés à la région qui en est le siège, mais se font sentir par voisinage aux régions contiguës, d'où ils peuvent s'étendre aux régions les plus éloignées des corps et se généraliser, si l'intensité ou l'étendue des déplacements sont suffisantes, à toutes les fonctions organiques. Les mouvements de circulation, par exemple, ne limitent pas leur effet au membre mobilisé ; l'impulsion donnée au sang gagne de proche en proche les vaisseaux voisins, et finit par se communiquer à toute la masse sanguine, comme on voit, dans un réservoir d'eau, l'agitation produite sur les bords se propager peu à peu au liquide tout entier. C'est ainsi, par exemple, que les mouvements passifs de circumduction de la cuisse, provoqués par l'appareil E⁵, ne bornent pas leur effet à faciliter le cours du sang dans le membre inférieur, mais tendent aussi à faire cesser les stases sanguines du petit bassin, des organes digestifs et du foie, et vont, de proche en proche, jusqu'à produire la déplétion plus rapide de la veine cave et du cœur droit.

Enfin, si les mouvements passifs acquièrent une certaine énergie et se répètent avec une fréquence et une durée suffisantes, on peut en obtenir des *effets généraux* comparables à ceux des mouvements actifs, mais toujours d'intensité beaucoup moindre. Les appareils à mouvements passifs de la Mécanothérapie suffisent le plus souvent, sans le secours d'aucun mouvement actif, pour produire chez les sujets très impressionnables ou très débilités, dont tous les organes sont faciles à surexciter, des effets de circulation générale, d'activité respiratoire, d'augmentation de la température, d'accélération de la nutrition, etc. ; en un mot, des phénomènes d'*excitation vitale* très précieux pour relever l'énergie des fonctions organiques sans provoquer une dépense de force. L'effet thérapeutique si remarquable des longs voyages en voiture ou en chemin de fer est dû surtout aux effets généraux des mouvements passifs, communiqués au patient par le train ou la voiture.

Plus on observe l'effet des appareils de la Mécanothérapie, plus on est porté à reconnaître que les plus belles cures de cette méthode sont obtenues grâce à la variété et à la puissance des appareils à mouvements passifs.

Effets du massage mécanique.

On sait en quoi consistent, d'une manière générale, les manœuvres du massage manuel, dont le cadre de ce travail ne comporte pas l'exposé. On les divise en *effleurages, frictions, pétrissages, percussions* et *trépidations;* procédés dont le nom indique assez exactement la nature.

Ces diverses manipulations s'exécutent soit à la surface de la peau, soit sur la masse profonde des muscles, sur les articulations, sur les vaisseaux sanguins, les troncs nerveux, ou même sur les organes internes, quand la situation de ceux-ci permet de les atteindre à travers les téguments.

Les appareils de Zander permettent d'obtenir toutes les formes du massage manuel; mais tantôt les résultats du massage mécanique sont plus imparfaits que ceux du massage manuel, tantôt au contraire, comme pour les trépidations, les tapotements, ils sont beaucoup plus puissants.

L'effet du massage mécanique varie d'abord suivant la forme, puis suivant l'intensité et la durée du mouvement que l'appareil communique au corps. C'est ainsi que les appareils de percussion ou « tapotement » tendent à produire un effet plutôt excitant; les appareils de trépidation, un effet plutôt calmant; les appareils de friction, des effets de circulation périphérique; les appareils de pétrissage, des effets mécaniques de déplacement sur les solides et les liquides contenus dans les organes creux, comme l'intestin, l'estomac, etc. On trouve plus de différence peut-être entre les effets spéciaux des divers appareils de massage qu'entre ceux des autres formes de mouvements passifs. Aussi nous réservons-nous de revenir sur chacun de ces appareils, à propos de leurs applications respectives aux divers cas qui en comportent l'indication.

Les appareils de massage produisent des effets locaux, qui sont tantôt d'ordre mécanique, tantôt d'ordre physiologique.

Les effets *mécaniques* du massage sont bien connus et assez faciles à comprendre. Ce sont : l'assouplissement des muscles et des ligaments rétractés, la destruction des adhérences inflammatoires, le dégorgement des capillaires où le sang se trouve en stagnation, la rentrée dans les vaisseaux des liquides extravasés, etc.

Les effets *physiologiques* du massage, moins bien expliqués au point de vue de leur mécanisme, sont d'une portée thérapeutique plus grande encore que ses effets mécaniques. Ils se rattachent, le plus souvent, à des effets réflexes ayant leur point de départ dans l'excitation des filets nerveux de la région soumise au massage. De ces effets réflexes il en est beaucoup qui sont des réflexes *trophiques*, c'est-à-dire qui aboutissent à des modifications de la nutrition des tissus.

Tous les auteurs admettent que le massage produit dans

les tissus vivants des modifications *chimiques*, bien que ces effets soient plus difficiles à expliquer que les précédents. Le muscle massé se comporte, dans une certaine mesure, comme un muscle qui a travaillé : ses molécules s'échauffent, les échanges organiques s'y accélèrent et donnent lieu à des combustions plus actives. Il en résulte que le massage, s'il est suffisamment énergique, peut modifier la composition chimique du muscle dans le même sens que l'exercice actif. C'est pourquoi les urines d'un sujet massé avec une certaine énergie, sans accoutumance préalable, peuvent présenter l'état trouble qu'on observe sous l'influence de la fatigue musculaire, ainsi que la surabondance d'acide urique, de créatinine et d'acide lactique, qui sont la caractéristique du liquide urinaire chez l'homme courbaturé par les exercices violents (1).

La plupart des effets physiologiques du massage sont donc des effets réflexes. C'est par voie réflexe que sont modifiées les sécrétions, et notamment les sécrétions des glandes intestinales, qui deviennent plus abondantes après le traitement mécanothérapique de la constipation. C'est encore par voie réflexe que le massage active les échanges moléculaires, provoque la combustion plus rapide des matériaux de réserve, comme la graisse et le sucre, et la résorption des exsudats organisés.

Les phénomènes chimiques du massage ne peuvent, en effet, avoir une origine *centrale*, ni s'expliquer, comme ceux de la contraction musculaire, par la production d'un surcroît de chaleur destinée à être transformée en travail; le travail étant produit par un moteur extérieur, homme ou machine. On ne peut expliquer la modification de nutrition de la région massée que par une excitation communiquée aux éléments nerveux locaux, et transmise au centre trophique cor-

---

(1) Voir le chapitre *Fatigue*, dans la *Médication par l'exercice.*

respondant; excitation d'où résulterait, par voie réflexe, l'exagération des phénomènes d'oxydation, avec dégagement de chaleur, consommation d'oxygène et production d'acide carbonique. Ces réflexes « trophiques » aboutissent, en somme, à une modification de la nutrition, dont la physiologie ne sait pas suivre encore toutes les phases, mais qui se traduisent par l'accroissement du volume des muscles, par la résorption de certains tissus organiques, tels que les graisses, par la disparition de certains éléments pathologiques, tels que les exsudats inflammatoires liquides ou organisés.

La nature réflexe des effets « trophiques » du massage est rendue évidente par ce fait extrêmement curieux que les modifications de nutrition se font parfois sentir sur des points éloignés, mais symétriques des points massés. On a observé, par exemple, la résorption d'un épanchement de synovie du genou droit, par suite du massage du genou gauche, le retour de l'énergie d'un muscle par le massage de son congénère du côté opposé, etc.

Les phénomènes locaux du massage tendent à se généraliser comme ceux des autres mouvements actifs et passifs. Nous verrons le parti qu'on en peut tirer dans les maladies des centres nerveux, de l'appareil circulatoire et même de la nutrition.

Effets des appareils correctifs.

Les appareils *correctifs* de la Mécanothérapie sont, nous l'avons dit, de deux ordres. Les uns, agissant par les mouvements actifs et passifs, ne diffèrent pas, quant à leur effet physiologique, des autres appareils destinés à actionner les muscles et à mobiliser les articulations; ils visent les groupes de muscles atrophiés ou atones pour les fortifier et leur permettre de faire équilibre aux muscles des groupes antagonistes, quand ces derniers ont une action prédominante d'où procède la déviation; ils visent d'autre part les articulations fixées dans une position vicieuse, pour les mobiliser, en allongeant les ligaments rétractés, en assouplissant les tissus fibreux raidis : en un mot, en rendant plus facile le déplacement des surfaces articulaires, pour leur permettre de revenir à l'attitude normale qu'elles ont quittée.

A côté de ces appareils de *mobilisation active* et *passive* que l'Orthopédie emprunte, en somme, à l'ensemble des machines du traitement mécanique commun, il y a des appareils plus spécialement appropriés aux corrections du rachis, ce sont les appareils de *statique*.

Les appareils à correction statique ont pour objectif de faire prendre au sujet certaines attitudes inverses des attitudes vicieuses qu'on veut combattre et d'immobiliser le corps pendant un certain nombre de minutes dans ces positions *correctives*.

L'exposé méthodique des effets de ces appareils correctifs suppose la connaissance préalable des principes de l'Orthopédie et sera mieux à sa place au chapitre des *Déviations de la taille*.

L'emploi thérapeutique de ces appareils est justifié, au point de vue empirique, par ce fait bien connu que toute attitude souvent répétée et longtemps conservée tend à devenir habituelle, en imprimant à la colonne vertébrale une direction anormale et persistante. Ils tendent, en effet, à corriger une déformation habituelle en provoquant temporairement une déformation de sens inverse.

CHAPITRE IV

LES APPAREILS DE MOBILISATION

Appareils de mobilisation passive. — Appareils de mobilisation semi-active, semi-passive. — Appareils de mobilisation active.

Il n'est aucun chirurgien qui ne se soit trouvé aux prises avec la difficulté de satisfaire d'une manière efficace et précise à l'indication de mobiliser une articulation raidie ou de développer un groupe de muscles atrophiés.

On peut bien, il est vrai, quand il s'agit de mobilisation *passive*, produire le déplacement méthodique des surfaces articulaires en saisissant de chaque main un des deux segments de membre et en leur imprimant des mouvements dans le sens voulu. Mais c'est là, tout le monde l'a constaté, un procédé trop élémentaire pour le plus grand nombre des cas. Quand la mobilisation manuelle est possible — ce qui n'arrive pas toujours, surtout pour les grandes articulations où la résistance à vaincre est souvent considérable, — elle demande une dépense de forces et une perte de temps qui nécessitent l'emploi d'un aide. Le contrôle de la manœuvre quotidienne prescrite échappe alors au chirurgien, qui doit s'en rapporter à l'habileté et à la prudence de son assistant.

La difficulté est bien plus grande quand il s'agit de provoquer des mouvements *actifs*. Là, encore, on peut bien user des mêmes procédés que tout à l'heure, c'est-à-dire se servir

de la main pour diriger le mouvement que le malade exécute
et pour opposer à ce mouvement une résistance d'intensité voulue. C'est ainsi, on le sait, que procède la gymnastique manuelle suédoise. Mais là, bien plus encore que
pour les mouvements passifs, le concours d'un aide s'impose, et la correction des manœuvres, parfois très délicates,
qu'il faut pratiquer est absolument subordonnée à la com-
pétence de cet aide, à ses connaissances anatomiques, à son
tact et à son zèle.

Et puis, qu'il s'agisse de mouvements actifs ou passifs et,
d'ailleurs, quelles que soient les qualités de l'assistant qu'on
utilise, il est bien des cas où l'emploi de la main se trouvera
insuffisant. Il est souvent difficile, soit d'assurer la fixité
des segments osseux qui ne doivent pas participer au mouvement, soit même de provoquer le mouvement quand les surfaces articulaires sont très importantes et les résistances à
vaincre très considérables. Si la main peut facilement mobiliser
les articulations des doigts ou du poignet, il est souvent très
difficile de provoquer des mouvements dans les articulations
coxo-fémorales, tibio-fémorales et même dans les articulations tibio-tarsiennes et scapulo-humérales. Il est bien plus
difficile encore, quand on veut mobiliser ces articulations,
d'empêcher les articulations voisines de s'associer au mouvement communiqué et parfois même de suppléer au mouvement qu'on cherche à produire en donnant l'illusion d'un
déplacement très étendu, alors que les surfaces articulaires
visées se déplacent à peine.

Enfin, on trouve, dans les suppléances musculaires et les
synergies de voisinage, des causes presque insurmontables
d'irrégularité et d'incorrection du mouvement, quand il
s'agit d'exercer et de fortifier un groupe musculaire à l'exclusion des autres : soit pour restituer aux muscles atrophiés
une aptitude fonctionnelle qu'ils ont perdue, soit pour
rétablir l'équilibre entre deux groupes antagonistes dont

l'un est devenu prédominant. En pareil cas, le défaut de localisation bien strict de l'effort peut compromettre tout le résultat du traitement. On sait de quels artifices inconscients usent les malades pour marcher, par exemple, sans se servir des muscles affectés à la marche quand ils sont atrophiés et très sensibles à la fatigue. Il en est de même pour tous les autres groupes musculaires et pour toutes les autres fonctions auxquelles ces groupes président. Un exercice mal localisé n'aboutit qu'à fortifier l'habitude des suppléances musculaires et à créer, en somme, des mouvements incorrects analogues aux *boiteries*.

Il s'agirait donc de trouver des procédés qui puissent localiser sûrement le mouvement dans l'articulation visée, limiter strictement l'effort au groupe de muscles indiqué et aussi, dans les cas où la prudence s'impose, mesurer d'avance l'étendue du déplacement osseux et l'intensité de l'effort musculaire.

Tel est le problème, et nous agissons encore en France comme si la solution en était encore à trouver ; comme si nous n'avions d'autres ressources que de nous ingénier à tirer parti des moyens d'action les plus vulgaires et des engins les plus primitifs. Le problème est pourtant depuis de longues années résolu par les appareils à mobilisation active et passive de Zander.

On sait que les appareils de Zander visent tous (sauf certains appareils d'orthopédie dont nous parlerons à propos des déviations de la taille) à mobiliser activement ou passivement les divers segments des membres ou du tronc. Tous sont donc des appareils de « mobilisation ». Mais je ne veux parler ici que de ceux qui ont pour objectif plus spécial de rendre le mouvement aux articulations en cas de raideurs ligamenteuses, ankyloses incomplètes, rétractions musculaires, etc., ou la force aux muscles en cas d'atrophie et de paralysie.

Ces appareils peuvent provoquer tantôt des mouvements exclusivement actifs, tantôt des mouvements exclusivement passifs, tantôt une combinaison facultative de ces deux ordres de mouvements. Le mouvement *passif* est provoqué d'ordinaire par le moteur mécanique général qui actionne tout l'ensemble des appareils; mais il existe plusieurs appareils à mobilisation qui sont munis d'un dispositif spécial pour les mettre en marche avec la main. Les mouvements *actifs* se produisent à l'aide de machines munies d'un contrepoids que doivent actionner les muscles du malade par l'intermédiaire de pièces diverses, telles que des poignées s'il s'agit d'un mouvement des bras, des pédales s'il s'agit d'un mouvement du pied, etc.

Ce qu'il y a de particulièrement intéressant dans toutes ces machines, c'est le réglage et la graduation qui permettent, soit de limiter d'avance l'étendue du déplacement ou l'énergie de l'effort musculaire, soit de contrôler les résultats obtenus en notant chaque jour, sur des cadrans numérotés et sur des règles graduées, le point maximum auquel a atteint la course de l'articulation mobilisée ou la force du muscle actionné.

Nous avons déjà fait l'énumération sommaire de tous les appareils qui composent l'arsenal de la Mécanothérapie; mais il faut ici revenir avec plus de détails sur les appareils de mobilisation active et passive et sur certaines particularités de leur emploi.

On peut concevoir deux manières de mobiliser une articulation qui, pour une raison ou pour une autre, a perdu son aptitude au mouvement. La première est d'utiliser les muscles mêmes qui ont pour fonction de mouvoir les os qui les composent : c'est la *mobilisation active;* l'autre de faire intervenir une force extérieure pour communiquer le mouvement : c'est la *mobilisation passive.*

Le procédé actif de mobilisation serait le meilleur, s'il était toujours applicable, car il vise à la fois l'articulation et les muscles qui la meuvent. Et l'on sait que les raideurs articulaires s'accompagnent toujours d'atrophie des muscles : soit par suite du défaut de fonctionnement dû à l'immobilité absolue ou relative des leviers osseux, que ces muscles ont pour rôle d'actionner; soit par l'effet d'un trouble *trophique* spécial que les affections articulaires provoquent rapidement dans les groupes musculaires correspondants. Mais ce procédé est rarement applicable d'emblée. Il ne suffit pas, en tout cas, pour réussir à mobiliser l'articulation intéressée, de conseiller au malade de chercher à se servir de son membre dans les actes usuels de la vie. D'abord, parce que les muscles, dans le début, peuvent n'être pas assez forts pour vaincre les résistances des tissus articulaires ou péri-articulaires ; ensuite, parce que le malade, abandonné à lui-même, éprouve des difficultés pour exécuter correctement le mouvement et cherche inconsciemment des *suppléances fonctionnelles,* qui font porter l'exercice sur des muscles et sur des articulations que le médecin n'avait pas visés.

Il faut donc réserver les mouvements actifs pour une période plus avancée du traitement. Il faut, d'autre part, quand le moment sera venu de commencer les mouvements actifs, prescrire au malade des exercices beaucoup plus méthodiques et aussi beaucoup moins *forts* que les actes usuels de la vie : ces derniers demandant le plus souvent un effort trop considérable et, en tout cas, trop difficile à contrôler. C'est alors qu'on trouvera dans l'arsenal de la Mécanothérapie des moyens d'une rigueur absolument mathématique, d'abord pour localiser l'effort dans le groupe musculaire voulu et éviter toute suppléance de mouvements auxiliaires, ensuite pour doser la quantité de travail effectué par le malade, et pour l'augmenter progressivement au fur et à mesure de l'accroissement des forces. — Mais nous y reviendrons en décrivant les méthodes de mobilisation *semi-active* et *semi-passive* ; car la plupart des appareils de mobilisation sont à deux fins.

Appareils de mobilisation passive.

Les procédés purement passifs, utilisés dans la méthode mécanique pour lutter contre les raideurs articulaires, sont basés sur l'emploi des machines mues par une force extérieure, telle que la vapeur, l'électricité, le gaz. Ces machines ne permettent aucun mouvement actif. Il n'y en a, dans les instituts Zander, qu'un nombre assez restreint, car, en général, les machines qui peuvent donner à volonté le mouvement tantôt actif, tantôt passif, sont d'un emploi plus pratique, comme nous allons le dire tout à l'heure. Il n'en est pas moins intéressant de donner un rapide aperçu des appareils à mobilisation passive, d'autant plus que certains d'entre eux ne peuvent être suppléés par aucun autre moyen de mobilisation.

Flexion et extension passives des poignets. — Le mouvement est communiqué à l'aide d'une tringle horizontale qui se déplace alternativement de haut en bas et de bas en haut. Le malade est assis devant une table étroite sur laquelle reposent ses avant-bras, de façon que les poignets en dépassent le bord et qu'il puisse saisir à pleines mains la tringle. Le mouvement de celle-ci est réglé par une tige de branchement qu'on peut allonger ou raccourcir à volonté, de façon à augmenter ou à diminuer l'amplitude du déplacement. Ce mouvement d'élévation et d'abaissement des mains est localisé dans l'articulation du poignet, grâce à l'application d'une sorte d'attelle qu'on rabat transversalement sur l'extrémité inférieure de l'avant-bras pour l'immobiliser.

Adduction et abduction passives des poignets. — Le dispositif est à peu près le même que précédemment, sauf que la mobilisation est commandée par deux palettes fixées à la table par un pivot autour duquel elles exécutent un mouvement de va-et-vient dans le plan horizontal. Une traverse fixée à chaque palette donne prise à la main du malade, dont l'avant-bras est maintenu dans une gouttière qui le fixe. Aussitôt qu'on déclenche l'appareil, les mains sont entraînées par le mouvement de la palette alternativement dans l'abduction et dans l'adduction. Ici, comme tout à l'heure, un dispositif très simple permet de régler à volonté l'amplitude du mouvement.

Rotation passive du bassin et du rachis sur l'axe vertical. — Le patient est assis sur une sorte de chaise dont le dossier est fixe et dont le siège est mobile autour d'un axe vertical. Le dossier porte une barre horizontale autour de laquelle les bras se fixent, et le siège est muni d'une courroie à l'aide de laquelle on y boucle les cuisses. Quand on met l'appareil en marche, le haut du tronc demeure immobile contre le dossier de la chaise, tandis que les cuisses et le bassin accompagnent le mouvement du siège qui se déplace dans le plan horizontal, alternativement de droite à gauche et de gauche à droite. Cette sorte de torsion sur l'axe fait sentir ses effets aux articulations sacro-lombaires, lombaires et dorsales; elle tend même à mobiliser les articulations costo-vertébrales.

L'appareil E^7 donne la forme *passive* d'un mouvement identique, mais *actif*, que provoque l'appareil C^8 (représenté figure 24, p. 191). Les deux appareils ont le même aspect; mais, dans le C^8, le siège mobile se rattache à un contrepoids qui fait résistance, tandis que, dans le E^7, ce siège est en rapport avec la courroie de transmission d'un moteur qui l'actionne.

Les indications de ce mouvement sont souvent du ressort de la médecine interne, car il s'emploie comme moyen d'acliver la circulation du sang dans les vaisseaux intra-abdominaux et d'aider à la progression des résidus alimentaires dans tout le trajet du tube digestif. Il est indiqué aussi en cas de raideur des articulations vertébrales rachidiennes et ce cas se présente souvent, comme on sait, en orthopédie. Il arrive fréquemment que le redressement d'une déviation rachidienne exige au préalable la mobilisation des vertèbres et l'assouplissement des ligaments. On utilise encore fréquemment ce mouvement pour donner plus de mobilité aux articulations costo-vertébrales dont les surfaces subissent un déplacement forcé du fait de la torsion des vertèbres sur l'axe. Les côtes correspondantes, étant immobilisées par la prise des bras sur le dossier fixe de l'appareil, n'accompagnent pas les vertèbres dorsales dans toute l'étendue de leur mouvement. De là une mobilisation par glissement très salutaire au thorax ankylosé des *emphysémateux*, des *vieillards*, etc.

Circumduction du bassin. — Encore un mouvement d'assouplissement des vertèbres, surtout des vertèbres lombaires. Il s'obtient en faisant asseoir le malade sur un tabouret à siège mobile, mais non pourvu de dossier. Le siège est monté sur un pivot central autour duquel il peut tourner. La particularité intéressante de ce mouvement, c'est qu'il se fait dans plusieurs plans successifs, de façon que chacun des points de sa circonférence s'élève et s'abaisse alternativement. Le bassin dont la base repose sur ce tabouret en suit, naturellement, tous les déplacements et se trouve subir un double mouvement de *flexion* et de *circumduction* dans lequel il passe successivement par toutes les positions que permettent d'une part la mobilité de l'articulation lombo-sacrée et, d'autre part, la flexibilité de la colonne lombaire.

Dans ce mouvement, comme dans le précédent, toutes les articulations vertébrales se trouvent mobilisées. En outre, cette sorte de « déhanchement » provoque un déplacement continuel du centre de gravité que le patient est obligé de corriger constamment par un mouvement instinctif de la partie supérieure du tronc. De là l'intervention de certains efforts musculaires qui ajoutent à l'effet du mouvement passif celui d'un exercice *actif* d'autant plus accentué que le sujet est moins habitué à garder l'équilibre. Pour cette raison, ce

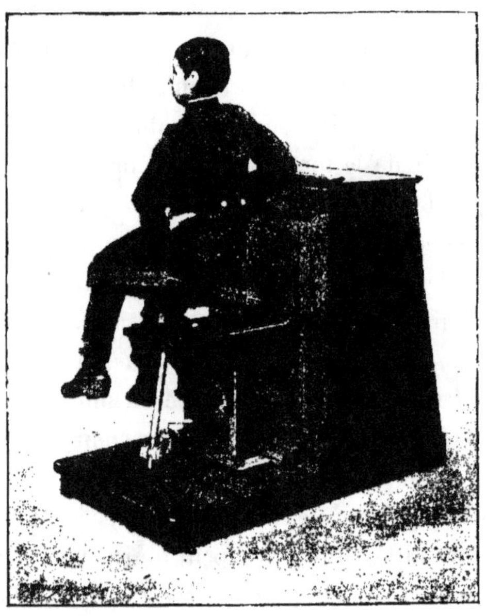

Fig. 12. — Appareil Dr de Zander (combinaison des mouvements de *flexion* et *circumduction* du bassin).

mouvement devra être toujours donné, au début, avec l'amplitude *minima* (fig. 12).

Flexion latérale passive de la colonne vertébrale. — Ce mouvement s'obtient par un balancement latéral du siège sur lequel est assis le patient. Celui-ci s'y assied *de côté*, les jambes tantôt à droite, tantôt à gauche, suivant le sens dans lequel on veut produire la flexion du rachis. Ce mouvement est utilisé dans les scolioses, et surtout dans les scolioses lombaires, l'effet de l'oscillation se faisant sentir d'abord au bassin, qui se relève latéralement et entraîne ainsi la flexion latérale des vertèbres lombaires.

Circumduction passive de la cuisse. — Ce mouvement est communiqué à l'articulation de la hanche par une sorte de soulier métallique monté sur pivot. Le pivot lui-même est supporté par une branche horizontale, qui se meut circulairement comme le rayon d'une roue en entraînant le pied, de manière à lui faire décrire un cercle complet dans le plan horizontal. Le patient étant dans la position demi-couchée place le pied dans le soulier, où le maintient la pression exercée par le poids du membre. Une attelle extérieure, munie d'une poignée, permet au patient d'exercer avec la main une légère traction en sens inverse de la pression de la jambe et d'assurer ainsi l'adhérence de la plante du pied à la semelle. Le corps étant à demi étendu dans le même plan horizontal où se meut le rayon qui transmet le mouvement, si l'on met l'appareil en marche, le pied et, à sa suite, la jambe et la cuisse se trouvent entraînés dans toute la série de déplacements successifs que lui communique la révolution circulaire du soulier dans le plan horizontal. Ce mouvement circulaire du pied se transmet par l'intermédiaire de la jambe et du genou à la cuisse et à l'articulation de la hanche. Chaque tour exécuté par le rayon porteur du soulier fait ainsi passer le fémur par la série de positions dont la succession constitue le mouvement complexe appelé circumduction.

Outre ce mouvement principal de circumduction de la cuisse, il se produit simultanément des mouvements accessoires de flexion et d'extension du genou. On peut limiter ou agrandir à volonté l'étendue du déplacement que subit la cuisse, en raccourcissant ou en allongeant le rayon métallique qui communique au soulier son mouvement circulaire, et aussi en éloignant ou en rapprochant le siège sur lequel repose le corps, ce qui diminue ou augmente le degré de flexion de la cuisse sur le bassin (voir fig. 7, p. 33).

Cet appareil est un merveilleux moyen de mobilisation passive qui vise surtout l'articulation de la hanche, mais qui fait aussi sentir ses effets à celles du genou et du pied. Il provoque en outre, sur l'abdomen, un effet mécanique de massage et, sur le sang du système porte, un puissant effet de circulation. — Le mouvement qu'il produit est la traduction « mécanique » d'un exercice de la gymnastique suédoise « manuelle » dont la figure 6 (p. 32) explique suffisamment le procédé.

Mobilisation semi-active, semi-passive.

Les appareils à mobilisation *activo-passive* ne sont pas actionnés par un moteur mécanique ; mais ils sont munis d'un dispositif qui permet, à volonté, à un aide de communiquer le mouvement au malade, ou à celui-ci de l'exécuter activement, soit seul, soit aidé par l'assistant.

Le principe de ces appareils est d'utiliser, pour opposer une résistance à l'effort du sujet, un « volant » susceptible d'emmagasiner une partie de la force dépensée dans le premier effort et de la restituer ensuite sous forme de mouvement circulaire. Quand le mouvement initial est communiqué par un aide, le malade n'a plus qu'à entretenir la vitesse donnée au volant en dépensant une très faible quantité de force. Il peut même subir le mouvement en restant tout à fait passif ; il suffit pour cela que l'aide renouvelle de temps en temps l'impulsion première et entretienne la vitesse acquise.

Circumduction activo-passive du pied. — Le type des appareils à mobilisation activo-passive est celui que nous représentons figure 13. Il a pour objectif la mobilisation de l'articulation tibio-tarsienne dans le sens de la circumduction. Le malade, assis sur un siège dont on règle à volonté l'éloignement, applique la plante du pied sur une pédale verti-

cale, en forme de semelle, où une vis de pression vient le
fixer. La pédale est rattachée à un rayon horizontal gradué,
qui se branche lui-même à un pivot vertical relié à un volant.
Si le malade actionne la pédale en exerçant une pression avec le
pied, il met le volant en mouvement; et, réciproquement, si
un aide actionne le volant au moyen de la poignée dont il
est muni, il communique le mouvement au pied. Dans le pre-

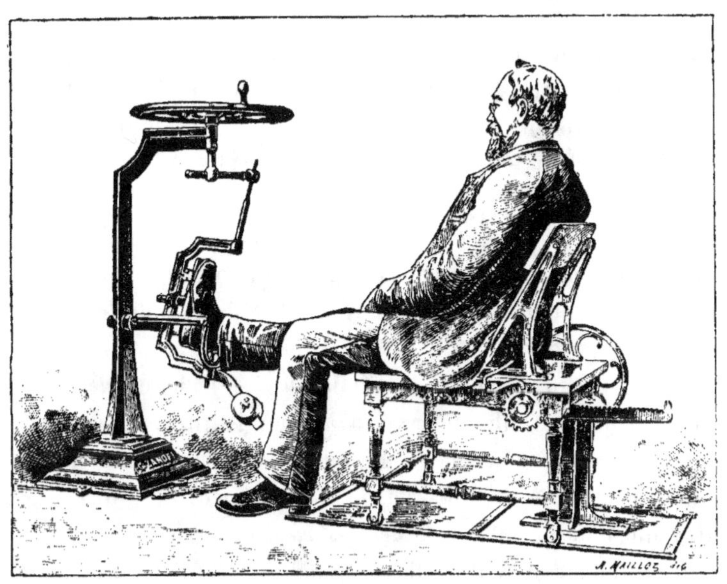

FIG. 13. — Circumduction activo-passive du pied (appareil B12 de Zander).

mier cas, le mouvement est actif: dans le second, il est passif.
Si le malade et l'aide agissent de concert, le mouvement sera
semi-actif et *semi-passif*. Le médecin pourra donc, à l'aide de
cet appareil, agir à la fois sur les muscles et sur l'articulation,
ou se borner à exercer une action mécanique sur les surfaces
articulaires et les ligaments.

Dans les deux cas, le pied accompagnera la pédale à laquelle
il reste fixé et exécutera un mouvement circulaire, dont l'extrémité des orteils décrira la circonférence et dont la pointe du
calcanéum sera le centre. La direction de ce mouvement

pourra être alternativement de droite à gauche, puis de gauche à droite, car la pédale et le volant peuvent tourner dans ces deux sens. Enfin, l'étendue du déplacement sera réglée d'avance, par la longueur qu'on donnera au rayon : celui-ci pouvant recevoir le branchement de la pédale sur un point quelconque de l'échelle numérotée, qui va de son centre à son extrémité.

Le mouvement de circumduction étant une synthèse de quatre mouvements primitifs combinés : flexion, extension, abduction et adduction, on trouvera dans cet appareil le moyen de satisfaire à toutes les indications de la mobilisation du pied, quel que soit le sens dans lequel cette mobilisation doive se faire.

Il faut faire remarquer que le sens de la direction initiale du mouvement a, dans certains cas, une importance capitale. Supposons le mouvement fait activement. S'il a lieu *de dehors en dedans*, c'est le bord *interne* du pied qui travaille en *s'abaissant* pour repousser la pédale, et c'est le bord *externe* du pied qui travaille en *se relevant* pour l'attirer. Dans ces deux temps du mouvement, les muscles exercés sont ceux qui concourent à produire l'*abduction* du pied. Si la direction du mouvement est *de dedans en dehors*, c'est le bord *externe* du pied qui travaille en s'abaissant, le bord *interne* en se relevant, et, dans ces deux temps du mouvement, ce sont les muscles qui concourent à l'*adduction* qui seront exercés. De là la différence d'emplo de l'appareil quand il s'agit, par exemple, d'un pied bot *varus* ou d'un pied *valgus*.

On comprend, sans qu'il soit besoin d'insister davantage, les services que peut rendre cet appareil dans tous les cas où une cause quelconque, d'origine interne ou traumatique, a compromis les fonctions de l'articulation tibio-tarsienne; qu'il s'agisse de raideurs articulaires, de rétractions tendineuses, de contractures ou de paralysies musculaires, il n'est aucun

mode de traitement qui puisse donner de meilleurs résultats
que l'application quotidienne de ce mouvement de circumduction, synthèse de tous ceux que peut exécuter le pied.

Flexion et extension activo-passives des pieds. — Une autre
machine activo-passive et construite sur les mêmes données

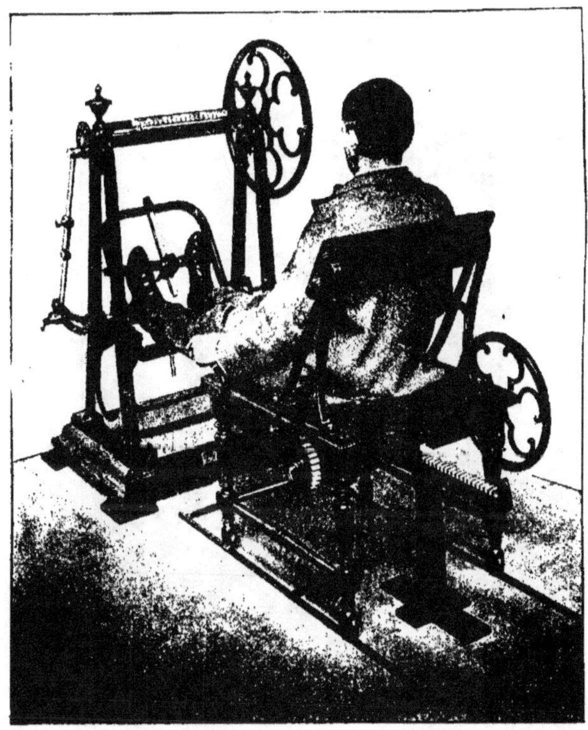

Fig. 14. — Mobilisation activo-passive des pieds (appareil Bon de Zander).

que la précédente permet de produire dans l'articulation
tibio-tarsienne des mouvements de flexion et d'extension.
Dans celle-ci, la pédale est adaptée à un levier qui se meut, non
plus circulairement, mais d'avant en arrière et d'arrière en
avant. Ici encore, un volant, muni d'une poignée, peut, à volonté, opposer une résistance à la pression qu'exercent les
pieds sur la pédale, ou actionner la pédale et communiquer le

mouvement aux pieds quand un aide manœuvre la poignée. Dans les deux cas, le mouvement peut être limité soit à la *flexion*, soit à l'*extension*, ou bien se produire alternativement dans les deux sens. L'amplitude du déplacement est déterminée d'avance au gré du médecin, grâce à une bride

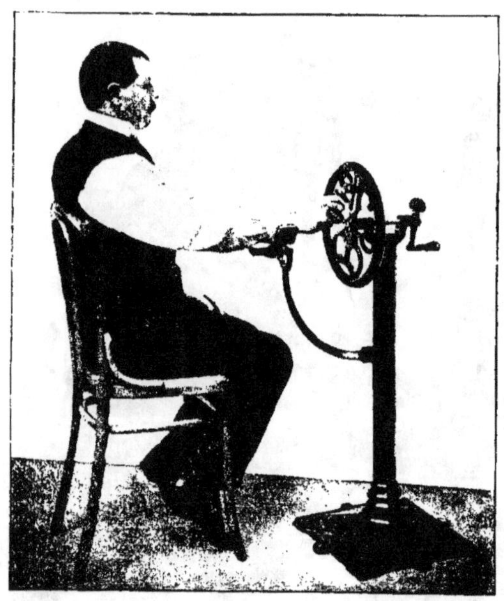

Fig. 15. — Mobilisation *activo-passive* du poignet.

métallique graduée qui mesure la course de la pédale et qui peut s'allonger ou se raccourcir (fig. 14).

Appareil de mobilisation activo-passive du poignet. — Cet appareil (fig. 15) sert à produire le mouvement de circumduction du poignet. Il est construit sur les mêmes données que les précédents, mais d'un dispositif beaucoup plus simple. Une roue verticale en fer est munie sur sa face postérieure d'une poignée fixe qui sert à la mouvoir quand l'aide doit communiquer le mouvement passif. Elle porte sur sa face antérieure une autre poignée qu'une rainure pratiquée dans

la longueur d'un rayon de la roue permet d'y faire glisser
de façon à la fixer soit près du centre, soit près de la circonférence. D'où la possibilité de faire varier à volonté
l'étendue du mouvement. Le malade saisit cette poignée, soit
pour laisser entraîner sa main dans le mouvement circulaire
communiqué à la roue par l'aide, soit pour actionner lui-
même la roue quand le mouvement doit être actif. Pendant
que le poignet exécute son mouvement de circumduction,
l'avant-bras s'appuie et reste fixé entre les deux branches d'un
croissant qui en assure l'immobilité.

Ce mouvement de circumduction ou de « roulement » est
utilisé non seulement comme moyen de mobilisation dans
tous les cas de raideur rhumatismale ou traumatique de l'articulation radio-carpienne, mais aussi comme agent de circulation périphérique. C'est l'exercice de début des *cardiaques*
dont on craindrait d'exciter le cœur par des mouvements trop
forts.

Mobilisation activo-passive de l'épaule. — La figure 17
représente un autre appareil de Zander qui sert à mobiliser
l'articulation scapulo-humérale. Le patient, assis sur un siège
adapté à sa taille, engage la racine du bras, le plus près possible de la tête humérale, sur une sorte de fourche qui
termine un poteau vertical fixé au sol. A la base de la fourche
vient s'articuler une barre de bois horizontale, sur laquelle
doit s'allonger le membre supérieur tout entier, et que la
main doit saisir le plus loin possible. Cette barre, dont le
mode d'articulation lui permet de subir les mêmes mouvements que l'humérus, se branche par son autre extrémité
sur la longueur d'un levier vertical qui est mobile autour d'un
centre, comme le rayon d'une roue. Le pivot autour duquel ce
levier tourne, en divise la longueur en deux parties inégales,
dont la plus longue sert, comme nous l'avons dit, au branchement de la barre de bois et dont la plus courte porte une
masse de fer qui est le poids de résistance. Le malade étant

assis, le bras enfourché dans le croissant, sa main tenant
la barre horizontale, il suffit d'un très léger effort pour imprimer à tout le système un mouvement qui fait passer successivement le bras dans les positions de flexion et extension,
abaissement et élévation. La succession de ces positions constitue le mouvement de circumduction le plus complet que
l'articulation puisse faire.

On peut assurer l'immobilisation de l'omoplate et de la

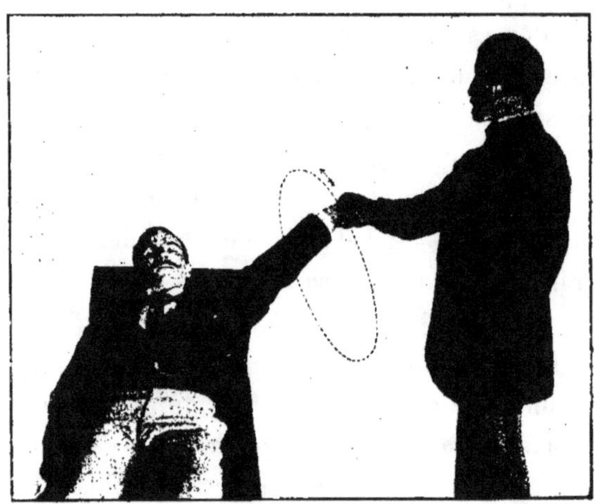

Fig. 16. -- Circumduction passive du bras dans la méthode « manuelle ».

clavicule, pendant le mouvement de l'humérus, à l'aide d'une
courroie qui vient faire un huit de chiffre sur l'épaule et
embrasse le thorax.

Une fois le mouvement commencé, il se continue à peu
près passivement, car la masse de fer que porte l'une des
extrémités du levier vertical n'est pas seulement un poids de
résistance, mais joue aussi, grâce au mouvement circulaire
qui lui est imprimé par l'effort initial, le rôle d'un volant qui
emmagasine la force et permet à la vitesse acquise de se maintenir sans que le malade ait à faire une dépense appréciable
de force.

On peut, du reste, là comme dans les autres appareils, faire
varier l'effort musculaire en rapprochant ou en éloignant le
contrepoids de l'extrémité du levier de résistance et faire
varier l'amplitude du mouvement en branchant la barre

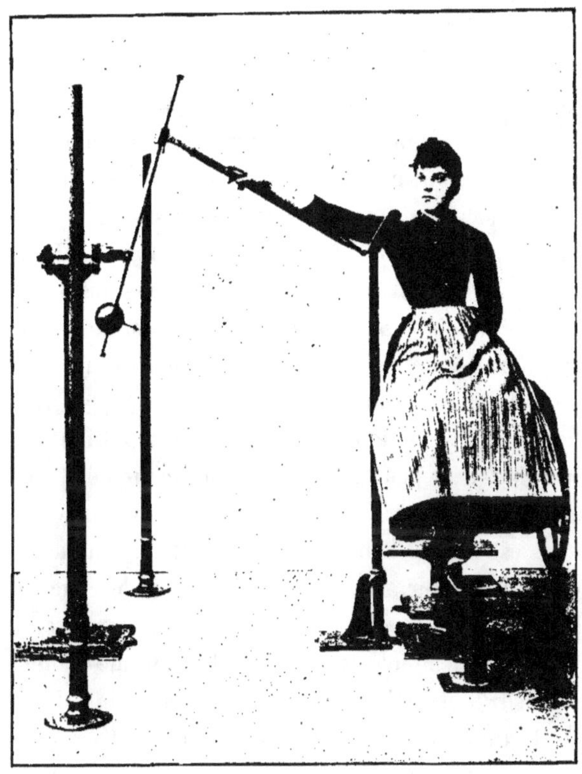

FIG. 17. — Circumduction activo-passive du bras
dans la méthode « mécanique » (appareil A^a de Zander).

sur laquelle repose le bras sur un point du rayon plus ou
moins éloigné du centre. On peut aussi rendre l'exercice tout
à fait passif. Il suffit pour cela que la main d'un aide saisisse
la barre sur laquelle est étendu le bras du patient et lui communique le mouvement.

Appareil pour la mobilisation activo-passive du coude. —

Cet appareil n'est pas compris dans le catalogue des appareils Zander : il a été construit par Krukenberg. Il consiste dans deux demi-gouttières en métal blanc capitonné, l'une s'adaptant au bras, l'autre à l'avant-bras, et réunies au niveau du coude par une charnière, dont le jeu est réglé par un système de vis de pression. Une des valves de l'appareil, celle qui correspond au bras, est fixée sur une sorte de tréteau, et l'autre, qui est mobile autour des vis de pression, porte une longue tige verticale munie d'un contrepoids qui forme pendule.

Le bras et l'avant-bras du malade sont placés dans les gouttières et y sont maintenus par des lanières de cuir. L'appareil ainsi appliqué, le bras demeurant fixé à la partie immobile du système, on peut faire exécuter à l'avant-bras des déplacements actifs ou passifs. Le contrepoids, dont la tige fait corps avec la valve mobile de l'appareil, joue ici le rôle d'un volant qui rend le mouvement après l'avoir reçu ; que l'avant-bras soit mû activement ou qu'il reçoive l'impulsion de la main d'un aide, il ne peut exécuter, vu la position de l'appareil, qu'une série de *flexions* et d'*extensions* successives. Le contrepoids est mobile le long de la tige verticale qui le supporte. On peut le fixer, soit près de l'insertion de cette tige, soit près de l'extrémité, et, par conséquent, augmenter ou diminuer l'énergie du mouvement. Quant à l'amplitude du déplacement des surfaces articulaires, on peut la limiter dans le sens de la flexion ou de l'extension et la régler d'avance par l'écartement maximum qu'on donne aux deux gouttières et qu'on assure au moyen des vis de pression. Le coude, placé dans cet appareil, est soumis, au total, pendant un temps plus ou moins long (trois ou quatre minutes d'ordinaire), à une série de flexions et d'extensions provoquées en partie par l'action des muscles, en partie par l'action mécanique du pendule.

Appareil de mobilisation du coude du docteur Columbo. — Le docteur Columbo, directeur de l'Institut mécanothérapique de Rome, fait construire un appareil très supérieur à celui de Krukenberg, en ce qu'il permet de régler mathématiquement et d'avance l'amplitude des mouvements communiqués au coude, ainsi que la vitesse et l'énergie de ces mouvements.

Dans cet appareil, l'avant-bras et le bras sont fixés par des courroies, sur deux attelles réunies suivant un angle dont le sommet correspond au coude et forme charnière sur le prolongement d'un axe de rotation. Cet axe de rotation est mis en mouvement par une poignée fixée à la circonférence d'un volant, comme dans les appareils B^{11} et B^{12} de Zander. L'appareil peut ainsi être actionné par le malade même ou par un aide agissant sur la poignée. Le mouvement est donc *activo-passif* et se produit par l'écartement des deux attelles qui entraîne l'ouverture du coude suivant un angle plus ou moins grand. Le maximum d'écartement des attelles, et par conséquent le maximum d'ouverture du coude, peut être réglé d'avance par une vis de pression et contrôlé par un cadran gradué qui occupe le sinus de l'angle et permet d'en compter les degrés.

Appareils de mobilisation active.

Les appareils de *mobilisation active* sont extrêmement nombreux dans la collection Zander. Toutes les machines qui visent à donner du travail à un groupe musculaire quelconque ont naturellement pour effet de mouvoir les articulations qui correspondent aux muscles actionnés. Nous avons déjà, dans le premier chapitre de ce livre, dit avec quelle précision ces appareils règlent la forme et l'énergie des mouvements.

Il importe de faire ressortir que, dans tous les appareils à mobilisation active, le dispositif est tel que l'effort musculaire peut être réduit à un degré extrême d'atténuation, permettant aux muscles les plus plus débilités d'exécuter le mouvement. On peut même placer le contrepoids dans une position telle que le levier soit presque en équilibre ; et alors le travail n'est pas sensiblement plus grand pour actionner l'appareil que pour déplacer le membre réduit à son propre poids. Il ne reste plus dans ce cas qu'un élément d'exercice, — mais c'est un élément capital, — la correction impeccable du mouvement, assurée par la forme même de l'appareil. Enfin, le dispositif de chacun de ces appareils de mobilisation active permet de les utiliser, au besoin, pour produire des mouvements *passifs*.

Voici, par exemple (fig. 18), un appareil qui sert à l'*extension active* de la jambe sur la cuisse et qui devient, en renversant le contrepoids, un appareil à *flexion active* de la jambe sur la cuisse. Le malade s'assied sur le siège d'une sorte de grand fauteuil, dont le dossier peut s'approcher ou se reculer à volonté pour s'adapter à la taille de chacun. Quand l'appareil a été réglé pour le mouvement, le dos du malade doit toucher la paroi verticale du dossier, et le bord du siège doit arriver exactement au niveau du pli du jarret. Une traverse mobile capitonnée est rabattue sur l'extrémité des fémurs et fixée dans des mortaises que portent deux tiges verticales. Les portions des membres inférieurs qui ne doivent pas participer au mouvement sont ainsi parfaitement immobilisées. Les pieds sont emboîtés dans deux demi-lunes, et le sujet ne peut faire d'autre mouvement que celui qui est commandé par deux attelles de fer mobiles autour d'un axe. Ces deux attelles sont reliées à une règle graduée, sur laquelle peut se déplacer à volonté le poids de résistance. Le mouvement est, pour ainsi dire, moulé par l'appareil. Quand on veut remplacer le mouvement de flexion par le mouvement d'extension, il suffit de renverser la règle qui porte le contrepoids. A l'appareil est annexé un cadran gradué sur lequel se meut une aiguille permettant de constater l'amplitude du déplace-

ment de la règle à laquelle elle est soudée, et par conséquent
l'étendue de la course accomplie par le membre dont le mouvement accompagne celui de la règle.

Cet appareil, aussi bien que tous les autres appareils à mo-

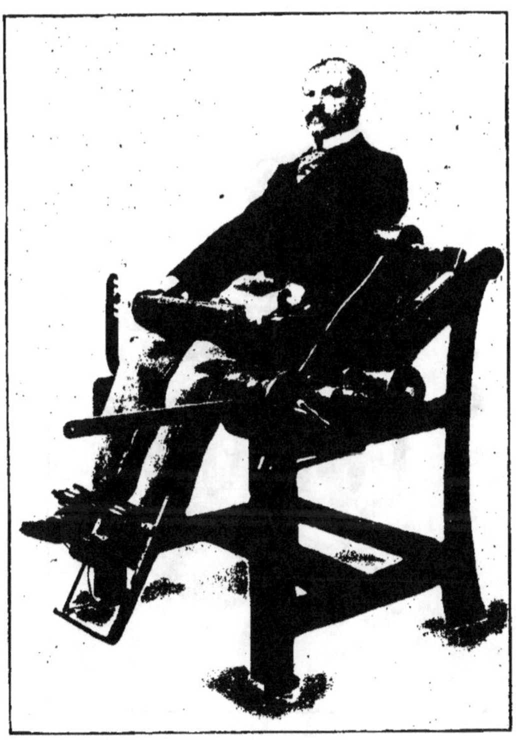

Fig. 18. — Extension active de la cuisse (appareil B10 de Zander).

bilisation active, permet de produire à volonté des mouvements *passifs* aussi bien que des mouvements actifs. En effet,
le contrepoids de résistance étant toujours déplacé de bas en
haut par l'action des muscles, aussi bien pendant la flexion
que pendant l'extension, la pesanteur tend à le ramener de haut
en bas dès que les muscles n'interviennent plus. Il suffira
donc, pour obtenir un mouvement *purement passif*, de faire

soulever le levier par un aide, dans le temps qui correspond
à la phase active du mouvement, et de le laisser redescendre
par l'action du contrepoids, dans le temps de la phase passive.
Il est très facile ainsi de supprimer tout effort musculaire et

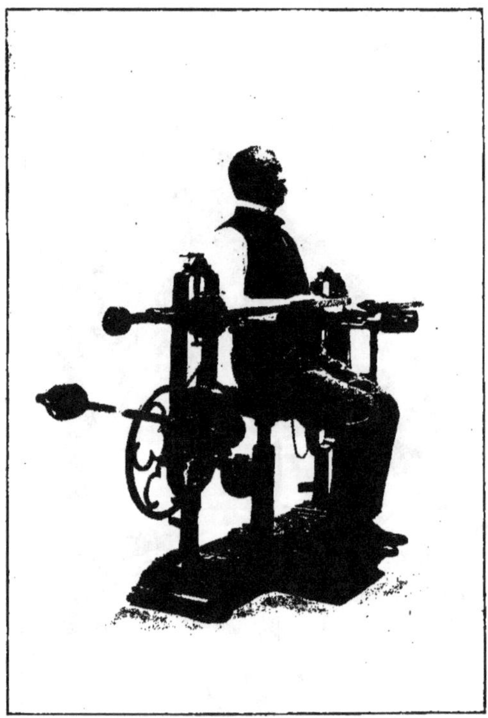

Fig. 19. — Flexion et extension actives de l'avant-bras
(appareil A⁵ et A¹ˢ de Zander).

aussi de produire une série de « balancements » dont le
cadran gradué mesure l'amplitude et qui mettent alternativement le membre dans l'extension, puis dans la flexion.

On comprend les ressources qu'offre au chirurgien un
appareil où le mouvement est strictement limité à l'articulation intéressée ; où le groupe musculaire visé ne peut
être suppléé par aucun autre ; où le travail musculaire est dosé

d'avance et peut être graduellement augmenté ; où l'on peut, sans rien changer à la position du malade, passer du mouvement actif au mouvement passif ; où, enfin, on peut faire se succéder une série de déplacements *rythmés* d'amplitude croissante.

Ce dernier point est de la plus haute importance pour déjouer ce qu'on a appelé si justement la « vigilance musculaire ». On sait ce qu'il faut entendre par cette expression imagée. La crainte inconsciente de la douleur fait que les muscles péri-articulaires veillent constamment à s'opposer par une contraction spasmodique à tout déplacement des surfaces articulaires dès qu'on approche du degré d'écartement qui pourrait devenir douloureux. Cette contracture exagère dans des proportions parfois très considérables la perte apparente de la mobilité articulaire : elle cesse, comme on sait, sous le chloroforme ; mais elle peut être aussi vaincue par les mouvements de balancement rythmé, si l'on en gradue lentement l'amplitude. Beaucoup de malades, dont le genou ne permet, par exemple, à la première tentative qu'une flexion de 30 degrés, peuvent, après deux ou trois minutes de balancements méthodiques, fléchir la jambe jusqu'à 50 et 60.

Ce qu'on fait pour l'articulation du genou avec l'appareil que nous venons de décrire, on peut l'obtenir avec d'autres appareils similaires pour les diverses articulations du corps : pour la hanche, avec l'appareil B^2; pour le coude, avec l'appareil A^9 et A^{10}; pour l'épaule, avec l'appareil A^3, etc. — Il serait fastidieux et, du reste, superflu de décrire l'un après l'autre les dix ou douze appareils à l'aide desquels on peut, la mobilisation d'une articulation quelconque étant indiquée, provoquer à volonté le travail des muscles qui la meuvent, à l'exclusion des autres muscles ; graduer exactement l'effort musculaire ou le supprimer tout à fait ; régler enfin méthodiquement l'étendue des mouvements passifs progressivement amplifiés.

Nous en avons dit assez pour faire comprendre les ressources infinies dont dispose le traitement mécanothérapique imaginé par Zander, quand il s'agit de rendre la force à un groupe de muscles ou le mouvement à une articulation.

DEUXIÈME PARTIE

LES INDICATIONS DU TRAITEMENT

CHAPITRE PREMIER

LE TRAITEMENT HYGIÉNIQUE

Le manque d'exercice. — L'état de « faiblesse générale ». — L'état de « misère physiologique ». — L' « entraînement » des faibles. — Le « dosage » de l'exercice.

Le traitement *hygiénique* est celui dans lequel la Mécano-thérapie a pour but, non de guérir, mais de prévenir les maladies.

De la santé parfaite à la maladie existent, comme on sait, une foule de degrés par lesquels peut successivement passer l'organisme, depuis le simple état de faiblesse qui crée une réceptivité plus grande aux germes morbides, une plus grande vulnérabilité à toutes les influences nuisibles du milieu, jusqu'aux troubles généraux ou aux lésions locales qui constituent l'état pathologique confirmé. Tout le monde admet que l'exercice musculaire conserve les forces de ceux qui en sont suffisamment doués et augmente l'énergie vitale de ceux qui se trouvent débilités, soit par *faiblesse congénitale*, soit par des *suites de maladie*, soit par l'effet d'un *vice hygiénique* quelconque.

Si nous avançons d'un degré en allant de l'état de santé vers l'état de maladie, nous voyons qu'à la suite de l'état de *faiblesse* générale où les défenses de l'organisme sont amoindries, peut s'établir l'état d'*imminence morbide* où l'être vivant n'est pas seulement exposé par sa « moindre résistance » aux atteintes des maladies, mais a déjà été touché par une influence morbide, sans être pourtant encore immédiatement voué à une maladie caractérisée.

Cet état — celui où la médication hygiénique, quelle qu'en soit la forme, donne ses résultats les plus frappants — peut succéder à l'état de moindre résistance que nous venons de signaler et dont il n'est alors qu'une aggravation. Mais il peut procéder aussi d'une cause autre que l'affaiblissement progressif du sujet, par exemple, d'une influence congénitale, qui va s'aggravant par le fait d'une hygiène mal comprise. C'est le cas des sujets prédisposés aux maladies de la nutrition par *excès d'épargne*, telles que l'Obésité, la Goutte, etc., ou aux maladies par *misère physiologique*, comme l'Anémie, la Phtisie pulmonaire, etc.

L'indication de la Mécanothérapie est aussi formelle dans les états d'exubérance de la nutrition que dans les états d'épuisement et de maigreur; bien que ces deux formes morbides du tempérament semblent représenter deux vices de nutrition inverses : dans le premier cas, une insuffisance de la *désassimilation* comme chez les obèses et les goutteux et, dans le second cas, une insuffisance de l'*assimilation*, comme dans les états de « misère » et d'épuisement qui disposent à la tuberculose. Or, bien qu'il semble paradoxal, au premier abord, d'appliquer le même traitement aux sujets de constitution trop riche et aux sujets de constitution appauvrie, il est d'expérience que le même exercice qui peut faire diminuer les tissus d'un obèse peut faire augmenter ceux d'un sujet épuisé et amaigri. Seulement, il faut veiller à ce que les doses d'exercice ne soient pas les mêmes dans les deux cas. Chez l'homme amaigri, par exemple, il faudra que l'effet du mouvement se borne à augmenter le besoin de réparation ; tandis que, si l'on s'arrêtait à ce degré d'exercice chez l'obèse, on ne ferait qu'accroître les recettes et favoriser l'accumulation des tissus. Mais rien n'est plus facile, nous le savons, avec la Mécanothérapie, que de mesurer à chaque malade la dose d'exercice qui lui convient.

L'application du traitement hygiénique, qui a pour but de prévenir les maladies, est plus simple et moins spéciale que celle du traitement *curatif*, qui vise la guérison ou l'amélioration des maladies confirmées. Il s'agit là de soumettre chaque partie du corps à des mouvements passifs ou actifs, faibles ou énergiques, suivant le degré de résistance et d'accoutumance du sujet : en un mot, de donner à chaque articulation toute la série de mouvements pour lesquels elle est faite et de veiller à ce que chaque groupe musculaire reçoive une part de travail proportionnée à sa force. En procédant ainsi, on provoquera dans l'organisme la série d'effets *locaux*, *généraux* et *spéciaux* que nous avons précédemment indiqués comme résultats des exercices actifs et passifs. On verra ensuite, si le traitement est continué avec persistance, les effets répétés de l'exercice provoquer peu à peu, dans les organes et dans les fonctions vitales, des modifications profondes et durables, qui porteront au maximum la vigueur et la résistance du sujet.

Le traitement hygiénique ne représente, en somme, qu'une méthode d'*entraînement* dont le but est de modifier la nutrition du corps dans le sens qui en augmente le plus la force et la résistance. C'est aussi le même but que vise l'entraînement, dans toutes les formes de la Gymnastique athlétique et du Sport. Seulement, chaque sujet ayant sa *capacité propre* d'entraînement, c'est-à-dire sa limite de développement, cette limite sera, naturellement, plus étroite pour l'homme affaibli que pour l'athlète, et, naturellement aussi, la progression dans l'effort sera pour lui plus lente et mieux mesurée. **Mais,** pour le faible comme pour le fort, il s'agira toujours d'**augmenter** la capacité fonctionnelle des organes et de rétablir l'équilibre entre les divers actes de la nutrition.

Nous allons dire tout à l'heure les difficultés que présente, en pratique, l'application de l'entraînement aux sujets **dont** la résistance est amoindrie et surtout pour ceux qui **se** trouvent déjà sur les limites de l'état d'imminence morbide. Nous dirons aussi comment la Mécanothérapie permet d'entreprendre chez tous ces « débilités » le traitement hygiénique par l'exercice, sans risque d'aggraver leur état.

Le manque d'exercice.

Il semble, au premier abord, qu'une santé parfaite ne soit pas incompatible avec le défaut complet d'exercice. On voit des hommes vivre dans une inaction physique absolue, sans qu'il en résulte pour eux aucun état morbide. C'est que ces hommes accommodent leur vie à la diminution graduelle de leur résistance physique. Le défaut d'exercice a diminué la capacité fonctionnelle des organes, mais leurs habitudes d'inertie permettent aux organes de réduire constamment leur fonctionnement au minimum. Ils renferment, en un **mot,** leur vie physique dans un cercle extrêmement étroit, et c'est à la condition de n'en sortir jamais que l'équilibre se maintient dans leurs fonctions vitales.

On a récemment créé, dans la langue médicale, un **mot** pour exprimer l'état d'un organe dont la capacité fonctionnelle est tombée au-dessous de la normale; c'est le mot de *méiopragie*(1) (de μεῖον, moins; πράγω, je fais). Un organe est atteint de « méiopragie » quand une cause directe ou indi-

(1) Ce mot a été proposé par le professeur Potain.

recte a diminué son aptitude à fonctionner et qu'il ne peut
sortir d'une étroite limite d'action sous peine de subir lui-
même, ou de provoquer dans d'autres organes, des troubles
divers. Dans l'état de méiopragie l'organe paraît indemne
au repos, et même, s'il est mis en action avec une modération
extrême, son jeu peut sembler tout à fait normal ; mais des
troubles caractéristiques se manifestent dès que l'acte fonctionnel se prolonge, ou bien s'élève à un certain degré d'intensité.
On peut prendre pour types de la méiopragie certains troubles
de la circulation de la moelle épinière décrits par Bouley chez
le cheval, et retrouvés par Charcot chez l'homme. Dans ces
états morbides, la marche à pas lents reste normale et régulière
dans les premiers pas, mais amène promptement la boiterie
et même la chute par engourdissement et paralysie des
membres, si le mouvement se prolonge ou se précipite.

Chez les hommes privés de tout exercice, on peut observer
— et cela en l'absence d'un trouble quelconque des centres
nerveux — un véritable état de « méiopragie » généralisée.
Chez eux, non seulement les muscles, mais les organes de la
circulation de la respiration, et les cellules mêmes, qui président aux actes intimes de la nutrition, n'ont plus qu'une
capacité fonctionnelle réduite ; et, si des circonstances for-
tuites forcent ces sujets, si bien portants en état de repos,
à faire fonctionner leurs organes, non pas avec exagération,
mais seulement suivant le degré moyen qui est la mesure normale pour les hommes actifs, on voit survenir chez eux les
mille perturbations qui sont le cortège habituel de la fatigue
et du surmenage. Le moindre travail supplémentaire demandé
au poumon et au cœur va produire des troubles violents de
la respiration et de la circulation sanguine, le moindre effort
musculaire va épuiser les centres nerveux, exagérer à l'excès
les combustions vitales, surélever la température du corps,
et devenir peut-être l'occasion d'un trouble grave de la santé,
en créant momentanément dans l'organisme un état de

moindre résistance et de réceptivité pour les maladies.

Tout cela, parce que l'insuffisance habituelle du fonctionnement des organes a créé pour eux un état de moindre capacité fonctionnelle, un véritable état de « méiopragie » générale.

A côté de cet abaissement général du degré de la résistance vitale, l'insuffisance d'exercice crée encore, sur divers points de l'organisme des « méiopragies » locales. D'abord, diminution de force du muscle resté inactif et diminution de souplesse des articulations tenues dans l'immobilité. C'est ainsi que les hommes sédentaires perdent prématurément leurs forces musculaires et leur agilité, et sont atteints, avant l'âge, de diverses imperfections des organes locomoteurs qui constituent l'état d'*impotence sénile*. Il est, en outre, des organes internes, comme l'estomac, le poumon, le cœur, qui ne peuvent fonctionner avec le degré d'activité voulu sans le secours des mouvements musculaires. L'inaction physique les fait tomber, aussi bien que les muscles, en état de « méiopragie ». Au reste, l'exercice banal de la marche ne suffit pas pour remplacer certains mouvements spéciaux indispensables à la régularité de certaines fonctions internes, tels que les mouvements abdominaux et thoraciques.

L'état de « faiblesse générale ».

L'insuffisance d'exercice physique est donc souvent le point de départ d'une foule d'états d'affaissement, de torpeur organique, dans lesquels le jeu des appareils vitaux est languissant, sans qu'il existe aucune lésion de ces appareils eux-mêmes. Mais ces états de « faiblesse générale », qui sont du ressort de l'Hygiène plutôt que de la Thérapeutique proprement dite, n'ont pas pour cause unique le défaut de mouvement; ils peuvent être aussi la conséquence d'une maladie d'ailleurs guérie, qui se termine par une convalescence longue et difficile, ou bien le résultat de conditions de vie défectueuses ou encore la marque d'une faiblesse constitutionnelle et congénitale, l'effet de l'âge, etc.

Les sujets atteints de ces troubles fonctionnels sont, d'une manière générale, des *débilités*, et, quels que soient les symptômes observés chez eux, anémie, neurasthénie, troubles digestifs, amaigrissement, etc., ils sont sortis des conditions normales et s'acheminent vers l'état pathologique, dont le moindre incident extérieur peut leur faire franchir les limites.

L'exercice actif qui conduit à l'entraînement conviendrait à tous ces états de faiblesse, quelle qu'en soit l'origine, puisque l'état d'entraînement se caractérise par l'augmentation générale des forces et de la capacité fonctionnelle de tous les organes. L'indication générale des effets locaux et généraux de l'exercice semble ici parfaitement claire et même banale en théorie; mais, quand on veut passer de la théorie à la pratique, on voit vite, à côté des bénéfices de l'état d'entraînement, les dangers de la *fatigue*, auxquels tous ces sujets sont particulièrement exposés par leur faiblesse même.

Et, de fait, chez un homme épuisé, quelle que soit la cause de l'état de faiblesse, il ne faut pas demander de prime abord la dépense supplémentaire d'énergie que nécessite tout mouvement actif. Mais il reste la ressource des exercices passifs, méthodiques et rigoureusement dosés, tels que le sont les mouvements de la Mécanothérapie. Puis, quand ces mouvements auront modifié l'état de faiblesse et rendu « disponible » une certaine dose d'énergie vitale, on abordera les mouvements actifs les plus doux. En les appliquant d'abord avec une extrême modération, puis en les augmentant selon la progression insensible de l'effort qui en est la règle, on obtiendra, peu à peu, les bénéfices de l'entraînement, sans les payer d'une dépense de force à laquelle l'organisme appauvri ne pourrait pas subvenir.

L'état de « misère physiologique ».

Ce qu'on appelle état de *misère physiologique* n'est pas à proprement parler une maladie, mais un trouble passager ou durable de la nutrition subordonné à des états morbides très divers et caractérisé par la prédominance du mouvement de désassimilation. Il y a « appauvrissement » de l'organisme; le budget des dépenses l'emporte sur celui des recettes; les tissus vivants diminuent de volume et de poids.

Ces états d'amaigrissement, d'épuisement, de langueur fonctionnelle, qui témoignent d'une insuffisance de réparation des dépenses causées par le mouvement vital, peuvent être liés soit à une affection générale du système nerveux, soit à un trouble des fonctions digestives, soit à une maladie chronique de l'appareil respiratoire, soit encore à l'ébranlement causé dans la constitution du malade par une longue maladie dont l'organisme épuisé a peine à se rétablir.

Souvent la cause première de ce « défaut d'assimilation », qui met le budget organique en déficit, échappe au médecin. Mais l'indication thérapeutique est toujours évidente : il faudrait augmenter les acquisitions et diminuer les pertes. Ici, l'utilité de l'exercice est moins frappante au premier abord que dans les états morbides caractérisés par le vice de nutrition inverse, par un « excès d'épargne », comme l'Obésité, où l'indication est d'activer le mouvement de désassimilation et de dépenser les tissus surabondants.

Le pouvoir qu'a l'exercice de *brûler* les tissus organiques est trop souvent considéré comme son attribut exclusif. L'exercice peut aussi bien reconstituer les tissus appauvris que détruire les matériaux inutiles ou nuisibles à l'économie du corps vivant. Sous son influence, on voit se modifier les deux phases de la nutrition dans un sens qui varie suivant les

besoins de l'état actuel; car l'exercice régulier et rationnel
tend, en fin de compte, à rétablir l'équilibre du budget organique. Aussi est-ce une erreur de redouter les exercices du
corps — du moins les exercices rationnels et bien dosés —
pour les sujets amaigris, pour ceux qui, selon l'expression
usuelle, « n'ont rien à perdre ». Les faits cliniques abondent
pour prouver que les exercices modérés tendent à augmenter,
non seulement la force et la santé, mais aussi le poids du
sujet.

C'est que l'exercice, on l'oublie trop souvent, n'est pas seulement une occasion de pertes, mais aussi une cause d'acquisitions. Et d'abord l'exercice musculaire introduit dans
l'organisme plus d'*oxygène* qu'il n'en fait dépenser; surtout
quand il comporte, comme dans le système suédois, des mouvements méthodiques de respiration. Or l'oxygène n'est pas
nécessaire seulement aux combinaisons chimiques qui
détruisent les matériaux à éliminer : il entre dans une foule
de combinaisons nécessaires à la fixation des aliments absorbés
sur les tissus vivants. « Oxydation » ne veut pas toujours dire
destruction, et l'oxygène se comporte, en somme, dans
un certain nombre de cas, comme un aliment, c'est-à-dire
comme une substance prise à l'extérieur et incorporée à l'organisme. L'exercice favorise donc la reconstitution de l'organisme en introduisant dans le sang un principe reconstituant,
véritable « aliment gazeux » qui contribue à l'assimilation.

Mais, même comme agent de désassimilation, l'exercice
favoriserait encore l'accroissement de la masse du corps,
car l'assimilation et la désassimilation sont deux phases de
la nutrition solidaires l'une de l'autre et ne peuvent être disso-
ciées que par une vue de l'esprit. De même que des oxydations vitales plus actives, par le besoin d'oxygène qu'elles
exagèrent, ont pour résultat d'augmenter l'activité respiratoire, de perfectionner l'hématose et d'enrichir le sang au
lieu de l'appauvrir; de même la dépense causée dans les

matériaux organiques par l'exercice appelle immédiatement
une *réparation* plus active; l'appétit augmente, la digestion
devient plus parfaite, l'absorption et l'assimilation se font
mieux. Au total, chez les sujets épuisés, un « coup de fouet »
donné à la désassimilation a presque toujours pour conséquence une suractivité du mouvement d'*assimilation;* il est
fixé sur les organes plus de substance vivante qu'il n'en a été
éliminé, et le budget de la nutrition se solde par un surcroît de recettes.

Pour que l'exercice pût appauvrir la constitution, il faudrait qu'il comportât une dépense de forces supérieure au
pouvoir de réparation de l'organisme. Et c'est, en effet, ce
qu'on doit chercher dans l'application de l'exercice aux
obèses. Mais, dans le cas de « nutrition appauvrie », il est
facile de doser le travail musculaire de façon à éveiller le
besoin de réparation sans exagérer les effets de déperdition.

Ces vérités se déduisent rationnellement des lois physiologiques de la nutrition, mais elles ont été, en outre, consacrées
par l'observation pure et simple de faits cliniques. Depuis
longtemps les hygiénistes se sont ralliés à une formule qui ne
préjuge aucune théorie, mais se borne à enregistrer un résultat
dûment constaté : « *L'exercice*, disent-ils, *augmente la plas-
ticité du sang.* »

Dans les cas de langueur fonctionnelle générale par appauvrissement du sang, quelle que soit la cause à laquelle se
rattache l'état de « misère physiologique » à combattre, il
faut demander à l'exercice tous ses effets physiologiques dans
leur ensemble, sans chercher à les limiter à tel ou tel organe,
à les concentrer sur telle ou telle région du corps.

Il est cependant un appareil organique qui devra être particulièrement visé, parce que tous les autres sont puissamment
influencés par son fonctionnement : c'est l'appareil respiratoire.
On peut dire que la respiration est une fonction maîtresse qui
commande toutes les autres, car, dans tous les cas où les actes

vitaux sont momentanément suspendus, c'est à cette fonction
que les médecins ont coutume de s'adresser pour ranimer la
vie. Vient-on à retirer de l'eau un noyé en état d'asphyxie,
une hémorragie grave a-t-elle mis le sujet dans un état de
« mort apparente », on pratique la *respiration artificielle*, et,
aussitôt qu'on est parvenu à réveiller les mouvements respiratoires, on voit la circulation reprendre son cours, les fonctions du système nerveux se rétablir et la vie renaître. C'est
par l'intermédiaire de la fonction respiratoire que se transmet
à tous les organes cette excitation, cette sorte de « coup de
fouet » salutaire qui en active le fonctionnement.

Les effets dits « généraux » de l'exercice ne pourraient
s'expliquer si l'on ne faisait intervenir l'action de la suractivité
respiratoire. L'accélération du cours du sang, notamment, ne
pourrait en donner une raison suffisante. Le sang, en effet, ne
devient un excitant fonctionnel des organes qu'à la condition
d'être bien *oxygéné*. On sait qu'un muscle mis en contact avec
du sang dépouillé d'oxygène perd aussitôt ses propriétés
contractiles et présente, sans avoir fait aucun travail, la même
torpeur fonctionnelle que s'il était fatigué. On sait par contre
qu'un muscle fatigué jusqu'à l'épuisement par des contractions répétées reprend tout à coup son énergie première
si l'on y fait arriver un courant de sang surchargé d'oxygène
(Brown-Séquard).

C'est donc grâce à la suroxygénation du sang qui résulte
de la suractivité du poumon que tous les organes, à la suite
d'un exercice bien dirigé, sont baignés par un liquide plus
riche et plus excitant, sont sollicités à entrer en jeu avec plus
d'énergie et acquièrent, au total, une capacité fonctionnelle
plus grande. Et cette suractivité se fait sentir non seulement à tous les organes proprement dits, mais à tous les
éléments anatomiques qui entrent dans leur structure. C'est
ainsi, par exemple, que les glandes baignées par un sang plus
excitant activeront leur fonctionnement, et c'est de même que

des fibres musculaires soustraites à l'empire de la volonté, comme celles de l'estomac, de l'intestin, de la vessie, pourront subir, par le fait des mouvements actifs du corps et des membres, une excitation salutaire qui en activera le fonctionnement et en augmentera l'énergie. — C'est ainsi que les effets excitants et « toniques » de l'exercice peuvent se faire sentir à tous les organes et améliorer les actes les plus intimes de la vie organique.

Pour obtenir ainsi tous les effets physiologiques de l'exercice dans leur ensemble et y faire participer tous les organes, il faut donc s'appliquer surtout à activer la respiration. Et c'est pour cela que les mouvements spéciaux, actifs ou passifs, dits « de respiration », interviennent si fréquemment dans le cours de chaque séance du traitement mécanothérapique.

L' « entraînement » des faibles.

Il n'est pas d'agent thérapeutique dont les résultats soient, au même point que ceux de l'exercice, influencés par les conditions accessoires de son emploi, par la forme, le mode d'administration et le « dosage ». Il n'est aucune médication qui doive davantage tenir compte non seulement de la nature de la maladie, mais du tempérament du malade, de l'intégrité plus ou moins complète des organes, de l'impressionnabilité du système nerveux, du degré d'accoutumance, du genre de vie antérieur, etc. L'emploi de l'exercice, au début, doit être, dans beaucoup de cas, aussi minutieusement contrôlé que celui d'un médicament très actif. — Il faut veiller d'une part à ce que la dose ne dépasse pas le degré de tolérance du malade; et pourtant, d'autre part, il faut se donner garde de prendre pour une intolérance absolue ce qui n'est que l'effet passager et souvent nécessaire de l'inaccoutumance.

Ces difficultés expliquent, sans doute, l'extrême réserve qu'avaient mise jusqu'à ces derniers temps les médecins français à prescrire cette médication. Mais, aujourd'hui, toute crainte peut disparaître, grâce à l'adoption des exercices mécaniquement réglés, qui peuvent donner une sécurité complète dans les cas les plus difficiles.

Les effets thérapeutiques des mouvements actifs et passifs sont dus à la persistance, à la fixation, pour ainsi dire à demeure, sur les organes, des effets locaux et généraux de l'exercice.

Ces résultats lents, mais durables, constituent l'état appelé *entraînement*, qui est, nous l'avons dit, le développement maximum de l'aptitude fonctionnelle des organes exercés. Ils diffèrent complètement des effets immédiats et des effets prochains du mouvement, qui sont toujours passagers, souvent pénibles, et constituent les diverses formes de la *fatigue*.

Le premier résultat local de l'exercice est de fatiguer le muscle qui a travaillé et de l'affaiblir momentanément. L'effet de l'entraînement est, au contraire, de rendre le muscle plus fort, plus résistant à la fatigue. Ce contraste peut servir d'exemple fondamental pour faire bien ressortir la différence entre les effets immédiats de l'exercice et ses résultats définitifs. On trouve la même opposition entre tous les effets de la fatigue comparés aux résultats de l'entraînement.

En passant des effets locaux aux effets généraux, nous voyons qu'à la suite de l'exercice violent, le poumon s'essouffle, que la circulation s'accélère avec violence, que le cœur se dérègle et s'affole, que la peau est le siège d'une sudation exagérée, que le système nerveux se surexcite parfois jusqu'à l'insomnie, avec prostration consécutive des forces.

Et pourtant, si l'on exécute chaque jour le même exercice, si l'on se soumet, par conséquent, à la même cause de perturbation de toutes les fonctions vitales, il arrive que tous ces troubles fonctionnels, loin de s'aggraver en se répétant, s'atténuent progressivement et disparaissent; au lieu de s'affoler de plus en plus, les fonctions se régularisent et se calment, et le même travail qui, dès le début, bouleversait tout l'organisme, finit par s'exécuter au milieu de la tranquillité parfaite de tous les organes. Le poumon conserve son jeu régulier, le cœur n'accélère pour ainsi dire pas son rythme, la peau se mouille à peine d'une légère transpiration, et le système nerveux demeure juste à ce point d'excitation modérée qui est la condition la plus favorable à son fonctionnement régulier. — C'est ce qu'on exprime en disant que, par l'exercice, l'homme s'est *accoutumé à la fatigue.*

Ce n'est pas tout : si l'on étudie les fonctions à *l'état de repos*, chez l'homme entraîné, on voit que les modifications produites sur elles par la répétition du travail sont absolument en sens inverse de celles qu'y produisait la fatigue. Par le fait de l'entraînement, le pouls devient moins fréquent et plus régulier, les mouvements respiratoires plus lents et plus profonds, le système nerveux plus calme, la transpiration plus modérée.

Ce calme de toutes les fonctions organiques est loin d'accuser une diminution de leur énergie. On sait, par exemple, que la répétition fréquente du pouls est souvent un indice de la faiblesse du cœur, qui cherche à suppléer à l'insuffisance de ses battements en les multipliant. De même les respirations courtes et précipitées sont un signe de l'insuffisance de l'hématose; la respiration vraiment efficace pour introduire beaucoup d'oxygène dans le sang est celle qui fait pénétrer l'air lentement dans les alvéoles pulmonaires, distendant progressivement le poumon jusqu'à sa dernière limite d'élasticité, et l'y laissant séjourner assez longtemps pour permettre à l'oxygène d'entrer dans le sang, à l'acide carbonique d'en sortir.

Les effets de l'entraînement se caractérisent essentiellement par l'augmentation de la capacité fonctionnelle des organes soumis à l'exercice. Mais toute modification dans la fonction suppose d'ordinaire une modification dans l'organe lui-même ou dans les appareils organiques auxquels il se rattache, appareils d'innervation ou de circulation. Ce sont ces modifications directes ou indirectes des divers organes ou appareils organiques qui constituent les effets thérapeutiques de l'exercice.

Ces modifications peuvent porter sur l'ensemble de l'organisme ou se manifester plus spécialement sur telle ou telle région, sur tel ou tel organe. En un mot, on peut obtenir par l'exercice méthodiquement appliqué, soit une modification *totale* de l'économie, soit des modifications locales et *partielles*. Mais ces résultats sont subordonnés au mode d'application de l'exercice et impliquent, naturellement, des procédés variables, suivant qu'on veut obtenir les effets généraux de l'entraînement ou ses effets locaux.

Les effets locaux de l'entraînement dépendent du choix des muscles mis en jeu, si le mouvement est actif; du choix des leviers osseux mobilisés, si le mouvement est passif; du choix de la région massée, si le mouvement est moléculaire et prend la forme de massage.

Les effets généraux de l'entraînement dépendent de la quantité totale de travail effectuée par les muscles, si le mouvement est actif; de la violence des déplacements communiqués aux leviers osseux, si le mouvement est passif; de l'intensité des pressions et des secousses subies par les tissus mous, si le mouvement est moléculaire.

Que l'entraînement thérapeutique soit appliqué en vue de fortifier localement une région du corps et un organe déterminé, ou bien qu'il vise à faire sentir l'influence modificatrice de l'exercice à l'ensemble des éléments organiques et aux fonctions les plus intimes de la nutrition, son application doit

toujours être soumise à la grande loi qui régit tous les faits
de l'accoutumance. Il faut que les modifications produites
dans les habitudes physiologiques des organes soient *lentes,
progressives* et *méthodiquement graduées*.

Tous les insuccès et tous les mécomptes de l'exercice
appliqué aux malades dans un but thérapeutique ou hygiénique tiennent à l'inobservation de cette loi.

Si l'on réfléchit aux faits que nous venons d'exposer, et si
l'on cherche à en tirer des conclusions pour le traitement
hygiénique des sujets affaiblis, on voit que l'état d'*entraînement* doit être le but thérapeutique de l'exercice, et que cet
état constitue, pour les sujets faibles ou prédisposés aux
maladies, une véritable transformation des organes et une
modification du tempérament assez profonde pour faire,
d'un sujet débile, un sujet fort et résistant. — Mais on voit
aussi que ces bénéfices s'achètent, dans la pratique habituelle de l'exercice, aux prix de divers malaises et même au
prix de violentes perturbations qui sont comme le tribut
payé par l'organisme pour acquérir un degré supérieur de
force et de santé.

Pour l'homme déjà bien portant qui fait de l'exercice en
vue de devenir un homme fort, les perturbations passagères
de la fatigue sont des inconvénients de faible portée et
peuvent passer pour quantités négligeables, en comparaison
du résultat final. Mais il n'en va plus de même quand il
s'agit d'un sujet débilité, d'un convalescent, d'un vieillard,
et, à plus forte raison, d'un homme formellement prédisposé à telle maladie dont la fatigue pourrait favoriser l'invasion. Pour tous ces « faibles », les bénéfices de l'entraînement ne pourraient guère être mis en balance avec les
dangers de la fatigue.

Le problème est donc, pour tous les sujets qui, pour une
raison ou pour une autre, se trouvent en état de *moindre
résistance*, d'arriver à l'état d'entraînement sans passer par

la fatigue. Or ce problème si embarrassant quand on s'en tient aux procédés habituels d'exercice, est résolu d'avance, nous allons le voir, avec les moyens de précision dont dispose la Mécanothérapie.

Le « dosage » de l'exercice.

Les procédés de l'entraînement, en thérapeutique, doivent être basés : 1° sur l'évaluation préalable des effets à produire ; 2° sur la notion des moyens à employer pour limiter rigoureusement ces effets au degré d'intensité voulue. C'est ainsi que procède la thérapeutique pharmaceutique quand elle s'applique à indiquer exactement la dose des médicaments qu'elle formule. De même, la médication par l'exercice doit être soumise à un *dosage* rigoureux.

Le *dosage* de l'exercice résume toute la pratique de l'entraînement thérapeutique, aussi bien quand l'entraînement est local que lorsqu'il est général.

On se sert d'ordinaire, pour régler l'intensité de l'exercice, d'une méthode qu'on pourrait appeler « physiologique », en ce sens qu'on prend pour mesure l'intensité des réactions subies par l'organisme, en fixant comme limite de la dose maxima la manifestation de la fatigue. Ce procédé serait le plus sûr de tous, si les manifestations de la fatigue étaient moins *subjectives*, car il conduit pour ainsi dire automatiquement le sujet à l'augmentation croissante des doses. En effet, par la pratique quotidienne d'un exercice, on voit reculer chaque jour la limite de la fatigue, parce que la capacité fonctionnelle de l'organe exercé s'accroît chaque jour. Si donc on fait chaque jour de l'exercice jusqu'au moment où la fatigue apparaît, on se trouve augmenter le travail juste en raison de la résistance du sujet. Malheureusement il n'est pas toujours facile de reconnaître cette limite physiologique à laquelle on doit s'arrêter, car la fatigue ne se fait parfois sentir que le lendemain.

Il est des procédés de dosage plus méthodiques et plus scientifiques. Ce sont ceux qui n'attendent pas les manifestations de la fatigue, mais prévoient la quantité de travail en deçà de laquelle ces manifestations ne pourront pas se produire, et mettent en œuvre des moyens précis pour limiter au degré voulu l'intensité de l'effort. Nous avons déjà dit combien il est facile, dans les appareils de Zander, d'opposer à un mouvement actif une résistance variable à volonté et d'évaluer, à quelques grammes près, la dépense de force demandée au sujet, avec la certitude absolue que la **dose** prescrite ne sera pas dépassée.

L'emploi de la Mécanothérapie s'impose donc, de préférence à toute autre forme de l'exercice, toutes les fois qu'il est indiqué de provoquer, dans n'importe quelle région du corps, des mouvements actifs ou passifs limités à une articulation déterminée ou à un groupe spécial de muscles; elle s'impose surtout quand il importe de mesurer d'avance l'intensité de l'effort musculaire et l'amplitude du mouvement.

Dans les cas où l'on recherche, pour un sujet affaibli, non plus les effets *locaux*, mais les effets *généraux* de l'exercice, cette méthode doit encore être employée à l'exclusion de toute autre forme de mouvement.

Ce n'est pas que les effets généraux de l'exercice ne puissent être obtenus — et même avec plus d'intensité qu'avec la Mécanothérapie — à l'aide de bien d'autres formes de gymnastique et surtout à l'aide des actes musculaires naturels. Mais la méthode que nous étudions ici permet — toujours par la perfection de son dosage — d'en obtenir le bénéfice thérapeutique, sans exposer le malade aux dangers que pourraient lui faire courir des actes musculaires exécutés sans règle ni mesure précises.

Nous savons l'importance qu'il y a dans certains cas, en

thérapeutique, de localiser les mouvements et d'en limiter l'effet à une région bien circonscrite. Dans d'autres cas, au contraire, la médication par l'exercice a pour objectif d'associer au fonctionnement des articulations et des muscles les grands appareils organiques et les grandes fonctions vitales. Cette association se produit, du reste, spontanément, toutes les fois que les muscles entrent en travail, grâce à l'étroite solidarité qui unit entre eux tous les organes et qui fait qu'aucun d'eux ne peut fonctionner avec un surcroît d'énergie sans que le fonctionnement des autres soit immédiatement activé. Tous les exercices des bras ou des jambes accélèrent les mouvements des poumons et les battements du cœur, et leur action ne se limite pas à la circulation et à la respiration, mais se fait sentir à tous les organes et à toutes les fonctions organiques : sous l'influence de la marche, la digestion devient plus rapide, les sécrétions sont plus abondantes, la température du corps s'élève, etc.

Il est parfois d'une très grande importance de provoquer cette suractivité des grandes fonctions vitales, soit qu'on veuille donner une sorte de coup de fouet à toutes ces fonctions dans leur ensemble, pour exciter la torpeur des centres nerveux, accélérer le mouvement d'une nutrition ralentie, etc., soit qu'on vise plus spécialement une fonction déterminée, telle que la respiration ou la circulation.

Chez tout homme doué d'une résistance suffisante et exempt de toute lésion organique, il est d'ordinaire sans inconvénient de provoquer tous les effets généraux de l'exercice, d'activer à la fois toutes les fonctions, d'exciter du même coup tous les organes. Quand, par exemple, il ne s'agit que de maintenir en santé un homme bien portant, il n'y a pas indication d'exclure un organe déterminé du travail imposé aux autres. Le choix de l'exercice n'offre alors pas grande importance : il faut simplement que l'exercice choisi représente *une quantité de travail suffisante*. Car c'est là, n'omettons pas de le redire, la condition essentielle de l'entrée en jeu des grands appareils organiques sous l'influence du mouvement musculaire. Si le travail effectué par les muscles, en un temps donné, était trop minime, il n'aurait pas de retentissement appréciable sur la respiration, sur la circulation, sur les fonctions nerveuses et sur les échanges nutritifs ; l'exercice ne produirait que des effets généraux insignifiants et négligeables.

Mais, si une somme assez considérable de travail musculaire est la condition *sine qua non* de l'association des grands organes au fonctionnement des muscles, et puisque tous les organes sans exception doivent entrer en jeu avec un maximun d'activité dès qu'on obtient les effets *généraux* de l'exercice, on voit aisément les difficultés qui résultent de là, dès qu'il s'agit d'un sujet non plus robuste, mais faible ou malade.

En effet, on a souvent à traiter des sujets pour lesquels la somme de travail nécessaire à la production des effets généraux de l'exercice représenterait une dépense de force excessive et pourrait causer le surmenage et l'épuisement. Pour d'autres, il serait indiqué d'activer isolément telle ou telle fonction organique en laissant les autres dans leur degré d'activité normale.

On souhaiterait, par exemple, chez un cardiaque, de pouvoir augmenter la fréquence et l'ampleur des mouvements respiratoires, afin d'activer l'hématose et aussi d'accroître, par l'exercice musculaire, l'énergie de l'*aspiration thoracique* qui favorise si puissamment la circulation pulmonaire. Mais ce serait, parfois, payer trop cher ce bénéfice si l'on ne devait l'obtenir qu'au prix d'un surcroît de travail du cœur. Si l'on veut s'adresser à un exercice naturel, tel que la marche en montagne, pour provoquer de profondes inspirations, ainsi que le fait Œrtel avec sa *cure de terrains*, il faut être bien sûr de la résistance des artères et de l'intégrité du myocarde. La marche ascensionnelle, pas plus que les autres exercices capables de provoquer les effets généraux de l'exercice, ne saurait donc convenir aux malades dont on veut laisser le cœur au repos, tout en donnant du travail au poumon. Et il en sera de tous les autres actes musculaires naturels, de tous les exercices de sport, de toutes les formes de la gymnastique athlétique comme de la marche en montagne. Aucun de ces exercices ne pourra donner au malade les bénéfices de la respiration forcée sans l'exposer aux dangers de la suractivité du cœur.

C'est dans une pareille hypothèse que s'imposera l'indication de la Mécanothérapie ; parce que cette méthode permet en limitant le travail à certains muscles qui sont auxiliaires de certaines fonctions organiques, ou en localisant le mouvement dans certaines articulations dont le jeu des grands appareils organiques est solidaire, d'obtenir *isolément* la suractivité d'une des grandes fonctions vitales, tout en laissant les autres en repos; — comme elle permettait tout à l'heure de provoquer un mouvement dans une région bien circonscrite du corps en assurant l'immobilité des régions voisines ou éloignées.

Prenons de nouveau un exemple dans l'appareil digestif.

On sait que le mouvement musculaire active la digestion. C'est là un des effets « généraux » de l'exercice : le travail des muscles excite l'activité des fonctions de l'estomac et de l'intestin. Il est de notoriété vulgaire que la marche augmente l'appétit en rendant la digestion plus rapide. Une formule imagée en fait foi : on dit souvent qu'un marcheur « digère avec ses jambes ».

La suractivité des fonctions digestives est un des résultats qu'on recherche le plus souvent dans les effets généraux de l'exercice. Mais, nous l'avons dit, ces effets « généraux » sont associés entre eux dans une solidarité qui ne permet pas d'obtenir les uns sans provoquer les autres; et, dans l'exemple que nous avons choisi, cette solidarité des divers appareils

organiques, quand l'exercice du corps leur communique un
supplément d'activité, pourrait avoir de sérieux inconvénients. En effet, parmi les dyspeptiques atteints d'atonie
fonctionnelle du tube gastro-intestinal, il en est un grand
nombre qui sont en même temps des *neurasthéniques* débilités. Et pour ceux-là il se trouve souvent qu'un exercice
capable de provoquer à distance une excitation fonctionnelle
très salutaire sur l'appareil digestif va aussi, du même coup,
surexciter les fonctions des centres nerveux et occasionner
une dépense d'énergie qu'ils ne peuvent subir sans tomber
dans le surmenage.

Or, ici encore, la Mécanothérapie permet de tourner la
difficulté. Au lieu d'ébranler tout l'organisme pour mettre
en action un seul organe, elle nous offre des procédés qui
permettent d'obtenir directement les mêmes effets mécaniques
et physiologiques que produiraient à distance les exercices
violents dans l'appareil digestif; et cela sans mettre en émoi
tout l'organisme et sans provoquer une surexcitation des
centres nerveux, comme ne manqueraient pas de le faire
une course rapide ou une marche prolongée. Il y a des
machines pour mettre en jeu, à l'aide de mouvements actifs,
limités à la région abdominale, les muscles abdominaux antérieurs, latéraux et postérieurs, auxiliaires si utiles de la
digestion. Il y en a d'autres pour appliquer au tube digestif
et à ses annexes des manœuvres de massage, des pétrissages,
des trépidations, etc. Il y en a aussi pour mouvoir le tronc
ou la cuisse, suivant divers mouvements passifs utiles à la
progression du bol alimentaire. On obtient donc à la fois,
par cette gymnastique *locale*, une action mécanique sur
les viscères abdominaux et leur contenu, et une action
physiologique sur le cours du sang et sur les sécrétions.
D'où activité plus grande de toutes les fonctions digestives *au
milieu du calme absolu des autres fonctions.*

Ce que fait la Mécanothérapie pour la fonction digestive,

nous allons voir qu'elle peut le faire aussi pour les fonctions de respiration et de circulation. Elle peut donc, grâce à des exercices *spéciaux*, dissocier les effets dits « généraux » du mouvement de l'exercice, pour en éliminer l'élément nuisible, c'est-à-dire la fatigue de l'organe et n'en garder que l'élément utile, qui est l'accroissement de la fonction

Les exemples que nous venons de citer démontrent la supériorité de la Mécanothérapie comme méthode de « dosage » dans tous les cas où il y a indication de *localiser* exactement le mouvement musculaire à une région bien limitée du corps ou d'activer le fonctionnement d'un appareil organique *à l'exclusion des autres*.

Il ne résulte pas de là que cette méthode ne puisse bien être utilisée aussi quand on veut étendre les bénéfices de l'exercice à tous les muscles du corps et à toutes les grandes fonctions vitales dans leur ensemble.

Il n'est pas dans l'esprit de la Mécanothérapie de généraliser d'emblée le travail musculaire en y faisant participer presque tous les muscles à la fois, ainsi que font, par exemple, le canotage, l'escrime, la lutte, etc., dans lesquels toutes les forces actives du corps humain sont employées à la fois. La Mécanothérapie, nous l'avons dit, est une méthode « analytique » qui ne sollicite que des efforts partiels, décomposant, pour ainsi dire, la machine humaine en ses multiples rouages, pour faire fonctionner isolément chacun d'eux ; mais il suffira, on le comprend aisément, de mettre en action successivement chacune des parties constituantes du corps pour avoir satisfait à l'indication — qui est urgente dans la gymnastique hygiénique — d'exercer tous les muscles, de faire mouvoir toutes les articulations et d'activer le jeu de tous les grands appareils organiques.

C'est ainsi, du reste, que procède la gymnastique athlétique, telle qu'on la pratique dans nos gymnases, et, au fond, la Mécanothérapie ne diffère de ce que nous appelons en France « la Gymnastique » que par la douceur de ses procédés et par la rigueur mathématique avec laquelle elle mesure et gradue l'énergie de ses mouvements. Mais, dans les instituts Zander, aussi bien que dans nos gymnases ordinaires installés suivant la méthode du colonel Amoros, il y a des appareils spéciaux pour exercer, pour chaque région du corps, chaque groupe de muscles. Si, donc, il s'agit d'un sujet bien portant qui veuille remédier au défaut d'exercice d'une vie trop sédentaire, il trouvera dans l'arsenal de la Mécanothérapie les appareils voulus pour provoquer l'exercice des bras, des jambes, de la tête et du tronc. Il lui suffira pour exercer toutes les parties du corps, de passer successivement d'une machine à l'autre, comme le gymnaste qui s'entraîne pour devenir un athlète passe de l'échelle verticale aux barres parallèles et au trapèze.

Quant aux effets *généraux* de l'exercice, c'est-à-dire à la suractivité des grandes fonctions vitales, qui est un des principaux bénéfices hygiéniques de l'exercice, l'intensité en sera plus ou moins grande, suivant le degré d'énergie des mouvements effectués à chaque appareil. — Mais c'est là, nous le répétons encore, la grande supériorité des appareils de Zander sur les « agrès » de la gymnastique française; ceux-ci provoquent toujours le même effort chez tous les sujets qui s'en servent : la même forme de mouvement exécutée, par exemple, à l'aide du trapèze, exige toujours la même dépense de force, aussi bien pour les faibles que pour les forts; tandis qu'avec la Mécanothérapie, la même machine, qui impose à tous une forme de mouvement immuable, permet de faire varier à volonté pour chacun la dépense de force provoquée par ce mouvement.

Grâce à la Mécanothérapie, l'enfant de constitution débile, aussi bien que l'homme de bureau, affaibli par la vie sédentaire, pourront donc effectuer une série de mouvements d'énergie plus ou moins grande, suivant l'appréciation du médecin. Il sera facile à celui-ci, en surveillant l'effet produit sur chacun, de déterminer la dose de travail nécessaire pour associer les grands appareils organiques à l'activité déployée par les muscles, c'est-à-dire pour activer la respiration et la circulation du sang, pour élever le degré de la température du corps, pour provoquer même, au besoin, une sudation aussi abondante que la provoquerait un exercice d'aviron ou d'escrime. Il ne s'agit, pour doser rationnellement tous ces effets « généraux », c'est-à-dire pour les porter à l'extrême, ou bien pour les réduire à leur minimum d'intensité, que de déplacer le contrepoids de résistance de la machine sur la droite ou sur la gauche du levier.

Ainsi, là encore, on peut obtenir le résultat utile de l'exercice sans être exposé à dépasser le but et à provoquer des effets trop intenses, comme il arrive si souvent quand on laisse au sujet le choix de l'exercice et l'appréciation de la dose du travail. Cette considération ne semble peut-être pas avoir grande importance quand il s'agit de sujets sains et vigoureux comme le sont, d'ordinaire, les hommes de sport. Il faut se rappeler qu'il n'est pourtant guère de forme d'entraînement libre dont on n'ait incriminé l'abus, même chez l'homme bien portant. A l'Académie de médecine, dans les cours et les conférences, dans les journaux médicaux, on voit périodiquement des praticiens autorisés venir signaler les méfaits de la bicyclette, de l'aviron, des jeux de football, etc. Il y a certainement beaucoup d'exagération à dénoncer comme dangereux des exercices qui ne peuvent nuire que par leur abus et dont l'exagération même vaudrait encore infiniment mieux que la privation de mouvements pour l'homme jeune et bien constitué; mais la préoccupation du surmenage qui serait une exagération quand il s'agit d'hommes vigoureux se trouve, en fait, pleinement justifiée si l'on parle de sujets faibles, de vieillards, de convalescents.

Il est donc toute une série de sujets, en dehors de ceux qu'on peut appeler proprement des malades, pour lesquels il sera prudent de choisir la Mécanothérapie comme exercice *hygiénique*. Ce sont tous ceux pour lesquels il y a indication de ménager les forces et de procéder dans l'entraînement avec des ménagements particuliers ; ceux surtout chez qui, malgré la résistance suffisante de presque tout l'organisme, on trouve pourtant des points faibles et des organes ou des fonctions qui devront être ménagés plus que les autres. — Pour ces derniers, nous nous trouvons sur la limite qui sépare l'état de santé parfaite de la maladie, et le mot « hygiène » n'a plus un sens aussi général que pour ceux auxquels il faut simplement assurer la continuation d'un équilibre déjà à peu près établi.

On conserve pourtant l'expression de gymnastique *hygiénique* ou *diététique* à l'emploi du mouvement comme moyen de corriger une certaine tendance morbide du tempérament quand il n'en est pas encore résulté une lésion d'organe, une maladie proprement dite. Dans les maladies de la nutrition, telles que l'Obésité, le Diabète, la Goutte et toutes les formes de la diathèse arthritique, on considère l'exercice comme un « modificateur hygiénique », c'est-à-dire comme un traitement qui s'adresse à l'ensemble des fonctions vitales et non à un appareil organique déterminé. On appelle plus spécialement gymnastique *médicale* ou *curative* celle qui s'applique à un état morbide mieux délimité et qui vise plus particulièrement un organe déterminé, comme le cœur, le poumon, une articulation, etc.

Les limites de la gymnastique hygiénique et de la gymnastique médicale ne sont pas, on le voit, absolument tranchées. Ce qu'on peut dire, toutefois, c'est que, si des méthodes d'exercices autres que le système suédois peuvent, à la rigueur, être utilisées quand il s'agit seulement de modifier la nutrition dans son ensemble, il n'y a que la Mécanothérapie — ou, à son défaut, la gymnastique suédoise manuelle dont elle dérive — qui puisse donner toute sécurité quand on vise un organe déterminé, surtout si cet organe est le siège d'une lésion ou d'un trouble fonctionnel grave.

Ces méthodes seules permettent d'appliquer à l'exercice le dosage rigoureux qui en assure, dans tous les cas possibles, la parfaite innocuité.

CHAPITRE II

L'HYGIÈNE DE LA RESPIRATION

Effets indirects des mouvements musculaires sur le poumon. — Effet direct
des mouvements spéciaux « de respiration. »

Effets indirects des mouvements musculaires sur le poumon.

L'hygiène de la respiration comporte deux indications
formelles et très distinctes, dont l'une est acceptée aujour-
d'hui par tout le monde : c'est le choix du milieu respirable
où l'on doit placer le malade ; dont l'autre est, malheureusement, presque toujours méconnue : c'est l'*éducation* de la
fonction respiratoire.

Tout le monde reconnaît l'importance des qualités de l'air
atmosphérique, quand il s'agit de sujets comme les bronchi-
tiques, les tuberculeux, les « candidats » à la tuberculose. A
des poumons envahis ou menacés par des organismes patho-
gènes, il faut un air d'une extrême pureté, qui ne renferme
pas de germes infectieux et qui ne soit pas souillé par les
ptomaïnes pulmonaires, comme l'est l'atmosphère des quar-
tiers « surpeuplés » et des appartements encombrés. De là,
pratique de l'aération continue et de l'installation des sanatoria. Mais ce n'est pas tout que de mettre de l'air absolument

pur et doué de qualités reconstituantes à la portée des malades, il faudrait encore placer le malade dans des conditions individuelles voulues pour qu'il sût tirer parti des éléments de « richesse physiologique » qu'on répand à profusion autour de lui. L'air atmosphérique est pour l'organisme humain un véritable aliment gazeux, aussi nécessaire à la nutrition et à la reconstitution de l'organisme que peuvent l'être les aliments solides et liquides. — Mais à quoi servirait d'offrir chaque jour à un sujet épuisé la nourriture la plus saine et la plus réconfortante, s'il ne peut l'ingérer faute d'appétit, s'il a, comme dit si justement le vulgaire, « l'estomac fermé » ?

Or les malades que nous convions à respirer l'air si riche et si reconstituant de nos sanatoria n'en profitent pas toujours dans la mesure voulue, faute d' « appétit respiratoire » : le plus souvent on pourrait leur appliquer, avec une variante, l'expression imagée que nous citions tout à l'heure et dire qu'ils ont le « poumon fermé ». Ce serait même une image plus juste pour exprimer l'atténuation du besoin de respirer que pour exprimer la diminution de l'appétit.

En effet, c'est là une des plus fâcheuses tendances des sujets prédisposés à la tuberculose : leur poumon, même avant qu'il ait été envahi par les germes tuberculeux, a bien souvent pris l'habitude de ralentir ses fonctions respiratoires : ses cellules ne s'ouvrent qu'à demi. Et il ne s'agit plus ici d'une expression figurée, mais d'un fait d'observation qui répond, comme on va voir, au sens propre du mot.

Le poumon est formé d'une agglomération de cellules indépendantes les unes des autres, dont l'ensemble se divise en lobes, subdivisés en lobules qui ne communiquent pas entre eux. Cette disposition, qu'on a comparée à celle des grains de raisin sur leur grappe, permet à certains départements du poumon de rester inactifs pendant que les autres entrent en fonction ; de telle façon que le nombre des cellules qui prennent part à la respiration varie suivant la quantité d'air introduite à chaque mouvement d'inspiration dans la poitrine; or la quantité d'air inspirée varie selon les conditions qui augmentent ou diminuent le besoin de respirer.

Nous avons déjà insisté sur cette loi physiologique que le besoin de respirer augmente — toutes choses égales d'ailleurs — en proportion directe de la quantité de travail effectuée par les muscles.

A l'état d'immobilité, le besoin de respirer est réduit à son minimum. La physiologie nous apprend que, chez l'homme bien portant, le poumon, au repos, ne respire pas avec toutes ses cellules. Une notable partie de l'organe reste dans l'inaction, se réservant pour le moment où se manifestera un plus grand besoin de respirer, une plus grande « soif d'air ».

Si le sujet, gardant habituellement l'immobilité, ne fait jamais appel à ces cellules de réserve, celles-ci s'accoutument à l'inaction et perdent leur aptitude à fonctionner, ainsi qu'il arrive de tous les organes qui ne fonctionnent pas. Il se crée ainsi des habitudes de respiration ralentie, et il arrive que les régions du poumon qui prennent part à la respiration se réduisent de plus en plus, un plus grand nombre de cellules pulmonaires se désintéressant pour ainsi dire de la fonction.

Ainsi s'explique la diminution si accentuée de l'aptitude respiratoire chez l'homme habitué à l'inaction, et son essoufflement si prompt quand un exercice inaccoutumé vient à produire tout à coup cette « soif d'air » à laquelle le poumon n'est plus apte à donner satisfaction.

Au contraire, quand les muscles font chaque jour une quantité de travail suffisante, les cellules pulmonaires de réserve se trouvent sollicitées à entrer chaque jour en jeu, et ce fonctionnement régulier augmente leur aptitude fonction-

nelle. Ces cellules, fréquemment appelées à intervenir dans la
respiration, sont, pour ainsi dire, toujours en éveil, toujours
prêtes à donner leur concours. Et il arrive que, même à l'état
de repos, elles prennent part, dans une plus grande
mesure, à la respiration. De là accroissement de la fonction respiratoire par utilisation plus complète des forces
qui y concourent.

Chez les sujets à respiration ralentie, ce sont les portions
supérieures de l'organe, les sommets, qui représentent la
partie inerte du poumon ; et ce sont justement ces régions qui
semblent offrir au bacille tuberculeux son milieu de culture
le plus favorable, car c'est presque toujours le sommet du
poumon qui est envahi au début de la tuberculose. Tout le
monde s'accorde à voir un rapport de cause à effet entre
l'inertie relative du sommet des poumons et la réceptivité
plus grande de cette région pour l'agent infectieux.

Il est, du reste, aisé de comprendre qu'une région quelconque de l'organisme devienne, par insuffisance de fonctionnement, un lieu de « moindre résistance », quand on sait
que la suractivité d'un organe, quel qu'il soit, accroît en lui
l'énergie des fonctions de nutrition, et qu'inversement le
défaut de fonctionnement d'un organe en amène la déchéance
et l'atrophie. Cette loi de développement est très frappante
quand on observe l'effet de l'exercice sur les muscles : elle
n'est pas moins formelle quand il s'agit des autres organes.
On sait donc que, dans l'appareil pulmonaire comme ailleurs,
l'énergie de la nutrition, et par conséquent la vitalité des
tissus, sont en proportion directe de l'activité fonctionnelle.

Un grand nombre de faits pourraient être cités pour
confirmer la réalité pratique de ces déductions et prouver
que les habitudes de respiration ralentie sont des facteurs
d'une redoutable importance pour créer la prédisposition à
la tuberculose pulmonaire. Il nous suffira de rappeler une

observation aujourd'hui classique, la diminution de la phtisie pulmonaire chez les sourds-muets, depuis qu'on a adopté pour leur éducation la méthode phonétique.

La parole articulée est un puissant agent d'activité respiratoire : il faut que le poumon s'emplisse et se vide alternativement avec énergie pour produire ce courant d'air qui fait vibrer la glotte, les lèvres et la langue à chaque parole prononcée à haute voix. Le silence prolongé est au contraire une condition qui réduit au minimum le fonctionnement de ce « soufflet » que représente le thorax avec les poumons qui y sont renfermés. L'enfant privé de la parole n'a pas l'occasion, comme nous, de faire fonctionner activement du matin au soir son soufflet thoracique et, chez lui, le poumon s'habitue à ne mettre en jeu à chaque respiration que la quantité de cellules strictement nécessaire pour respirer — car chaque organe règle strictement son degré d'activité sur le degré d'énergie du fonctionnement qu'on lui demande. — Ainsi s'établissent, chez le sourd-muet, des habitudes d'inertie respiratoire telles qu'il lui est très difficile, quand on entreprend de lui apprendre à émettre des sons, de produire des mouvement d'expiration assez énergiques pour mettre en vibration les organes de la parole articulée. Chez le sourd-muet, la capacité du poumon mesurée au spiromètre est beaucoup plus faible que chez un autre enfant du même âge, et la puissance du souffle est tellement diminuée qu'il ne peut parvenir à éteindre la flamme d'une bougie placée à quelques centimètres de sa bouche.

Telles sont les conditions de moindre capacité fonctionnelle que crée dans le poumon du sourd-muet le silence forcé. Et la preuve que ces conditions sont bien celles d'où dérive pour lui la prédisposition à la tuberculose, c'est le résultat inespéré qu'on a obtenu en les faisant disparaître. On connaît cette admirable méthode d'éducation « phonétique » qui a remplacé les anciens procédés de communication par gestes. On sait qu'il a été possible d'apprendre aux enfants muets à articuler et à prononcer à haute voix des mots — qu'ils n'entendent pas, mais qui sont compris autour d'eux, — pendant qu'eux-mêmes lisent sur les lèvres des personnes qui les entourent les paroles qu'elles prononcent. Chez les sourds-muets soumis à la méthode d'éducation dite phonétique, on observe une augmentation graduelle de la capacité respiratoire mesurée au spiromètre et de la puissance du souffle exercée à éteindre une bougie à distance. Et, comme résultat hygiénique corollaire de l'accroissement de la respiration, on note de jour en jour la disparition de la tuberculose pulmonaire dont les cas, aujourd'hui, ne sont pas plus fréquents chez eux que chez les autres enfants.

La parole est, pour le poumon, une gymnastique naturelle, un moyen pour ainsi dire automatique de développement. Quand cette occasion d'exercice quotidien, indispensable à la nutrition régulière de l'organe, vient à faire défaut, on en voit aussitôt apparaître les graves conséquences pour l'organe même dont le fonctionnement est diminué. Mais les troubles de nutrition produits par l'insuffisance de la respiration ne se limitent pas à l'appareil respiratoire. Un poumon qui respire moins que la normale n'offre à l'air qu'un passage insuffisant, et cet air, quel qu'en soit le degré de richesse et de pureté, ne portera pas dans le sang une dose d'oxygène suffisante pour réparer et nourrir tous les éléments du corps auxquels le sang doit porter la vie. De cette insuffisance d'aliments gazeux résultera pour l'organisme une véritable *inanition*, non moins funeste que celle qui résulterait du manque d'aliments solides, et qui se traduira par l'appauvrissement du sang : le taux de l'hémoglobine s'abaissera dans le globule sanguin. De là diminution de la résistance vitale et de la nutrition, non plus seulement dans un organe comme tout à l'heure, mais dans l'ensemble de l'économie. Et ainsi se trouveront réalisées par l'insuffisance des fonctions respiratoires les deux conditions les plus propres à favoriser l'éclosion et l'évolution de la phtisie pulmonaire, savoir la moindre résistance du poumon et la déchéance de l'état général.

Telle est l'importance que présente l'activité fonctionnelle du poumon. Il importe d'en assurer l'intégrité en recherchant d'abord quelles causes peuvent la compromettre et ensuite quels moyens permettent de la rétablir. Or, parmi les causes qui peuvent diminuer l'activité du poumon, il en est une qui devrait sembler aussi évidente que la privation de la parole, mais qui est généralement moins bien comprise : c'est la privation d'exercice. Il est pourtant d'observation banale que l'activité de la respiration s'accroît toujours avec l'activité des muscles. On ne peut courir ou marcher vite sans accélérer immédiatement le rythme du mouvement respiratoire et en augmenter l'amplitude.

À cet accroissement de la fréquence et de la profondeur des mouvements respiratoires correspond, chacun le sait, une augmentation très considérable de la quantité d'air introduite dans la poitrine en un temps donné. L'homme qui marche introduit, en un temps donné, trois fois plus d'air dans ses poumons — et par conséquent trois fois plus d'oxygène dans son sang — qu'un homme immobile et couché. L'homme qui court en introduit sept fois plus. Un exercice musculaire prolongé ou souvent répété aura donc pour conséquence immédiate l'introduction d'une plus grande quantité d'oxygène dans le sang. D'où réparation plus rapide et plus complète de l'organisme, grâce à l'abondance de cet aliment gazeux dont nous n'avons pas à démontrer le pouvoir *reconstituant*.

Ainsi l'exercice musculaire augmente ce que nous appelions tout à l'heure l' « appétit respiratoire » et provoque une consommation plus copieuse d'oxygène. L'état général se trouve modifié par ce surcroît de respiration dans le sens même où l'on cherche à le modifier en lui donnant un surcroît de nourriture solide ou liquide. Et l'on peut affirmer que la suractivité respiratoire est un agent de reconstitution autrement sûr et efficace que la suralimentation.

En effet, la suralimentation chez un sujet qui a le dégoût de la nourriture amène souvent divers troubles digestifs et ne peut pas toujours être continuée sans augmenter la répugnance et parfois sans amener la révolte invincible de l'estomac. Avec cette « suralimentation gazeuse » due à la suractivité des mouvements respiratoires, on est sûr au contraire de voir, chaque jour, l'appétit du poumon pour l'air devenir plus vif, et le malade consommer spontanément une plus grande quantité d'oxygène.

C'est qu'en activant chaque jour la fonction respiratoire, en instituant, par l'un ou l'autre des procédés dont nous allons parler tout à l'heure, une gymnastique pulmonaire régulière, on ne se borne pas à augmenter, comme nous venons de le dire, la vitalité du poumon : on en augmente la capacité et l'on en perfectionne l'aptitude à fonctionner. Ce sont là les deux résultats les plus précieux de ce qu'on appelle l'*entraînement*.

Ces effets de l'accoutumance sont connus de tous. Chacun en peut faire sur soi-même la démonstration banale et constater que plus on fait fonctionner le poumon, plus on en rend le fonctionnement facile. On sait bien qu'en s'exerçant chaque jour à courir, à gravir des côtes, etc., on arrive à exécuter, sans que la respiration devienne insuffisante, tous ces actes qui, dans le début, provoquaient l'essoufflement du poumon. Or des expériences de laboratoire très précises nous ont révélé le mécanisme de cette augmentation de l'aptitude à respirer. Si l'essoufflement se dissipe par l'exercice, c'est que, par le fait même de l'exercice quotidien, d'une part le volume du poumon augmente et que, d'autre part, les mouvements respiratoires se font suivant un rythme plus lent en même temps qu'avec une plus grande amplitude.

Des mensurations méthodiques et des expériences précises de spirométrie ont montré à M. Marey, voilà déjà bien des années, que les jeunes soldats envoyés à l'École de gymnastique de Joinville présentaient, après six mois d'exercice musculaire intensif, une augmentation du périmètre thoracique pouvant dépasser 5 et 6 centimètres. Il a noté une augmentation corrélative de la capacité pulmonaire évaluée au spiromètre et il a noté, enfin, une modification des plus remarquables dans leur manière de respirer, même à l'état de repos : de nouvelles habitudes fonctionnelles s'établissent par le fait de l'entraînement, les mouvements respiratoires deviennent beaucoup plus profonds et beaucoup plus lents.

Ainsi, non seulement l'organe s'est développé par l'exercice, mais encore la fonction s'est perfectionnée : les côtes, à chaque inspiration, exécutent un mouvement ascensionnel qui les rapproche du maximum de course possible. Il s'ensuit que l'expansion du poumon, qui est subordonnée à l'élévation des côtes, se trouve, même à l'état de repos, portée beaucoup plus loin qu'avant l'entraînement; de sorte que, même à capacité pulmonaire égale et à l'état d'immobilité, la respiration introduit plus d'air dans la poitrine chez l'homme entraîné que chez celui qui ne l'est pas. Cette acquisition plus grande d'oxygène, représentée par chaque inspiration, permet à l'homme entraîné de respirer suivant un rythme plus lent. Et c'est là un autre bénéfice de l'état d'entraînement. Le nombre des mouvements respiratoires, au repos, descend chez l'homme entraîné à dix par minute, alors qu'il était de douze à quatorze chez le même sujet avant l'entraînement. Or une respiration calme et profonde est reconnue par tous les physiologistes comme plus favorable à l'oxygénation du sang que la respiration courte et rapide.

Effet direct des mouvements spéciaux
« de respiration ».

On voit, par ce qui précède, que la gymnastique des muscles se trouve être en même temps une gymnastique des plus efficaces pour le poumon. Mais l'exercice musculaire général n'est pas la seule forme que puisse prendre la *gymnastique respiratoire*. Et il est heureux qu'il en soit ainsi quand il s'agit de rechercher les bénéfices de cette gymnastique pour certains malades; car beaucoup de sujets, parmi ceux qui ont le plus besoin de perfectionner leur appareil respiratoire, ne pourraient pas supporter l'exercice poussé au degré d'énergie qui est nécessaire pour activer la respiration.

C'est, en effet, une loi que nous avons déjà signalée : il faut que les muscles effectuent une notable quantité de travail en un temps donné, pour que l'activité respiratoire soit augmentée dans des proportions appréciables. La course, par exemple, ou la marche en terrain très escarpé sont des exercices qui associent très énergiquement le poumon au travail des jambes; mais la marche très lente sur une surface plane, à l'allure qu'un malade ou un sujet très affaibli peuvent seule supporter, ne modifie pas sensiblement le rythme et l'ampleur des mouvements respiratoires. Et il en est de même de toutes les formes de l'exercice, dès qu'une très grande modération est imposée par le peu de résistance de l'organisme. En un mot, pour que l'appareil respiratoire vienne s'associer à un exercice musculaire quel qu'il soit, il faut que cet exercice soit assez violent pour ébranler tout l'organisme et communiquer à toutes les fonctions vitales ce supplément d'activité qu'on appelle si justement l'*effet général* de l'exercice, par opposition à l'effet *local*, qui demeure limité aux muscles quand ceux-ci n'exécutent qu'une faible somme de travail.

L'effet général de l'exercice est le plus précieux des résultats qu'on puisse y chercher, quand il s'agit de sujets déjà suffisamment résistants. C'est grâce à l'association intime du cœur, du poumon, du système nerveux, de l'appareil digestif et de toutes les cellules vivantes à la suractivité des muscles que le mouvement musculaire peut modifier tous les organes et en augmenter la capacité fonctionnelle. C'est en vertu de la solidarité qui associe toutes les fonctions vitales au fonctionnement des muscles que l'état appelé « entraînement » ne consiste pas seulement dans l'augmentation de la force musculaire, mais aussi dans l'accroissement du pouvoir fonctionnel de tous les organes. Si, donc, le sujet peut supporter l'exercice poussé à ce degré d'énergie qui provoque des effets généraux, il n'est point besoin de chercher pour lui une forme particulière de gymnastique pulmonaire : le poumon se trouvera « exercé » indirectement, mais sûrement, si l'on met en jeu des groupes musculaires suffisamment importants et si on leur fait exécuter une somme de travail suffisante.

Mais on comprend que, chez des sujets très débilités et surtout chez ceux qui sont porteurs de lésions organiques, ce serait payer trop cher les bénéfices de la gymnastique pulmonaire, si l'on ne pouvait les obtenir qu'au prix de cet ébranlement général de l'organisme. Il en est chez lesquels la somme de travail musculaire nécessaire pour obtenir la suractivité du poumon représenterait une dépense en disproportion avec le faible état des forces et l'on risquerait de produire alors, non l'état d'entraînement, mais l'état de surmenage et d'épuisement. Il en est qu'on exposerait à des dangers en disproportion avec les bénéfices cherchés si l'on ne devait mettre en activité les organes respiratoires qu'au prix d'un ébranlement général qui se ferait sentir à des organes altérés dans leur structure; ceux, par exemple, qui sont porteurs d'une lésion grave du cœur ou d'une dégéné-

rescence des artères qui en compromet la résistance. Chez
les tuberculeux, on sait qu'il est des périodes où l'infiltration tuberculeuse peut avoir compromis la solidité des vaisseaux pulmonaires et où le moindre effort musculaire peut
amener des ruptures et des hémorragies. Il est aussi des
périodes ou des formes de maladies des voies respiratoires
où l'état des forces ne permet pas de demander un travail
physique assez intense ou assez prolongé pour activer la respiration.

Telles sont donc les difficultés que peut rencontrer le
médecin qui voudrait appliquer à des malades porteurs
de graves lésions pulmonaires, cardiaques ou artérielles,
les procédés vulgaires de l'entraînement pour obtenir la
mise en activité du poumon. Il en est parmi eux, sans doute,
qui ont conservé un degré de force et de résistance suffisant pour qu'on puisse, sans aucun danger, se contenter
pour eux de cette forme indirecte de la gymnastique pulmonaire, dans laquelle on met le poumon en jeu en faisant travailler l'ensemble de l'appareil musculaire. Mais c'est au tact
et au sens clinique du médecin qu'il appartient de mettre
en balance les avantages et les dangers des *effets généraux*
de l'exercice pour ces malades. Ceux qui n'ont ni état fébrile,
ni hémoptysie, ni essoufflement facile, qui ne sont pas dans
un état trop accentué d'amaigrissement ou de neurasthénie,
se trouveront bien d'adopter comme exercice de respiration,
soit la marche en montagne en suivant la graduation méthodique indiquée par (Ertel dans sa cure de terrains, soit les
jeux de plein air, soit même la bicyclette ou le canotage, à
condition que tous ces exercices soient surveillés et pratiqués
avec une grande modération.

Même chez les malades qui se trouvent en état de supporter
sans trop de risques et de fatigue tous les effets généraux de
l'exercice, il est souvent plus prudent de rester en deçà de ce
qu'ils pourraient faire, quitte à n'obtenir qu'un résultat

incomplet sur l'appareil respiratoire, car on aura la ressource de compléter les effets de l'exercice libre par l'emploi des exercices méthodiques de « respiration ».

Ce n'est pas dans la Gymnastique française que nous trouverons les mouvements spéciaux à l'aide desquels on peut exercer le poumon sans provoquer une dépense appréciable de forces musculaires et sans surexciter aucune des grandes fonctions vitales. C'est dans la gymnastique suédoise, et surtout dans les procédés mécaniques créés par Zander.

Les mouvements suédois dits « de respiration », primitivement appliqués par Ling, ont la même tendance qu'une foule d'autres exercices qui obligent le sujet à introduire à chaque respiration dans la poitrine une quantité d'air plus grande que la normale ; tels sont la lecture à haute voix, le chant, le jeu des instruments à vent, etc. Tous ces exercices et toutes les règles formulées, pour apprendre, n'importe dans quel but, à tirer de l'appareil respiratoire le meilleur parti possible, peuvent être considérés comme faisant partie de la *gymnastique respiratoire* méthodique. Ils représentent un ensemble de procédés tendant tous au même but, qui est d'augmenter consciemment et volontairement la quantité d'air introduite à chaque respiration dans les poumons et d'assurer la sortie méthodique et complète de cet air.

En se basant sur ces données, la gymnastique respiratoire la plus simple consisterait à faire chaque jour un certain nombre de respirations aussi étendues et aussi profondes que la capacité du poumon le permet, suivies d'expirations dans lesquelles on s'appliquerait à faire sortir l'air de la poitrine aussi complètement que possible. Et c'est, par le fait, un excellent moyen d'augmenter l'activité respiratoire. C'est, au fond, celui qu'emploie la gymnastique suédoise ; mais elle y ajoute une série de mouvements qui amplifient l'effet auquel se limiteraient les efforts respiratoires si l'on restait immobile en les exécutant.

On sait qu'il est des mouvements et des attitudes qui favorisent la respiration. Ces mouvements et ces attitudes auxquels l'homme a instinctivement recours en cas de gêne respiratoire et de dyspnée, la gymnastique suédoise les utilise pour

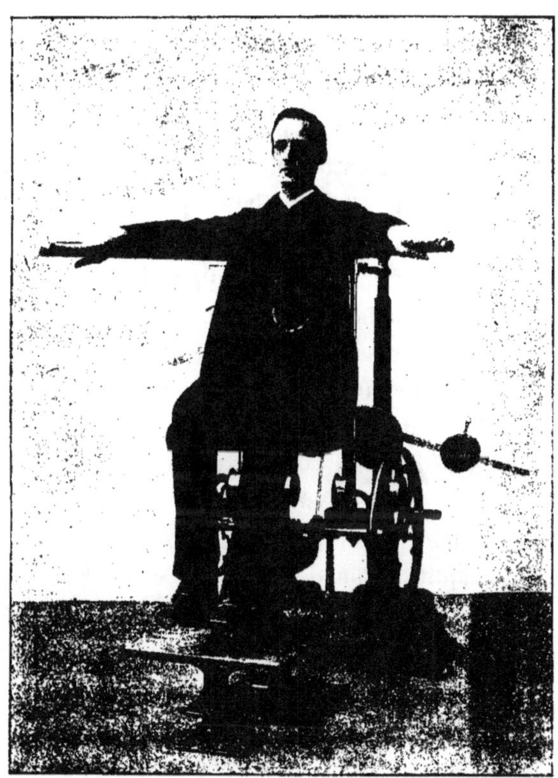

Fig. 20. — Appareil de Zander pour l'inspiration
et l'expiration actives.

donner plus d'efficacité aux efforts respiratoires commandés et systématiques. En même temps que le sujet aspire l'air fortement, il élève les bras, les écarte et les porte en arrière, pendant la période d'inspiration ; puis il les ramène en avant et les abaisse en les rapprochant du corps, pendant la période d'expiration. Tel est le procédé fondamental dont tous les exercices « respiratoires » des Suédois ne sont que des variantes.

Les exercices dits « de respiration » dans la gymnastique suédoise reposent sur ce fait que le mouvement d'élévation et d'écartement des bras, quand il n'est pas contrarié dans son effet — et à plus forte raison quand il y est aidé par la coïncidence d'un effort d'inspiration volontaire, — entraîne les côtes en haut et en arrière, par l'intermédiaire des muscles qui s'attachent, d'une part, au bras ou à l'épaule, et, d'autre part, à la cage thoracique. L'entrée en jeu de ces muscles donne donc au thorax un surcroît de dilatation qui s'ajoute à l'effort respiratoire volontaire pour porter au maximum l'énergie et l'amplitude du mouvement d'inspiration. Le sujet, en se conformant à cette méthode, se trouve déployer, à l'état de calme, toutes les ressources de la respiration « forcée » auxquelles ferait appel un malade dans une crise de dyspnée. Or il trouve à cela deux bénéfices : l'un *immédiat*, qui est l'augmentation de la quantité d'air introduite dans la poitrine; l'autre *consécutif*, qui est l'entraînement des muscles de la respiration supplémentaire, c'est-à-dire l'augmentation de la force et de l'aptitude fonctionnelle de ces muscles.

L'introduction d'une quantité d'air supplémentaire dans les vésicules pulmonaires n'assure pas toujours le passage dans le sang d'un supplément d'oxygène correspondant; mais, l'air ne fît-il qu'entrer et sortir, il en résulte tout au moins le bénéfice d'une *ventilation* plus active du poumon et un balayage plus complet des résidus organiques. Et l'on sait que l'accumulation des résidus de la respiration crée dans les vésicules pulmonaires un terrain de culture des plus favorables à la prolifération des bacilles.

L'entraînement qui résulte de la gymnastique respiratoire ne se borne pas à modifier les muscles : il améliore le jeu des articulations costales, rend plus facile et plus étendu le déplacement des côtes, leur permet de s'élever davantage à chaque expiration. Les muscles inspirateurs aussi bien que les expirateurs ont dès lors moins de résistance à vaincre, les côtes leur obéissant mieux.

Les forces actives de l'acte respiratoire sont donc augmentées, en même temps que les résistances passives sont diminuées. Et c'est ainsi que s'accroît l'aptitude à respirer. Une fois cette aptitude acquise, l'éducation de la respiration est faite, car le sujet contracte promptement l'habitude de respirer suivant un rythme qui lui est devenu aussi facile qu'il est efficace, le rythme des respirations profondes et lentes.

Enfin, l'habitude de respirer avec plus d'énergie fait sentir son effet sur la structure même des poumons, dont les portions habituellement inactives sont forcées de s'associer mécaniquement à l'acte respiratoire. Les cellules ne peuvent rester affaissées : l'air, attiré par un coup de soufflet plus énergique, y pénètre de force, les déplisse et les distend. Ces cellules reprennent ainsi le volume que leur faisaient perdre leur état de vacuité et l'accolement de leurs parois. En même temps qu'elles reprennent leur rôle actif dans la fonction, elles récupèrent dans l'organe la place que leur inaction avait considérablement diminuée. Et c'est ainsi que le volume du poumon augmente parfois avec une surprenante rapidité, quand le sujet s'habitue à respirer au moyen de toutes ces cellules, au lieu d'en laisser en réserve la plus grande partie.

Comme corollaire de ces modifications de volume de leur contenu, les parois de la poitrine prennent une forme nouvelle. Les côtes ne se laissent plus déprimer par la pression atmosphérique extérieure ; elles acquièrent une attitude plus relevée, qui est indispensable à l'agrandissement de l'espace réclamé par le nouveau mode de fonctionnement du poumon. Et c'est ainsi que le périmètre du thorax augmente sans qu'il soit besoin que les parois thoraciques aient épaissi. L'augmentation du tour de poitrine devient alors un criterium de l'accroissement du poumon.

Les observations quotidiennes prises dans les instituts de mécanothérapie prouvent que la gymnastique respiratoire locale et méthodique peut amener l'accroissement du périmètre thoracique, aussi sûrement que les exercices généraux de la gymnastique et du sport, dont les mensurations de Marey ont montré les heureux effets.

On peut obtenir ces effets « d'entraînement » pour le poumon, même avec des mouvements de respiration tout à fait *passifs*.

Nous décrirons, en parlant du traitement des *maladies du cœur*, l'appareil E⁶ qui est la plus belle création de Zander, et qui permet de soumettre les malades les plus débilités et les plus « essoufflés » à des mouvements méthodiques de respiration, sans qu'ils en ressentent la moindre fatigue, car ils n'ont à y prendre aucune part active. Cette machine, représentée page 252 (voir fig. 34), provoque l'inspiration forcée, en élevant les côtes à leur degré maximum de course, sans que le patient, commodément installé sur un siège confortable, ait besoin de s'associer au mouvement par un effort quelconque de volonté, et de faire autre chose que de s'abandonner passivement à l'action de l'appareil.

Cette respiration passive, si utile dans le traitement des affections du poumon et du cœur, intervient couramment dans le traitement hygiénique simple de la Mécanothérapie; car le perfectionnement des fonctions respiratoires doit être le principal objectif de l'Hygiène thérapeutique.

CHAPITRE III

LES MALADIES DE L'APPAREIL RESPIRATOIRE

Emphysème pulmonaire. — Adhérences pleurales. — Affections chroniques
du poumon et des bronches.

Nous venons de voir l'utilité des procédés mécaniques capables de lutter contre les conditions qui diminuent l'activité de la fonction respiratoire. Or ces conditions de fonctionnement amoindri se trouvent créées par toutes les maladies qui altèrent la structure de l'organe ou en entravent le jeu.

Dans toutes les maladies des voies respiratoires, il est donc indiqué d'activer le fonctionnement du poumon, à moins que ces maladies ne s'accompagnent d'*état inflammatoire aigu*, ou d'*état fébrile*, ou encore d'*hémorragie très abondante*. Et ces contre-indications, comme on le sait, ne sont pas spéciales au traitement des affections de l'appareil pulmonaire : nous les retrouvons à propos de chacun des organes auxquels il s'agit d'appliquer la médication par l'exercice.

On comprend l'importance qu'il y a, dans la convalescence des affections *broncho-pulmonaires*, à rendre à la respiration une ampleur plus grande, en sollicitant l'action plus énergique des muscles respirateurs. Quand ces muscles ont été maintenus dans une inertie relative par une affection qui rend la respiration « courte », ils tendent à tomber dans l'atonie, au même titre que les muscles qui avoisinent une articulation malade. Le malade, d'abord obligé par son mal de raccourcir les mouvements respiratoires, prolonge quelquefois cette habitude de « moindre fonctionnement » après qu'a disparu tout obstacle matériel à l'expansion du poumon. Les convalescences de *pneumonie*, de *bronchite*, de *pleurésie* seraient bien souvent plus courtes, si le malade, recommençant plus tôt à respirer profondément, rendait aux vésicules pulmonaires une activité indispensable à leur nutrition.

En principe, tout organe qui vient d'éprouver une maladie inflammatoire est resté, de ce fait, dans un certain degré de paresse, d'inertie, qui en diminue la capacité fonctionnelle, en dehors de toute condition matérielle capable d'en entraver le jeu. C'est ce qui s'observe toujours dans les organes respiratoires. Mais, en outre, presque toujours la maladie, quelle qu'en soit la nature, laisse après elle des traces matérielles que le mouvement seul peut faire disparaître. Par exemple, les lobes du poumon touchés par la broncho-pneumonie ont besoin de reprendre le plus tôt possible toute l'intensité de leur fonctionnement, pour que la nutrition des cellules recouvre son activité première, qui est le meilleur préservatif contre les processus de la pneumonie chronique et contre l'invasion des bacilles tuberculeux. De plus, les cellules encombrées de débris épithéliaux, de détritus de toute sorte où s'amassent et se cultivent les germes morbides ont besoin d'un nettoyage mécanique, d'un véritable balayage que peut seule leur procurer cette *ventilation* active que donnent les mouvements respiratoires forcés.

Dans la *pleurésie*, le prompt retour des mouvements respiratoires profonds et énergiques est le seul moyen de lutter contre les adhérences qui menacent de brider le poumon; c'est le procédé le plus efficace pour empêcher la paroi thoracique de s'affaisser à mesure que se résorbe l'épanchement.

Même après que l'épanchement pleural est résorbé, et au moment où les fausses membranes se sont déjà organisées à l'état de brides fibreuses, on peut encore bien souvent recourir avec succès à la Mécanothérapie, alors même que la rétraction du tissu de nouvelle formation semble avoir définitivement entravé le jeu du poumon et déformé le thorax. On emploie alors un appareil qui permet de provoquer des efforts respiratoires dont l'effet se localise sur le poumon qu'il importe de développer, à l'exclusion de l'autre. La figure 21 représente cet appareil de respiration « unilatérale ».

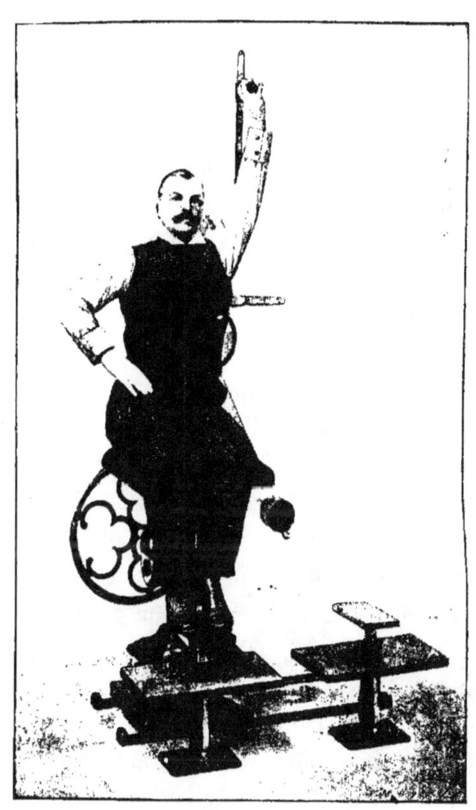

Fig. 21. — Exercice de respiration active *unilatérale* (appareil A¹ de Zander).

Il a pour objectif de provoquer activement l'abduction et l'élévation du bras. Le mouvement peut se faire passivement si l'on renverse le contrepoids. Il doit toujours être accompagné d'une très profonde *inspiration*. Il a pour résultat un soulèvement forcé de la paroi thoracique, beaucoup plus accentué du côté où il se produit que de l'autre côté, où le bras reste appliqué au corps.

L'*inspiration forcée unilatérale* peut encore être obtenue à l'aide du grand appareil E⁶ de respiration passive. Pour cela, le mouvement est appliqué en écartant l'une des deux fourches, celle qui correspond au côté sain, et en supprimant son action. L'effet de l'inspiration forcée se localise ainsi sur le côté qu'il s'agit de développer.

Enfin, après toutes les maladies inflammatoires, on voit persister des troubles de la circulation pulmonaire, une tendance aux stases, aux congestions passives, contre lesquelles aucun moyen ne saurait être plus efficace que des mouvements très amples et très profonds d'inspiration et d'expiration. On sait, en effet, que ces mouvements agissent sur le contenu des vaisseaux capillaires des poumons à la manière du coup de piston d'une pompe aspirante et foulante, pour activer le cours du liquide sanguin.

Mais l'exercice dans les troubles de l'appareil respiratoire ne vise pas seulement le contenu de la poitrine ; il a souvent pour effet de modifier le contenant, c'est-à-dire la cage thoracique, en mobilisant les pièces osseuses qui la composent. C'est là une indication qui se présente souvent quand une affection pulmonaire chronique a habitué le poumon à un fonctionnement très restreint. Ces habitudes de respiration raccourcie ont laissé les articulations costo-sternales tomber dans un certain degré d'ankylose qui, au bout d'un certain nombre d'années, rend impossibles les mouvements respiratoires très amples. L'insuffisance fonctionnelle du soufflet thoracique s'observe aussi très souvent chez les vieillards, par l'effet même de l'âge qui tend à raidir les ligaments, à dessécher les synoviales, à ossifier les cartilages d'encroûtement. Il y a indication dans tous ces cas à provoquer localement des mouvements dans les articulations costales, comme on le ferait dans une articulation ankylosée.

Une des causes d'aggravation de l'*asthme* dû à l'*emphysème pulmonaire* est l'ankylose des articulations des côtes. On sait que chez les emphysémateux la difficulté de la respiration vient surtout de l'entrave apportée à l'expiration par le gonflement des vésicules pulmonaires, qui ne peuvent plus se désemplir complètement pendant l'expiration. La paroi du thorax, qui suit toutes les variations de volume de son contenu, ne peut s'abaisser jusqu'à l'état d'expiration parfaite, et les côtes qui forment cette paroi n'exécutent plus une course aussi étendue qu'à l'état normal. Quand cet état de choses s'est prolongé, il en résulte une demi-ankylose de la côte par diminution de son mouvement. Les surfaces articulaires diminuent d'étendue, et les ligaments perdent leur souplesse ; si bien que la paroi du thorax tend à s'immobiliser. Les côtes ont pris définitivement une attitude « relevée », d'où résulte un obstacle invincible à la guérison de la lésion pulmonaire. L'ankylose des côtes est donc à la fois un résultat de l'emphysème et une des causes principales de la persistance de cette affection. C'est encore là un cercle vicieux, comme on en observe tant dans la physiologie pathologique.

La gymnastique suédoise obtient de beaux succès dans le traitement de l'emphysème chronique, et un de ses moyens d'action les plus efficaces consiste dans des mouvements passifs, ayant pour but de mobiliser les côtes. On emploie, à cet effet, des pressions directes sur les côtes, des manipulations diverses sur les muscles qui les meuvent, mais surtout le mouvement que les Suédois appellent *scrufvridning*, ou mouvement « de la vis ». Ce n'est autre chose qu'une torsion de la colonne vertébrale autour de son axe vertical, alternativement de gauche à droite et de droite à gauche.

Ce mouvement est obtenu dans la Mécanothérapie au moyen de l'appareil E⁷ de Zander, qui imprime à tout le tronc des mouvements de rotation sur son axe, alternativement et assez vivement, de droite à gauche, puis de gauche à droite. Ce mouvement fait jouer les unes sur les autres toutes les pièces osseuses qui composent le thorax et mobilise, dans ces secousses d'ensemble, les articulations vertébro-costales, sur chacune desquelles il serait impossible d'agir isolément.

En résumé, deux ordres de résultats peuvent être demandés au traitement gymnastique des maladies de l'appareil respiratoire :

1° Des effets généraux propres à combattre l'insuffisance de la respiration et à améliorer la nutrition en introduisant plus d'oxygène dans le sang ;

2° Des effets locaux propres à modifier les conditions de circulation et de nutrition des poumons, et à lutter contre certaines altérations anatomiques de l'appareil respiratoire créées par la maladie.

Le traitement par l'exercice peut revêtir deux formes correspondant justement à ces deux catégories de résultats : il existe des exercices respiratoires *généraux* et *locaux*.

Les exercices généraux n'agissent pas directement sur le poumon par la forme des mouvements, mais retentissent indirectement sur l'appareil respiratoire par la quantité de travail musculaire qu'ils produisent.

Le poumon se trouve toujours « exercé » quand il se produit une forte dose de travail dans un point quelconque de l'appareil musculaire : les exercices généraux produisent toujours indirectement un exercice local de l'appareil respiratoire.

Les exercices actifs généralisés représentent la forme la plus complète de la gymnastique respiratoire. En effet, ils activent à la fois la respiration *pulmonaire,* celle qui se fait dans les vésicules du poumon, et la respiration *élémentaire,* c'est-à-dire celle qui se passe dans l'intimité des tissus vivants et en vertu de laquelle les éléments anatomiques du corps échangent leurs produits de désassimilation contre l'oxygène apporté par le sang. En outre, ces exercices sont les plus faciles à appliquer, en ce sens qu'ils n'impliquent pas des mouvements méthodiques d'une forme spéciale et peuvent consister dans les actes les plus naturels, la marche, l'ascension d'un escalier, etc.

Mais ces exercices, précisément parce qu'ils représentent toujours une assez forte somme de travail, ne peuvent être appliqués qu'à des sujets relativement valides et capables de supporter une certaine dose d'efforts musculaires. Ils ne sauraient être appliqués à certains malades trop débilités, obligés de ménager leurs forces, comme le sont les vieillards, les convalescents et la plupart des sujets atteints d'affections chroniques de l'appareil respiratoire.

Pour tous ces sujets, les mouvements généraux devront être assez doux pour n'accélérer ni le rythme de la respiration ni celui du pouls. On recherchera surtout, pour eux, les effets *locaux* de la gymnastique respiratoire. Or ces effets sont constamment provoqués dans l'application méthodique de la Mécanothérapie, même quand le mouvement effectué ne met pas en jeu les muscles respirateurs.

Il est de règle, en effet, de rythmer tous les mouvements actifs, qu'ils soient exécutés par le bras, la jambe ou le tronc, par des mouvements réguliers et profonds d'inspiration et d'expiration. En général, le malade fait une inspiration pendant la phase active du mouvement (quand il soulève le contrepoids de l'appareil) et une expiration pendant la phase passive (quand le contrepoids redescend). - - C'est là une des causes principales de l'efficacité du système suédois au point de vue hygiénique : tous les mouvements de ce système se trouvant représenter autant d'exercices respiratoires déjà très efficaces ; sans préjudice des exercices spéciaux combinés en vue d'agir mécaniquement sur l'appareil de la respiration.

La respiration volontaire avec mouvements actifs et passifs rend de grands services. La mobilisation par action directe en rend quelquefois plus encore ; à ce point de vue, des manœuvres de massage, telles que les pressions, trépidations et tapotements des parois thoraciques et de la région dorsale, sont des pratiques qu'on ne saurait trop recommander.

Enfin, quoique les mouvements d'*inspiration* soient les plus importants au point de vue hygiénique et thérapeutique, et bien qu'ils soient aussi les plus faciles à provoquer activement, il faut se rappeler que, dans bien des cas, la gymnastique d'*expiration* doit jouer un rôle. Il faut donc ajouter aux moyens que nous avons décrits des exercices capables de mettre en jeu les puissances expiratrices. Ces exercices sont en général, passifs, comme l'expiration elle-même. Ils consistent dans des pressions manuelles exercées méthodiquement sur les arcs costaux pour les abaisser le plus loin possible. Ils comprennent aussi certains mouvements destinés à solliciter la mise en jeu, et par conséquent l'exercice et l'augmentation de force, des muscles expirateurs. Tels sont les mouvements que provoque l'appareil A' actionné par les muscles adducteurs des bras.

CHAPITRE IV

Digestion. — Assimilation. — Désassimilation. — Respiration. — Oxydation
Échanges organiques. — Le « ralentissement de la nutrition ».

Digestion; assimilation; désassimilation.

Les fonctions de nutrition sont celles en vertu desquelles
l'organisme se nourrit, c'est-à-dire se répare, s'entretient et
se développe. Si, donc, on s'en tenait au sens littéral du mot,
le cadre des *Maladies de la nutrition* pourrait s'étendre aux
affections de tous les organes; car il n'en est pas un seul qui
ne puisse avoir son rôle dans l'entretien et la conservation
des matériaux organiques.

Mais on s'accorde à limiter l'étude des maladies dites « de
la nutrition » aux troubles qui peuvent atteindre les fonctions
de l'*assimilation* et de la *désassimilation*, ces deux grands
processus physiologiques suivant lesquels le corps se renouvelle constamment, tout en restant toujours semblable à lui-
même.

Les fonctions d'*assimilation* comprennent les actes qui
président à la fixation des matériaux apportés du dehors sur
les cellules vivantes. Parmi ces actes, il en est toute une série

qui sont les préliminaires indispensables de l'assimilation proprement dite, ce sont ceux qui doivent rendre les aliments assimilables, les actes de la *digestion*. Les aliments, une fois digérés, doivent être absorbés, c'est-à-dire franchir le tube digestif pour passer dans le sang, puis se déposer sur les organes qui s'en emparent et les incorporent à leur propre substance. C'est là l'acte ultime et essentiel de l'*assimilation*.

Les fonctions de *désassimilation* consistent, à proprement parler, dans l'échange que fait la cellule vivante de ses matériaux usés et impropres à la vie contre les matériaux nouveaux que le sang lui apporte ; mais ces matériaux, une fois désassimilés, ne doivent pas rester dans le sang, où ils seraient non seulement étrangers, mais nuisibles, ayant perdu les propriétés qui les rendaient propres à la vie. Ils doivent être éliminés par des organes excréteurs spéciaux, qui sont les portes de sortie des *déchets* de désassimilation de l'organisme, comme les voies digestives sont les portes d'entrée des matériaux d'assimilation.

Le rapide *schéma* que nous venons de tracer des actes de la nutrition ne vise que l'assimilation et la désassimilation des aliments solides et liquides. Mais, pour être complète, l'énumération de ces actes devrait comprendre ceux qui ont trait à l'assimilation et à la désassimilation des *aliments gazeux*, c'est-à-dire aux fonctions de la *respiration* et de l'*hématose*.

L'air respiré fournit, en effet, à l'organisme un aliment dont le concours est absolument indispensable à l'assimilation, aussi bien, du reste, qu'à la désassimilation. Les éléments qui ont pénétré dans le sang par la voie digestive ont besoin, pour se fixer aux tissus vivants, de s'unir à l'oxygène introduit dans le sang par la voie respiratoire. On sait qu'ils ont encore besoin de s'unir à l'oxygène pour se désassimiler et s'éliminer hors du corps, quand ils ont perdu, par l'usure, les qualités qui les rendaient propres à entretenir la vie. L'oxygène du sang intervient alors pour aider à l'élimination de ces matériaux devenus inutiles, et il y aide en les *oxydant*. Cette oxydation ou *combustion* modifie leur composition chimique dans un sens qui les rend aptes à passer aisément au travers des voies d'élimination.

Il est surprenant de voir les médecins, qui reconnaissent tous l'importance de l'oxygène dans les actes intimes de la nutrition et dans les échanges qui se font au sein des cellules vivantes, oublier si souvent que le poumon est la voie d'introduction de cet oxygène et que, par conséquent, pour obtenir qu'un sujet assimile bien, il ne suffit pas de le faire digérer, il faut encore le faire *respirer*. Dans les maladies de la nutrition, l'hygiène des fonctions respiratoires est inséparable de celle des fonctions digestives.

L'observation des faits les plus élémentaires nous montre la connexité et la solidarité des fonctions du poumon avec celles de l'estomac. Toutes les conditions qui activent la respiration excitent les fonctions digestives. Chacun sait, par exemple, qu'un air vif comme celui des montagnes, qui stimule l'appareil respiratoire, réveille du même coup l'appareil digestif et « aiguise » l'appétit.

Mais ce n'est pas tout que d'introduire l'air dans le poumon. Il faut que l'aliment gazeux soit absorbé par le sang, et c'est là la fonction du globule sanguin, dont l'*hémoglobine* doit s'imprégner d'oxygène. Puis, une fois absorbé et circulant dans l'intérieur des vaisseaux, cet oxygène doit être assimilé par les tissus vivants, qui, en échange, céderont au sang des produits gazeux de désassimilation, tels que l'acide carbonique, et ces produits devront être éliminés au dehors, comme, tout à l'heure, les déchets de désassimilation solides ou liquides.

Ce mouvement d'assimilation et de désassimilation de l'oxygène que le sang a puisé dans l'air atmosphérique s'appelle en physiologie la *respiration élémentaire* des tissus vivants. Cette expression fait entendre que, dans l'intimité des cellules vivantes, il se passe les mêmes phénomènes que dans le poumon, c'est-à-dire que la cellule retient de l'oxygène et élimine de l'acide carbonique. Mais ce qu'il importe pour nous de noter, c'est que les éléments puisés au dehors par le poumon et ceux que l'appareil digestif a livrés au sang viennent se rencontrer et s'unir dans la cellule pour la nourrir, et que les éléments, devenus impropres à la vie au sein de la cellule, ont encore besoin de s'unir à de l'oxygène, pour en sortir à l'état de produits de désassimilation.

Tout cela nous amène à dire que la nutrition peut être troublée, dans l'intimité des tissus, non seulement par un vice dans l'utilisation des matériaux introduits par les voies digestives, mais aussi par un vice d'utilisation des matériaux introduits par les voies respiratoires.

Si l'on n'avait pas présente à l'esprit cette vérité, du reste admise par tout le monde, il ne serait pas possible de comprendre le mécanisme de certains troubles de la nutrition qui siègent, non dans l'appareil digestif, mais dans l'intimité des tissus et dans l'ensemble de l'organisme, comme l'Obésité, la Goutte et les diverses manifestations de l'Arthritisme. — On ne comprendrait pas, non plus, l'importance extrême que présente, dans toutes les maladies de la nutrition, l'hygiène de la fonction respiratoire, et notamment les moyens hygiéniques qui activent cette fonction et au premier rang desquels se placent les exercices méthodiques.

Respiration ; oxydation ; échanges organiques. Le « ralentissement » de la nutrition.

Ces considérations générales étaient nécessaires pour faire comprendre que les indications de la Mécanothérapie dans les maladies de la nutrition ne doivent pas viser seulement l'appareil digestif, porte d'entrée des aliments solides et liquides, mais aussi l'appareil respiratoire, porte d'entrée des aliments gazeux.

Mais il reste encore à faire ressortir l'importance du rôle que joue dans les fonctions de nutrition un autre appareil dont la destination, au premier abord, ne semble avoir aucun rapport avec les fonctions digestives et respiratoires et qui en est pourtant le régulateur, c'est *l'appareil musculaire*. Les muscles, qui sont les organes de la locomotion, ont en outre un rôle considérable dans les fonctions de la nutrition.

Voici ce rôle en deux mots. Le muscle qui entre en action pour produire un mouvement se trouve, par le fait même de son fonctionnement, favoriser la combinaison des deux ordres d'éléments nutritifs introduits de l'extérieur dans le sang : les produits absorbés par les voies digestives et l'oxygène absorbé par le poumon. Tous les éléments organiques, il est vrai, jouissent de cette propriété d'accélérer, quand ils fonctionnent, l'union de l'oxygène avec les matériaux de réparation apportés par le sang et aussi avec les matériaux de désassimilation rejetés par la cellule. Mais aucun organe ne présente à un aussi haut degré que le muscle cette propriété de suractiver les combinaisons des produits organiques avec l'oxygène. Si l'on analyse le sang qui traverse un muscle au repos, on voit qu'il contient moins d'oxygène et plus d'acide carbonique à la sortie qu'à l'entrée. Or cette différence de composition chimique s'exagère dans des proportions considérables, si l'on fait l'analyse pendant que le muscle fonctionne. Plus la contraction musculaire est énergique et répétée, plus on voit la quantité d'acide carbonique augmenter et la quantité d'oxygène diminuer dans le sang qui a traversé le muscle. L'acide carbonique produit par le muscle est le résultat de la combinaison du carbone apporté par les aliments que la digestion élabore avec l'oxygène que la respiration fournit au sang. Cette oxydation des aliments carbonés s'accompagne,

comme on sait, d'une élévation de température dans le
muscle en travail, et on lui a donné le nom imagé de *combustion vitale*.

Nous avons dit que le muscle n'est pas le seul élément
organique au sein duquel se produisent les oxydations ou les
« combustions vitales ». Dans tout tissu vivant, on observe
une combinaison, accompagnée d'élévation de température,
des produits carbonés avec l'oxygène ; et c'est là l'origine de
la *chaleur animale*. Quel que soit l'organe étudié, on voit
donc les oxydations devenir plus intenses et la température
s'élever quand cet organe passe du repos de l'organe à l'activité. Mais il n'est aucun organe dont le fonctionnement active
à un aussi haut degré que celui du muscle l'intensité des oxydations et le dégagement de la chaleur animale. C'est ce
privilège d'activer plus que tout autre organe les combustions
organiques qui a fait donner au muscle le nom de « fourneau
vital ». C'est dans le fourneau musculaire, attisé par le mouvement actif, que viennent s'oxyder rapidement les produits
qui ont besoin d'oxygène pour s'assimiler et ceux aussi qui
ont besoin d'oxygène pour se désassimiler.

Il y a donc des matériaux organiques qui viennent parfaire
leur composition dans le muscle avant de se fixer dans les
tissus vivants pour les réparer (la preuve, c'est que le muscle
grossit quand il travaille souvent), et il y a aussi des matériaux
qui viennent se détruire dans le muscle quand ils doivent être
désassimilés et rejetés (la preuve, c'est que des tissus inutiles, tels que la graisse, diminuent autour du muscle à
mesure que celui-ci grossit par le travail). Et ce ne sont pas
seulement les éléments du voisinage qui fournissent des
combustibles au muscle en travail. Le sang lui apporte,
des points les plus reculés de l'organisme, les produits
destinés à être assimilés ou désassimilés. Et c'est ainsi que
l'activité du muscle exerce son influence sur tous les organes,
en activant ce double mouvement de décomposition et de

recomposition qui constitue, à proprement parler, la nutrition. C'est ce qu'on exprime en disant que *l'exercice musculaire active la nutrition et accélère les échanges organiques.*

Cette formule rappelle très heureusement non seulement l'action physiologique du travail musculaire, mais encore les indications thérapeutiques qu'on peut en déduire et que nous résumerons ainsi : *l'exercice actif des muscles est indiqué dans toutes les maladies caractérisées par un retard dans les échanges organiques et par un « ralentissement de la nutrition ».*

Or ces maladies, dont la pathogénie est si merveilleusement exposée dans le beau livre de Bouchard (1), comprennent toute la série des manifestations de la diathèse arthritique, telles que la *Goutte* et la *Gravelle*, l'*Obésité*, le *Diabète*, la *Lithiase biliaire*, certaines formes de *Neurasthénie* et un grand nombre de troubles digestifs, classés sous l'étiquette assez vague de *Dyspepsies.*

Tel est l'exposé sommaire des divers actes qui constituent ce que nous devons entendre par « fonctions de la nutrition », et nous pourrons à présent passer en revue, mais toujours d'une façon sommaire et générale, les troubles que peuvent présenter ces fonctions et les ressources qu'offre au médecin la Mécanothérapie, quand elles sont troublées par la maladie.

Les troubles de la nutrition qui ont leur siège dans l'*appareil digestif* sont beaucoup plus localisés que ceux qui évoluent dans l'intimité des tissus; ils sont justiciables de moyens thérapeutiques d'une application plus directe et plus topique. C'est par eux que nous commencerons l'exposé du traitement mécanothérapique.

Nous passerons ensuite à l'étude des troubles de nutrition d'ordre plus général : de ceux qui atteignent l'ensemble

(1) BOUCHARD, *les Maladies par ralentissement de la nutrition.*

de l'organisme et qui modifient si profondément la constitution intime du sujet qu'ils arrivent à donner au tempérament une forme spéciale notablement différente du type normal. On sait qu'on a donné le nom de *tempéraments morbides* ou de *diathèses* à ces anomalies de la nutrition, qui peuvent être acquises, mais qui deviennent si aisément héréditaires.

CHAPITRE V

Rôle des mouvements abdominaux. — Effets immédiats des mouvements abdominaux, dans les troubles digestifs. — Effets consécutifs ou « d'entraînement ». — Effets « généraux » de l'exercice sur la digestion. — Application du traitement abdominal.

Rôle des mouvements abdominaux dans la digestion.

C'est une loi signalée par tous les physiologistes, que la nature utilise, dans l'accomplissement des fonctions vitales, non seulement les organes spécialement affectés à l'acte fonctionnel lui-même, mais, en plus, des organes accessoires attachés à d'autres fonctions.

De cette solidarité des appareils vitaux résulte, on le comprend aisément, une économie de travail pour l'organe principal qui peut s'acquitter de sa tâche avec une moindre dépense de force.

Mais il peut en résulter parfois une insuffisance de la fonction, quand vient à faire défaut la collaboration accoutumée de l'organe auxiliaire, dont le concours a été prévu et, pour ainsi dire, escompté par la nature.

Cette loi n'est nulle part aussi facile à vérifier que dans l'appareil digestif. Pour que sa réalité s'impose à l'esprit, il

suffit de jeter un coup d'œil sur la disposition anatomique
de la cavité abdominale où sont contenus le tube gastro-intestinal et ses annexes.

En voici la disposition schématique :

Cette cavité est limitée en avant par les muscles *droits ;* sur
les côtés, par les grands et petits *obliques,* le *transverse ;* plus
en arrière se trouvent le *carré des lombes* et les attaches inférieures des muscles *dorsaux.* En haut, la voûte du *diaphragme*
forme encore un plan musculaire, et le bassin se ferme en bas
par une sorte de « plancher » contractile représenté par les
muscles du périnée. En arrière seulement la paroi est ren-
forcée par une muraille osseuse, ou plutôt par un fort pilier
de soutien, la *colonne lombaire* ayant pour base le *sacrum*
et les *os iliaques.* Mais partout, même au niveau des parties
osseuses qui la limitent, la cavité abdominale est doublée
d'un revêtement musculaire ; les parois solides constituées
par les vertèbres lombaires et les os iliaques étant recouvertes
et comme capitonnées par les épais faisceaux musculaires du
psoas iliaque.

Il n'est, ainsi, aucune portion des viscères abdominaux qui
ne se trouve en contact immédiat avec des muscles. Et
l'on peut concevoir la cavité abdominale comme une vaste
poche musculaire dans laquelle serait enfermé tout l'appareil
digestif.

Cette disposition ne pouvait être un agencement fortuit ;
elle impose forcément à l'esprit l'idée d'un rôle important
joué par les muscles dans le fonctionnement de l'appareil
digestif. Et, en effet, les muscles abdominaux superficiels et
profonds peuvent être considérés comme des organes annexes
de cet appareil. Leur rôle mérite d'être analysé avec attention.
Il est à la fois *dynamique* et *statique.* J'entends par là que
ces muscles sont utiles aux fonctions digestives, non seulement
quand ils provoquent des mouvements, mais encore dans l'état
d'immobilité.

Étudions d'abord leur rôle comme organes moteurs :

Dans l'estomac, le gros et le petit intestin, doivent se passer des actes mécaniques très importants, qui ont pour objet de malaxer et de pétrir les aliments ingérés pour les mélanger intimement avec les sucs gastriques et intestinaux; de faire cheminer le bol alimentaire dans toute la longueur du canal digestif et, finalement, d'expulser au dehors les résidus qui n'ont pas été utilisés par l'absorption. Le déplacement régulier des matières alimentaires, indispensable à l'accomplissement normal de la digestion, est assuré par le travail des tuniques musculaires, dont les mouvements, appelés contractions « péristaltiques », sont, comme on sait, indépendants de la volonté.

Mais les muscles abdominaux viennent prêter un puissant concours aux fibres musculaires de l'intestin et de l'estomac en soumettant toute la masse des viscères à une série de pressions, de déplacements et de secousses, chaque fois qu'ils entrent en travail. Les mouvements volontaires du bassin et du tronc auxquels ces muscles président, secondent puissamment l'effet des mouvements automatiques et involontaires des parois musculaires du tube digestif, et sont nécessaires à la régularité de toute une série d'actes physiologiques dont la perversion ou l'insuffisance s'accompagnent toujours de troubles digestifs. Ces muscles sont de puissants auxiliaires des tuniques musculaires du tube digestif, qui deviendraient insuffisantes à parfaire leur tâche, si elle n'était secondée par eux. Si bien qu'une digestion normale suppose pour s'effectuer, non seulement les mouvements péristaltiques provoqués par les tuniques musculaires du tube digestif, mais encore une série de mouvements communiqués aux viscères abdominaux par les déplacements et les changements d'attitudes du tronc. Les digestions seront imparfaites si ces mouvements n'interviennent pas un certain nombre de fois dans la journée.

Aussi la nature a-t-elle pourvu à la régularité des mouvements abdominaux en créant à l'homme des conditions de vie qui l'obligent constamment à les exécuter.

L'homme placé dans les conditions de la vie naturelle, c'est-à-dire obligé de subvenir par lui-même aux besoins de son alimentation, doit, à tout instant, exécuter des mouvements de l'abdomen, dont le plus élémentaire consiste à se baisser et à fléchir le tronc pour se mettre à portée de toucher la terre, cette *alma parens* où il trouve sa nourriture. Et la même nécessité de faire agir les muscles abdominaux s'observe encore si l'on suppose l'homme primitif cherchant sa vie dans la capture des animaux sauvages, au lieu de la demander à la culture du sol. Les multiples péripéties de la chasse l'obligent à des mouvements variés et énergiques de flexion et de rotation du tronc, soit pour se dissimuler en guettant sa proie, soit pour la saisir, la ramasser, la dépouiller, etc.

Si l'on étudie l'homme civilisé, on voit encore les mouvements abdominaux intervenir dans tous les actes les plus énergiques du travail professionnel. Le terrassier qui manie la pioche, le bûcheron qui manœuvre la cognée, le forgeron qui frappe sur l'enclume, le paysan qui fauche, exécutent tous les mouvements de flexion et de torsion du tronc, et l'effort, qui à chaque coup leur fait ployer les reins, a son origine dans les *muscles de l'abdomen* qui sont fléchisseurs de la colonne vertébrale. Tous ces ouvriers travaillent surtout « du ventre » et non « des reins », comme on le dit parfois.

Dans les travaux agricoles qui ne demandent pas un grand effort, le moissonnage, le sarclage, de même aussi que dans les actes les plus simples de la vie domestique, il faut toujours se baisser, s'accroupir, se ramasser sur soi-même, et ce sont autant de mouvements qui font sentir leur action aux viscères abdominaux.

Tous ces déplacements volontaires du tronc peuvent être considérés comme un complément indispensable des mouvements involontaires et automatiques exécutés par les parois du tube digestif, et qui ont pour effet de « brasser » les aliments, de les pétrir, de les mélanger intimement aux sucs digestifs et de les faire cheminer d'une allure suffisamment rapide à travers les diverses portions de l'estomac, du petit et du gros intestin.

L'homme de la classe dite « aisée », qui s'est affranchi du travail corporel, se trouve avoir, par cela même, abdiqué en quelque sorte une fonction naturelle et supprimé de sa vie une série d'actes extérieurs qui sont *complémentaires* d'autres actes internes essentiels. Faute de cet appoint qui leur est nécessaire pour parfaire leur travail, les tuniques musculaires ne suffisent pas à leur tâche et accomplissent imparfaitement les actes mécaniques sans lesquels la digestion serait impossible.

Ces actes devenant plus lents, les fonctions sont « paresseuses », les aliments séjournent trop longtemps dans l'estomac, et les résidus alimentaires circulent péniblement à travers les replis intestinaux. Il est à peine besoin de rappeler, comme preuve à l'appui de l'importance des mouvements abdominaux, la fréquence extrême des troubles digestifs chez les hommes de bureau, et la paresse des fonctions intestinales dont se plaignent si communément les hommes même de vie très active, mais dont l'activité se manifeste uniquement par la marche, c'est-à-dire par un exercice qui ne leur donne pas l'occasion de se courber, de se baisser, de se retourner sur eux-mêmes, en un mot, de mettre en jeu les muscles de l'abdomen, de faire des mouvements abdominaux. De là, la fréquence et la désespérante ténacité des troubles digestifs dans la classe aisée. De là aussi l'insuccès, dans la thérapeutique de l'homme du monde, d'une série de moyens hygiéniques et pharmaceutiques qui réussissent chez l'ouvrier ou chez le paysan, leur action étant secondée par l'activité continuelle des muscles abdominaux.

Le défaut d'exercices spéciaux est, *plus encore que le défaut général d'exercice*, la cause des troubles digestifs si fréquents chez les hommes sédentaires. Il faudra donc, dans bien des cas, recourir à des mouvements artificiels méthodiques, pour suppléer, chez les dyspeptiques, à l'insuffisance des mouvements naturels, et leur appliquer une forme de gymnastique qui mette en action les muscles des parois antérieures, latérales et profondes de l'abdomen. Ces exercices locaux constituent la *gymnastique abdominale*.

Les exercices « abdominaux » produisent deux sortes de résultats utiles au traitement des troubles digestifs, ce sont des effets *immédiats* et des effets *consécutifs* ou effets « d'entraînement ».

Effets immédiats des mouvements abdominaux dans les troubles digestifs.

Les effets *immédiats* des exercices abdominaux sont dus, en premier lieu, au mouvement lui-même. Nous avons déjà indiqué une partie de ces effets ; nous savons que les pressions et les secousses subies par la masse intestinale agissent dans le même sens que les contractions péristaltiques des tuniques musculaires de l'estomac et de l'intestin, et en augmentent l'efficacité pour faire cheminer les aliments. Le mouvement en lui-même, c'est-à-dire utilisé indépendamment de la contraction musculaire, pourra être employé avec succès dans les cas d'atonie de l'estomac et de paresse de l'intestin. Aussi des moyens d'action très différents pourront-ils se suppléer dans le traitement de certaines dyspepsies.

On pourra obtenir des effets mécaniques immédiats, aussi bien avec des mouvements passifs qu'avec des mouvements actifs et même avec le massage. Ces trois formes de trai-

tement seront employées concurremment dans le traitement
« abdominal » tel que l'ont institué les Suédois, nos
maîtres dans l'application locale de la gymnastique médicale.

*Effets des mouvements dans les stases sanguines des vais-
seaux abdominaux.* — Mais les effets immédiats du mouvement ne se bornent pas à aider au brassage du bol alimentaire
et au déplacement des matières. Cette action, considérée trop
généralement comme leur attribut exclusif, est doublée d'un
autre résultat aussi important, l'accélération du cours du sang
dans tout le système de la veine porte. Nous connaissons l'effet
accélérateur des mouvements passifs sur le cours du sang
en général. Ici l'action des déplacements du tronc ou du
bassin est augmentée encore par l'effet des pressions
qu'exercent les mouvements sur la masse des vaisseaux veineux. Les mouvements passifs et surtout le massage ont encore
plus d'action sur les liquides sanguins que sur les matières
plus ou moins consistantes de l'intestin.

Les effets « de circulation » qui peuvent être demandés à
des mouvements, soit actifs, soit communiqués, trouvent leur
indication dans tous les états de *stase sanguine* des organes
digestifs. Et rien n'est plus fréquent que la distension passive
des viscères abdominaux tributaires de la veine porte. On
l'observe toutes les fois que la circulation du sang est gênée
par le développement excessif des masses graisseuses abdominales, ou par le ballonnement habituel de l'estomac, de l'intestin grêle et du côlon. On l'observe surtout dans tous les cas
d'*hypertrophie du foie*, et aussi à la suite de l'*atrophie* de ce
viscère, parce que dans ces deux cas l'organe est devenu moins
perméable et se laisse plus difficilement traverser par le
sang. Souvent la stase sanguine des viscères abdominaux se
traduit par le gonflement des veines hémorroïdales ; souvent
aussi aucun symptôme caractéristique ne trahit à l'extérieur

cet état général de dilatation des canaux veineux qu'on a appelé la *veinosité abdominale*. Tous les « gros ventre » ne sont pas, il s'en faut, le résultat de l'obésité ; et, même chez les obèses, le volume exagéré de l'abdomen est dû, en grande partie, à des troubles de circulation, par accumulation du sang veineux dans ce grand réservoir à parois si lâches et si faciles à distendre, que représentent les veines du système porte. Les mouvements et le massage ont alors très promptement raison du développement exagéré du ventre, non en produisant l'amaigrissement, mais en facilitant le déplacement du liquide sanguin en même temps que la circulation des gaz. Aussi peut-on voir parfois, après quelques jours de traitement gymnastique, une notable diminution du tour de la taille *sans que le poids total du corps ait diminué.*

Nous observons du reste très fréquemment un résultat tout à fait semblable à la suite d'une saison d'eaux alcalines, telles que les eaux de Vichy ou de Carlsbad. Mais, dans les deux cas, le résultat, quoique identique, est dû à deux processus différents. Les eaux alcalines, qui désobstruent le foie, le rendent plus perméable, soulagent les parois des veines en diminuant leur tension et rétablissent la circulation en détruisant le « barrage » qui l'entravait. Dans l'autre cas, les pressions exercées sur les veines par les mouvements communiqués, ou par un massage méthodique, suppléent à l'élasticité insuffisante des parois vasculaires, donnent au sang une impulsion plus énergique et forcent l'obstacle qui lui est opposé. De là, déplétion des veines qui peuvent revenir sur elles-mêmes et recouvrer l'énergie contractile momentanément perdue par excès de distension. — Il est intéressant de noter à ce propos que, chez bien des « hépatiques », l'effet des mouvements abdominaux, aussi bien que celui des eaux de Vichy, se traduit souvent, comme symptôme extérieur très significatif, par la diminution et même la disparition des hémorroïdes.

Nous avons insisté à diverses reprises sur l'influence accé-

lératrice qu'exerce la contraction musculaire sur la circulation sanguine. Quand les muscles abdominaux entrent en
travail, il s'y produit un afflux de sang dont l'importance est
en rapport avec la masse des muscles mis en jeu. Ce sang est
soustrait aux régions voisines, comme il le serait par l'effet
d'une large ventouse, et il se produit ainsi une déplétion des
vaisseaux de l'abdomen, dont la circulation est tributaire, par
voie directe ou par anastomoses collatérales, de celle des
muscles en jeu. Parmi ceux-ci, les muscles de la région abdominale postérieure, et notamment le psoas iliaque, ont une
action plus efficace, parce qu'ils sont en contact plus intime
avec les organes digestifs et reçoivent leur sang des branches
artérielles plus voisines. On sait combien le psoas iliaque
représente une masse musculaire importante et combien sa
circulation sanguine est particulièrement riche. Si l'on se
rappelle qu'il y passera, suivant les lois de la circulation dans
les muscles, *sept fois plus de sang* à l'état de travail qu'à l'état
de repos, il est impossible de n'être pas frappé des ressources
offertes par les exercices qui font contracter ce muscle, quand
on veut activer la circulation des vaisseaux abdominaux et
faire cesser les stases sanguines.

L'indication de rétablir la circulation de la veine porte à
l'aide des mouvements abdominaux se présente, notamment,
chez les *hépatiques*, chez les *obèses* et chez les *cardiaques*.
Chez ces trois catégories de malades, on observe presque
toujours des troubles des fonctions digestives par stase
sanguine des vaisseaux abdominaux.

Dans les *affections hépatiques*, aussitôt que l'état aigu a
cessé, il est urgent d'aider par des mouvements appropriés
au rétablissement du cours du sang dans la veine porte. C'est
le meilleur moyen de faire cesser les stases sanguines et les
engorgements du foie. Les mouvements abdominaux constituent aussi un excellent moyen préventif des affections des
voies biliaires, surtout quand ils sont provoqués par un

exercice suffisamment violent pour modifier l'état général du sang. L'aviron, le jeu de paume, les exercices généraux de gymnastique sont, avec le régime alimentaire, les meilleurs préservatifs des coliques hépatiques.

Chez les *obèses*, l'indication des exercices abdominaux se présente toujours, non seulement pour faire résorber la graisse qui augmente le volume du ventre, mais surtout pour rétablir la circulation sanguine entravée par les masses adipeuses qui encombrent les feuillets des épiploons et compriment les vaisseaux. On sait, du reste, que presque tous les obèses sont aussi des « hépatiques » et ont le foie gras et congestionné.

Chez les *cardiaques*, on observe aussi fréquemment les stases sanguines du foie et le ralentissement du cours du sang dans le système porte. La gymnastique abdominale leur serait très utile; mais il y a, chez ces sujets, contre-indications formelles de l'effort et de tous les mouvements actifs capables de produire la compression des gros vaisseaux. L'indication se réduit dès lors à l'emploi du massage abdominal et des **mouvements passifs**.

Effets des mouvements abdominaux sur les troubles de l'innervation. — L'action immédiate des muscles abdominaux ne se borne pas aux résultats mécaniques que nous venons d'exposer, on peut en attendre encore certains effets physiologiques très importants. Le mouvement, suivant son intensité et sa forme, peut être tantôt *excitant* des éléments moteurs, tantôt *calmant* des éléments sensitifs.

Les mouvements actifs ou passifs du tronc, aussi bien que le massage de l'abdomen, ne se bornent pas à faire circuler mécaniquement le contenu du tube intestinal, mais peuvent en outre stimuler les éléments musculaires de ses parois et solliciter des contractions péristaltiques, ainsi que le ferait, du reste, tout autre genre d'excitation, l'électrisation par exemple. Le mouvement passif devient ainsi l'origine d'un

« exercice » actif des muscles intestinaux, et c'est ce qui explique comment ce moyen de traitement n'est pas seulement palliatif. Il arrive le plus souvent qu'au bout d'un certain nombre de séances, son emploi devient superflu, la fonction à laquelle il devait suppléer se trouvant rétablie, grâce au retour de l'énergie propre des tuniques musculaires de l'intestin.

Le mouvement passif produit, dans certains cas, des effets *sédatifs* remarquables. On sait que les frictions, les effleurages de l'abdomen peuvent calmer, dans des cas bénins, des douleurs gastriques et intestinales. L'effet sédatif est beaucoup plus accentué quand on emploie la forme de massage appelée « vibration ». Le grand appareil vibrateur de Zander est l'un de ceux qui rendent les plus grands services dans le traitement de toutes les dyspepsies où domine l'élément douleur.

Les effets thérapeutiques que nous venons d'exposer peuvent être parfois obtenus à l'aide de certains mouvements actifs aussi bien qu'avec les mouvements passifs. On conçoit, du reste, que tout mouvement actif s'accompagne toujours de déplacements passifs, que les parties directement mobilisées communiquent aux régions voisines. C'est pourquoi certains mouvements de flexion, de rotation et de circumduction du tronc, exécutés volontairement par le sujet, peuvent, dans certains cas, remplacer les mouvements communiqués par un aide et même le massage. Toutefois, il n'est pas toujours indifférent d'avoir recours à tel ou tel mode de mouvement. L'exercice actif est, dans certains cas, plus efficace que l'exercice passif; quelquefois, au contraire, il présente des dangers qui doivent lui faire préférer les mouvements communiqués. Nous aurons à préciser l'indication de chacun de ces moyens d'action suivant les cas à traiter.

Effets consécutifs ou « d'entraînement »
des mouvements abdominaux.

Les effets *consécutifs* des mouvements abdominaux consistent dans les modifications de nutrition et d'innervation que fait subir le travail musculaire aux muscles mêmes qui l'exécutent ; modifications qui se traduisent par l'augmentation de leur force, de leur fermeté et de leur tonicité, en un mot par leur état « d'entraînement ». Il faut insister sur ce premier résultat des exercices actifs, pour en bien faire saisir l'importance thérapeutique. Les muscles de la paroi antéro-latérale de l'abdomen n'interviennent pas, dans la fonction de l'appareil digestif, uniquement par les mouvements qu'ils provoquent. Ils ont un rôle *statique*, qui est de renforcer, de doubler, en quelque sorte, les plans musculaires du tube digestif. Ils doivent, de plus, fournir un soutien aux viscères abdominaux et leur faire subir un certain degré de compression.

On sait que les intestins, l'estomac, le foie et tous les autres organes qui constituent l'appareil digestif et ses annexes sont suspendus et comme accrochés à la voûte et à la paroi postérieure de la cavité abdominale, à l'aide de replis fibreux qui leur laissent une assez grande mobilité. Ces attaches ligamenteuses constitueraient un mode de fixation tout à fait insuffisant, sans le concours des parois antérieures et latérales de l'abdomen. Ces parois, grâce aux muscles dont elles sont doublées, forment un plan circulaire solide et élastique, capable de soutenir les viscères, en leur fournissant un point d'appui résistant. Si ce soutien vient à faiblir, les organes abdominaux réduits, comme moyen de fixation, à leurs seuls ligaments d'attache, tiraillent par leur poids ces replis fibreux, les distendent, les allongent, et tendent, en résumé, à se déplacer de haut en bas, dans le sens de la pesanteur. C'est cette sorte de descente, de « chute » des viscères abdominaux que Glénard a décrite sous le nom d'*entéroptose*.

Les conséquences de l'entéroptose sont de processus d'abord mécanique : la chute des viscères, en produisant le tiraillement des portions du tube digestif auxquelles ces ligaments suspenseurs s'attachent. De là une sorte d'étranglement, d'effacement du calibre du tube intestinal sur les points qui supportent la plus forte traction. Ces troubles mécaniques deviennent à leur tour le point de départ de troubles physiologiques divers. Outre que les fonctions digestives sont perverties, les malaises locaux produits par le ballottement continuel des viscères retentissent sur les centres nerveux et y provoquent tout le cortège des phénomènes de la neurasthénie secondaire. L'origine mécanique et locale des malaises parfois généralisés et « protéiformes » qui sont la conséquence de l'entéroptose est clairement démontrée par l'efficacité du traitement proposé par Glénard, et qui consiste essentiellement dans l'application d'une sangle large, résistante et fortement serrée, jouant artificiellement le rôle de soutien, auquel les muscles débilités ne sont plus suffisamment aptes.

On voit parfois tous les troubles digestifs, et aussi toutes les souffrances éloignées qui en dérivent par voie réflexe, s'apaiser subitement dès que les viscères retrouvent, grâce au soutien de la ceinture de Glénard, les conditions mécaniques de leur fonctionnement normal. Il suffit même, pour soulager momentanément le malade, de soulever avec les mains la paroi abdominale, de bas en haut et d'avant en arrière, c'est-à-dire d'imiter ce que font les muscles abdominaux, quand ils n'ont pas perdu leur tonicité. On comprend qu'il est tout indiqué de chercher, en pareil cas, à rendre aux muscles leur force contractile et leur tonicité, en les soumettant à un entraînement méthodique ; d'où l'indication des exercices locaux *actifs* propres à refaire une « ceinture musculaire » suffisamment résistante.

Mais les viscères n'ont pas seulement besoin d'être *soutenus* par les muscles abdominaux, ils doivent encore être *comprimés* par eux avec une certaine énergie, car leurs tuniques musculaires, réduites à leurs propres forces contractiles, ne seraient pas suffisantes pour résister à l'expansion des gaz qu'elles contiennent.

Les parois musculaires de l'abdomen exercent constamment sur leur contenu une pression de dehors en dedans, qui lutte sans cesse contre une pression en sens inverse, due à la force d'expansion des gaz. Il en résulte une *tension*, nécessaire autant à la conservation du calibre normal de l'intestin qu'au soutien et à la fixation de la masse des viscères. La réalité de cette tension est démontrée par la facilité avec laquelle les anses intestinales sont poussées et comme projetées au dehors, dans certaines plaies pénétrantes de l'abdomen. Quand les deux forces antagonistes, d'où résulte la tension abdominale, ne sont pas pondérées entre elles dans un juste rapport, l'équilibre est rompu. On peut voir le ventre se rétracter et se creuser « en bateau » quand les muscles abdominaux sont en état de contracture, comme il arrive dans certaines affections des centres nerveux ; ou, au contraire, se ballonner et se distendre quand ces muscles sont devenus atones ou que la force d'expansion des gaz a augmenté dans des proportions anormales. L'exagération de la tension par contracture des muscles est citée ici plutôt pour mémoire ; on l'observe rarement, toujours transitoirement, et, d'ordinaire, dans des affections qui n'ont qu'un retentissement très indirect sur la région abdominale et sur les fonctions digestives.

Le défaut d'équilibre des forces abdominales est le plus habituellement rompu par l'insuffisance relative ou absolue de la compression musculaire.

Il est des dyspeptiques qu'on a désignés par le terme aussi heureux qu'original de « déséquilibrés du ventre ». Ce sont des sujets à parois abdominales insuffisantes. On trouve chez eux, comme résultat de l'atonie des muscles abdominaux, tantôt une distension permanente du ventre, quand il y a formation abondante de gaz intestinaux, tantôt l'affaissement et la flaccidité de l'abdomen, et, par suite, le « ballottement » des viscères pendant la marche, dans le cas où les intestins ne renferment pas de gaz. Dans ce dernier cas, quelle que soit la maigreur du sujet, le ventre, dans la station debout, tend à se renfler dans la partie inférieure, tandis qu'il se creuse dans la partie supérieure, la masse viscérale cédant à la pesanteur et se portant à la région la plus déclive. De ce renflement du bas-ventre et de l'évidement des flancs résulte un aspect *piriforme* très caractéristique, qui suffit, avec le tremblotement que détermine dans les parois le moindre déplacement du tronc, pour conclure à la diminution de la tension abdominale et, partant, à l'indication d'exercer les muscles atones, afin de rendre à leurs fibres l'énergie contractile perdue. .

On voit quels utiles résultats thérapeutiques on peut attendre de l'exercice méthodique et prolongé des muscles antéro-latéraux de l'abdomen. Il ne s'agit plus, dans ce cas, d'un effet mécanique et passager comme celui des mouvements passifs et du massage, mais d'un effet physiologique à résultat durable, la récupération et la conservation de l'énergie musculaire perdue. Cet effet d'entrainement devra être demandé surtout aux mouvements actifs qui sollicitent l'action des muscles droits, grand oblique, petit oblique et transverses de l'abdomen.

Si nous recherchons à présent les contre-indications des exercices abdominaux, nous trouvons trois conditions dans lesquelles un doute pourrait s'élever au sujet de l'emploi de ces exercices. Ce sont : l'état aigu inflammatoire, la faiblesse extrême, les hémorragies gastro-intestinales, et enfin la douleur locale.

L'*état inflammatoire aigu* est, pour les affections de l'appareil digestif comme pour toutes les autres, une contre-indication formelle de l'exercice actif, mais non pas du mouvement passif. Dans les cas d'*entérite* légère se traduisant par des coliques et de la *diarrhée*, on obtient presque toujours, avec une trépidation de courte durée localisée à la région du côlon transverse, une sédation des douleurs et une diminution de la fréquence des selles, comparable à celle que produirait l'opium.

La *faiblesse*, même excessive, ne peut guère constituer une contre-indication des exercices abdominaux actifs, car ces mouvements sont trop localisés pour qu'on puisse en redouter soit une réaction générale violente, soit un épuisement nerveux qui mérite d'entrer en compte. Au surplus, on aurait toujours la ressource des mouvements passifs et du massage.

Dans les *hémorragies* dues à une affection organique comme le cancer et l'ulcère de l'estomac, les mouvements abdominaux n'auraient pas grande efficacité, et l'effort, difficile à éviter dans la contraction des muscles droits et obliques, aggraverait les accidents. Il faudrait même n'employer le massage qu'avec la plus grande circonspection, les effets mécaniques de l'exercice ne pouvant guère être utiles et présentant de sérieux dangers. Les effets physiologiques de la contraction musculaire pourraient être utilisés au point de vue de la dérivation sanguine dans les cas seulement d'hémorragies hémorroïdales et en mettant en action des muscles qui ne peuvent pas comprimer les viscères abdominaux, comme les muscles psoas iliaques (appareil B³ de Zander).

Le symptôme *douleur*, quand il est très accentué, peut devenir une contre-indication des mouvements actifs, mais permet presque toujours l'emploi des mouvements passifs et du massage, qui sont de puissants moyens de sédation. Ces moyens thérapeutiques, et surtout le massage avec *trépidation*, peuvent être employés dans les dyspepsies les plus douloureuses et même dans les maladies à crises, telles que les *coliques hépatiques*.

Effets « généraux » de l'exercice sur la digestion.

Dans le plus grand nombre des cas, l'indication de l'exercice est double et ses effets *généraux* sont à rechercher en même temps que ses effets locaux. D'une part, en effet, les maladies générales de la nutrition ou du système nerveux peuvent retentir sur l'appareil digestif et y provoquer des troubles mécaniques et physiologiques; d'autre part, les troubles digestifs d'origine locale ne peuvent guère manquer de provoquer des désordres dans les processus généraux de la nutrition.

Chez l'homme, d'ailleurs parfaitement sain et indemne de toute affection générale ou locale, le défaut d'exercice et la vie trop sédentaire peuvent produire des troubles digestifs. Tout le monde sait qu'en pareil cas, l'exercice est le meilleur de tous les remèdes. Une expérience célèbre rend cette vérité très frappante. — On a pris deux chiens de même taille, nés de la même mère, élevés dans des conditions identiques, et on leur a fait absorber la même quantité de nourriture à la même heure de la journée. Puis l'un des chiens a été emmené à la chasse à courre, pendant que l'autre restait attaché au chenil. Trois heures après, on les a tués tous les deux pour en faire l'autopsie, et l'on a constaté que, chez celui qui avait chassé, le repas était complètement digéré, tandis que, chez celui qui était resté au repos, l'estomac contenait encore les aliments à peine altérés par la digestion.

Telle est la preuve expérimentale de l'influence des mouvements musculaires sur les fonctions digestives. Dans les dyspepsies dues à la vie trop sédentaire, l'exercice agit surtout comme modificateur *général* de la nutrition. Et là, les résultats sont indépendants de la forme des mouvements : la guérison peut être obtenue aussi bien par la marche ou la bicyclette que par la gymnastique méthodique.

Dans ces formes de la *dyspepsie*, si fréquentes chez les hommes qui mènent la « vie de bureau » ou chez les femmes du monde qui ne sortent qu'en voiture, les accidents dyspeptiques se caractérisent surtout par une lenteur extrême de *l'assimilation* dont le point de départ est l'insuffisance de la *désassimilation*. Les dépenses sont trop faibles pour que le besoin de réparation soit légitimé par des vides à combler dans l'organisme. Chez ces sujets qui brûlent trop peu, le rôle thérapeutique de l'exercice est d'activer la combustion des matériaux organiques et de détruire une plus grande quantité de matière vivante, pour « faire de la place » aux éléments nutritifs qu'apportent les aliments.

En pareil cas, la forme de l'exercice a moins d'importance que la dose de travail. Il s'agit de dépenser, d'une façon ou de l'autre, l'excès de matériaux vivants qui encombrent l'organisme et obstruent les voies d'absorption. On n'a donc **pas** toujours besoin de faire intervenir des mouvements qui visent spécialement l'appareil digestif; et c'est ce qui a permis **de** dire qu'un grand marcheur « digère avec ses jambes ». — **Là,** il s'agit moins de chercher une forme d'exercice spéciale **que** d'assurer à l'ensemble des muscles un fonctionnement suffisant pour activer les combustions vitales et accélérer le mouvement de désassimilation.

La même indication se présente dans certaines dyspepsies liées à un vice général de la nutrition, non plus accidentel et causé par un défaut d'hygiène, mais constitutionnel et relevant d'un vice congénital de la nutrition. — Nous savons que les affections de la nutrition, rangées sous l'étiquette d'*Arthritisme*, sont caractérisées par la lenteur des combustions vitales et l'insuffisance des oxydations. Or l'Arthritisme peut, par lui-même et indépendamment de tout écart personnel d'hygiène, causer des troubles digestifs dont le mécanisme est à peu près identique à celui des sujets trop sédentaires : chez l'arthritique aussi bien que chez l'homme privé d'exercice, il y a insuffisance de désassimilation. Chez l'un comme chez l'autre, il faut activer les combustions vitales.

Les troubles digestifs qui sont la manifestation locale de la diathèse arthritique, soit sur l'estomac, soit sur l'intestin, soit sur le foie, se rattachent, en principe, à une viciation des actes chimiques de la digestion, corrélative des troubles chimiques généraux de la nutrition. C'est surtout par son action « oxydante » que l'exercice musculaire modifie dans un sens favorable les actes chimiques de la nutrition. Et cette suractivité que communique le travail des muscles aux oxydations organiques est la conséquence du surcroît d'oxygène qui est introduit par les poumons dans le sang et utilisé dans le muscle pour sa contraction. Ce surcroît d'oxygène a un double effet chez les arthritiques : 1° destruction plus *rapide* des produits qu'il faut brûler et éliminer pour faire place aux matériaux nouveaux fournis par les aliments; 2° oxydation plus *complète* des matériaux assimilés, d'où modification chimique des tissus et des humeurs des corps vivants.

Ce dernier point, modification chimique des humeurs du corps — et, par conséquent, des sécrétions de l'appareil digestif — donne aux résultats *généraux* de l'exercice chez les dyspeptiques une portée qu'il est possible de préciser aujourd'hui. En effet, le vice dominant de la composition chimique du sang et des humeurs, chez les arthritiques, c'est l'excès de réaction acide, l'*hyperacidité*. Or les composés acides qui vicient, en ce cas, l'organisme, sont des produits d'*oxydation incomplète* qu'un supplément d'oxygène peut transformer ou détruire. Et c'est ainsi qu'en activant le fonctionnement du poumon qui est la porte d'entrée de l'oxygène, et le fonctionnement du muscle qui est, en quelque sorte, le « fourneau » où l'oxygène vient s'unir aux matériaux apportés par le sang pour les brûler ou les *suroxyder*, on peut modifier l'hyperacidité du liquide sanguin et, consécutivement, rendre moins acides les sécrétions qui sont formées par ce liquide.

Voilà comment l'exercice peut devenir un modificateur des sécrétions de tout l'appareil digestif et guérir des troubles fonctionnels de l'estomac, de l'intestin et du foie, même quand il ne comporte pas spécialement de mouvements abdominaux.

Tout cela ne veut pas dire que les mouvements spéciaux de la gymnastique abdominale soient tout à fait superflus en pareil cas. Le résultat sera, au contraire, beaucoup plus prompt si l'on combine les effets *locaux* du traitement avec ses effets généraux. Ce qui ressort de l'exposé ci-dessus, c'est plutôt l'indication formelle d'appliquer aux dyspeptiques arthritiques des exercices de *respiration*, puis de mettre en action des groupes musculaires suffisamment nombreux et importants pour que la somme du travail effectué soit assez considérable ; car *la quantité d'oxygène utilisée dans l'exercice actif est en proportion de la somme du travail musculaire effectué.*

Ainsi l'on ne saurait établir une hiérarchie dans l'importance respective des exercices généraux et de la gymnastique locale ; chacune de ces deux formes du traitement pouvant avoir, suivant les cas, un rôle accessoire et palliatif basé sur les symptômes, ou bien un rôle essentiel et direct, déduit du processus pathogénique des accidents.

Les indications du traitement ne se bornent pas à déterminer l'opportunité de l'emploi de l'exercice et le choix des mouvements employés ; le praticien devra encore préciser la quantité de travail représentée par les exercices généraux aux-

quels il soumet le malade, et régler l'intensité des efforts
musculaires dans les mouvements locaux.

Application du traitement abdominal.

Le formulaire du traitement mécanique des *troubles digestifs* est très riche en exercices de forme variée et permet de
doser suivant une gradation parfaitement méthodique l'énergie
des moyens employés.

Là, du reste, comme dans l'application de tous les moyens
thérapeutiques, les indications tirées de l'état du malade
doivent primer le plus souvent celles qui se déduisent de la
nature des maladies.

Une foule de circonstances individuelles ou de détails symptomatiques peuvent ainsi faire varier, dans la pratique, les
applications du traitement. Et il faut se rappeler que là,
surtout, il n'y a pas de détails négligeables. La plupart des
insuccès du traitement par l'exercice sont dus à ce qu'on a
méconnu certaines nuances dans l'indication du choix des
appareils et dans le dosage de leur application.

Les mouvements qui ont une action spéciale sur les troubles
de l'appareil digestif sont :

Le *massage abdominal;* les *mouvements du tronc;* les
mouvements des membres inférieurs.

Le *massage abdominal* sous ses cinq formes essentielles,
effleurages, frictions, pétrissages, tapotements et trépidations,
est appliqué, suivant l'indication, soit à tout l'abdomen, soit
à une portion déterminée de l'appareil digestif. Le point
d'application ainsi que la forme du massage varient naturellement suivant qu'on veut agir sur l'*estomac*, le *foie*, le *gros* ou
le *petit intestin ;* et aussi suivant qu'on veut agir superfi-
ciellement ou profondément ; dégager l'intestin des matières

qui l'obstruent; activer la circulation du sang dans les
régions où se produisent des stases veineuses; réveiller l'atonie des fibres motrices ou diminuer leur irritabilité, et
apaiser l'hyperesthésie des éléments sensitifs; provoquer des
selles ou modérer le flux intestinal.

Parmi les appareils Zander qui peuvent être utilisés pour
le massage abdominal, il en est qui ont plus particulièrement
des effets mécaniques : tels sont les appareils J⁶ (effleurage
de l'abdomen) et H¹ (pétrissage de l'abdomen); — ces deux
appareils agissent surtout sur les stases sanguines et la
constipation. D'autres agissent plus particulièrement sur les
filets nerveux et les fibres musculaires de l'estomac, de l'intestin, des canaux biliaires : ce sont les appareils F¹ (massage
vibratoire) et G¹ (massage à tapotement). Le massage vibratoire est précieux dans les affections douloureuses : à dose
modérée, il est essentiellement sédatif et peut calmer des
gastralgies, des crises hépatiques, etc.; si on le rend très
intense et qu'on en prolonge la durée au delà de deux ou
trois minutes, il peut devenir excitant de la fibre musculaire
lisse. Aussi, observe-t-on cet effet, très paradoxal au premier
abord, que le massage vibratoire peut arrêter la diarrhée et
aussi provoquer des effets purgatifs. Une minute de vibration sur le côlon transverse pourra agir comme l'opium et
cinq minutes du même mouvement pourront produire les
effets du séné. — Quant aux appareils à tapotement, ils sont
toujours plutôt stimulants que calmants, et ne doivent être
utilisés sur l'abdomen qu'en plaçant le malade assez loin des
petits marteaux pour atténuer l'effet de la percussion. A
cette condition, ces appareils peuvent rendre de grands services chez les sujets à gros ventre et à fibre intestinale paresseuse.

Exercices abdominaux passifs. — Ce seront d'abord les
mouvements de *flexion latérale du tronc* à droite et à gauche
(appareil D¹); de *rotation* suivant l'axe par mobilisation du
bassin, le tronc restant immobile (appareil E⁵).

Un autre et excellent mouvement passif est le mouvement
de « circumduction » qui consiste dans le passage du corps
par les positions successives de flexion en avant, flexion latérale droite, extension, flexion latérale gauche. Ce mouvement
résume tous les autres et peut les suppléer tous. Nous l'avons
décrit page 74. Il s'obtient par le déplacement à la fois circulaire et latéral du bassin que provoque l'appareil D² (fig. 12).

Les mouvements passifs de circumduction et de rotation du
tronc sur le bassin et du bassin sur le tronc sont extrèmement
utiles pour faciliter mécaniquement la progression des
matières dans le tube intestinal et pour accélérer le cours du
sang dans tout le réseau des veines gastro-intestinales. Ils ont,
comme le massage vibratoire, une double action qui permet
de les utiliser dans deux cas absolument opposés : pour combattre la constipation et pour arrêter la diarrhée. Le premier
résultat s'explique par un effet tout mécanique, la pression et
le déplacement communiqués aux matières fécales. L'autre
résultat est d'ordre physiologique et lié à l'action modé-
ratrice qu'exerce le mouvement passif sur les sécrétions intestinales. Ce dernier effet a été constaté empiriquement par
tout le monde dans des cas où le corps est soumis
à des mouvements communiqués, tels que les secousses de la
voiture. Trousseau, déjà, avait signalé l'efficacité des longs
voyages en chemin de fer pour faire cesser les diarrhées
rebelles.

Pour compléter la liste des mouvements *abdominaux
passifs*, il faut y ajouter les exercices qui mobilisent l'articulation coxo-fémorale et qui agissent par voisinage. Tel est
le mouvement de circumduction de la cuisse. Il s'exécute
le malade étant couché, ou à demi étendu, comme dans la
figure 6, représentée page 32. L'appareil imprime au fémur
une impulsion circulaire suivant laquelle le membre est
porté successivement dans l'adduction, la flexion forcée,
l'abduction, puis l'extension, circonscrivant ainsi un plan de

révolution en forme de cône dont le sommet serait représenté par la tête du fémur et la base par la ligne circulaire
que décrit le genou.

Ce mouvement agit sur l'abdomen par effet de voisinage :
la mobilisation de la cuisse produisant, si l'amplitude du
déplacement est assez grande, une série de pressions douces
et rythmées sur la masse intestinale, d'où effet de massage,
et un effet puissant de circulation sur tout le réseau veineux
abdominal.

Exercices abdominaux actifs. — Ces exercices sont les
plus intéressants et les plus caractéristiques de la *gymnastique
abdominale*, car ils en résument tous les résultats. Un mouvement actif, ainsi que nous l'avons expliqué précédemment,
produit à la fois les effets qui sont liés à la contraction
musculaire et ceux qui dérivent du mouvement proprement
dit, c'est-à-dire du déplacement des parties mobilisées ; aussi
les effets du mouvement passif se retrouvent-ils forcément
parmi les résultats du mouvement actif.

Le type des exercices actifs locaux de la *gymnastique
abdominale* est l'*effort*, dans lequel tous les muscles antérieurs,
latéraux et postérieurs de la paroi abdominale entrent en
contraction énergique. La répétition fréquente de l'effort
produit, d'une part, des effets physiologiques qui se résument
dans l'augmentation de force des muscles mêmes qu'il met en
jeu, et des effets mécaniques analogues à ceux du massage
résultant de la pression exercée par ces muscles, quand ils se
contractent, sur les viscères abdominaux. Presque tous les
exercices actifs de la gymnastique abdominale produisent
le phénomène de l'effort, quand ils sont un peu énergiques.

L'*effort* se produit par synergie dans beaucoup de mouvements actifs dont l'acte principal est exécuté par des muscles
d'une région autre que l'abdomen ; surtout dans les exercices
des bras, quand ils demandent un grand déploiement des
forces. Dans les appareils de la Mécanothérapie, il en est qui,

sans demander jamais une très grande dépense de force, provoquent pourtant la synergie des muscles abdominaux : tels sont l'appareil A⁴ (élévation des bras, le corps étant dans la position verticale); l'appareil B² (extension forcée de la cuisse en arrière).

Tous les mouvements qui aboutissent à la *flexion du tronc* mettent en exercice simultanément les muscles droits antérieurs, grand oblique et petit oblique de l'abdomen. Toutefois, dans ces mouvements, l'effort est plus spécialement supporté par les muscles droits, qui sont fléchisseurs directs du tronc. Les obliques sont fléchisseurs quand le droit et le gauche agissent simultanément; mais l'action de chacun d'eux aboutit, suivant les portions du muscle qui agissent, soit à la *rotation* du tronc autour de l'axe vertébral (fig. 24, p. 191), soit à sa *flexion latérale* (fig. 11, p. 39).

Parmi les muscles profonds, celui dont l'action a le plus d'importance, le psoas iliaque, est fléchisseur du tronc sur le bassin par sa portion vertébrale, et fléchisseur du fémur sur le bassin par sa portion iliaque dont le tendon d'insertion s'attache, comme on sait, au petit trochanter. On mettra ce muscle en exercice : 1° en provoquant des mouvements de flexion de la colonne vertébrale sur le bassin (fig. 23, p. 190), ou des mouvements inverses de flexion du bassin sur la colonne vertébrale; 2° en provoquant des mouvements de flexion de la cuisse sur le bassin (appareil B⁴).

On voit déjà la grande importance thérapeutique de tous les mouvements qui aboutissent à la *flexion* active du tronc. Pour compléter la donnée générale de la gymnastique abdominale active, il faut y ajouter les mouvements de *rotation* de droite à gauche ou de gauche à droite qui mettent en travail les muscles obliques et transverses; les mouvements de *flexion latérale* du rachis qui tendent à rapprocher la ligne inférieure des côtes de la crête de l'os iliaque en abaissant l'épaule vers la hanche correspondante;

et enfin le mouvement de *circumduction* qui résume tous les autres, en ce qu'il fait passer successivement le tronc par les attitudes de flexion en avant, extension et flexion latérale droite et gauche (voir fig. 12, p. 74).

Toute la paroi musculaire antéro-latérale (muscles droits, grand et petit obliques) concourt à l'exécution du mouvement de flexion. On peut, à volonté, rendre ce mouvement extrêmement énergique.

Si le mouvement de flexion en avant s'exécute dans la position debout, l'effort musculaire qu'il nécessite sera très faible; car, aussitôt que le tronc, en prenant la position fléchie, est sorti de la direction verticale, il est entraîné en avant et en bas par la pesanteur. Mais le mouvement n'est pas tout à fait passif, à cause de la résistance que lui oppose la masse intestinale.

Mais le travail des muscles abdominaux est beaucoup plus considérable quand le mouvement de flexion part de la position horizontale, parce qu'alors la pesanteur, loin de le favoriser, lui oppose une résistance considérable mesurée par le poids du tronc. Ce mouvement qui consiste, étant couché, à s'asseoir sans l'aide des bras, est le moyen le plus commode et l'un des plus efficaces pour exercer tous les muscles de la paroi abdominale et aussi les fibres musculaires qui doublent la paroi postérieure à sa face profonde. En effet, le muscle psoas iliaque dont nous avons dit le rôle important dans le fonctionnement de l'appareil digestif est activement mis en jeu dans l'exercice que nous décrivons, puisque ce muscle, qui est fléchisseur de la cuisse sur le bassin, devient fléchisseur du bassin sur la cuisse quand celle-ci représente le point fixe du mouvement. On augmente la difficulté de l'exercice et l'intensité de l'effort en relevant les bras et en les maintenant, soit fléchis, en portant les deux mains à la nuque, soit étendus de toute leur longueur au-dessus de la tête, dans une direction qui continue celle du tronc. On reporte ainsi leur poids tout à l'extrémité du bras de levier représenté par la colonne vertébrale.

Dans la gymnastique « manuelle », ce mouvement s'exécute avec le concours d'un aide qui fixe les genoux. La Mécanothérapie remplace l'aide par une courroie d'attache (appareil C³ de Zander). Il est facile de comprendre que cet exercice permet un autre mouvement inverse du premier, mais aboutissant à l'effort des mêmes muscles : c'est le renversement lent du tronc en arrière. Le sujet se trouvant assis, le tronc fléchi, laisse aller le corps en arrière en luttant contre la pesanteur qui l'entraîne, de façon que le retour à la position horizontale se fasse avec une très grande lenteur. Les muscles droits ne se comportent plus alors comme agents de la flexion, mais comme antagonistes de l'extension. Ce mouvement demande un effort plus considérable que le précédent, et doit être exécuté avec précaution pour éviter les « à-coups ».

On peut mettre en jeu les mêmes muscles par d'autres mouvements, en provoquant, par exemple, la flexion de la cuisse sur le bassin, le corps étant debout. Quand ce mouvement s'exécute, la jambe fléchie, il est extrêmement facile et même insuffisant comme effort ; pour en augmenter l'énergie, les Suédois lui opposent la résistance d'un aide qui lutte contre l'effort de flexion en exerçant une pression dans le sens de l'extension, la cuisse étant fléchie et le malade opposant à l'effort du gymnaste un effort en sens inverse, c'est-à-dire un effort de flexion qui met surtout en jeu le psoas iliaque. La Mécanothérapie provoque plus simplement ce mouvement à l'aide des appareils B¹ et B³ de Zander.

Pour mettre en jeu les muscles de la paroi latérale de l'abdomen, la gymnastique méthodique dispose d'une foule d'exercices, ayant tous pour objectif la rotation du tronc sur l'axe et la flexion latérale du rachis. Ces mouvements mettent en travail les grand et petit obliques : ils peuvent s'exécuter, le corps étant libre, c'est-à-dire sans qu'aucune résistance vienne provoquer un effort supplémentaire. Il suffit alors que le malade, étant debout ou assis, se retourne lentement de droite à gauche, puis de gauche à droite; se penche sur le côté droit, puis sur le côté gauche, les jambes et le bassin restant immobiles, et les pieds demeurant fixés au sol à la même place. Mais, quand on veut obtenir des effets puissants, il faut recourir à certains procédés qui augmentent l'effort en opposant une résistance au mouvement. Il y a un exercice de la gymnastique suédoise « manuelle », dans lequel le patient, étant à demi renversé sur le côté droit et faisant face à droite, cherche à se relever et à reporter le tronc face en avant, pendant qu'un aide, le saisissant comme dans une prise de lutte, fait résistance à son effort. Dans cet exercice très typique, l'effort est supporté surtout par les muscles obliques droits et gauches et par le transverse. L'effet mécanique se fait sentir surtout aux organes sous-jacents, c'est-à-dire au foie, au cæcum et à la petite tubérosité de l'estomac, à droite ; à la rate, au côlon descendant et à l'S iliaque, à gauche.

Deux appareils de Zander permettent d'obtenir avec plus de précision et de sûreté ces mouvements, qui, dans la gymnastique « manuelle », exigent des aides très compétents et très attentifs. Ce sont l'appareil C⁷ et l'appareil C⁸ (fig. 24, p. 191).

CHAPITRE VI

L'emploi des moyens « diététiques » chez les constipés.
Emploi des procédés mécaniques.

La *constipation* est tantôt la conséquence d'un état morbide qui l'a précédée, tantôt le point de départ d'une série de troubles fonctionnels et même de véritables maladies. Le plus souvent, elle est à la fois un effet et une cause, c'est-à-dire qu'elle ajoute, aux symptômes de l'affection dont elle dérive primitivement, une série de symptômes secondaires qui, parfois, peuvent prendre une importance prépondérante dans l'ensemble des troubles fonctionnels observés.

Il va de soi que, lorsqu'on peut agir sur la cause originelle de la constipation, la meilleure thérapeutique consiste à y porter directement remède. C'est ainsi que, chez les malades qui sont constipés par insuffisance de la sécrétion biliaire ou par obstruction des voies qui conduisent la bile au tube digestif, l'indication est d'agir sur le foie pour faire arriver en quantité normale à l'intestin le liquide biliaire qui en est l'excitant naturel. Beaucoup d'autres causes, ayant leur siège primitif hors du tube digestif, peuvent amener secondairement la constipation. Nous n'avons pas l'intention d'en faire ici l'étude. Ce que nous tenons à rappeler, c'est, en premier lieu, la grande difficulté qu'on éprouve souvent à découvrir la cause première de la constipation et surtout à y porter remède ; c'est ensuite l'importance qu'il y a, au cas où l'on ne peut satisfaire à l'indication causale, à instituer du moins le traitement rationnel des symptômes. Même quand la constipation n'est que le résultat d'une cause morbide antérieur, elle provoque toujours, par le seul fait de la rétention prolongée des matières, des effets qui aggravent très notablement l'état du malade, et c'est toujours rendre un grand service à celui-ci que de faire disparaître un facteur secondaire de malaises et de troubles fonctionnels de toute sorte.

Rien n'est plus commun, on le sait, parmi les symptômes dont se plaignent les dyspeptiques, que la *paresse de l'intestin*. La plupart des malades y attachent une importance que certains médecins trouvent exagérée, que d'autres, au contraire, admettent comme réelle, n'hésitant pas à combattre ces symptômes par tous les moyens, y compris les laxatifs répétés.

Si l'on se place au point de vue de l'observation pure, il est impossible de méconnaître l'amélioration qui résulte, dans tous les cas, d'une évacuation régulière de l'intestin. Mais beaucoup pensent qu'on risque de payer cette amélioration passagère d'une aggravation ultérieure persistante, quand on l'obtient au prix de médicaments qui agissent par une excitation répétée des glandes et des fibres musculaires et qui, par conséquent, peuvent irriter la muqueuse et épuiser l'énergie des nerfs excito-moteurs du canal digestif. En fait, tout le monde sait que les purgatifs ne guérissent pas, à proprement parler, la constipation et ne font qu'y apporter momentanément remède : on sait même que l'intestin tend à redevenir plus inerte encore après la purgation qu'avant.

Il faut donc, en résumé, tout en reconnaissant l'urgence qu'il y a parfois à agir rapidement pour faire cesser, ne fût-ce

qu'un jour, la stase des matières, chercher des moyens rapides,
mais plus durables que le purgatif ou le laxatif. Ces moyens,
c'est dans la médication hygiénique qu'on les trouvera.

Emploi des moyens diététiques.

Beaucoup de moyens hygiéniques divers ont été préconisés
contre la constipation. En première ligne, le régime alimentaire. Les fruits cuits, les légumes verts, le laitage donnent
le plus souvent de bons résultats, du moins dans les débuts;
mais l'action n'en est pas toujours durable. Le lait même,
qui provoque souvent, au début, des selles faciles et même
de la diarrhée, arrive, par accoutumance, à augmenter la
constipation. Il en est presque toujours de même des aliments
qui agissent en augmentant les sécrétions intestinales. Ces
aliments sont efficaces pour diminuer la constipation en rendant les selles plus liquides, tant qu'ils représentent un changement de régime : ils n'agissent plus, dès que la muqueuse
est habituée à leur contact. Il se produit alors le phénomène
que l'on observe dans tous les cas d'accoutumance ; les nerfs
qui président aux réflexes sécrétoires de l'intestin « se blasent »
comme se blasent tous les nerfs sensitifs à la suite d'impressions identiques souvent répétées. C'est pour la même raison,
du reste, qu'en prenant chaque matin un purgatif, quel qu'il
soit, on est obligé d'augmenter les doses pour obtenir, au
bout d'un certain temps, les mêmes effets que le premier
jour.

On se heurte aux mêmes difficultés, quand on demande un
effet laxatif aux aliments qui agissent par leur volume et par
la résistance qu'ils opposent à l'action dissolvante des sucs
digestifs. Le pain de son, par exemple, provoque d'ordinaire
des selles plus faciles pendant les premiers jours, voire même

les premières semaines de son emploi. Ici ce n'est pas, vraisemblablement, un réflexe sécrétoire qui facilite les selles, mais plutôt un réflexe moteur. Le résidu alimentaire plus considérable laissé par un aliment dont une grande partie n'est pas digestible, joue le rôle d'un corps étranger que les fibres musculaires de l'intestin sont sollicitées d'expulser. Mais, là encore, l'intestin se blase assez vite, quand se renouvelle souvent la sensation provoquée par ce corps étranger que l'intestin s'habitue à tolérer sans réagir.

Il n'y a, dans tous ces faits d'observation et dans l'interprétation qu'on en peut faire, rien qui ne soit conforme aux lois générales du fonctionnement des *réflexes*. Dans tous les organes possibles, et sur n'importe quel point du système nerveux sensitif, on observe que la répétition fréquente d'une impression aboutit à l'atténuation du réflexe qui y correspond. C'est ce que l'on a exprimé, d'ailleurs, depuis longtemps, et bien avant que les physiologistes eussent découvert les lois des réflexes, par cet aphorisme général : « La sensation s'émousse par l'habitude. » Ici, il faut remplacer le mot sensation par celui plus général d'*impression*, qui est applicable aussi bien aux influences qui s'exercent sur les nerfs de sensibilité inconsciente, comme les rameaux du grand sympathique, qu'aux filets sensitifs de l'axe cérébro-spinal.

Si l'on pousse plus loin la généralisation des faits d'accoutumance, on arrivera à une conclusion qui les résume et qu'il n'est pas inutile de formuler pour guider le médecin dans l'emploi des moyens hygiéniques à longue portée. On peut dire que *les effets de l'accoutumance, dans le domaine de la sensibilité, sont à rebours de ceux que produit l'entraînement dans le domaine de la motilité.*

La justesse de cette formule se vérifie aisément, dans l'accoutumance à l'exercice musculaire : là, l'état d'entraînement comporte deux ordres de modifications très distinctes qu'on confond souvent, parce qu'elles peuvent se résumer par

un seul mot qui les vise l'un et l'autre, le mot *résistance*.
Un homme bien entraîné est plus résistant à la fatigue
qu'avant son entraînement, pour deux raisons : 1° parce que
sa force a augmenté par la répétition quotidienne de l'effort
musculaire ; 2° parce que sa sensibilité a diminué par la
répétition fréquente des impressions pénibles de la fatigue
qu'il a supportée chaque jour. C'est pourquoi la même quantité de travail ne provoque plus les mêmes sensations de
fatigue, ni surtout les mêmes modifications pénibles du jeu
des organes, les mêmes perturbations fonctionnelles. Non seulement l'homme qui s'exerce à la course augmente progressivement la force de ses jambes, mais il diminue corrélati-
vement la sensibilité des nerfs qui président à la respiration et
à la circulation du sang. Les secousses imprimées à l'appareil
cardio-vasculaire ne provoquent plus que des réflexes très atténués ; d'où possibilité de courir plus longtemps, sans être
arrêté par les palpitations cardiaques, l'accélération et le déré-
glement des mouvements respiratoires.

Ainsi, pour revenir à notre sujet, toute pratique d'hygiène
qui visera à obtenir un retour durable de l'activité fonctionnelle d'un organe, quel qu'il soit, ne devra pas s'en tenir à
actionner indirectement cet organe en l'excitant par voie
réflexe, car c'est une voie qui se ferme très vite, à mesure que
s'établit l'accoutumance. Il ne faut donc pas se borner, chez les
constipés, à exciter par voie réflexe le fonctionnement des
glandes ou des fibres musculaires du canal digestif, il faut
rechercher, en outre, les moyens hygiéniques qui tendent à
provoquer l'entrée en jeu spontanée des forces actives de
l'intestin.

Parmi ces moyens, il en est un très simple et qu'on peut
considérer comme le meilleur de tous, sans exception : c'est la
régularité périodique des efforts de défécation. Se présenter à
la même heure à la garde-robe, chaque jour, et chercher, à
l'aide d'efforts modérés, à obtenir une selle, telle est la for-

mule bien simple de ce traitement. Là, comme dans toutes les
formes du traitement par l'entraînement, il faut éviter toute
exagération de l'effort et compter plutôt sur sa persistance.
Deux ordres de facteurs interviennent dans cette sorte d'entraînement que provoque la régularité des « présentations » à
la garde-robe. D'abord, la gymnastique que font toutes les
fibres musculaires soumises à la volonté, parmi celles qui
concourent à l'acte de la défécation ; ensuite cette sorte de
suggestion qu'impose aux centres moteurs le fait de se placer
dans les conditions matérielles d'installation et d'attitude où
l'acte se produit. Ces deux facteurs acquièrent parallèlement
plus d'importance chaque jour, chez celui qui la met en
œuvre, car la suggestion fait sentir ses effets suivant les
mêmes lois que l'exercice actif : elle augmente d'efficacité en
se répétant.

La régularité des tentatives quotidiennes pour aller à la
selle à heure fixe serait le meilleur traitement de la constipation, n'était la difficulté d'obtenir des évacuations intestinales dans le début. Il arrive souvent que le malade se
décourage à la suite d'une longue série d'essais infructueux
et renonce à ce moyen avant que l'habitude ait pu s'établir.
Il est donc nécessaire, tout en maintenant la prescription de
se présenter à la garde-robe à heure fixe, d'ajouter à cette
pratique d'autres moyens d'un effet plus prompt, dont l'exposé
est justement l'objet de cette étude.

Emploi des procédés mécaniques.

Ces moyens devront viser d'abord à remédier aux conditions mécaniques et physiologiques qui entravent la fonction
et qui s'établissent par le fait même du défaut prolongé
d'évacuation de l'intestin.

L'intestin distendu par l'accumulation des matières et sur-

tout par l'expansion des gaz, perd sa force élastique et devient
par là de moins en moins capable de faire l'effort nécessaire à
l'accomplissement de la fonction. A cette difficulté d'ordre
purement mécanique, on peut remédier d'ordinaire aisément
à l'aide d'un moyen mécanique, tel que le massage. Il est des
cas où une série d'évacuations régulières provoquées par des
pressions méthodiques sur le trajet du gros intestin rendent
à la tunique musculeuse sa tonicité, simplement en lui rendant la possibilité de revenir sur elle-même et de reprendre
son calibre normal. On peut voir quelquefois la constipation
cesser et la régularité des selles se rétablir définitivement
après une dizaine de massages quotidiens. Mais ce cas est l'exception. Cette guérison rapide ne se produit qu'à la suite des
constipations accidentelles. Quand il s'agit d'un état habituel
et chronique d'inertie intestinale, il ne faut pas compter obtenir par le massage seul un résultat définitif : la durée des
bénéfices obtenus ne se prolonge guère au delà du temps que
dure le traitement. Et encore est-il bien des cas où le massage, efficace dans les débuts, ne provoque plus de selles au
bout de dix ou quinze jours, c'est-à-dire au moment où l'action mécanique extérieure est devenue insuffisaante, les réflexes
moteurs qu'elle provoque s'étant atténués par l'accoutumance.

Le massage, chez les constipés, doit être considéré surtout
comme moyen de rendre plus facile cette sorte d'entraînement des centres d'innervation motrice de la tunique intestinale qui permet d'obtenir à la longue, à heure fixe, un effort
spontané de défécation. Le rôle adjuvant du massage n'en est
pas moins d'une importance capitale. Il est des constipés qui
ne pourraient guérir sans le massage, parce que l'intestin se
trouve chez eux tellement atone que les excitations envoyées à
la fibre musculaire lisse intestinale restent forcément inefficaces, jusqu'à ce qu'un agent auxiliaire soit venu donner l'impulsion première au bol stercoral.

Il faut dire que le massage ne produit pas seulement une

désobstruction mécanique de l'intestin, un « coup de balai », mais modifie les deux conditions essentielles qui faisaient obstacle à l'évacuation des matières, c'est-à-dire l'atonie de l'intestin et la sécheresse de la muqueuse.

Sous l'influence des pressions méthodiques exercés par la main (quand on emploie la méthode manuelle) ou par les diverses pièces mobiles des appareils (quand on applique le massage mécanique), les matières sont déplacées dans le sens de leur trajet normal et tendent à cheminer vers l'orifice de sortie ; mais, en outre, les pressions subies par l'intestin provoquent une excitation de ses éléments musculaires et de ses éléments glandulaires : la tunique musculaire est excitée à produire ses mouvements péristaltiques et la muqueuse à sécréter plus abondamment les liquides qui lubrifient le bol fécal et le rendent plus fluide. Au bout de quelques séances, le massage a modifié déjà les conditions mécaniques et physiologiques de l'intestin et de son contenu, dans un sens qui facilite singulièrement l'action des efforts volontaires de défécation. Les parois musculeuses, devenues moins flasques et moins relâchées, se trouvent plus aptes à obéir à l'impulsion des centres moteurs par l'augmentation des sécrétions qui les lubrifient, et, d'autre part, les matières moins sèches et moins dures glissent plus aisément dans le canal.

Tout le monde sait que le massage abdominal se pratique habituellement à la main. On peut le produire aussi à l'aide de plusieurs appareils imaginés par Zander. La figure 22 représente une des formes les plus efficaces du massage abdominal mécanique. Deux pelotes capitonnées, qu'on peut rapprocher ou écarter l'une de l'autre, suivant les dimensions de l'abdomen, sont animées d'un mouvement circulaire que leur communique un moteur à vapeur, à gaz ou à électricité. Le sujet s'approche et se trouve maintenu à portée du contact par un dossier auquel il appuie les reins. Les pelotes, réunies par un arc métallique, tournent autour d'un axe horizontal en effleurant la surface abdominale. Cet « effleurage » est rendu plus énergique ou plus doux, suivant qu'on se rapproche ou qu'on s'éloigne de l'appareil.

Outre le massage par effleurage, on peut obtenir des effets

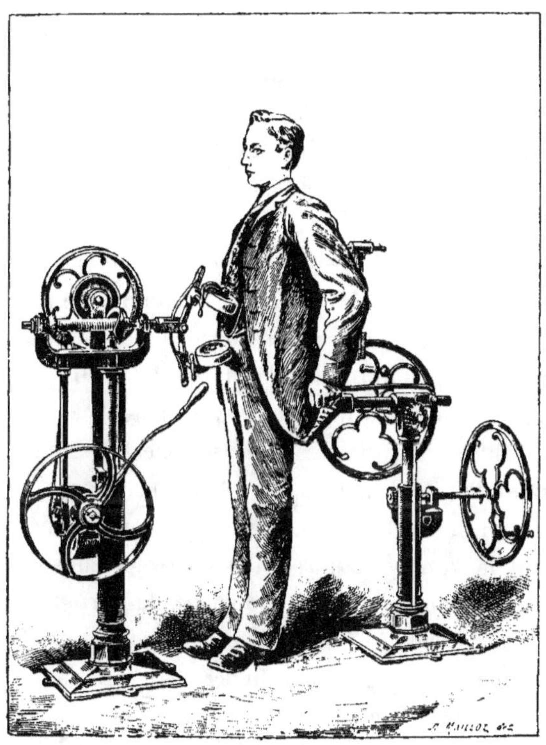

Fig. 22. — Massage circulaire de l'abdomen (appareil J⁰ de Zander).

de « pétrissage » au moyen d'un système de petites roues placées de champ, sur lesquelles le malade, couché, laisse reposer la région du côlon transverse et qui, s'élevant et s'abaissant tour à tour, viennent exercer une série de pressions méthodiques.

On peut encore utiliser la forme de massage, appelée massage « vibratoire », en appliquant sur plusieurs points successifs du gros intestin le large tampon animé de trois cents vibrations par minute, qui est représenté page 248 (fig. 32); mais, ici, il faudra une application assez prolongée : une application trop courte ne ferait qu'augmenter la constipation, car le massage vibratoire a, en principe, des effets sédatifs comparables à ceux de l'opium. Il faut que la vibration dure de trois à quatre minutes pour aboutir à un effet d'excitation. — Nous avons déjà attiré précédemment l'attention sur cet effet variable du massage vibratoire suivant le mode d'application.

Les mouvements actifs et passifs sont très supérieurs au massage, quand on veut obtenir des effets durables contre la constipation.

Nous avons déjà rappelé la disposition de la cavité abdominale, où la masse des viscères est entourée de toutes parts d'une série de plans musculaires évidemment destinés à renforcer l'action des fibres lisses du canal digestif. C'est pourquoi les mouvements volontaires qui mettent ces muscles en action sont les auxiliaires indispensables des mouvements péristaltiques de l'intestin, sur lesquels notre volonté n'a pas d'empire. Faute d'exécuter chaque jour ces mouvements qui sont la *flexion* et la *rotation* du tronc (muscles droits, obliques et transverses de l'abdomen), la *flexion forcée de la cuisse sur le bassin* (psoas iliaque), l'*adduction forcée des cuisses* (muscles du plancher du périnée), etc., etc., on réduit aux seules forces de l'intestin les facteurs du déplacement des résidus alimentaires dans l'étendue du canal digestif. Or ces mouvements sont très rares dans les actes usuels de la vie, chez les sujets qui n'exercent aucune profession manuelle et ne se livrent à aucun exercice de gymnastique ou de sport. Chez ces sujets, en effet, toute la vie se passe dans trois attitudes, qui sont : la position horizontale, quand ils dorment ; la position verticale, quand ils marchent ; la position assise, quand ils travaillent ou se reposent. Il n'y a là aucune occasion de mettre en travail les muscles abdominaux antérieurs, latéraux ou postérieurs. La conséquence de cette inertie des muscles auxiliaires de l'intestin est la suppression des mouvements utiles à la défécation. On peut y suppléer, dans une certaine mesure, par certains mouvements passifs que provoquent les appareils Zander; par exemple, par l'appareil E⁷, sorte de chaise dont le dossier fixe donne un point d'appui aux épaules et les immobilise, pendant que le siège, animé d'un mouvement horizontal de va-et-vient, entraîne avec lui le bassin et les cuisses. Cette torsion passive du corps, suivant l'axe vertical, peut remédier mécaniquement à l'un des effets de l'immobilité habituelle, la stagnation des matières dans l'intestin; mais elle ne remédie pas aux conséquences physiologiques de l'atonie des muscles et de leur défaut d'entraînement. Car l'immobilité du tronc engendre, nous l'avons dit, deux causes bien distinctes de troubles des fonctions intestinales : l'une due au manque des mouvements, l'autre au défaut d'entraînement des muscles.

Les mouvements *actifs* sont seuls capables de fortifier les muscles abdominaux. Or, quand ces muscles ne sont pas suffisamment résistants, ils ne sont plus aptes à remplir leur rôle d'auxiliaires des tuniques musculeuses de l'intestin, dans leur lutte contre la force d'expansion du gaz. N'étant plus suffisamment soutenues par des plans musculaires dont l'élasticité a faibli, les parois intestinales faiblissent à leur tour et se laissent distendre, perdant de jour en jour une partie de leur force élastique par le fait même de cette distension. Elles deviennent atones, incapables de remplir les fonctions mécaniques qui leur sont dévolues. Il se trouve ainsi que la « paresse de l'intestin » n'est bien souvent que la conséquence de la paresse des muscles abdominaux.

La Mécanothérapie comprend un grand nombre d'appareils au moyen desquels on peut provoquer l'exercice actif des muscles abdominaux.

Deux de ces appareils sont des plus caractéristiques : l'un est destiné à provoquer l'exercice simultané des muscles qui fléchissent le tronc et qui sont les droits antérieurs surtout, et, accessoirement, les obliques. Il se compose d'un contrepoids mobile qu'on peut fixer à l'aide d'une vis de pression sur un point quelconque de la longueur d'une règle métallique, de manière à diminuer ou augmenter la résistance, suivant qu'on augmente ou diminue la longueur du bras de levier. Une

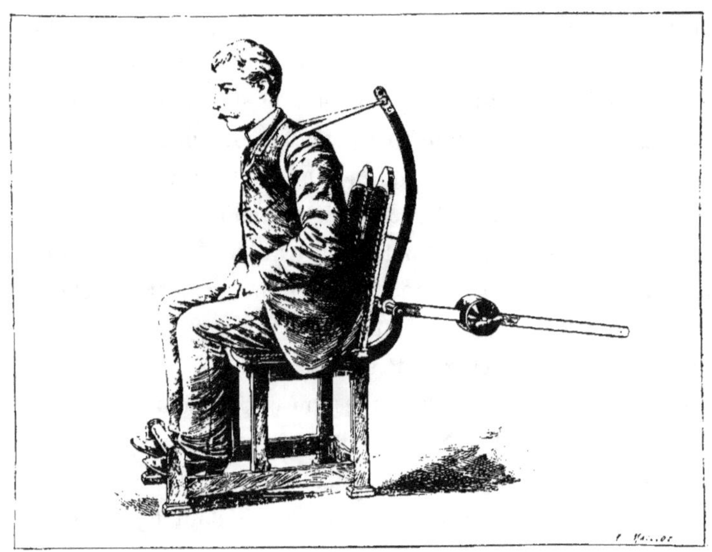

Fig. 23. — Flexion active du tronc (appareil C¹ de Zander).

deuxième tige métallique, articulée à angle droit avec celle qui fait levier, porte un système de courroie qui passe sur les épaules du sujet et revient se fixer aux hanches. Le mouvement s'exécute en fléchissant fortement le tronc en avant, le corps étant dans la position assise et les pieds engagés sous une traverse. Les muscles abdominaux travaillent ainsi pour soulever le poids dans la période de flexion du tronc et travaillent encore quand le tronc revient à l'extension pour ralentir la descente du poids.

L'autre appareil est destiné à exercer les muscles obliques.

et transverses, en provoquant des mouvements de rotation du bassin de droite à gauche, puis de gauche à droite, avec résistance d'un contrepoids.

Ici, les cuisses sont fixées par une courroie au siège de l'appareil qui est mobile, et les bras immobilisent la partie supé-

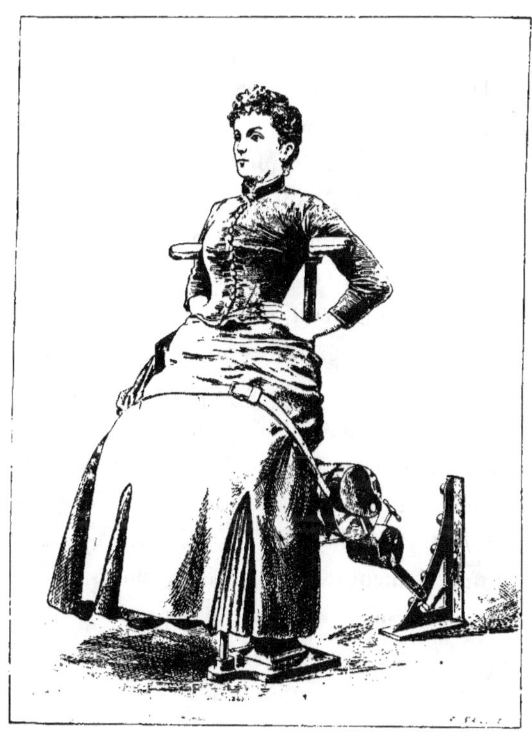

FIG. 24. — Rotation active du bassin autour de l'axe vertical
(appareil C⁵ de Zander).

rieure du tronc, en embrassant le dossier qui est fixe. Pour se déplacer latéralement, soit vers la droite, soit vers la gauche, le bassin doit entraîner avec lui le siège de l'appareil auquel s'adapte un levier chargé d'un contrepoids.

Dans cet appareil, comme dans le précédent, le travail des muscles est d'autant plus grand que le contrepoids est plus près de l'extrémité du levier.

Si l'on résume les indications qui résultent de l'exposé du mécanisme suivant lequel la constipation habituelle peut s'établir, on arrive à conclure que, si la condition première du rétablissement des selles est la régularité périodique des tentatives de défécation, il est un très grand nombre de cas dans lesquels d'autres moyens s'imposent, soit accidentellement, soit habituellement, comme pratiques indispensables à faire entrer dans les habitudes journalières de la vie.

Le moyen adjuvant, utile pendant les débuts du traitement, c'est le massage; le moyen le plus efficace comme durée et le plus indispensable à la garantie des résultats, c'est l'entraînement des muscles abdominaux, par le mouvement actif.

Le massage peut être fait à la main, quand on dispose d'un masseur suffisamment instruit, et les mouvements peuvent se faire librement, dans des exercices de sport bien choisis, car il est une foule de ces exercices, tels que le canotage, les jeux de paume, etc., qui provoquent des mouvements abdominaux; mais, quand il s'agit de sujets trop faibles pour se livrer aux exercices violents, et quand on n'a pas sous la main des masseurs capables d'appliquer correctement le massage ou de faire exécuter rationnellement les mouvements voulus, la Mécanothérapie avec ses mouvements actifs et passifs méthodiquement réglés, avec ses appareils de massage mécanique, donne des résultats meilleurs que toutes les autres formes du traitement gymnastique.

CHAPITRE VII

LE TRAITEMENT DE L'OBÉSITÉ

Dangers de la surcharge graisseuse. — But et indications
de la cure de l'obésité.

Dangers de la surcharge graisseuse.

Le traitement de l'Obésité par l'exercice repose sur la propriété la moins discutée du travail musculaire, celle d'augmenter les « dépenses » organiques, en accélérant le mouvement de désassimilation. Plus la machine humaine produit de travail, plus elle dépense de chaleur; et nous savons que les actes chimiques, d'où procède la chaleur dépensée, consistent essentiellement dans la combustion des substances hydrocarbonées de nos tissus, et spécialement des *sucres* et des *graisses*.

Les graisses sont des tissus « de réserve » ou « d'épargne », c'est-à-dire des matériaux assimilés en surcroît, et qui, n'étant pas utilisés pour réparer les pertes de l'organisme, vont s'emmagasiner, en quelque sorte, dans certains points du corps où ils attendent l'occasion de servir à une dépense supplémentaire éventuelle. Si les dépenses du travail musculaire sont trop faibles eu égard à l'apport alimentaire, les tissus de réserve n'étant pas dépensés continuent à s'accumuler.

L'obésité est le type des maladies qui résultent d'un excès de « richesse » physiologique. Le défaut de dépense de ces tissus de réserve, qui devraient être brûlés au fur et à mesure de leur acquisition, aboutit à l'invasion de tous les organes par des masses graisseuses dont le volume croissant finit par gêner le fonctionnement de tous les organes.

L'obésité poussée à l'extrême n'entraîne pas seulement une incommodité, une gêne de mouvements, mais aussi, parfois, des troubles graves de la santé. La graisse peut s'accumuler en masses considérables, qui entravent le fonctionnement des organes internes. Le cœur, les vaisseaux sanguins, les organes respiratoires, l'appareil digestif sont gênés et comprimés par les tissus parasites qui les englobent de toutes parts. Souvent même la graisse ne reste pas seulement juxtaposée aux organes, mais les envahit, les infiltre, altère leur structure et produit leur « dégénérescence ». Si bien que l'obèse, après n'avoir été qu'un impotent, finit par devenir un malade.

Les troubles de la santé qui résultent de l'obésité poussée à l'extrême sont surtout des troubles mécaniques de la *circulation* et de la *respiration*.

La circulation du sang est compromise, d'une part, par la *gêne du cœur* sur lequel s'accumulent des masses parfois énormes de tissu graisseux, et dont les fibres finissent par s'infiltrer de graisse et par « dégénérer »; mais, d'autre part, la circulation périphérique est entravée par des masses graisseuses qui noient les vaisseaux, les compriment et tendent à en effacer le calibre. Le cœur « gras », déjà affaibli et gêné dans ses mouvements, se trouve ainsi, par surcroît, aux prises avec des obstacles *périphériques* qui augmentent singulièrement son travail. De là une double cause de troubles circulatoires : 1° insuffisance de l'impulsion donnée au sang par le moteur central; et 2° obstacle au cours de l'ondée sanguine par les barrages circulatoires que forme la graisse sur tous les points de la périphérie. Le cœur se trouve constamment au-dessous de sa tâche, et la moindre exagération de son travail peut le mettre dans ce degré extrême de défaillance qu'on appelle l'*asystolie*. Les sujets arrivés à un degré extrême d'obésité sont toujours des « cardiaques ».

Le *poumon*, solidaire du cœur, est déjà gêné dans son fonctionnement par l'insuffisance de la petite circulation. Il est de plus entravé dans son mouvement d'expansion par les masses graisseuses qui doublent les parois thoraciques et font relief sous la plèvre, ainsi que par les pelotons adipeux qui infiltrent les viscères abdominaux et gênent le jeu du diaphragme. La respiration de l'obèse est insuffisante au même degré que sa circulation. De là deux causes d'essoufflement qui lui rendent l'exercice musculaire extrêmement pénible et qui lui créent des difficultés parfois insurmontables dans l'application du seul traitement efficace de l'obésité, l'*entraînement*.

Avec cette faible capacité fonctionnelle du poumon et du cœur, qui diminue dans de si grandes proportions son aptitude au travail musculaire, l'homme atteint d'obésité se trouve obligé, pour exécuter le moindre mouvement, de faire un travail complémentaire considérable. La graisse noie les muscles, engorge leurs fibres, comprime les articulations et augmente le « travail perdu » de la machine humaine, en multipliant les frottements. Outre ces difficultés, qui enrayent l'effort de l'appareil locomoteur, il faut tenir compte du surcroît de travail qui résulte du supplément de poids, à chaque déplacement du corps. Tel obèse porte jusqu'à 100 livres de « poids mort », c'est-à-dire de matière inutile, jouant le rôle d'un corps inerte surajouté aux organes comme un fardeau. Avec une charge pareille, tout déplacement du corps, même sur une surface plane, devient un pénible travail; tout mouvement par lequel le corps progresse sur une pente très inclinée demande un effort pour ainsi dire athlétique. Pour se représenter le travail qu'effectue un homme atteint d'obésité, en montant, par exemple, un escalier, il faudrait imaginer en regard un homme de corpulence moyenne, faisant la même ascension, en portant sur ses épaules un fardeau égal à la différence des deux masses, c'est-à-dire souvent un poids de 50 à 60 kilogrammes. D'où la promptitude de l'essoufflement.

L'essoufflement est la plus terrible épreuve de l'exercice musculaire pour l'obèse. C'est, chez lui, la forme type de la fatigue, et il ne faut jamais perdre de vue, dans la cure de l'obésité, les dangers que peuvent offrir des exercices qui essoufflent, si on ne les appliquait pas avec toute la prudence voulue et suivant une progression très méthodique.

But et indications de la cure de l'Obésité.

La plupart du temps les insuccès du traitement de l'Obésité tiennent à ce qu'on n'en comprend pas assez clairement les indications et à ce qu'on prend pour unique but à atteindre la diminution du poids. Si l'on marche dans cette voie, on n'aboutira qu'à des mécomptes, quels que soient les moyens employés.

Aussi paradoxale que puisse paraître, au premier abord, cette formule, je dirai qu'en principe : *traitement de l'obésité n'est pas toujours synonyme de cure d'amaigrissement.* On peut rendre la santé à un obèse sans lui faire perdre une quantité très considérable de poids, et, d'autre part, on peut faire diminuer considérablement le poids d'un obèse, sans lui rendre la liberté de certains mouvements et surtout cette régularité des fonctions internes qui constitue la santé.

Mais d'abord, la « cure » de l'obésité ne doit pas tendre au même but que l'hygiène préventive de l'embonpoint, ni procéder par les mêmes moyens d'action. L'homme menacé d'obésité est encore un sujet valide, souvent même un sujet vigoureux et résistant, auquel on peut demander, sans trop de ménagement, des efforts énergiques et des exercices violents. L'obèse proprement dit est un « malade » dont le traitement comporte les plus grandes précautions.

Diverses méthodes ont été proposées pour régler la progression du travail musculaire dans le traitement de l'obésité. La meilleure est, sans contredit, celle proposée par le professeur Œrtel, et que nous avons exposée dans un autre livre, sous le titre de *Cure de terrains*. Mais la cure de terrains, c'est-à-dire la marche ascensionnelle progressive, ne peut pas toujours être appliquée d'emblée, avec des sujets gravement atteints, dont l'aptitude respiratoire serait trop inférieure à la moyenne. Pour les obèses dont la circulation sanguine est considérablement gênée, il sera bon de faire précéder les exercices de marche de certains exercices locaux actifs et passifs.

Si l'obésité est portée à un degré extrême, on devra commencer la cure d'entraînement par des mouvements passifs et par le massage. Le massage, comme le travail musculaire, augmente la désassimilation, active le cours du sang, excite, par effet réflexe, l'activité des centres nerveux ; il doit représenter le premier degré du traitement.

Viendront ensuite les mouvements passifs, communiqués à l'aide de divers appareils de Zander. On mettra successivement en jeu toutes les articulations des membres, et l'on imprimera aux bras et aux jambes de grands mouvements de circumduction, avec lenteur au début, puis en augmentant de vitesse (appareils E^5 et A^7). Ces mouvements sont reconnus (appareils A^7 et E^5) aider beaucoup la circulation sanguine ; on les emploie dans le traitement des affections du cœur, et la cure de l'obésité par l'exercice doit se faire, au début, suivant les mêmes règles que celles des maladies de l'appareil circulatoire, l'obésité grave impliquant toujours des troubles profonds de la circulation.

Puis ce seront des mouvements actifs locaux, le malade étant assis ou même couché (appareil B²). Les mouvements actifs des jambes « sur place » sont une utile préparation à la marche. Ils devront être faits d'abord avec faible résistance. L'obèse se contentera de déplacer méthodiquement en tous sens les membres inférieurs en actionnant avec un effort insignifiant les appareils B³ et B⁴ (flexion et extension de la cuisse et de la jambe), le B⁵ et B⁶ (abduction et adduction des cuisses). On entremêlera fréquemment les exercices actifs d'exercices passifs et l'on fera intervenir, deux ou trois fois dans chaque séance, les exercices de respiration (appareil E⁶).

Après un certain nombre de semaines de ces exercices méthodiques, l'obèse sera déjà plus apte à résister à l'essoufflement, parce qu'on aura régularisé le cours du sang et soulagé le cœur, ainsi que nous l'expliquerons au chapitre des *Cardiaques*. On pourra lui faire essayer la marche en plaine, *en ayant soin de prolonger l'exercice plutôt que de l'accélérer*. Et ce n'est qu'après cette série d'exercices préliminaires, et en prenant toujours pour guide l'indication fournie par la tendance à s'essouffler, qu'on pourra arriver aux exercices de marche ascensionnelle, qui seraient le meilleur complément de la cure mécanothérapique de l'obésité.

Le retour de la graisse momentanément disparue est l'écueil inévitable du traitement chez certains sujets dont la constitution comporte un notable degré d'embonpoint.

La cure de l'obésité par l'exercice causerait bien des déceptions au médecin, s'il considérait comme criterium unique des résultats du traitement le retour définitif du malade au poids moyen que sa taille semble comporter. Mais ce serait une faute de s'obstiner à rechercher des effets trop complets et du reste superflus au point de vue de la santé. Ce n'est pas la forme « esthétique » du malade qu'il faut viser, mais simplement ses *aptitudes fonctionnelles ;* et l'on doit se tenir pour satisfait si l'on a réussi, par les moyens que nous venons d'indiquer, à obtenir la régularité de la circulation sanguine, l'accroissement de la respiration et la liberté des mouvements.

Ces conquêtes, qui sont toujours possibles, avec de la patience et de la méthode dans la progression du traitement, ne pourront, du reste, être conservées qu'à une condition expresse : c'est que le malade ne cessera jamais de mettre en œuvre les facultés qu'il a regagnées, et cherchera à les augmenter dans la limite du possible, en augmentant de jour en jour la dose de travail effectué, à mesure que ses aptitudes fonctionnelles se développent davantage.

La cure de l'obésité doit être guidée par deux indications très distinctes : la première, qui est la plus importante, visant à faire recouvrer les aptitudes fonctionnelles perdues; la deuxième tendant à faire diminuer le poids. On peut ajouter une troisième indication, d'ordre purement esthétique celle-là, mais que beaucoup de sujets veulent faire passer en première ligne, c'est la diminution de volume de certaines régions du corps déformées par la graisse.

Pour rendre au malade ses aptitudes fonctionnelles les plus essentielles, il faudra rechercher pour lui la forme de mouvements qu'il a le plus de peine à exécuter, en la lui prescrivant suivant la méthode qui doit guider constamment l'application du traitement par l'exercice, c'est-à-dire avec une progression prudemment ménagée.

Parmi les mouvements que l'obèse exécute avec le plus de difficulté, il n'en est pas de plus utiles à lui faire recouvrer que les mouvements du tronc. Non seulement les mouvements de flexion, rotation et circumduction du tronc seront utiles pour aider à la résorption des masses graisseuses dont la

cavité abdominale est encombrée, mais ils rendront au malade
le service beaucoup plus important encore de faciliter la
circulation du sang dans le système de la veine porte, siège
de congestions passives qui compromettent la régularité de
toutes fonctions digestives, et notamment les fonctions du
foie.

Pour obtenir l'amaigrissement *général*, on aura recours
aux exercices généraux, quelle qu'en soit la forme, en ne se
préoccupant que de faire exécuter la plus grande quantité de
travail musculaire compatible avec la résistance des organes,
et notamment avec la capacité respiratoire. Rappelons que les
effets généraux de l'exercice seront obtenus surtout avec les
appareils qui mettent en œuvre les masses musculaires les
plus importantes, tels que le C^2 et le C^3, qui provoquent le
travail des grands muscles du dos; le A^4 et le A^3, qui sont
actionnés à la fois par les muscles des épaules, de la poitrine
et des bras.

Pour obtenir l'amaigrissement local d'une région déterminée, il y a deux moyens efficaces. Le premier est de faire travailler avec persistance les muscles de cette région, car le
muscle alimente son travail en brûlant d'abord la couche
graisseuse qui l'entoure. L'augmentation de volume du muscle
exercé ne compense pas, à beaucoup près, chez l'obèse, la
diminution des masses graisseuses brûlées par l'exercice actif.
Aussi, voit-on les membres de l'obèse diminuer par l'effet des
efforts musculaires énergiques, qui font au contraire grossir
ceux des sujets amaigris. L'autre moyen d'amaigrissement
local est le massage, surtout le massage avec les appareils
« à tapotement » comme l'appareil G^4.

CHAPITRE VIII

LA DIATHÈSE ARTHRITIQUE

Le « dosage » de l'exercice chez les goutteux. — Le traitement
« mécanique » de la Gravelle.

Nous avons exposé, au chapitre des *Impotents*, les manifestations *externes* de l'arthritisme qui peuvent entraver les mouvements : les *arthrites;* les *myosites* (lumbagos et douleurs musculaires diverses); les *ténosites* (rétractions des tissus tendineux et fibreux); les *névrites* et les *névralgies* (sciatique, etc.). Certaines manifestations *viscérales* de la diathèse arthritique ont leur place au chapitre des *Affections des voies digestives;* certaines autres, à celui des *Troubles de la circulation sanguine;* d'autres encore, à celui de la *Neurasthénie.*

Ici nous étudierons les deux manifestations les plus caractéristiques de l'arthritisme; celles qui justifient son nom de diathèse *urique :* la Goutte et la Gravelle.

Le « dosage » de l'exercice chez les goutteux.

Tout le monde sait que la Goutte n'est pas une maladie locale, et que les manifestations articulaires ne sont qu'un épisode dans le tableau symptomatique et pathogénique de cette affection. Ce qui constitue essentiellement la *diathèse goutteuse*, c'est une anomalie de la nutrition en vertu de laquelle la composition chimique du sang et des humeurs est viciée par les produits d'*oxydation incomplète*.

Chez le goutteux, il n'y a pas toujours cette accumulation des tissus de réserve qu'on observe chez l'obèse, bien que la Goutte et l'Obésité se rencontrent fréquemment chez le même sujet; mais la Goutte peut être interprétée comme une maladie par « excès d'épargne », en ce sens que le goutteux ne dépense pas, pour les actes chimiques de la désassimilation, une quantité suffisante d'oxygène. Les actes chimiques qu'on appelle les *combustions vitales*, et qui résultent de la combinaison de l'oxygène avec les tissus vivants, n'ont pas une activité suffisante pour faire passer les matériaux désassimilés à leur dernier degré d'oxydation ou de « combustion ».

L'image qui rend le plus exactement compte du trouble de nutrition caractéristique de la Goutte, est celle qui compare l'organisme des goutteux à ces appareils de chauffage domestique à combustion lente, qui économisent les combustibles et ne les font pas passer à leur dernier degré d'oxydation. Dans le poêle à « tirage lent », le charbon tend à n'absorber qu'un équivalent d'oxygène et à donner naissance à de l'oxyde de carbone (CO), tandis que, si la combustion était plus active, il se formerait surtout de l'acide carbonique (CO^2), par combinaison de chaque équivalent de charbon avec deux équivalents d'oxygène. De même, chez le goutteux, les « combustibles » qui alimentent la chaleur vitale tendent à rester à un degré inférieur d'oxydation; il se forme un excès d'*acide urique*, de *créatinine*, etc., composés incomplètement oxydés. La matière azotée n'a pas absorbé une quantité d'oxygène suffisante pour se transformer en *urée*, aboutissant normal de la combustion complète. Il se forme, d'autre part, des *acides* organiques, tels que l'*acide lactique*, par combustion incomplète des principes hydrocarbonés que leur oxydation complète aurait transformés en acide carbonique et eau. C'est ce qu'on exprime en disant que, chez le goutteux, *le coefficient d'oxydation est inférieur à la normale.* L'organisme du goutteux est un appareil à « tirage lent », qui n'utilise pas assez d'oxygène.

Nous savons que l'« entraînement » a pour résultat de produire des modifications de la nutrition absolument inverses de celles qui caractérisent la diathèse goutteuse; puisque le travail musculaire régulièrement pratiqué active les combustions vitales et augmente la dépense d'oxygène en exagérant la respiration « élémentaire ». C'est justement cette tendance de l'exercice à modifier les habitudes de la nutrition en sens inverse de la diathèse goutteuse qui justifie l'emploi de l'exercice chez les goutteux et explique son efficacité universellement constatée dans le traitement hygiénique de la Goutte.

Chez l'homme entraîné, le « coefficient d'oxydation » tend à s'élever et les produits de désassimilation tendent à se « brûler » complètement. Nous avons cité à plusieurs reprises (1) les recherches expérimentales entreprises sur nous-même et sur plusieurs autres sujets et desquelles il résulte que l'homme entraîné produit beaucoup moins d'acide urique qu'avant de s'être mis en état d'entraînement, et que le degré d'acidité de ses humeurs (en s'en rapportant au dosage de l'acidité des urines) peut diminuer dans la proportion de 1 à 4. Ainsi, après l'entraînement, l'acide urique, ce « poison goutteux », est contenu dans le sang en moindre quantité, et, d'autre part, les liquides organiques, moins acides, sont plus aptes à le tenir en dissolution. Ces modifications de la nutrition diminuent la tendance aux accès de goutte; puisqu'on sait que l'accès se produit par précipitation de l'acide urique sur les jointures dans deux conditions : 1° quand ce composé existe en trop grande abondance dans les liquides organiques;

____

(1) Voir la *Médication par l'exercice* et aussi la *Physiologie des exercices du corps* (E. Alcan, édit., Paris).

et 2° quand ces liquides étant devenus trop acides deviennent moins aptes à le tenir en dissolution.

L'objection faite à l'efficacité de l'exercice dans le traitement de la Goutte, c'est la fréquence des accès de goutte à la suite des exercices violents. Nous avons répondu ailleurs à cette objection en montrant que ce n'était là qu'un accident dû à une mauvaise direction de l'exercice et non un résultat nécessaire du travail musculaire.

Nous avons fait voir que la courbature chez l'homme sain produit *momentanément* l'altération chimique des humeurs qui caractérise la nutrition anormale des goutteux, c'est-à-dire l'*hyperacidité* de l'urine et l'augmentation de l'acide urique. Mais nous avons montré aussi que ce n'était là qu'un résultat passager et d'ailleurs facile à éviter, en modérant les premières séances d'exercice et en ayant soin de ne pas aller jusqu'à la fatigue. Pour arriver à modifier la nutrition des goutteux par l'exercice sans les exposer à une crise de goutte, il suffira de « doser » l'exercice avec assez de méthode pour arriver très progressivement à l'état d'entraînement sans passer par la courbature de fatigue. Au reste, une fois l'état d'entraînement obtenu, les exercices des goutteux pourront être poussés sans inconvénient à un extrême degré d'énergie, car l'homme entraîné jouit d'une immunité presque illimitée pour la fatigue et peut faire des doses considérables de travail musculaire, sans augmenter sensiblement l'acidité des urines et la dose d'acide urique éliminé (1).

L'exercice, si nécessaire à l'hygiène des goutteux, est absolument contre-indiqué au moment des accès de goutte. Il faut même s'abstenir de tout mouvement capable de froisser les articulations menacées, dès que la crise s'annonce par quelques avant-coureurs; la moindre sensibilité aux jointures est un avertissement qui doit engager le goutteux à s'arrêter, à

(1) Voir nos expériences sur la *Courbature de fatigue* dans la *Physiologie des exercices du corps.*

écarter toute cause de traumatisme. Non seulement l'exercice
actif, mais l'exercice passif et le massage sont formellement
contre-indiqués. On sait que la marche même modérée, les
voyages en chemin de fer et même la pression d'une chaussure
trop serrée, peuvent faire éclater une crise qui eût peut-être
avorté si l'on eût tenu compte des avertissements donnés.
Les Suédois, qui ne sont pas suspects d'abstention systématique, en matière de massage et de mouvements, considèrent
la crise de goutte même subaiguë comme indication formelle
de repos et d'immobilité. D'après le docteur Murray, professeur
de gymnastique médicale à l'Institut central de Stockholm, il
faut s'abstenir de massage et de mouvement même quand la
crise est terminée et qu'il ne reste plus que l'engorgement chronique des jointures avec dépôts d'urate de chaux. S'il s'agit
du Rhumatisme, la règle de conduite des praticiens suédois est
toute différente. Ils appliquent hardiment le massage et les
mouvements dans tous les engorgements articulaires chroniques, et même dans les arthrites subaiguës.

Ce n'est pas seulement au moment des prodromes d'un accès
que l'exercice peut hâter l'arrivée de la crise et en aggraver
les manifestations. Chez le goutteux qui ne semble pas en
imminence de crise, un exercice très violent, pratiqué sans
ménagement et sans entraînement préalable, en provoquera
l'explosion aussi sûrement que pourrait le faire un excès de
table ou un refroidissement. Nous avons déjà dit que l'accident ne se produirait pas si l'exercice était appliqué suivant
des règles méthodiques, qui sont celles de l'entraînement *progressif*.

Il ne faut pas, du reste, s'exagérer le danger de l'exercice,
même appliqué intempestivement chez le goutteux. On sait
que la crise de goutte n'est pour ainsi dire qu'une échéance,
un règlement de compte, que le goutteux doit solder au
moment où l'accumulation progressive de l'acide urique a
produit la saturation du liquide sanguin. Quand l'état de satu-

ration est arrivé, mille causes extérieures peuvent provoquer cette sorte de « décharge », par laquelle l'organisme se débarrasse du surcroît d'acide urique pour le jeter sur les jointures.

L'exercice, même quand il détermine un accès, n'est donc pas la cause, mais seulement l'occasion de la crise. Une crise provoquée par l'exercice n'a d'autres conséquences que d'avancer la date d'une échéance nécessaire et n'aggrave nullement l'état ultérieur du goutteux.

Traitement « mécanique » de la Gravelle.

Dans la *Gravelle*, l'exercice est aussi utile que dans la Goutte, puisque la diathèse est la même dans les deux cas, mais peut aussi provoquer la crise. C'est, alors, par effet mécanique, le plus souvent, que se produira, au cours d'un exercice violent, l'accès de *colique néphrétique*. Une secousse, un effort intense, peut faire détacher un calcul du rein et l'engager dans l'uretère. On voit parfois une première crise de colique néphrétique se produire après une séance d'équitation sur un cheval aux réactions dures. Un de nos malades a été pris d'un premier accès, qui fut d'une extrême violence, au milieu des efforts musculaires d'un exercice d'aviron. Chez beaucoup d'autres sujets en apparence très bien portants, on voit pareillement ces manifestations brutales de la Gravelle révéler pour la première fois l'existence de l'affection qu'on ne soupçonnait pas, et les malades sont tentés d'attribuer la cause première de leur maladie à l'exercice violent qui n'a fait que la mettre en évidence.

On sait, en effet, que la Gravelle ne consiste pas dans la crise néphrétique, c'est-à-dire dans l'expulsion brusque d'un calcul, mais dans la formation lente du calcul lui-même; et il ne faut pas oublier que l'expulsion du gravier ne saurait être considérée comme un méfait de l'exercice, mais plutôt comme un service rendu. Il est nécessaire que le gravier une fois formé soit expulsé, et les médecins comprennent si bien cette nécessité que plusieurs auteurs ont proposé d'imprimer au corps des mouvements brusques et des secousses, de sauter sur les talons, par exemple, pour hâter la terminaison d'un accès de colique néphrétique. Quelles que soient l'excentricité et la brutalité de ce procédé, il montre l'importance qu'on attache à la prompte sortie du calcul, et prouve par là même que les inconvénients de l'exercice, dans la Gravelle, ne sauraient contre-balancer son utilité et motiver sa contre-indication.

Il y a lieu cependant de tenir compte, dans certaines circonstances, des effets possibles d'un exercice même passif chez un malade suspect de lithiase urique : il est des circonstances où l'explosion d'une crise néphrétique est particulièrement intempestive, au cours d'un long voyage, par exemple ; et les longs trajets en chemin de fer, par la trépidation du train, sont souvent l'occasion de l'expulsion d'un calcul, et par conséquent d'une crise parfois longue et douloureuse.

Une fois la crise déclarée, il va de soi que la contre-indication de l'exercice est formelle, car le moindre mouvement peut exaspérer les douleurs. Si la prescription citée plus haut, de « sauter sur les talons », peut abréger la durée d'une crise en faisant cheminer le gravier, elle peut donner une violence extrême à la douleur, aussi bien, du reste, que tous les mouvements brusques auxquels se livrerait le malade. Il est donc sage, en résumé, de garder l'immobilité, ou du moins d'éviter les secousses, quand une crise est déclarée; mais il serait absurde de redouter l'exercice chez un gravelleux sous prétexte qu'il peut hâter l'explosion d'une crise d'ailleurs inévitable, alors que ce moyen de traitement est le meilleur moyen d'empêcher les crises ultérieures, en s'opposant à la formation des calculs.

Il n'est guère qu'une forme du mouvement qui trouverait peut-être son application dans une crise modérée et prolongée de gravelle, quand le gravier passe trop lentement dans le trajet de l'uretère, c'est le massage par *trépidation*. Ce mouvement pourrait être utilisé pour ses effets sédatifs, comme dans tous les états douloureux, et aurait chance, en outre, de hâter la marche du gravier et d'abréger la crise sans donner la crainte d'une action mécanique trop brutale.

CHAPITRE IX

LE TRAITEMENT « MÉCANIQUE » DU DIABÈTE

Utilité de l'exercice et dangers du surmenage chez les diabétiques.
Règles de l'entraînement dans le Diabète.
Application de la Mécanothérapie aux diabétiques.

Utilité de l'exercice et danger du surmenage chez les diabétiques.

Il en est des *diabétiques*, au point de vue de la médication par l'exercice, comme des neurasthéniques. Des deux côtés les bénéfices de l'entraînement sont considérables, mais les dangers de la fatigue sont très grands. C'est pourquoi deux courants d'opinion de sens inverse semblent diviser les médecins, suivant qu'ils ont été plus frappés par l'urgence des bénéfices thérapeutiques à obtenir ou par les graves conséquences du danger à éviter.

Aucun praticien, même parmi les partisans de l'exercice à outrance, ne voudrait nier les dangers du *surmenage* qui sont, sans contredit, beaucoup plus redoutables dans le diabète que partout ailleurs. Là, en effet, les conséquences de l'excès d'exercice ne se bornent pas à l'effet banal du trouble des fonctions vitales et à l'épuisement du système nerveux. Le surmenage peut aboutir à un résultat aussi formidable que précis, à une complication presque toujours mortelle, qui s'appelle le *coma diabétique*. Nous allons y revenir tout à l'heure.

D'autre part, les praticiens trop timorés dans la direction de l'hygiène du diabète n'évitent le danger de surmenage qu'au prix d'un autre inconvénient non moins évident, quoique moins effrayant et moins prompt à entraîner des conséquences funestes, c'est le ralentissement des oxydations organiques et l'aggravation des troubles multiples qui résultent de la nutrition ralentie. Or ces troubles ne se résument pas tout entiers dans l'accumulation du sucre incomplètement brûlé par les muscles et par l'aggravation de la glycosurie. Il est d'autres résultats du ralentissement des oxydations dont la portée est plus grave encore, et qu'on rencontre souvent chez les diabétiques. Tels sont surtout les troubles de la nutrition des parois artérielles et du cœur. Or l'immobilité favorise l'accumulation des poisons organiques auxquels sont dues, suivant l'avis unanime des auteurs, ces redoutables complications du Diabète qui s'appellent l'*artério-sclérose* et la *myocardite*. On sait que ces poisons si nuisibles au cœur, aux vaisseaux, au rein, se forment, au sein des tissus vivants, par défaut d'oxydation des déchets que la cellule rejette, et l'on sait aussi que l'exercice musculaire est un puissant facteur d'oxydation organique qui hâte la combustion de ces poisons et leur issue sous forme de produits faciles à éliminer. On sait, par exemple, que les acides organiques dont le diabétique est saturé sont des produits de l'oxydation incomplète des susbstances *ternaires* et que ces produits, quand on les combine avec un supplément d'oxygène, se transforment en acide carbonique et en eau, produits inoffensifs et d'élimination facile.

Ce mécanisme de l'amélioration de la nutrition chez le diabétique sous l'influence d'une oxygénation plus active des produits de désassimilation est si bien admis par tous les auteurs, que tous s'accordent à préconiser les inhalations d'oxygène dans les périodes graves de l'intoxication diabétique.

Mais on est plus sûr d'obtenir les effets curatifs de l'oxygène quand on se borne à augmenter la consommation naturelle de ce gaz, en augmentant le travail des muscles, puisqu'on sait que, grâce à la suractivité de la respiration pendant l'exercice musculaire, l'apport au sang de l'oxygène atmosphérique peut s'accroître dans les proportions de 1 à 7, si l'on compare l'oxygène inhalé à l'état d'immobilité et à l'état de mouvement très actif.

Telle est donc l'importance hygiénique de l'exercice musculaire comme modificateur des actes chimiques de la nutrition, et telle est l'urgence de son emploi chez les diabétiques. Mais, si l'on pousse jusqu'au bout l'étude des réactions chimiques produites au sein des tissus par le travail des muscles, on verra de nouvelles difficultés surgir et la question va se poser sous forme d'un dilemme embarrassant. En effet, si les effets de l'exercice se traduisent par une diminution des poisons organiques, grâce à l'oxydation plus complète des produits de désassimilation, il se trouve que l'état de fatigue, aboutissant si fréquent de l'exercice, a pour caractéristique l'augmentation momentanée de ces poisons. Ce résultat s'explique par la formation plus abondante des produits de désassimilation qui se détachent du muscle et par l'insuffisance de l'oxygène apporté par le poumon, même quand la dose en est très notablement augmentée. Si le travail acquiert une certaine limite d'intensité, la matière désassimilée qu'il faudrait oxyder est trop considérable pour l'oxygène que le poumon peut apporter au sang, même en activant au maximum son fonctionnement. Et de là cette conséquence toute rationnelle, quoiqu'elle semble au premier abord paradoxale, que *l'excès de fatigue place l'organisme, au point de vue des échanges nutritifs, dans les mêmes conditions que le défaut d'exercice.*

Il faudra donc éviter la fatigue tout en faisant de l'exercice. Mais c'est là une difficulté beaucoup plus grande en pratique qu'on ne se l'imagine. En effet, les manifestations de l'état de fatigue et les conditions qui lui donnent naissance sont subordonnées à deux ordres de facteurs, les uns qui résultent de la quantité de travail effectué par les muscles, et dont les autres sont inhérentes à l'organisme et aux dispositions individuelles du sujet. A travail égal, les uns sont surmenés, les autres n'ont aucune impression de fatigue. Or ces différences individuelles, qu'on peut observer, dans une certaine mesure, chez des hommes sains, s'exagèrent dans des proportions excessives chez les diabétiques. Le diabétique, en général, se fatigue promptement, même quand il semble avoir conservé toute sa force musculaire évaluée au dynamomètre. Et les différences sont très grandes encore d'un diabétique à l'autre, et même chez le même diabétique, comparé à lui-même à divers moments de la maladie.

Des recherches que j'ai faites et pour lesquelles M. Gautrelet m'a prêté le précieux concours de ses analyses chimiques et aussi la contribution de ses observations personnelles, il résulte que la dépression musculaire des diabétiques, avec toutes les variations qu'elle présente, est intimement liée à la prédominance des principes *acides* dans le sang et les humeurs du diabétique. La fatigue se caractérise, au point de vue de la chimie biologique, par la formation et l'accumulation de principes acides dans les fibres du muscle qui a travaillé. D'autre part, de curieuses expériences de laboratoire ont montré le pouvoir qu'ont les déchets acides puisés dans un muscle fatigué et injectés dans le sang d'un animal vivant, de communiquer la fatigue et l'inaptitude au travail à des muscles frais. Il est donc permis d'affirmer que, chez le diabétique, le muscle imprégné de principes acides, même à l'état de repos, se trouve dans les conditions voulues pour ressentir rapidement la fatigue; puisque le travail va augmenter encore la dose déjà considérable des principes acides auxquels la fatigue est due. Le diabétique ne pourra et ne devra donc pas faire d'exercice violent tant que son sang et ses muscles seront imprégnés d'une surabondance de principes acides. Et, comme d'autre part, l'action thérapeutique de l'exercice sur la glycosurie est subordonnée à la dose de travail effectué par les muscles, — car, suivant les dernières recherches de M. Chauveau (1), c'est surtout avec les principes sucrés contenus dans le sang et tenus en réserve par le foie que le travail musculaire s'alimente, — si le muscle travaille trop peu, il brûlera trop peu de sucre, et son rôle thérapeutique sera insuffisant.

Comment donc arriver à faire un exercice suffisant pour brûler le sucre et assez faible pour ne pas augmenter l'acidité organique? Tel est le problème. Et l'on va voir combien les ressources de la Mécanothérapie vont en faciliter la solution.

Le nœud de la question se trouve dans la différence capitale qui existe entre l'état de *fatigue*, effet d'un exercice exagéré, et l'état d'*entraînement*, effet d'une longue série d'exercices bien dosés et progressivement augmentés. Si la formule chimique de l'état de fatigue est l'exagération de l'acidité organique, celle de l'état d'entraînement est la diminution de cette acidité.

J'ai pour la première fois, il y a dix ans déjà, en poursuivant une série d'expériences sur moi-même, démontré que la persistance de la limpidité des urines après les exercices les plus violents était le criterium de l'entraînement; alors que les urines se troublent par le travail musculaire chez l'homme qui se fatigue sans entraînement préalable. Ces expériences ont été reprises avec le concours qu'a bien voulu me prêter M. Gautrelet en faisant l'analyse chimique des urines, et elles ont abouti à une formule plus précise des modifications de l'urine sous l'influence de la fatigue et de l'entraînement. J'ai rapporté longuement dans un autre travail le détail de ces expériences, dont la conclusion peut se résumer ainsi :

1° Dans les débuts de l'entraînement, l'exercice violent

(1) Voir CHAUVEAU, *le Travail musculaire et l'énergie qu'il représente.*

augmente considérablement l'élimination par l'urine des
principes acides (surtout de l'acide lactique) et aussi l'élimi-

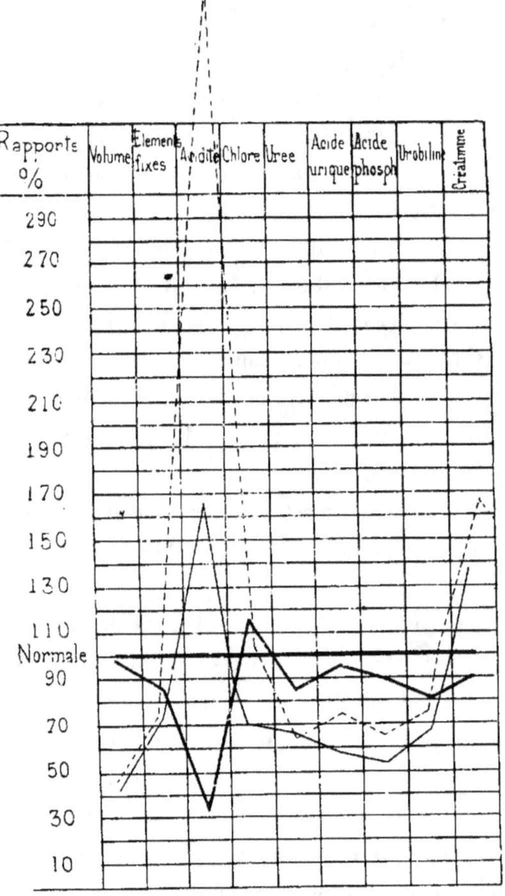

Fig. 25. — Graphique urologique montrant les variations de l'acidité urinaire :
1° tracé à trait léger : sujet *hyperacide arthritique* ; 2° tracé ponctué : même sujet en état
de *fatigue excessive* ; 3° tracé à gros trait : même sujet en *état d'entrainement*.

nation des principes azotés d'oxydation incomplète, comme
l'acide urique et la créatinine.

2° Dans la période d'entraînement confirmé, les exercices
les plus violents n'augmentent pas sensiblement la dose des
acides et des produits azotés d'oxydation incomplète.

3° Enfin, chez l'homme bien entraîné, il se produit, concurremment avec une plus grande aptitude à résister à la fatigue, une diminution considérable des principes acides et des produits azotés d'oxydation incomplète, dans l'urine étudiée à l'état de repos et comparée à l'urine qu'émettait le sujet avant d'être entraîné (1).

Ces conclusions découlent d'une série d'analyses d'urine dont le graphique ci-contre représente trois types très caractéristiques. Il suffit de jeter les yeux sur ces figures pour se rendre compte du chimisme urinaire : 1° chez l'homme non entraîné à l'état de repos ; 2° chez le même à l'état de fatigue ; 3° chez le même sujet entraîné et étudié à l'état de repos.

Les résultats que nous avons obtenus, grâce aux analyses faites par M. Gautrelet, donnent, en outre, l'explication du phénomène chimique déjà signalé par nous dans nos premières recherches sur la fatigue. Les urines se troublent chez l'homme non entraîné et fatigué par l'exercice, parce qu'elles sont extrêmement acides et que les liquides acides sont impropres à dissoudre les *urates*. Ces sels se précipitent donc et troublent l'urine chez l'homme non entraîné qui a fait un exercice violent ; tandis qu'ils restent en solution sans altérer la limpidité du liquide chez l'homme entraîné dont l'acidité urinaire n'est pas augmentée par le travail des muscles.

Poursuivons l'étude de ces faits et nous allons pouvoir en déduire de très importantes applications thérapeutiques. Si l'urine élimine un surcroît d'acide chez l'homme fatigué sans entraînement préalable, c'est que son sang en contient une quantité anormale, car le rein ne fabrique pas les acides et se borne à les laisser passer, comme il laisse passer le sucre, quand le sang en est saturé. A l'hyperacidité de l'urine correspond donc toujours une hyperacidité corrélative du sang. En cas de fatigue et de surmenage, l'urine hyperacide n'est donc que le fidèle témoin d'une accumulation de principes acides

(1) Voir le graphique, fig. 25.

dans le sang. Or, d'après les plus récentes recherches et d'après les interprétations pathogéniques les plus autorisées, le *coma diabétique* et tous les accidents d'une si formidable gravité qu'il entraîne avec lui, sont dus à un empoisonnement par des composés acides accumulés à haute dose dans le sang.

On voit donc combien les expériences que nous citions tout à l'heure expliquent clairement le rôle du surmenage dans la genèse du coma chez les diabétiques. Mais on va voir aussi combien la mise en lumière des conditions qui favorisent l'hyperacidité des humeurs peut être un guide sûr dans l'application thérapeutique de l'exercice au cours du diabète.

Il faut préciser d'abord un point important qui est trop méconnu dans l'histoire du diabète. C'est le danger de l'accumulation des acides dans le sang, danger plus grand encore que l'accumulation du sucre. Et d'abord il est difficile de faire disparaître le sucre sans diminuer auparavant les acides organiques, car le sucre s'oxyde mal et par conséquent se détruit lentement dans un milieu acide. C'est, du reste, pour cette raison, que la médication alcaline, ainsi que la cure de Vichy, a tant de succès dans le traitement du diabète. En outre, l'accumulation des acides dans le muscle rend l'exercice impossible en favorisant l'apparition rapide de la fatigue. Enfin, nous venons de dire que l'hyperacidité poussée à la limite extrême met le diabétique en imminence de coma.

Mais nous savons, d'autre part, que l'effet de l'entraînement est de modifier la nutrition, dans un sens tel que les composés acides tendent beaucoup moins à se former dans le muscle à la suite de l'exercice.

Règles de l'entraînement chez les diabétiques.

C'est donc l'état d'*entraînement* qu'il faut chercher à produire chez le diabétique hyperacide, et par conséquent il faut

le soumettre à l'exercice suivant la méthode la plus propre à
produire cette modification si importante de la nutrition. Or
l'entraînement ne peut se produire qu'à l'aide d'un exercice
quotidien, régulier et progressif, et non au moyen d'exercices
intermittents, très espacés et exécutés de loin en loin suivant
les caprices ou les loisirs du malade. Il faut se garder surtout
de vouloir compenser la rareté de l'exercice en le rendant plus
violent, comme font ceux qui prétendent faire en un jour une
dose de travail musculaire suffisante pour remédier à l'inaction de toute une semaine. Ce serait le plus sûr moyen d'aboutir au surmenage et peut-être au coma, sans arriver jamais à
cette accoutumance qui crée l'immunité contre la fatigue.

Voilà un premier point établi quant à la succession des
séances d'exercices et quant au degré d'efforts comportés par
chacune d'elles. Le diabétique, pour s'entraîner, devra faire
de l'exercice chaque jour et devra augmenter la dose quotidienne au fur et à mesure que diminuera sa vulnérabilité à la
fatigue. En procédant ainsi, il n'arrivera jamais à provoquer
une accumulation de produits acides dans l'organisme, car la
tendance du muscle à produire un excès d'acide diminue à
mesure qu'il s'accoutume à faire du travail. La raison de cette
moindre acidification pour une même quantité de travail
tient, selon toute probabilité, à une oxydation plus complète
des éléments que le muscle brûle en travaillant : la combustion musculaire devient plus parfaite et fait moins de déchets.
Et la cause de ce perfectionnement des combustions tient
elle-même — il est rationnel de l'admettre — à l'activité plus
grande que prend la respiration de l'homme qui s'entraîne, et
à la plus grande quantité d'oxygène qui est mise à la disposition du muscle pendant le travail. Ainsi, à mesure que le
muscle s'exerce et s'entraîne, il devient un appareil d'oxydation plus parfait, un fourneau à combustion plus complète,
qui, non seulement brûle plus de matériaux combustibles
(et ici ces matériaux sont les principes sucrés), mais qui, en

outre, les brûle plus complètement, en les réduisant au dernier terme d'oxydation. C'est ainsi que l'acide lactique, déchet qui pourrait jouer le rôle d'un toxique, se transforme par un supplément d'oxydation en deux produits inoffensifs et d'élimination facile, l'acide carbonique et l'eau.

Mais il faut, outre la succession régulière des séances d'exercice et la progression croissante du travail, régler en outre l'ordonnance des mouvements exécutés dans chaque séance. Et il est une règle dont on ne doit pas se départir dans l'application de l'exercice aux diabétiques très affaiblis, c'est de faire participer au travail le plus grand nombre de muscles possible, non pas simultanément, mais successivement.

Il ne faut pas mettre en œuvre un grand nombre de muscles *simultanément*, parce que ce serait faire produire une très forte dose de travail à la fois. Or il est d'expérience que la même dose de travail, qui ne provoque pas de réactions violentes quand on la fractionne en plusieurs séries de mouvements partiels suffisamment espacés, peut exciter violemment les fonctions organiques et le système nerveux si on la « condense », pour ainsi dire, en faisant agir à la fois plusieurs masses musculaires importantes. Ne demandât-on à cet ensemble de muscles actionnés simultanément qu'un exercice très court, dont la somme, en fin de compte, pourrait n'être pas très considérable, on risquerait de produire beaucoup plus de perturbations dans l'organisme, en produisant cette dose tout d'un coup par l'intervention simultanée de plusieurs membres ou segments du tronc dans un seul mouvement, qu'en la fractionnant à l'aide de mouvements partiels et successifs. C'est pourquoi, si le sujet est très vulnérable à la fatigue, il faudra éviter les mouvements composés, tels que les comportent certains exercices de sport comme l'aviron, l'escrime, la boxe, ou les exercices de gymnastique athlétique, comme les « rétablissements », les « culbutes » au trapèze, etc.

La Gymnastique suédoise, qui décompose les mouvements, et surtout la Mécanothérapie, qui règle d'avance l'effort local tout en isolant les groupes musculaires actionnés, permettront seules d'appliquer en toute sécurité l'exercice aux diabétiques, quand leur entraînement devra être dirigé avec des précautions particulières.

Mais il ne suffira pas, chez les diabétiques très vulnérables à la fatigue, de fractionner la dose de travail jugée utile et de le faire exécuter par des groupes musculaires peu importants ; il faudra, en outre, répartir les doses successives de travail sur des groupes de muscles différents, afin d'éviter de fatiguer les mêmes groupes de muscles. En effet, un muscle fatigué est un muscle encombré de produits de désassimilation acides et le nettoyage de ce muscle par le courant sanguin ne peut se faire d'une manière utile pendant qu'il fonctionne. Pendant la période de repos, le sang vient « laver » les fibres encombrées de déchets et porte aux organes éliminateurs, qui les rejettent, ces produits toxiques qui ne peuvent ainsi s'accumuler dans l'organisme. L'exercice *partiel* et *successif* d'un certain nombre de muscles différents permet ainsi à chaque groupe musculaire actionné de « se nettoyer » au fur et à mesure de leur mise en activité ; tandis que, si le même groupe était exclusivement mis en œuvre, les déchets resteraient en place et l'on se trouverait, à la fin de la séance d'exercice, avoir accumulé une dose considérable de composés nuisibles dont l'organisme subirait l'impression. On remarque, du reste, en pratique, que la même dose de travail, exécutée dans le même temps, ne laisse pas le même malaise général quand un grand nombre de groupes musculaires y ont participé, que si une seule région du corps en a fait tous les frais.

Ces considérations, qui seraient, évidemment, trop minutieuses, à propos d'un sujet sain et robuste, ont une portée pratique dans l'entraînement de sujets aussi vulnérables à la fatigue que les diabétiques. Elles devront donc faire la règle de leur entraînement et chaque séance d'exercice devra comprendre une série de mouvements des divers segments des bras, des jambes et du tronc. C'est pourquoi la Mécanothérapie, avec son luxe de moyens d'exercice pour toutes les parties du corps, méritera la préférence dans le traitement de ces maladies.

Application de la Mécanothérapie aux diabétiques.

Les considérations qui précèdent ont mis, je crois, en évidence plusieurs indications essentielles du traitement du Diabète qui sont : 1° l'urgence de l'exercice musculaire pour les diabétiques ; 2° le danger tout spécial du surmenage pour ces malades et la nécessité de ne pas abandonner la pratique de l'exercice à leur initiative propre ; 3° enfin la nécessité de choisir des exercices qui permettent de *fractionner* le travail, de le *doser* et de le *répartir* successivement sur plusieurs groupes musculaires distincts.

Il est évident que la Mécanothérapie est, de toutes les formes de l'exercice physique, celle qui s'adapte le mieux à ces indications. Toutefois, ce serait exagérer singulièrement les dangers de l'exercice chez le diabétique que d'exclure de son hygiène toute autre manière de donner du travail aux muscles. Il est, heureusement, beaucoup de diabétiques assez vigoureux, assez résistants, assez peu malades, en un mot, pour utiliser sans danger diverses formes de gymnastique, de sport ou d'exercices naturels. Pour ceux-là, le médecin peut se borner à recommander la prudence, en insistant sur la nécessité de n'augmenter la dose quotidienne d'efforts qu'au fur et à mesure de l'augmentation des forces ; de façon à se guider, pour le dosage des efforts et pour la durée du travail, sur la sensation de fatigue.

Il est des sujets pour lesquels cette sensation ne doit pas être prise pour limite, parce qu'elle peut et doit être dépassée, les *obèses* par exemple ; il en est d'autres pour lesquels elle serait un criterium insuffisant, parce que le travail peut causer des désordres dans un appareil organique important, avant que la fatigue ait atteint le muscle : tels sont les *cardiaques*. Pour les sujets diabétiques, l'avertissement donné par le muscle même qu'on exerce est suffisant en théorie ; je dirai même qu'il l'est, en pratique, pour les sujets vigoureux. Mais il ne l'est plus pour ceux dont les forces ont notablement baissé.

Chez le diabétique atteint de cette forme très commune de Neurasthénie qu'on appelle *amyosthénie* ou adynamie musculaire, il est difficile de trouver dans les exercices usuels, et même dans les actes ordinaires de la vie, des mouvements qui ne provoquent pas une fatigue exagérée.

Il est, par exemple, des diabétiques qui se sentent « les jambes coupées » dès qu'ils marchent à une allure suffisamment vive ou pendant un temps suffisamment long pour représenter la quantité de travail nécessaire à la destruction de leur sucre. C'est que tout le travail d'un homme qui se borne à des exercices de marche est supporté, du commencement à la fin, par le même ensemble de muscles ; alors qu'il faudrait, ainsi que nous l'expliquions plus haut, « relayer » ces muscles au bout d'un temps très court, en faisant intervenir d'autres muscles reposés. Le marcheur ne peut reposer ses jambes qu'en s'arrêtant et en s'immobilisant. Il est exposé à faire un exercice insuffisant, s'il s'arrête à la première sensation de fatigue, ou à se surmener, s'il ne veut pas tenir compte de sa sensation.

Chez tout diabétique très vulnérable à la fatigue, il n'est donc qu'un seul moyen de faire produire un travail musculaire suffisant sans danger de surmenage, c'est de relayer fréquemment les muscles fatigués en les remplaçant par des muscles reposés, qui, eux-mêmes, seront peu de temps après relayés par d'autres. Et, quand on aura utilisé ainsi, successivement, tous les groupes musculaires du corps, on se trouvera avoir provoqué une somme de travail considérable sans avoir fatigué aucun des groupes musculaires qui se sont succédé pour y prendre part.

Or il ne faut pas perdre de vue ce point essentiel du traitement que la quantité de sucre brûlé par les muscles est en proportion du travail effectué et nullement de la fatigue ressentie. On a pu évaluer en « calories » l'équivalent mécanique des rations alimentaires données aux animaux qui travaillent; à une certaine somme de travail effectué par les muscles correspond une certaine quantité de chaleur, qui elle-même est le résultat des transformations subies dans l'organisme, par les matières alimentaires soumises aux diverses opérations chimiques de la nutrition. Chez le diabétique, le sucre qui surabonde dans le sang joue, au point de vue du travail des muscles, le même rôle que les aliments venus du dehors; en ce sens que les principes sucrés, en s'oxydant, dégagent de la chaleur qui peut se transformer en travail; absolument comme le ferait de la matière sucrée introduite du dehors et dont M. Chauveau, récemment encore (1), faisait ressortir la richesse en calories et l'importance comme « aliment de travail ». Il faut, pour qu'une certaine quantité de sucre diabétique soit détruite par les muscles, que ces muscles exécutent un travail équivalent au nombre de calories représenté par la combustion de ce sucre; ce qui revient à dire que, plus sera considérable le nombre de kilogrammètres effectué par l'ensemble des muscles mis en action, plus grande sera la somme de sucre diabétique détruit au cours d'un exercice. Or il est facile, si l'on utilise tous les muscles du corps l'un après l'autre, de faire produire à l'ensemble de ces muscles une très forte somme de travail, tout en n'en demandant qu'une faible fraction à chacun d'eux.

(1) CHAUVEAU. Comptes rendus de la Société de biologie du 10 mars 1898.

Il ne faut, naturellement, pas prendre l'énoncé de cette loi dans le sens strict et rigoureux où l'on interprète les lois de la physique et de la chimie quand on les vérifie à l'aide d'expériences dont on a pu régler d'avance toutes les conditions. Il va de soi que, les phénomènes physiologiques étant beaucoup plus complexes, il y a une foule de conditions accidentelles, souvent inaperçues, qui peuvent influencer les résultats d'un mode quelconque de traitement et en particulier contrebalancer les effets physiologiques normaux du travail musculaire, chez les diabétiques ; de même qu'il y a maintes circonstances où l'avoine que mange le cheval ne suffira pas pour qu'il effectue le travail équivalent au nombre de calories représentées par la ration consommée. Mais, ces restrictions faites, il demeure démontré que *plus le diabétique fait de travail musculaire, plus il détruit de sucre.*

Faire le maximum de travail musculaire avec le minimum de fatigue, telle est la formule qui résume l'indication du traitement gymnastique dans le Diabète.

Il faudra donc faire intervenir le plus grand nombre possible de muscles dans l'exercice, afin de pouvoir restreindre au minimum l'effort de chacun d'eux, sans abaisser à l'extrême la somme de travail qu'ils effectueront. Il faudra aussi mettre en jeu de préférence les muscles les plus forts, ceux qui peuvent faire une dose de travail assez considérable sans se fatiguer. Il faudra, enfin, couper l'exercice de temps de repos suffisants pour favoriser l'élimination des déchets musculaires auxquelles est due la sensation de fatigue.

Il faudra, de plus, couper les séries de mouvements actifs par des mouvements *passifs* propres à favoriser le nettoyage des muscles ; par exemple, par des massages à tapotement ou à trépidation, et faire intervenir de temps en temps les mouvements de respiration active et passive, pour activer l'apport de l'oxygène au sang et hâter l'oxydation et l'élimination des produits de la désassimilation musculaire.

Voici quel sera, sur ces données, le schéma d'une prescription d'exercices musculaires chez un diabétique :

1re série. — *Mouvements des membres supérieurs.* — Flexion de l'avant-bras (résistance, environ 3 kil.). — Extension de l'avant-bras (résistance, 3 kil.). — Flexion du bras (résistance, 5 kil.). — Extension du bras (résistance, 5 kil.). — Massage par friction des deux membres supérieurs.

2e série. — *Mouvements des membres inférieurs.* — Flexion des jambes (résistance, 5 kil.). — Extension des jambes (résistance, 5 kil.). — Flexion des cuisses (résistance, 7 kil.). — Extension des cuisses (résistance, 7 kil.). — Massage par friction des membres inférieurs.

3e série. — *Mouvements des bras et des jambes.* — Abduction des bras avec inspiration rythmée (résistance, 3 kil.). — Adduction des bras avec expiration rythmée (résistance, 3 kil.). — Abduction des cuisses (résistance, 3 kil.). — Adduction des cuisses (résistance, 5 kil.). — Vibration des membres inférieurs.

4e série. — *Mouvements du tronc.* — Flexion du tronc en avant (résistance, 7 kil.). — Extension du tronc en arrière (résistance, 10 kil.). — Flexion latérale du tronc à droite (résistance, 5 kil.). — Flexion latérale du tronc à gauche (résistance, 5 kil.). — Respiration passive.

Cette liste représente un ensemble de seize mouvements *actifs*, dont douze sont exécutés en double (membre droit et membre gauche) ; au total, vingt-huit groupes musculaires différents se trouvent avoir été actionnés successivement. Chacun a fait un faible travail et ce travail n'a jamais été répété.

Si l'on additionne chacun des nombres représentant le poids de résistance et si on les multiplie par le chemin qu'ont parcouru les leviers et les poids de bas en haut, on obtiendra le nombre de kilogrammètres qui aura été effectué ainsi, sans la moindre fatigue, par le malade, et l'on verra, en comparant ce nombre à celui que donnerait un exercice beaucoup plus athlétique, mais infiniment plus fatigant, combien il est facile, en fractionnant et en répétant l'effort, d'atteindre, sans fatigue, un total très suffisant de kilogrammètres.

En effet, en faisant le calcul bien simple que nous indiquons, on pourra s'assurer que, s'il s'agissait, par exemple, d'un exercice d'haltères, il faudrait, pour obtenir le même nombre de kilogrammètres, élever au-dessus de la tête un haltère de 20 kilogrammes vingt fois de chaque bras, — ce qui serait bien au-dessus de la force moyenne de l'homme, — ou bien quarante fois de chaque bras un haltère de 10 kilogrammes, ce que beaucoup de diabétiques ne pourraient faire sans danger de surmenage.

CHAPITRE X

MALADIES DU CŒUR ET DES ARTÈRES

Utilité et dangers de l'exercice chez les cardiaques. — Conditions de l'excitation du cœur par le mouvement : innocuité de l'exercice *fractionné*. — Indications de la Mécanothérapie dans les maladies du cœur et des artères. — La méthode suédoise et le système d'Œrtel. — Application du traitement.

Utilité et dangers de l'exercice chez les cardiaques.

Le traitement mécanique des *maladies du cœur et des artères* est, de toutes les applications de la Mécanothérapie, la moins connue en France. C'est une de celles, pourtant, qui donne les plus beaux résultats thérapeutiques.

C'est ici que l'étiquette de « gymnastique », appliquée au traitement par le mouvement, a créé les plus fâcheux malentendus dans l'esprit des médecins français ; car c'est assurément l'idée d'exercice « violent », inséparable, chez nous, du mot gymnastique, qui a fait rejeter, à priori, un mode de traitement pourtant si rationnel. En effet, qui dit troubles circulatoires, dit arrêt ou entrave du cours du sang ; et l'on reconnaît que le mouvement en lui-même ne peut que favoriser et activer la progression du liquide sanguin dans les vaisseaux. Mais — toujours en vertu de notre conception erronée de ce que les Suédois appellent gymnastique — nous concevons le mouvement comme le résultat d'un effort musculaire intense, et c'est l'*effort* que nous redoutons, dans la crainte de *fatiguer* le cœur.

Or c'est justement là que se trouve la justification du traitement suédois et, par conséquent, de la Mécanothérapie, dans les affections du cœur et des vaisseaux : l'esprit de ces systèmes est d'obtenir les bénéfices du mouvement en supprimant les dangers de l'effort musculaire. Avec les procédés mécanothérapiques, le choix du mouvement est si rationnel et le dosage du travail musculaire si prudent, qu'on obtient une activité plus grande du cours du sang, *non pas en augmentant, mais en diminuant le travail du cœur*.

Pour expliquer un pareil résultat dont l'énoncé semble au premier abord si paradoxal, il faudra en revenir encore à faire ressortir, comme nous l'avons déjà fait à plusieurs reprises, la différence qui existe entre l'effet de nos exercices de sport et de notre gymnastique athlétique et les exercices scientifiquement réglés du système suédois et de la mécanothérapie. Mais il est nécessaire, au préalable, de rappeler certaines données physiologiques élémentaires qui permettent de comprendre le rôle des mouvements musculaires dans le traitement des troubles de la circulation sanguine.

Si l'on analyse un acte musculaire *voulu*, on voit qu'il peut se décomposer en deux éléments : 1° le mouvement proprement dit, c'est-à-dire le déplacement de la partie du corps sur laquelle agissent les muscles, et 2° la contraction musculaire, d'où provient la force qui provoque le mouvement. Or la contraction musculaire, aussi bien que le mouvement, représentent en eux-mêmes deux puissants agents de circulation qui, loin d'entraver l'action du cœur, lui prêtent, au contraire, un concours efficace.

Il n'est pas besoin d'une longue démonstration pour prouver qu'en communiquant une impulsion quelconque à une masse liquide enfermée dans des canaux, comme l'est le sang dans les vaisseaux, on tend à déplacer et à mobiliser cette masse. Or, dans les veines, il existe, on le sait, des replis faisant soupape, les *valvules*, grâce auxquelles une impulsion de direction quelconque, communiquée au liquide sanguin, s'oriente toujours dans le sens du trajet circulatoire normal. Tout mouvement communiqué aux membres va donc activer le cours du sang dans les veines et faciliter la circulation *de la périphérie au centre*. Mais, par suite de la déplétion plus facile des veines, le cours du sang se trouvera facilité dans les artères qui les précèdent, ces deux ordres de canaux sanguins représentant un système de « vases communicants », solidaires les uns des autres au point de vue des conditions hydrauliques de leur contenu. Et, finalement, le cœur aura moins d'effort à faire pour lancer le sang artériel *du ‚centre à la périphérie*.

A cette action purement mécanique du mouvement — action indépendante du fonctionnement des muscles et qu'on peut obtenir à l'aide des mouvements *passifs* — à cette action, déjà très efficace, s'ajoutera, plus puissante encore, celle de la contraction musculaire, quand les mouvements seront *actifs*.

On sait, en effet, qu'un muscle en travail attire à lui du sang : la circulation s'y trouve activée dans des proportions telles qu'il passe, disent les physiologistes, *sept fois plus* de sang, en un temps donné, dans le muscle en contraction, que dans le muscle au repos. Il s'ensuit une déplétion incomparablement plus rapide des vaisseaux qui avoisinent le muscle et un véritable « appel » du liquide sanguin du centre vers la périphérie de l'appareil circulatoire. Cette sorte d'aspiration du sang par un muscle en travail est tout à fait indépendante de la poussée du cœur, ainsi que l'a si bien démontré Brown-Séquard. Chez un animal auquel on venait d'extirper le cœur, on a pu voir, pendant les quelques instants de survie des éléments anatomiques, le sang des artères affluer aux muscles qu'on avait mis en contraction par l'excitation électrique (1).

____

(1) Brown-Séquard, Leçons faites au Collège de France.

La contraction musculaire opère donc sur le sang artériel un véritable *drainage* comparable à l'effet d'une ventouse; à cette différence près que la ventouse immobilise le sang dans la région où elle est appliquée, tandis que le muscle rejette dans les veines le sang qu'il appelle, au fur et à mesure de son arrivée par les artères.

A cette force d'appel du muscle dont le mécanisme, d'ordre *physiologique*, se rattache à des phénomènes de vaso-dilatation, observés, d'ailleurs, dans tout organe qui fonctionne activement (dans les glandes, par exemple), il faut ajouter l'action toute *mécanique* exercée sur les parois des veines voisines par le muscle, qui grossit et durcit à chaque contraction. Et c'est par cette double action de la contraction musculaire que s'explique un fait connu de tous les praticiens, l'augmentation du débit de la veine après la saignée, dès qu'on met en action les muscles fléchisseurs des doigts.

Ainsi, la physiologie démontre que les deux facteurs essentiels de l'exercice, la contraction musculaire et le mouvement, loin de contrarier l'action du cœur et de lui causer *par eux-mêmes* un supplément de travail, se trouvent, au contraire, l'aider dans sa fonction, en ajoutant à la poussée qu'il donne au sang une impulsion supplémentaire de même direction. C'est pourquoi les mouvements actifs et passifs doivent rationnellement être considérés comme des auxiliaires dont l'intervention, dans l'acte circulatoire, permet au cœur d'accomplir son travail normal *avec une moindre dépense de force*.

Et pourtant, nous voyons, en pratique, que tout exercice violent fatigue promptement le cœur et entrave la circulation, même chez l'homme sain. Nous savons aussi que, chez l'homme atteint d'une affection cardiaque quelconque, un exercice même modéré peut exagérer les troubles circulatoires déjà existants et rendre instantanément apparents des symptômes qui restent latents à l'état de repos. C'est ainsi, par exemple, que certains souffles cardiaques, trop faibles pour être perçus chez un homme immobile, deviennent perceptibles quand on le fait marcher vivement ou monter un escalier.

Comment expliquer cette contradiction apparente entre la théorie et la pratique ? — Tout simplement par l'influence de la *dose* de travail. Si un mouvement très faible et très localisé favorise l'action du cœur, un exercice d'une certaine énergie, surtout un exercice qui se généralise en mettant en œuvre beaucoup de muscles à la fois, peut troubler la circulation, parce qu'il fait intervenir un nouvel élément physiologique, *l'excitation de l'appareil circulatoire.*

Conditions de l'excitation du cœur par l'exercice; innocuité de l'exercice « fractionné ».

L'excitation du cœur, au cours d'un exercice violent, est un résultat qui s'explique par le mécanisme de l'effet réflexe. Les conditions nouvelles de circulation que produit la contraction musculaire à la périphérie de l'appareil circulatoire, telles que l'accroissement de vitesse du courant sanguin, le resserrement et le relâchement alternatifs des petits vaisseaux par les fibres du muscle qui s'allonge et se raccourcit, toutes ces modifications mécaniques et physiologiques que provoque le mouvement musculaire dans le réseau vasculaire de la région où il se produit, impressionnent les nerfs sensitifs dont les dernières ramifications des canaux circulatoires sont abondamment pourvues. L'impression que reçoivent ces nerfs, bien qu'elle ne soit pas perçue et consciente (pas plus qu'une infinité d'autres impressions internes, origines d'une foule d'actions réflexes), se transmet aux centres moteurs de l'appareil, les excite et vient ainsi retentir sur le cœur, en y provoquant une accélération des mouvements. Le cœur se trouve alors lancé dans un travail de vitesse qui, rapidement, l'épuise et exagère les imperfections de son fonctionnement s'il était déjà troublé, ou rend plus apparentes ses avaries quand il en existe.

J'ai exposé ailleurs, avec plus de détails, le mécanisme suivant lequel se produisent les troubles de la circulation sanguine (1). Il me suffit de dire ici qu'il ne se produit aucune excitation *appréciable* de l'appareil circulatoire quand l'exercice représente une très petite somme de travail *pour un temps donné*. — Remarquons combien il est important, pour énoncer exactement les conditions dans lesquelles on peut provoquer ou éviter l'excitation du cœur par le mouvement musculaire, d'associer la notion de *temps* avec celle de *travail*. Un travail très minime, comme celui qu'exécute le muscle biceps en pliant l'avant-bras, deviendra une cause d'excitation circulatoire s'il se répète avec une très grande rapidité, deux cents fois par minute, par exemple. Il en serait de même si plusieurs actes musculaires, au lieu d'être successifs, étaient simultanés ; par exemple, si des mouvements des jambes et du tronc étaient exécutés en même temps que ceux des bras ; ou bien encore si un mouvement unique mettait en jeu soit un très grand nombre de muscles à la fois, soit, ce qui revient au même, des masses musculaires très importantes. Dans toutes ces hypothèses, on aboutirait à exécuter *beaucoup de travail en peu de temps ;* et c'est la condition essentielle de l'entrée en jeu des réflexes circulatoires et de l'excitation du cœur.

L'expérimentation que j'ai faite de toutes les conditions pratiques de l'exercice musculaire m'a autorisé à formuler, dans une autre étude (2), cette loi que *l'intensité des réflexes cardio-pulmonaires, au cours d'un exercice du corps, est toujours en raison directe de la quantité de travail effectuée par les muscles, en un temps donné.*

La conclusion, c'est que, pour éviter l'excitation du cœur dans l'exercice, il s'agira de *fractionner* les doses de travail,

<hr>

(1) Voir LAGRANGE, *Médication par l'exercice* (Alcan, édit., Paris).
(2) Voir *ibid.*

c'est-à-dire de faire exécuter, à intervalles suffisamment espacés, une série de mouvements suffisamment modérés, qui ne mettent en action que de très petites masses musculaires à la fois. Et n'oublions pas qu'avec cette manière de procéder, il est facile, en prolongeant la durée de l'exercice, de faire produire aux muscles, à l'aide de faibles contractions, souvent répétées, la même somme de travail qu'on obtiendrait en un temps plus court et *à doses massives*, en provoquant des contractions musculaires très intenses et très rapprochées. C'est ainsi qu'en thérapeutique, on *fractionne* la dose d'un médicament, pour obtenir l'effet utile, sans provoquer l'action perturbatrice redoutée. On donne alors la dose voulue en plusieurs fois, à intervalles suffisamment espacés, au lieu d'administrer la même quantité d'un seul coup, à *dose massive*.

Cette règle du *fractionnement du travail* est la base du traitement des troubles circulatoires par la Mécanothérapie. Il est très facile de s'y conformer, grâce au réglage si parfait des appareils Zander, qui permettent de localiser le mouvement dans un membre ou un segment de membre, de doser la force dépensée par le muscle avec la plus minutieuse précision et de donner, enfin, au déplacement des leviers osseux aussi peu d'amplitude qu'on le désire.

Il est un autre facteur des troubles circulatoires, au cours de l'exercice musculaire, qui offre plus de dangers encore pour les cardiaques que l'excitation du cœur : c'est l'*effort thoraco-abdominal*. Chez l'homme qui « fait effort », pour soulever un haltère très lourd, pour tourner autour d'un trapèze, pour tirer sur un aviron, etc., on sait qu'il se produit une suspension momentanée de la respiration. Le poumon se gonfle d'air et les parois thoraciques se soulèvent dans l'attitude d'inspiration forcée; puis la glotte se ferme, pendant que les muscles expirateurs se contractent avec énergie et tirent sur les côtes qui résistent, retenues qu'elles sont par l'air inspiré qui ne trouve pas d'issue. Cette sorte de conflit entre les forces qui retiennent l'air dans la poitrine et celles qui tendent à l'en chasser, aboutit à l'immobilisation des côtes — immobilisation indispensable à l'entrée en jeu énergique

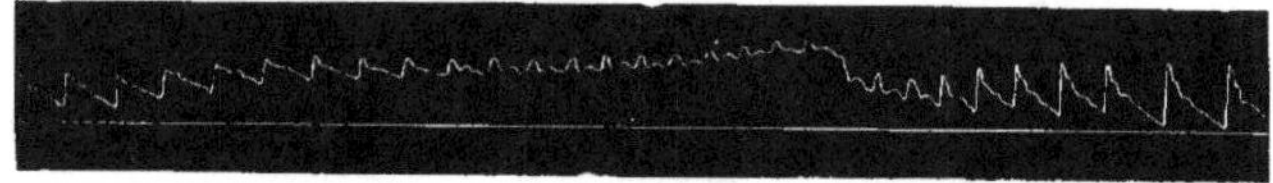

Fig. 26. — Tracé du pouls pendant l'*effort* (Marey).

des muscles qui prennent un point d'attache sur le thorax. — Mais, dans cet acte, si intéressant au point de vue des synergies musculaires, les côtes ne peuvent s'immobiliser qu'en prenant un point d'appui fixe sur cette sorte de coussin que représente le poumon gonflé d'air : elles transmettent ainsi,

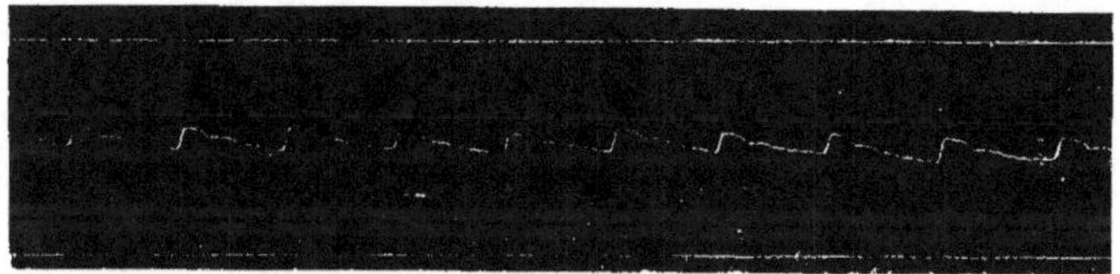

Fig. 27. — Tracé du pouls d'un sujet normal, au repos.

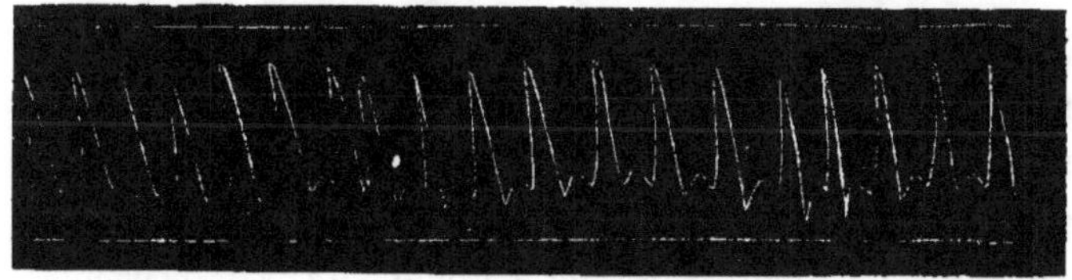

Fig. 28. — Tracé du pouls du même sujet après une série d'*efforts*.

par l'intermédiaire du poumon, à tous les organes contenus dans la cavité thoracique, la violente pression que leur font subir les muscles expirateurs et surtout les muscles abdominaux. Chaque fois qu'on « fait effort », on se trouve donc faire supporter au cœur, à l'aorte et aux gros vaisseaux une compression d'autant plus violente que l'acte musculaire effec-

tué a demandé plus d'énergie. De là une augmentation
brusque de la pression sanguine, qui peut, en se répétant
souvent, arriver à « forcer » le cœur et à faire éclater les
petites artères, quand les parois en sont dégénérées et fragiles.

Tel est le danger de l'acte appelé en physiologie *effort*. Il
est urgent de bien connaître les conditions dans lesquelles il
se produit, afin d'y soustraire les cardiaques auxquels on veut
appliquer le traitement par le mouvement. Or l'effort se produit toutes les fois qu'un mouvement actif — quelle que soit
la région du corps où il a lieu et *aussi petit soit le groupe
musculaire qui l'exécute* — demande aux muscles agissants
toute la force dont ils sont capables. C'est ainsi que la
synergie d'effort peut se produire à propos d'une simple
contraction des muscles fléchisseurs des doigts ; par exemple
quand on presse de toute sa force un dynamomètre manuel.

C'est l'observation des faits qui l'enseigne, on éveille la
synergie d'effort toutes les fois qu'on contracte un muscle
avec toute l'énergie dont il est capable.

Il est donc de toute importance de ne jamais demander à un
cardiaque un mouvement actif dont l'énergie aille jusqu'à la
limite des forces du groupe musculaire actionné, aussi petit
et aussi limité que soit ce groupe musculaire.

L'observation nous apprend, en outre, que certains mouvements, même d'énergie modérée, peuvent éveiller la synergie
d'effort, à cause du mécanisme même de leur exécution. Ce
sont les mouvements exécutés par des muscles dont l'insertion
se fait directement aux côtes, ou à l'omoplate, à la clavicule
et à l'humérus. Les mouvements des bras et ceux du tronc
seront donc plus sujets que ceux des jambes à provoquer la
synergie d'effort.

Il suffit de connaître les conditions de la production de
l'effort pour éviter aux cardiaques cette dangereuse synergie ;
car nous avons dit et répété combien il est facile, avec la
Mécanothérapie, de mesurer d'avance la dépense de force

représentée par le mouvement actif qu'on prescrit et de localiser le travail dans un membre ou un segment de membre, en évitant toute association d'une autre partie du corps au mouvement et en supprimant toute synergie.

La Mécanothérapie, basée sur les principes de la gymnastique suédoise, utilise donc les deux facteurs auxiliaires de la circulation du sang, le *mouvement* et la *contraction musculaire*, à l'aide de procédés si prudemment conçus qu'elle évite avec certitude les deux facteurs des troubles circulatoires que nous avons signalés plus haut : l'*effort* et l'*excitation du cœur*. Et, pour obtenir cette dissociation des effets utiles et des effets dangereux du mouvement musculaire, le médecin n'aura qu'à suivre la règle fondamentale qui résume toute la mécanothérapie : 1° localiser le travail pour éviter la synergie d'effort et 2° doser l'énergie de la contraction musculaire à un degré assez modéré pour ne pas exciter les réflexes de l'appareil circulatoire.

Tels sont les principes qui guident la Mécanothérapie dans le traitement des troubles de la circulation du sang. Nous allons voir, tout à l'heure, par quels procédés elle les met en pratique. Mais il faut, au préalable, jeter un coup d'œil rapide sur les indications thérapeutiques offertes au médecin par les maladies du cœur et des vaisseaux.

<h3 style="text-align:center">Indications de la Mécanothérapie
dans les maladies du cœur et des artères.</h3>

Si l'on nous demandait de préciser quelles sont les maladies du cœur ou des vaisseaux qu'on doit traiter par la Mécanothérapie, nous répondrions que la question ne doit pas être ainsi posée. Ce n'est pas le diagnostic exact de la lésion qui entraîne ici l'indication du traitement; mais c'est plutôt la forme ou l'intensité des *troubles circulatoires*. Et ceux-ci sont bien souvent indépendants de la forme anatomique des lésions.

Dans les affections du cœur et des vaisseaux, l'emploi du traitement suédois n'est, à proprement parler, qu'une médication des symptômes. Et, du reste, il serait presque toujours impossible d'agir sur la lésion même qui est l'origine du trouble circulatoire. Mais il faut remarquer qu'*ici le symptôme a plus d'importance que la lésion.*

On sait, en effet, qu'il n'est pas nécessaire de faire disparaître ni même de modifier la lésion anatomique du cœur pour soustraire le malade à un danger imminent et pour diminuer l'intensité des troubles circulatoires. La plupart des lésions auriculo-ventriculaires, par exemple, une fois acquises, persistent jusqu'à la fin de la vie ; et pourtant les malades qui en sont porteurs ne présentent pas d'une manière permanente les symptômes fonctionnels d'un trouble circulatoire qui puisse mettre la vie en danger. Beaucoup de ces malades, même, n'en présentent pas du tout et l'on ne peut les reconnaître atteints d'une affection cardiaque qu'en auscultant le cœur. Les symptômes de troubles circulatoires ne se produisent le plus souvent que par intervalles, sous l'influence d'une cause intercurrente qui apporte une entrave passagère ou durable au cours du sang.

Les diverses maladies du cœur et des artères peuvent provoquer les troubles circulatoires d'une manière plus ou moins grave, plus ou moins soudaine; mais ces troubles, en résumé, se caractérisent par deux sortes d'anomalies fonctionnelles :

1° Anomalies d'ordre *mécanique*, qui consistent dans le défaut d'équilibre entre l'effort que peut développer le cœur et les résistances qui sont opposées au cours du sang;

2° Anomalies d'ordre *physiologique*, qui se traduisent surtout par des troubles de l'innervation de l'appareil circulatoire ; que ces troubles aient ou non leur point de départ dans le processus d'une lésion.

Ces deux ordres de troubles circulatoires peuvent avoir entre eux des rapports de cause à effet. Aussi, se trouve-t-il souvent qu'en modifiant les troubles mécaniques, on diminue les troubles nerveux, et réciproquement. Certains troubles primitivement nerveux, d'origine réflexe ou toxique, tels que les *palpitations*, la *tachycardie*, l'*hypertension artérielle* permanente, etc., peuvent provoquer, par l'ébranlement répété de l'appareil circulatoire, des perturbations dans l'hydraulique du cœur et des vaisseaux. Et, réciproquement, une lésion matérielle du cœur et des vaisseaux, outre une gêne mécanique de la circulation sanguine, peut causer aussi des troubles réflexes, tels que la tachycardie, l'hypertension artérielle et l'arythmie : soit que les troubles mécaniques apportent dans le système nerveux vasculaire une perturbation qui se traduit par des réactions plus ou moins violentes de l'appareil vaso-moteur ; soit que la lésion ait directement influencé par voisinage les ganglions ou les filets nerveux du cœur. — On peut voir alors ces deux facteurs de troubles circulatoires s'aggraver réciproquement et s'unir pour conduire le malade à cette phase où les symptômes deviennent menaçants pour la vie et qu'on appelle l'état d'*asystolie*.

L'*asystolie* est l'aboutissant final de toutes les affections du cœur ou des vaisseaux, quelle qu'en soit la forme anatomique, — quand, toutefois, ces maladies suivent jusqu'au bout leur évolution normale et ne sont pas abrégées par des complications accessoires ou par la mort subite. — C'est donc à prévenir l'état d'asystolie que tendent, en résumé, toutes les médications employées contre les affections de l'appareil circulatoire. Et tous les moyens hygiéniques ou pharmaceutiques employés dans ce but visent toujours à agir soit sur les troubles de l'*hydraulique* cardio-vasculaire, soit sur les troubles de l'*innervation*. C'est ainsi, par exemple, qu'on emploie la digitale pour augmenter l'énergie de la pression cardio-vasculaire et le bromure pour calmer l'excitation du cœur et des vaisseaux.

Or la médication par le mouvement peut agir à la fois sur les troubles mécaniques de la circulation, en facilitant le cours du sang à travers les vaisseaux périphériques, et sur les troubles de l'innervation, en apaisant l'excitabilité du système nerveux et en atténuant les réflexes.

On voit, d'après ce qui précède, que le champ des indications de la Mécanothérapie dans les troubles de l'appareil circulatoire est, pour ainsi dire, illimité. Il n'y a, en quelque sorte, pas de contre-indications à l'emploi du traitement suédois dans ces maladies. On peut toujours y trouver quelque bénéfice et appliquer sans danger, même aux cas graves, tout au moins les moyens les plus doux, les massages, la respiration passive, la vibration, etc. La seule contre-indication qui s'impose, c'est le cas où le malade n'est pas transportable et ne peut quitter son lit pour être installé sur les machines. Mais, même en pareil cas, on peut toujours appliquer, sinon les procédés mécanothérapiques, au moins des moyens similaires conçus dans le même esprit, en remplaçant la machine par la main d'un aide compétent.

La méthode suédoise et le système d'Œrtel; rareté des contre-indications de la Mécanothérapie.

Les indications de la méthode suédoise sont infiniment plus étendues, on va le comprendre aisément, que celles d'une autre méthode d'entraînement souvent appliquée en Allemagne au traitement des affections cardiaques, la méthode d'Œrtel ou *Cure de terrains*.

Il ne faut pas confondre — comme on le fait souvent en

France — le traitement suédois, basé sur l'emploi des mouvements passifs, sur le fractionnement du travail musculaire et l'atténuation de l'effort, avec le système d'Œrtel, qui utilise d'une tout autre façon l'exercice. La « cure de terrains » est basée sur les effets de la marche ascensionnelle qui agit en provoquant une *excitation générale* de l'appareil circulatoire et en *augmentant le travail* du cœur. Cette méthode vise à exercer le muscle cardiaque en lui imposant des efforts progressifs dans le but d'en augmenter la force ; comme on augmente, par l'entraînement, la force des autres muscles. La « cure de terrains » a ses indications, mais elle a de nombreuses contre-indications, et, sans vouloir discuter ici ce système, on peut dire qu'il représente l'emploi le plus hardi de la médication par l'exercice, et l'on ne peut se refuser à reconnaître qu'appliqué mal à propos, il risquerait de dépasser le but cherché et de surmener le cœur au lieu d'en augmenter la force. Rien de pareil ne peut être redouté avec la méthode suédoise, fit-on même une erreur de diagnostic et une fausse interprétation des indications, — puisque ici *le cœur n'est pas sollicité à augmenter son effort*, mais aidé au contraire et soulagé dans son travail par l'action des mouvements fractionnés sur la circulation périphérique.

On doit toujours se demander, avant de prescrire la cure de terrains, si le cœur du sujet est capable de la supporter ; pareille préoccupation n'aurait pas sa raison avec la Mécanothérapie, qui n'excite pas le cœur, mais le calme, qui n'augmente pas l'effort du myocarde, mais le diminue.

La seule question qui puisse se poser à propos de l'indication ou de la contre-indication du traitement suédois chez les cardiaques, c'est celle du choix à faire parmi les moyens si variés dont dispose la Mécanothérapie. Il s'agit de déterminer si le traitement doit être limité au massage et aux mouvements passifs, ou bien comporter des mouvements actifs d'une énergie plus ou moins grande. En un mot, une affection cardio-vasculaire étant donnée, le problème ne sera pas de se prononcer pour ou contre la Mécanothérapie, mais d'en bien adapter le *dosage* aux indications de la maladie ; car, à défaut des mouvements actifs qui pourraient, chez beaucoup de malades, représenter une forme de traitement trop violente, il n'est guère de cas où le massage, les vibrations, les mouvements passifs et surtout les mouvements de respiration ne puissent

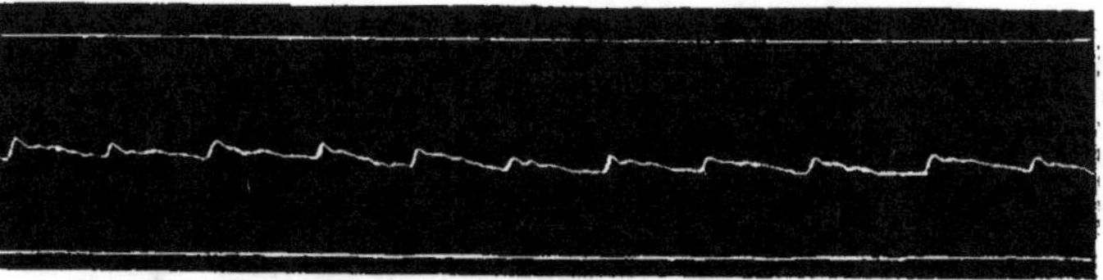

Tracé n° 1. — Pouls normal d'un sujet au repos.

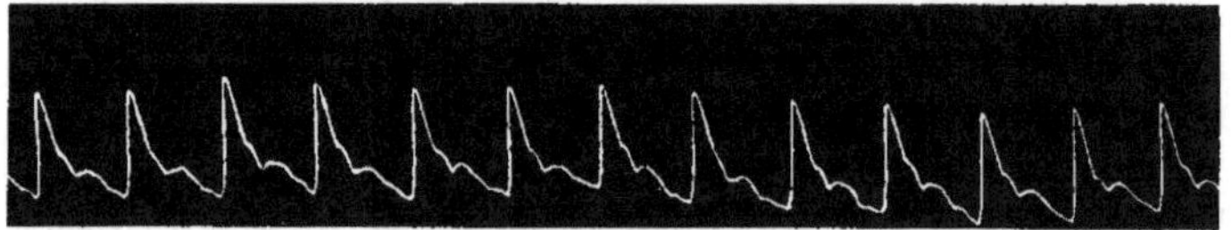

Tracé n° 2. — Pouls du même sujet après dix minutes d'exercice violent.

Fig. 29. — Graphiques montrant l'effet excitant des exercices violents sur le cœur et les artères.

être de précieux auxiliaires de toutes les formes du traitement pharmaceutique.

Il peut toutefois se faire que, pour certains cardiaques, quelques mouvements, même des plus doux, doivent être éliminés du traitement, bien qu'ils conviennent à d'autres malades. Ainsi le mouvement de respiration passive, puissant moyen d'*aspiration thoracique* qui favorise la déplétion rapide du système veineux, est de la plus grande utilité dans toutes les *dilatations du cœur droit*, parce que ces affections s'accompagnent souvent de stases sanguines du poumon et du cerveau. Ce mouvement doit au contraire être employé avec beaucoup de prudence dans le traitement de l'*insuffisance aortique*, où il importe de ne pas provoquer une déplétion trop rapide des

vaisseaux du cerveau, le malade étant déjà, par sa lésion,
exposé à l'anémie cérébrale et à la syncope. De même, certains mouvements passifs des bras, utiles pour la majorité
des cardiaques, peuvent être dangereux pour les sujets atteints
d'affection des artères coronaires et disposés à l'*angine de
poitrine*. On a déjà, en effet, depuis longtemps, signalé la

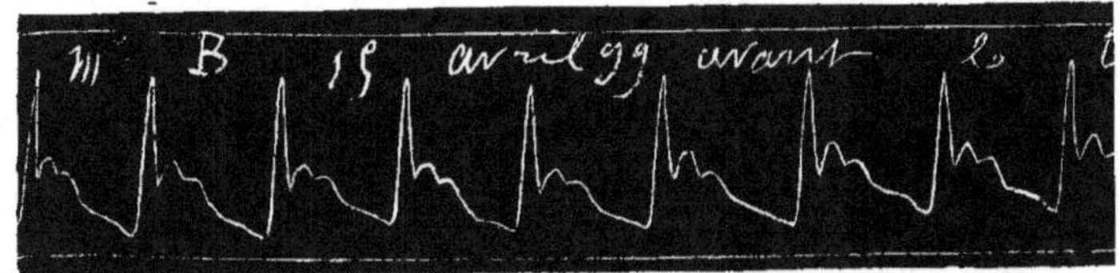

Tracé nᵒ 1. — Excitation nerveuse du cœur (neurasthénie).

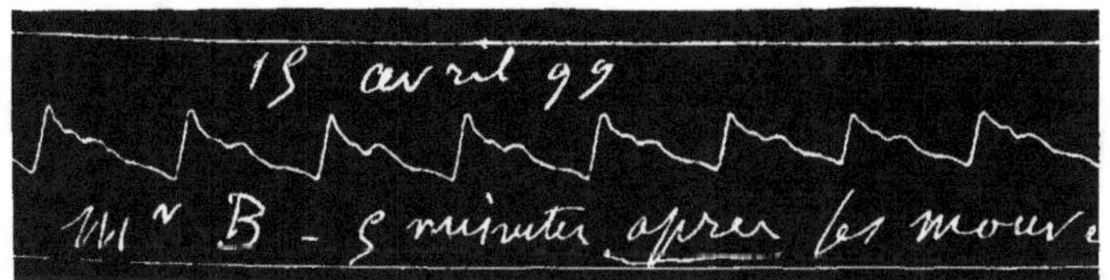

Tracé nᵒ 2 — Sédation du cœur par les mouvements méthodiques.

Fig. 30. — Graphiques montrant l'effet sédatif des mouvements méthodiques sur le cœur.
(Le tracé nᵒ 1 est pris cinq minutes *avant* les mouvements ; le tracé nᵒ 2, cinq minutes
après, sur le même sujet et avec le même sphygmographe.)

tendance des crises d'angine de poitrine à se produire sous
l'influence des mouvements du bras gauche.

Le problème du choix de la prescription est, en général,
facile à résoudre, à priori, pour un clinicien doué d'un tact
suffisant ; mais, en cas de doute, il n'y a qu'à procéder par
tâtonnements, en mettant en œuvre, pour commencer, les
procédés les plus doux et en contrôlant après chaque séance les
effets du traitement avant d'en augmenter l'énergie. On sait
que grâce au réglage si précis des machines Zander, il n'est
aucune forme de médication qui permette de « tâter la suscep-
tibilité » du malade aussi aisément que la Mécanothérapie. Ici,
les effets du traitement se produisent sous les yeux mêmes du
médecin, — car il est de règle de ne jamais perdre de vue un

cardiaque pendant qu'il subit ses exercices ; — et il est facile
de se rendre compte si la forme et la dose de l'exercice prescrit
conviennent ou non : l'effet perturbateur, s'il doit se produire,
est toujours beaucoup plus accentué au moment de l'exécution
des mouvements que dans la suite. Si le mouvement choisi était
mal adapté, soit par sa forme, soit par son degré d'énergie,
à la résistance du patient, on en serait averti à l'instant même
par les perturbations survenues dans l'appareil circulatoire et
dans l'appareil respiratoire. Si donc on observe, au cours du
traitement, une accélération du pouls ou une gêne de la respiration, il suffira de s'arrêter et de descendre à un mouvement
plus atténué.

Il est encore un moyen de contrôle très utile et très sûr
pour guider le médecin dans sa surveillance, c'est le *sphygmographe*. Si l'on a pris le tracé du pouls avant et après
le traitement, on peut comparer la fréquence, l'amplitude
et le rythme des pulsations dans les deux cas et en déduire
les modifications à apporter dans l'emploi des machines. Après
trois quarts d'heure de traitement bien conduit, le pouls
ne doit subir aucune altération dans la forme ou le rythme,
ni augmenter de fréquence. Presque toujours, même, chez
les sujets atteints de tachycardie ou d'arythmie, le second
tracé sphygmographique sera plus lent et plus régulier que
le premier. On sait qu'il en est tout autrement à la suite
des exercices de gymnastique ou de sport, qui produisent
une très grande accélération du pouls et une déformation
caractéristique du tracé sphygmographique (voir fig. 29).

Ce résultat, à lui seul, suffirait pour éclairer la religion des
médecins qui redoutent encore de l'exercice raisonné, appliqué
par les machines, les mêmes troubles circulatoires qui suivent
les exercices violents.

Application du traitement; les mouvements
« de circulation ».

Si l'on veut, à présent, un aperçu de l'application du traitement chez un malade atteint d'une affection du cœur ou des
vaisseaux qui tend à provoquer l'ensemble des troubles les
plus graves de la circulation, tels que congestion passive du
poumon, dyspnée, œdèmes des extrémités, etc., voici quelle
sera la marche suivie :

On commencera par des massages sur les membres et sur
l'abdomen, afin d'activer la circulation veineuse et de détruire
ces sortes de « barrages » qu'oppose au courant sanguin la
force d'inertie du liquide quand il s'accumule dans les capillaires dilatés et surtout quand les veines ont laissé transsu-
der, par suite de l'excès de pression qui les distend, d'abondantes sérosités dans les mailles du tissu cellulaire ambiant.
Il sera souvent nécessaire, dans les cas graves, de faire précéder les massages mécaniques, tels qu'on les pratique avec les
appareils Zander, par des massages manuels, les seuls qui
soient applicables quand le malade se déplace difficilement et
ne peut se prêter sans fatigue aux attitudes qu'exigent certaines machines. Le massage abdominal pratiqué avec les
plus grands ménagements dégagera le système de la veine
porte, comme les effleurages des membres dégageront le réseau
veineux périphérique.

Outre ces effets mécaniques, on demande souvent au massage manuel une action sédative en exerçant sur la région du
cœur des effleurages et de légers « tapotements » méthodiquement rythmés. Ces petites manœuvres, que certains observateurs ont trouvées puériles, sont sanctionnées, presque
toujours, par une amélioration rapide dans les phénomènes
d'excitation cardiaque, tels que les palpitations, la *tachycardie* et même l'*arythmie*. On sait, en effet, que l'arythmie.

dont sont si souvent accompagnées les affections organiques, n'a presque jamais une cause mécanique; sauf aux périodes ultimes de l'asystolie, où le cœur défaillant ne peut se vider qu'incomplètement et à intervalles inégaux, n'ayant plus la force de soutenir un effort régulier. Dans le rétrécissement mitral avec insuffisance, par exemple, la cause essentielle de l'arythmie, signalée souvent par les cliniciens, est due moins aux troubles survenus dans l'hydraulique du cœur qu'à l'excitation produite sur les centres d'innervation du myocarde par le processus d'exsudation qui a lésé les valvules (1). L'effet utile du massage s'explique aisément, dès lors, par une action sédative sur les réflexes qui sont le point de départ de l'arythmie. Nous allons revenir, tout à l'heure, sur cette action sédative de certains mouvements communiqués.

Il existe deux formes de massage mécanique qui ont une action particulièrement puissante sur la circulation périphérique, ce sont les *frictions* et les *vibrations*.

Les *frictions* se donnent aux membres supérieurs et aux membres inférieurs. La friction des bras est obtenue au moyen d'un appareil composé de l'assemblage de deux larges courroies, à surfaces munies de reliefs, qui se meuvent dans un même plan vertical, mais en sens inverse. Un dispositif permet de relâcher les courroies pour que le patient puisse passer le bras dans leur écartement, puis de les laisser se rapprocher et revenir à leur premier degré de tension. Quand, alors, on donne l'impulsion à la machine, les deux courroies, par leur va-et-vient régulier, font subir au membre qu'elles emprisonnent une énergique friction, telle qu'on pourrait la produire à l'aide de deux brosses mues en sens inverse et perpendiculairement à l'axe des bras. Pour que l'effet puisse se faire sentir à toute la longueur du membre, le malade doit en placer successivement chaque portion à portée de l'appareil,

(1) FRANÇOIS FRANCK. Leçons faites au Collège de France.

et, pour cela, il avance et recule le bras en s'aidant d'une tige
de fer horizontale dont il tire et repousse alternativement la
poignée. Chaque portion du membre, depuis le poignet jus-

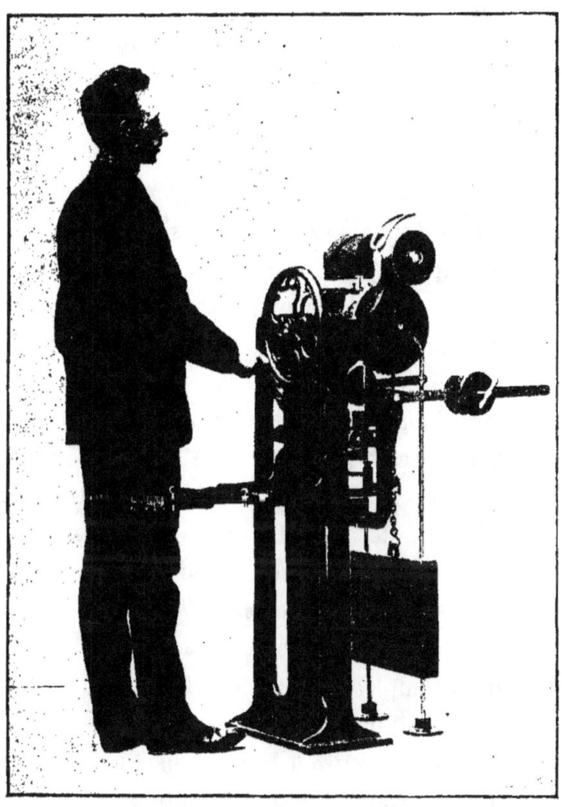

Fig. 31. — Massage par friction du membre inférieur
(appareil J³ de Zander).

qu'à l'épaule, se trouve ainsi passer successivement entre les
courroies et en subit l'action. Pour les membres inférieurs,
le dispositif est à peu près semblable, sauf que les courroies
sont remplacées par deux planchettes munies de reliefs en cuir
dur et que celles-ci se déplacent de haut en bas, puis de bas
en haut, tout en exécutant leur mouvement de friction, de

façon à agir successivement depuis les malléoles chevilles jusqu'au haut de la cuisse, le malade restant debout.

Les frictions ont sur les vaisseaux des membres une action à la fois mécanique et physiologique. Elles augmentent la vitesse du cours du sang dans les veines et provoquent en outre, par l'excitation des nerfs sensitifs cutanés, un effet réflexe de *vaso-dilatation* dont tout le monde connaît les effets. Le sang afflue à la peau, qui rougit et s'échauffe ; la circulation périphérique se trouve augmentée et les capillaires superficiels drainent le sang vers le tégument externe, favorisant ainsi la déplétion des vaisseaux profonds et du cœur.

Quelques minutes de ces massages sur la surface des quatre membres produisent chez beaucoup de cardiaques un sentiment de bien-être et de respiration plus facile. Toutefois, on ne pourrait pas en prolonger indéfiniment la durée sans risquer de propager à tout l'appareil circulatoire l'effet d'excitation qui deviendrait une cause de perturbation s'il se généralisait et se faisait sentir au cœur, tandis qu'il est d'une très grande utilité quand il se limite aux extrémités des canaux sanguins. Il faut donc que la durée du massage en frictions soit courte pour qu'il aboutisse à un effet de *dérivation locale* et ne dégénère pas en une cause d'excitation générale de la circulation.

Les *vibrations* complètent l'effet des frictions dans le traitement des troubles circulatoires. Elles produisent à la fois un effet mécanique qui active la circulation et un effet physiologique, variable suivant certaines conditions qu'il importe de bien préciser.

Mais d'abord il faut dire que l'appareil vibratoire de Zander permet d'utiliser plusieurs dispositifs différents, grâce auxquels on peut appliquer la vibration à diverses parties du corps. Cet appareil consiste en une banquette animée d'un mouvement de très faible amplitude, mais d'une très grande fréquence (trois cents vibrations par minute). On peut utiliser cette banquette pour y placer les pieds, le malade étant assis à côté sur une chaise. On peut aussi communiquer la vibration à diverses pièces terminales, à des tampons, des pelotes, qui se branchent sur une tige verticale animée du même mouvement vibratoire que la banquette et qu'on met en contact avec telle ou telle région du corps ou à des poignées qui donnent prise aux mains.

L'action mécanique de l'appareil vibratoire est facile à comprendre : elle se résume dans l'impulsion que reçoit la masse du sang, dont le cours tendait à se ralentir dans le réseau capillaire. Mais ce n'est là que l'effet grossier du mouvement, celui qu'on obtiendrait sur un liquide quelconque enfermé dans des canaux inertes. Or les vaisseaux sont doués de vie, et le mouvement communiqué à leur contenu provoque sur leurs parois des réactions vitales, des *réflexes*.

L'observation démontre que ces réflexes sont de deux ordres et se traduisent tantôt par des effets d'*excitation* locale et tantôt par des effets de *sédation* que nous allons successivement étudier.

Si l'on applique les pieds sur la banquette d'un appareil de trépidation, on observe successivement deux faits : 1° on éprouve d'abord une courte impression de froid et aussi l'impression d'une diminution de volume des extrémités : le pied semble tout à coup plus au large dans la chaussure. Ces deux sensations se rapportent à une même cause et sont d'accord pour indiquer une modification du calibre des petits vaisseaux qui se contractent sous l'influence d'une excitation des nerfs *vaso-constricteurs* : 2° on ressent ensuite, au bout de quelques secondes, une impression de chaleur et, en même temps, le pied semble reprendre son volume normal. Cette deuxième série de phénomènes, inverses des premiers, est manifestement due à un effet de *vaso-dilatation*, véritable *réaction* analogue à celle que produirait l'hydrothérapie. Ce qui persiste, une fois l'épreuve terminée, c'est cette sensation de chaleur agréable, preuve d'un accroissement de l'activité circulatoire locale. Il persiste aussi, chez les sujets dont la circulation des extrémités était ralentie, comme les cardiaques et les variqueux, une impression de liberté plus grande du pied par diminution de la stase sanguine.

Ainsi, le mouvement passif de trépidation n'est pas seulement un agent mécanique de la circulation, c'est, de plus, un moyen d'éveiller l'action physiologique des forces qui

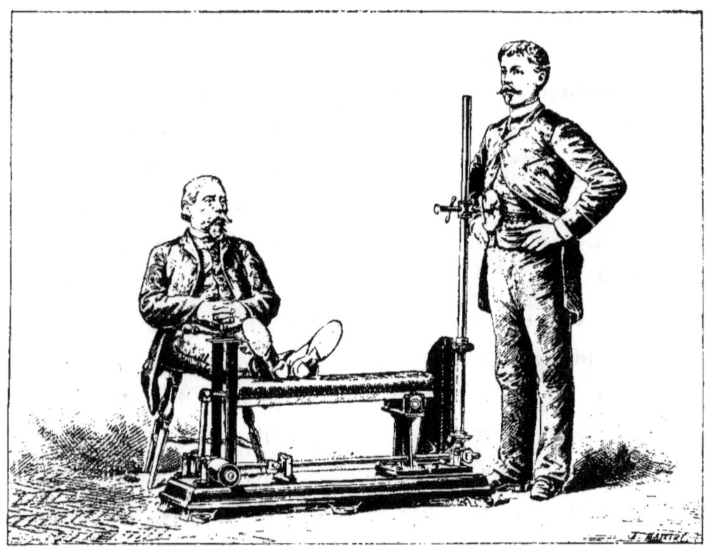

Fig. 32. — Grand vibrateur de Zander (appareil F⁴).

activent le cours du sang à la périphérie des vaisseaux ; l'excitation locale qui en résulte se fait sentir non au cœur « central » — ce qu'il faut éviter, — mais à ce système de nerfs et de fibres musculaires lisses qui enlacent les parois des dernières ramifications artérielles, à cet appareil *vaso-moteur*, qu'on a appelé, si justement, le « cœur périphérique ».

L'appareil vaso-moteur, qui, suivant les besoins de la circulation et de la calorification, resserre ou relâche les parois des capillaires, est un puissant auxiliaire du cœur, dont il accompagne les battements, ainsi que le prouvent les tracés obtenus à l'aide de l'appareil de Comte et Hallion, pour l'enregistrement du *pouls capillaire*. Mais, par suite de la distension excessive des petits vaisseaux, quand il y a des stases sanguines prolongées, les parois contractiles perdent leur énergie et demeurent inertes, ne donnant plus au sang leur poussée rythmique normale. D'où la perte d'une force auxiliaire qui serait si utile pour soulager l'effort du cœur, et qui fait défaut au moment même où le cœur en aurait le plus besoin.

C'est justement cette force auxiliaire que tend à rétablir le mouvement passif de trépidation dans les extrémités, d'abord, en chassant mécaniquement des vaisseaux distendus le sang dont la masse paralysait l'élasticité; puis, en éveillant l'énergie des parois vasculaires, grâce à l'excitation produite sur les nerfs vaso-moteurs.

L'action du mouvement vibratoire ne se limite pas aux effets mécaniques de circulation et aux effets vaso-moteurs réflexes que nous venons de signaler. Ils ont un autre résultat, moins généralement connu et dont l'importance est extrême dans le traitement des affections du cœur et des vaisseaux, c'est de calmer l'*excitation vasculaire*, agent si important de troubles accessoires dans la circulation.

Des vibrations très rapides, développées dans une partie quelconque du corps, s'irradient à une grande distance et peuvent faire sentir leur effet à l'ensemble de l'économie; mais elles exercent, naturellement, une action plus marquée sur les régions où elles se développent et dans leur voisinage. On sait le parti qu'on a tiré, dans le traitement des névralgies, des appareils vibratoires, tels que le vibrateur portatif de Liedbecht. L'appareil beaucoup plus puissant de Zander peut agir par une beaucoup plus grande surface et avec une beaucoup plus grande activité; mais l'effet en est le même. Si l'on adapte à la tige verticale de l'appareil un large tampon matelassé de crin et qu'on l'applique sur la région précordiale, on obtiendra, au bout de quelques secondes, un effet de sédation des plus curieux : le cœur, s'il était agité de mouvements trop rapides et trop violents, se ralentit et se modère en même temps que le malade ressent une impression d'apaisement et de bien-être.

Ce résultat ne fait guère défaut chez les malades atteints de

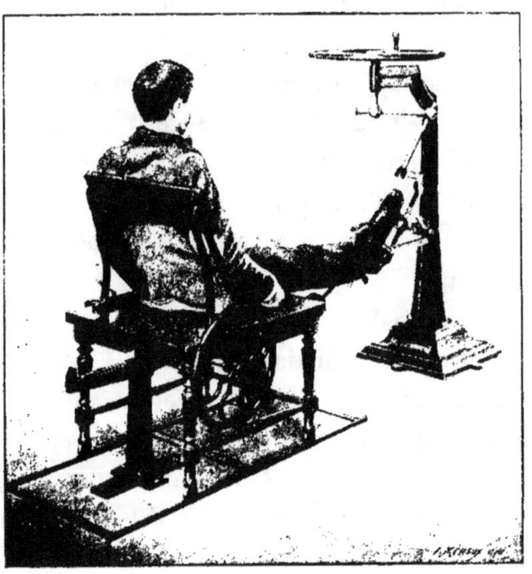

Fig. 33. — Circumduction ou « roulement du pied ». (Ce mouvement devient passif quand un aide actionne la poignée du volant.)

tachycardie, ainsi que le prouvent les tracés comparatifs pris chez le malade avant et après le traitement (voir fig. 30, p. 241). Il en est, pourtant, parmi les plus impressionnables, chez qui l'application directe de la pelote vibrante, sur la région précordiale, provoque, au début, un peu d'excitation ; pour ceux-là, il vaut mieux que le contact se fasse par des points plus éloignés et il est plus prudent d'agir sur la

partie postérieure, soit entre les deux épaules, soit à la pointe
de l'omoplate gauche. Peu à peu, par l'effet de l'accoutumance,
le malade arrive à tolérer l'application directe sur la région
cardiaque antérieure et l'effet sédatif est plus complet.
Une précaution essentielle est de limiter la durée du mouvement vibratoire, car, si les centres moteurs du cœur subissent
un ébranlement trop prolongé, il est d'expérience que l'effet
sédatif se change en effet excitant. Deux ou trois minutes
sont donc suffisantes ; en allant au delà, on risquerait de
dépasser le but.

C'est grâce à l'effet sédatif des vibrations et de quelques
autres mouvements passifs que les cardiaques excités quittent,
d'ordinaire, les appareils avec huit ou dix pulsations de
moins par minute qu'ils n'avaient avant la séance du traitement.

Après le massage viennent les mouvements passifs. Dans
le début du traitement, ces mouvements sont d'une telle
douceur que là, encore, on a peine, à priori, à leur attribuer
de l'efficacité. Ce sont, d'abord, des mouvements très légers
de circumduction des mains (fig. 18, p. 81) et des bras
(fig. 19, p. 83), puis des mouvements de circumduction ou
de « roulement » des pieds (fig. 33, p. 250) et des cuisses
(fig. 7, p. 33). Les mouvements de circumduction sont
appelés par les Suédois, avec juste raison, mouvements de
« circulation ». Ces mouvements passifs agissent surtout
sur les veines.

« Nous savons, dit le docteur Wide, de Stockholm (1), que
les vaisseaux veineux peuvent augmenter leur capacité lorsqu'ils sont allongés par l'extension. Dans la circumduction,
il se fait un allongement et un raccourcissement alternatifs
des nombreuses veines qui avoisinent l'articulation. Chaque
fois qu'une veine est ainsi allongée, il se produit sur les

<hr>

(1) WIDE, *Traité de gymnastique médicale* (traduction du Dr Bourcart. F. Alcan,
édit., Paris, 1898.

branches périphériques une aspiration qui active la circulation des capillaires correspondants ; pendant le raccourcissement qui suit immédiatement, les veines déversent leur

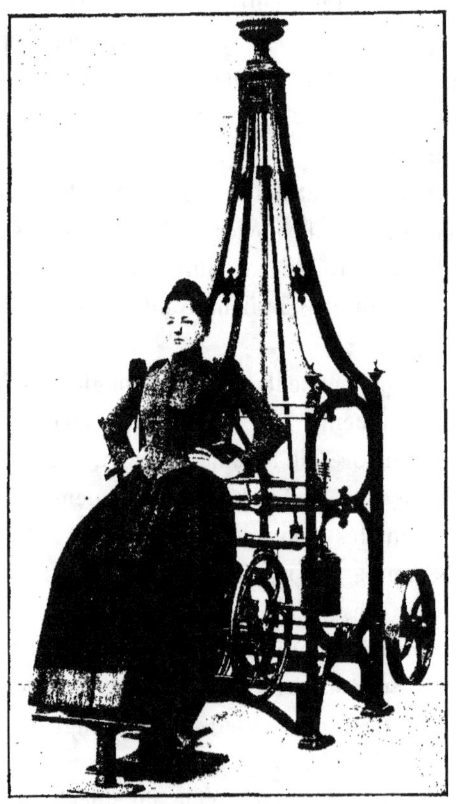

FIG. 34. — Appareil pour la respiration passive
et l'extension forcée du rachis (appareil E⁶ de Zander).

contenu dans une direction centripète. Ce résultat est
obtenu à chaque circumduction et l'effet en devient d'autant plus grand et plus durable que le mouvement est répété
plus souvent. »

Il est un mouvement passif qui fait, pour ainsi dire, la base du traitement mécanothérapique dans les troubles de la circulation du sang : c'est le mouvement d'*inspiration forcée*. Une des plus ingénieuses machines de Zander a pour rôle de provoquer chez le malade, sans qu'il fasse aucun effort muscu-

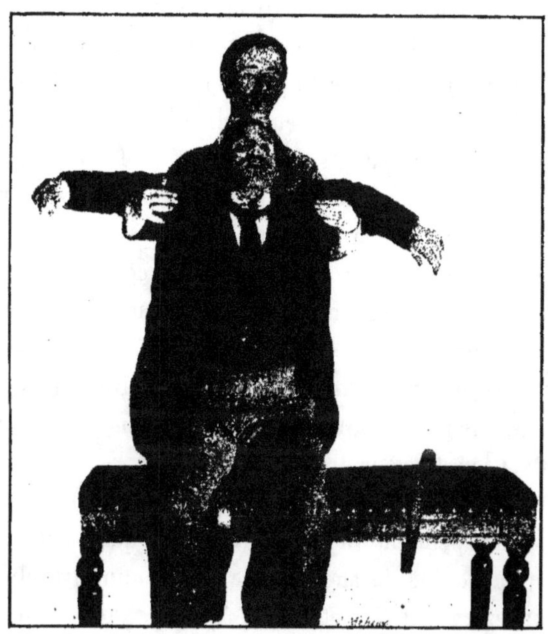

Fig. 35. — Exercice de respiration passive dans la méthode suédoise manuelle.

laire, et en quelque sorte malgré lui, un soulèvement des parois du thorax qui force l'air extérieur à pénétrer dans la poitrine et à distendre tous les alvéoles du poumon. Cette machine, sur le siège de laquelle on fait asseoir le patient, le prend sous les bras et lui porte le moignon des épaules en haut, puis en arrière ; forçant les côtes, que l'épaule entraîne, à s'élever jusqu'aux limites de course que leurs articulations permettent. En même temps, un gros tampon garni de crin, appliqué en arrière, entre les deux épaules, repousse en avant la colonne vertébrale, qui se trouve ainsi en extension forcée.

Ce mouvement, semblable à celui **des parois** d'un soufflet qu'on écarte, produit à son maximum le phénomène d'*aspiration thoracique*, en vertu duquel le cours du sang s'accélère dans les artères pulmonaires et jusque dans les veines caves inférieure et supérieure, en même temps que l'air afflue plus abondamment aux cellules du poumon. C'est un double résultat qui favorise l'hématose en donnant plus d'oxygène au sang, et qui, d'autre part, soulage le cœur droit en attirant le sang, par un effet de pompe aspirante, dans la même direction où le pousse la « pompe foulante » du ventricule. Il en résulte une déplétion plus rapide du cœur droit et des veines qui s'y abouchent, ainsi qu'une activité plus grande de la circulation pulmonaire. Aucun moyen médical n'est égal en efficacité aux mouvements d'inspiration passive de la Mécanothérapie, pour lutter contre les stases sanguines des poumons et la dilatation du cœur droit.

Après avoir employé exclusivement les mouvements passifs et le massage pendant un nombre de jours qui varie suivant l'état du malade, la Mécanothérapie arrive enfin à l'application des mouvements *actifs* et *activo-passifs*. Nous savons que dans les appareils activo-passifs le mouvement peut être exécuté à volonté avec ou sans le concours d'un aide. Ces appareils ont été décrits page 77. Nous donnons ici (fig. 33) la reproduction de l'appareil de circumduction activo-passive du pied, qui est très utile pour activer la circulation des membres inférieurs. Ces mouvements doivent toujours être de très faible énergie et faciles à exécuter. Ce sont : des flexions et extensions de la main et du pied, de la jambe et de l'avant-bras, avec faible résistance d'un contrepoids ; puis la flexion, extension, rotation, adduction et abduction des cuisses. — Il faut se rappeler que les mouvements *actifs* du

membre supérieur devront presque toujours être limités
à l'avant-bras, quand il y a un trouble sérieux de la circulation sanguine ; tandis qu'on peut demander sans danger
des mouvements actifs aux cuisses. C'est que l'acte physiologique appelé *effort* — acte qu'on doit redouter par-dessus

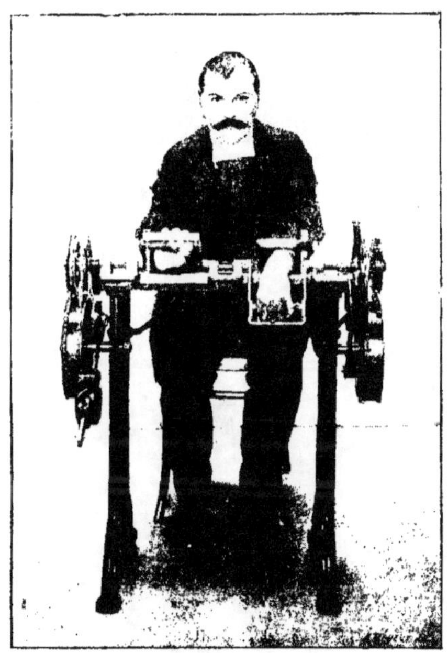

Fig. 36. — Flexion et extension actives des poignets
(appareil A^le de Zander).

tout chez les cardiaques et chez les « artériels » — tend beaucoup plus à se produire, nous l'avons dit, quand on fait agir
les bras que lorsqu'on fait agir les membres inférieurs.

Toujours en vue d'éviter l'*effort*, les mouvements actifs du
tronc doivent être éliminés du traitement mécanique des
cardiaques. Ajoutons même que les mouvements *passifs* du
tronc sur le bassin ne doivent être employés qu'avec la plus
grande circonspection, à cause de la compression des gros
vaisseaux abdominaux et thoraciques qui peut en résulter.

En s'en référant à ces règles, dans la pratique, non seulement on évitera tout incident fâcheux au cours du traitement, mais on sera certain d'obtenir les effets les plus salutaires. On peut dire sans exagération qu'aucun traitement médical n'a donné des résultats plus sûrs et plus durables que ceux du traitement par le mouvement dans les troubles de la circulation sanguine.

CHAPITRE XI

LES TROUBLES DE LA CIRCULATION LOCALE

Les varices et leur traitement « gymnastique. — Traitement des hémorroïdes.
— Troubles locaux de la circulation capillaire. — Les congestions viscérales. — Troubles de la circulation utérine. — Troubles de la circulation
pulmonaire.

L'appareil circulatoire pourrait être comparé à un système
de canaux communicants où le liquide serait mis en mouvement par un moteur *central*, tel que le piston d'une
pompe foulante.

Il y a pourtant une différence capitale entre un tel système
et le système que forment les canaux sanguins et le cœur :
c'est que les vaisseaux de l'appareil circulatoire sanguin ne
représentent pas des vases inertes comme les tuyaux de
conduite d'un appareil hydraulique.

Si les parois artérielles et veineuses n'étaient douées d'aucune énergie propre, le liquide sanguin, en vertu des lois
des *vases communicants*, aurait sur tous les points une force
de tension homogène dont les variations seraient uniquc-
ment réglées par les variations de la poussée motrice centrale. De cette façon il ne pourrait y avoir une modification
de circulation sur un point de l'appareil, sans que des modifications correspondantes se fissent sentir simultanément
sur tous les points du système, selon les lois connues de
l'hydraulique.

Mais les canaux artériels et veineux sont doués d'une

énergie propre; et sur chaque point du réseau circulatoire peuvent intervenir des forces *locales*, suffisantes pour modifier le cours du sang indépendamment de toute variation de la force motrice centrale. — Ce qui revient à dire que la circulation du sang peut être troublée sur un point donné du corps, sans que le cœur lui-même ait cessé de fonctionner régulièrement.

Les troubles locaux de la circulation ont d'ordinaire un retentissement plus ou moins appréciable sur la circulation générale. Toutefois l'indépendance des circulations locales est telle qu'un organe peut être le siège d'une congestion intense ou d'une anémie presque absolue, sans que le jeu du cœur en soit, tout d'abord, sensiblement troublé. Et cela grâce à la multiplicité des anastomoses vasculaires, qui assurent le rétablissement de la circulation par voie collatérale, ainsi qu'on le voit dans les oblitérations artérielles ou veineuses, par *thrombose* ou *embolie*.

Mais nous ne voulons pas parler ici de ces troubles de circulation locale de cause mécanique où la lésion n'est pas accessible aux moyens de la Mécanothérapie. Il s'agira seulement des modifications de la circulation locale, dues à des troubles de la fonction motrice périphérique, en dehors de toute perturbation des fonctions du moteur central, c'est-à-dire du cœur.

Ainsi que la physiologie nous l'enseigne, la force qui fait circuler le sang dans les canaux artériels et veineux est une *résultante* dont les deux composantes sont : 1° la poussée du cœur, qui donne l'impulsion initiale, et 2° la poussée des parois artérielles et veineuses qui continue et complète le travail du cœur.

Le travail des artères et des veines dans l'acte de la circulation est effectué par deux forces distinctes : l'une purement mécanique, qui est l'*élasticité* des parois vasculaires;

l'autre physiologique, qui est la *contractilité*, énergie vaso-motrice propre, fournie par des centres nerveux spéciaux.

La première de ces deux forces tient à la structure des parois vasculaires. On pourrait imaginer des tuyaux de conduite privés de vie et doués pourtant, grâce à leur structure, d'une force élastique comparable et même identique à celle des tissus artériels et veineux. M. Marey a construit un appareil en tissu caoutchouté qui imite la forme du cœur et des vaisseaux sanguins, et il a pu reproduire, avec ce *schéma de la circulation*, tous les phénomènes mécaniques de la circulation sanguine *normale*, c'est-à-dire de celle qui n'est modifiée par aucune intervention des forces physiologiques propres aux parois vasculaires.

L'autre force motrice propre des parois vasculaires sanguines, la *contractilité*, ne peut être imitée par aucun appareil mécanique, car c'est une force *vitale*. Elle est mise en jeu par divers agents qui sont tantôt normaux et physiologiques, tantôt anormaux et pathologiques. Elle peut se manifester même sous l'influence de causes psychiques aussi bien que sous celle des facteurs d'ordre physique. C'est ainsi qu'on voit la circulation cutanée se modifier sous l'influence des émotions aussi bien que des variations de température. Et la preuve qu'en pareil cas les modifications de circulation ne viennent pas directement d'une impulsion centrale du cœur, c'est la localisation des troubles circulatoires à une région déterminée de la peau. Une émotion peut faire rougir le visage en provoquant la dilatation des petits vaisseaux de la face, sans modifier la circulation de la peau, de la poitrine et du dos. De même la chaleur ou le froid peuvent faire sentir leur effet par des modifications locales de circulation aux mains, aux oreilles, etc.

Le mécanisme de ces modifications locales de la circulation réside dans la faculté qu'ont les artères et les veines de se resserrer ou de se dilater, dans certaines conditions qu'on commence à bien connaître. Ce qu'il importe d'établir, c'est que ces phénomènes de *vaso-constriction* et de *vaso-dilatation* peuvent modifier profondément le cours du sang sur des points déterminés de la surface du corps ou des organes internes, sans qu'il se produise une modification appréciable dans l'ensemble de la circulation générale.

L'appareil *vaso-moteur* est l'ensemble des organes (fibres contractiles, filets nerveux et cellules centrales) qui provoquent ces alternatives de vaso-constriction et de vaso-dilatation, capables de modifier si profondément le cours du sang sur les points du réseau où leur action se fait sentir. Cet appareil n'est pas centralisé en un point unique, mais les éléments constitutifs en sont disséminés sur tous les points de l'appareil circulatoire du corps. Il y a un grand nombre de centres vaso-moteurs dont chacun est doué d'une autonomie propre et gouverne un département vasculaire limité, comme les vaisseaux du foie, de l'intestin, de la rate, du poumon et des diverses régions de la peau (1).

Ainsi se trouve établie, à côté de l'action *générale* du cœur, dont toutes les régions du corps sont solidaires, l'action *locale* des organes de la circulation périphérique. Et l'on comprend dès lors, grâce à cette indépendance des forces multiples qui président à la circulation, qu'il puisse y avoir, indépendamment de toute lésion et de tout trouble fonctionnel du cœur, des troubles circulatoires localisés à une région limitée du corps ou à un organe déterminé, en dehors de tout obstacle mécanique créé par une maladie sur le trajet des vaisseaux.

Il est nécessaire de donner ici une idée exacte du mécanisme des *circulations locales,* car c'est sur les agents de ces circulations et non sur l'agent de la circulation centrale que la méthode étudiée ici fait porter son action. La méthode

(1) François Franck, Leçons du Collège de France.

suédoise n'atteint le cœur qu'indirectement *en visant les vaisseaux périphériques*. Complétons donc les notions sommaires ci-dessus exposées en revenant sur les conditions qui peuvent troubler la fonction dévolue aux forces vaso-motrices.

Nous avons dit que ces forces sont de deux ordres : une force purement mécanique, l'*élasticité* des vaisseaux, et une force vitale, la *contractilité*. Il faut se demander suivant quel mécanisme l'une et l'autre peuvent être abolies, diminuées ou perverties.

Les varices et leur traitement « gymnastique ».

L'élasticité des vaisseaux, dont nous avons fait ressortir l'importance comme auxiliaire de la force impulsive du cœur, peut être abolie ou diminuée pour deux causes différentes. D'abord par un vice de la nutrition des vaisseaux qui en modifie la structure. On sait que, sous l'influence de troubles de nutrition appelés la *sclérose* et l'*athérome*, les parois des artères et des veines peuvent perdre leur élasticité et leur résistance. De la perte de leur élasticité résulte une augmentation notable du travail du cœur, par la suppression d'une force auxiliaire, — d'où diverses lésions consécutives de cet organe. — Mais il en résulte aussi un amoindrissement de la résistance des parois vasculaires altérées et une tendance à leur distension.

Indépendamment de toute lésion de nutrition, les vaisseaux sanguins, comme tous les corps élastiques, peuvent encore perdre leur élasticité, quand elle a été mise en jeu avec excès, c'est-à-dire quand ils ont été longtemps distendus. C'est l'histoire du fil de caoutchouc qui ne peut revenir sur lui-même quand il a subi un allongement excessif. Ce résultat se produit surtout sur les *veines*, dont la résistance élastique est moindre que celle des artères et où la stagnation du sang est plus fréquente, tant à cause de leur laxité plus grande que par suite de la lenteur plus grande du cours du sang qui y circule, la force d'impulsion du cœur se faisant moins sentir dans les veines que dans les artères. Enfin, toute compression sur le trajet du vaisseau tend à y ralentir le cours du sang, à augmenter la tension des parois et à produire la dilatation permanente du calibre. C'est ainsi que se produisent les *varices*, par obstacle à la circulation veineuse.

On sait que les varices ne se produisent pas avec la même facilité chez tous les sujets soumis aux mêmes causes de distension des veines. Il en est chez qui ces vaisseaux sont moins résistants par suite d'une atonie spéciale. Certaines diathèses, comme la diathèse rhumatismale, et aussi certains troubles de l'innervation, comme les paralysies motrices, les névrites, etc., peuvent créer une prédisposition aux varices et autres troubles de la circulation veineuse. Les œdèmes par transsudation des parties séreuses du sang à travers les parois des vaisseaux dilatés sont souvent ls symptôme de la perte d'élasticité des veines ou des capillaires veineux.

On comprend l'urgence qu'il y a d'accélérer le cours du sang dans les veines distendues, car la stagnation du sang est à la fois une conséquence et une cause nouvelle de la perte d'élasticité des parois. Or il n'est pas de meilleur agent de déplétion veineuse que le mouvement, *passif* d'abord, puis *actif*. Nous avons déjà exposé la double action « déplétive » du mouvement en parlant des maladies de cœur, et nous avons dit que cette action est à la fois mécanique et physiologique : le mouvement étant utile pour communiquer mécaniquement au sang une impulsion centripète et aussi pour réveiller indirectement, par effet réflexe, la *contractilité* des vaisseaux, force vitale très distincte, nous l'avons dit, de l'élasticité.

Le traitement gymnastique des varices présente des indications spéciales qui peuvent varier suivant le siège et l'origine des dilatations veineuses; mais il a surtout des indications générales qui peuvent s'appliquer à tous les cas. Ces indications sont de deux sortes : les unes *positives*, qui visent les effets utiles qu'on doit chercher; les autres que j'appellerai *négatives*, en ce sens qu'elles désignent les effets nuisibles qu'il faut éviter dans l'application des mouvements.

L'indication que nous appelons *négative* du traitement des varices par le mouvement est la plus importante à préciser. En effet, il y a des formes de mouvements qui peuvent aggraver et même provoquer les varices. Ce sont, d'une part, tous les mouvements qui provoquent l'*effort thoraco-abdominal* et, en outre, tous les exercices qui produisent la contraction *statique* des muscles, c'est-à-dire ceux qui aboutissent à l'*immobilisation active* du corps ou des membres. Nous avons déjà exposé le mécanisme de l'effort et montré les effets de compression qui en résultent pour le cœur et les gros vaisseaux. L'*effort* se traduit, comme phénomène externe le plus apparent, par la turgescence des veines superficielles où le sang reflue et s'accumule. Pendant toute la durée de l'effort, les parois de tout le système veineux sont soumises à une hypertension considérable, et, si l'effort se répète souvent, comme dans certaines professions, des dilatations variqueuses se forment en divers points du corps. Les varices sont fréquentes chez les chargeurs, les portefaix, etc. Quant aux efforts musculaires qui aboutissent à l'immobilisation prolongée d'une partie du corps, on en voit l'effet dans toutes les professions qui exigent que l'homme travaille debout. Dans la station verticale, les muscles des jambes et des cuisses sont en état de *contraction permanente*.

Un graphique très démonstratif, emprunté à M. Marey (1), nous montre qu'une contraction permanente des muscles des jambes, prolongée expérimentalement pendant quelques secondes seulement, a fait monter la ligne du tracé sphygmographique dans son ensemble, comme l'indique la figure 37. C'est la preuve qu'il s'est produit à ce moment une augmentation générale de la tension sanguine. L'origine de cette hypertension de tout l'appareil circulatoire est la compression que fait subir aux veines intra-musculaires le muscle durci par la contraction.

Ici quelques développements sont nécessaires pour bien préciser l'effet de contraction musculaire permanente ou *statique* sur le cours du sang veineux. Il n'est pas nécessaire, pour

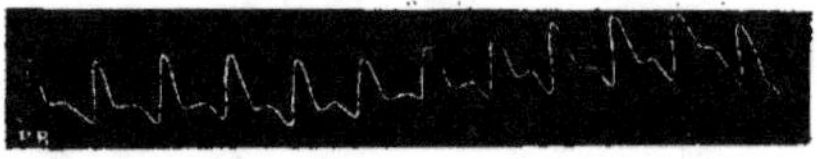

FIG. 37. — Relèvement du tracé du pouls radial par l'effet de la contraction permanente des jambes (figure empruntée à Marey).

que l'effet de distension veineuse se produise, que la contraction statique se prolonge beaucoup. Quelques secondes suffisent quand l'effort musculaire est d'une très grande énergie. Dans tous les exercices dits « de force », c'est-à-dire ceux où le muscle est sollicité à donner son maximum d'effort, les mouvements sont forcément lents; par exemple quand on soulève un haltère très lourd ou qu'on monte à bicyclette une côte très escarpée. Dans ces cas, la contraction musculaire présente un certain degré de « permanence », si l'on compare le mouvement très ralenti qu'exécute le sujet avec ceux qu'il ferait dans un exercice demandant un moindre effort. Les professions dans lesquelles les membres supérieurs exécutent de ces mouvements lents et d'une énergie excessive, provoquent les varices des bras, comme les professions où l'on travaille dans la station verticale pro-

____

(1) MAREY, *la Circulation du sang.*

voquent les varices des jambes. La durée de la contraction
« permanente » est infiniment plus courte, par exemple chez
le garçon boucher qui soulève à bout de bras un quartier
de bœuf pour le suspendre à l'étal, que chez le serrurier
ou le tailleur de pierres, qui passent leur journée debout;
pourtant, on observe la fréquence des varices des bras chez
le garçon boucher, comme la fréquence des varices de jambes
chez le tailleur de pierres et le serrurier.

Il n'en est plus de même dans les mouvements actifs, quand
la contraction musculaire est modérée, courte et fréquemment répétée. La compression du muscle n'est plus assez violente pour effacer le calibre de la veine en la comprimant,
ni assez prolongée pour y provoquer une distension par accumulation du sang. Au lieu d'agir comme un lien qui étrangle
momentanément les vaisseaux voisins, le muscle, qui se contracte modérément, agit comme la main du masseur qui
chasse par des pressions douces et répétées, le contenu de
la veine.

Ainsi, l'on doit proscrire du traitement des varices tout
mouvement qui demande beaucoup de force et tout exercice
qui tend à immobiliser, même pendant un temps très court,
le corps ou les membres en état de contraction. — Telle est l'indication, que nous avons appelée *négative*, du traitement mécanique des varices. — L'indication *positive* sera justement
inverse. Il faudra choisir des mouvements demandant très peu
d'effort et s'exécutant avec une certaine vitesse. — Je dis une
certaine vitesse, ce qui ne veut pas dire vitesse excessive; car,
on le sait, la vitesse du mouvement suppose toujours le développement d'une grande énergie initiale et les contractions
musculaires d'une trop grande énergie sont nuisibles aux
variqueux. On se rappellera donc que, parmi les exercices qui
peuvent à volonté s'exécuter lentement ou vite, le degré moyen
d'exécution devra être adopté. Il en sera ainsi par exemple
pour l'appareil B⁷ de Zander qui n'est autre qu'une bicyclette

fixe où l'effort est réduit à la mobilisation d'un volant.

Ce qui convient en première ligne aux variqueux, ce sont donc les exercices *passifs*, les mouvements du *massage* et surtout les *trépidations* appliquées à la région variqueuse. On y joindra tous les mouvements *activo-passifs* dans lesquels la force des muscles est aidée, soit par un assistant, soit par le volant de la machine (appareils A^{7a} et A^{8a} pour les bras (1), B^{14} (2), B^{12} (3) et B^7 pour les jambes). Enfin, on fera intervenir aussi des mouvements *actifs*, choisis parmi ceux qui mobilisent les parties du corps atteintes de varices, en employant ces appareils à des numéros très faibles.

On sait qu'il y a une contre-indication formelle à l'application du mouvement et surtout du massage chez les variqueux, c'est l'inflammation aiguë ou chronique de la veine, la *phlébite*. Quelles que soient les précautions observées, le massage peut provoquer la fragmentation d'un caillot sanguin formé dans la veine; le fragment, ainsi détaché, peut être transporté au cœur et, de là, lancé dans la circulation artérielle. C'est l'*embolie*. On en connaît les terribles conséquences, quand ce « projectile » atteint un organe essentiel comme le poumon et le cerveau et s'y arrête, oblitérant une artère. — La forme de massage qui exposerait le moins à la fragmentation du caillot est la trépidation, surtout la trépidation indirecte : par exemple la trépidation des pieds en cas de varices des jambes. Le traumatisme de la veine est beaucoup moins à redouter avec les vibrations régulières que ce massage communique à la totalité du membre qu'avec le pétrissage, l'effleurage ou les frictions, toutes manœuvres qui exercent une action mécanique directe sur les parois mêmes du vaisseau.

Pour peu qu'on craigne même une menace d'inflammation

---

(1) Voir fig. 17, p. 83 et fig. 15, p. 80.
(2) Voir fig. 14, p. 79.
(3) Voir fig. 13, p. 77.

des varices, il sera donc plus prudent de n'appliquer ni le massage en frictions avec l'appareil J¹ (bras) ou l'appareil J³ (jambes), ni surtout le tapotement avec les appareils G² et G³. On s'en tiendrait alors au vibrateur qui, du reste, suffit amplement dans la grande majorité des cas de varices même non enflammées, si on le combine avec les mouvements passifs et actifs indiqués ci-dessus.

Traitement « mécanique » des hémorroïdes.

Les *hémorroïdes* sont les varices des veines hémorroïdales, veines qui recueillent le sang des dernières portions du gros intestin et le conduisent à la veine porte.

Les facteurs des hémorroïdes sont les mêmes, au point de vue général, que ceux des autres varices : gêne habituelle du cours du sang, d'une part, et, d'autre part, prédisposition aux dilatations, par atonie des parois des vaisseaux. Deux causes de gêne circulatoire, particulières aux vaisseaux hémorroïdaux, interviennent, le plus souvent, pour en provoquer la dilatation variqueuse. Ce sont les compressions par accumulation des matières fécales dans le gros intestin, chez les *constipés*, et la gêne que peuvent produire les *obstructions du foie* sur le cours du sang de la veine porte, dont les veines hémorroïdales représentent une des ramifications les plus importantes. Chez la femme, il faut joindre à ces deux causes d'hémorroïdes les compressions et la gêne circulatoire dues aux diverses affections du petit bassin : métrites et périmétrites, déviations utérines, etc.

Tous ces facteurs des hémorroïdes sont justiciables du traitement mécanothérapique. Nous avons parlé du traitement mécanique de la constipation, ainsi que de l'efficacité des mouvements abdominaux actifs et passifs dans les congestions passives du foie. Nous avons dit aussi la fréquence des états de *stase veineuse* générale du système porte, qu'on appelait autrefois la *pléthore abdominale* ou *veinosité abdominale*. Ces troubles circulatoires de l'abdomen sont extrèmement fréquents chez les personnes sédentaires, surtout chez les hommes de bureau immobilisés dans la position assise, ainsi que chez les gros mangeurs et les grands buveurs. Une première indication du traitement des hémorroïdes sera donc de lutter par le massage abdominal (appareils J⁶ et II¹), le massage vibratoire (grande pelote de l'appareil F¹), les mouvements abdominaux passifs (appareil E⁷), et, enfin, avec les mouvements abdominaux actifs. Ce traitement, qui a pour résultat la déplétion plus régulière du système de la veine porte, fait sentir secondairement ses effets aux vaisseaux hémorroïdaux, dont il diminue la tension et facilite l'évacuation.

Quelques indications plus spéciales peuvent encore être remplies par la Mécanothérapie pour cette forme de varices.

En premier lieu, on peut agir *directement* sur les vaisseaux variqueux par le massage vibratoire. L'appareil F¹ possède, parmi les nombreuses branches terminales qui peuvent communiquer les vibrations, des pelotes coniques en cuir rembourré, à l'aide desquelles il est facile d'agir sur les hémorroïdes à travers les vêtements.

On trouvera ensuite, parmi les exercices abdominaux passifs, certains mouvements qui ont une action tout à fait topique sur les engorgements hémorroïdaires. Ce sont les mouvement de *flexion passive* du bassin sur le tronc, le malade étant couché à plat ventre. Ce mouvement s'obtient à l'aide de l'appareil E⁸, représenté figure 38, où une planche capitonnée, mue d'un mouvement lent et régulier de haut en bas et de bas en haut, soulève le corps par le milieu du tronc. La flexion se fait au niveau des dernières vertèbres lombaires; le bassin se trouve rapproché du thorax et, par conséquent, tous les muscles abdominaux antérieurs et latéraux sont mis en relâchement. La tension abdominale se trouve momentanément annulée, et, de cette diminution de pression, résulte une tendance au vide vers le centre de l'abdomen, une sorte d'*aspiration* comparable, dans une mesure moindre, à celle qui se produit, pendant l'inspiration, dans le thorax, et qui précipite le cours du sang veineux vers le cœur.

Quoi qu'il en soit de la théorie, l'effet des mouvements passifs de flexion abdominale se traduit, chez la plupart des

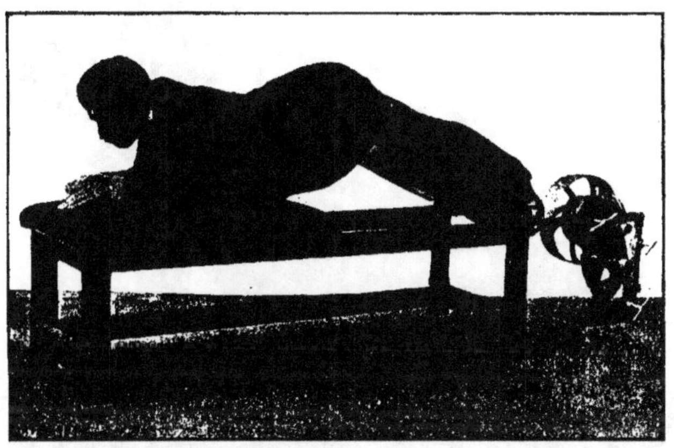

Fig. 38. — Flexion passive du bassin (appareil E⁵ de Zander)
(traitement des hémorroïdes, des hernies et des prolapsus utérins).

hémorroïdaires, non pas par la guérison radicale, mais par la *disparition* des hémorroïdes : tout au moins par leur rentrée à l'intérieur, ou par leur diminution notable, quand elles ne rentrent pas.

Il faut remarquer que l'effet des exercices de flexion *active* du tronc ne peut avoir la même action directe sur les hémorroïdes que les mouvements passifs, attendu que, dans la flexion active, il n'y a pas diminution, mais augmentation de la tension abdominale. La contraction des muscles abdominaux, si elle atteint un certain degré d'énergie, met le tronc et le thorax en état d'*effort* et tend, comme nous l'avons plusieurs fois indiqué, à provoquer le reflux du sang vers les extrémités des veines, en sens inverse de son cours normal.

C'est, du reste, en très grande partie aux *efforts* intenses que provoque l'acte de la défécation trop laborieux chez les constipés qu'il faut attribuer la fréquence et l'issue habituelle des hémorroïdes chez ces malades. Les exercices de flexion active du tronc, ainsi du reste que tous les autres mouvements abdominaux actifs qu'on conseille pour les troubles

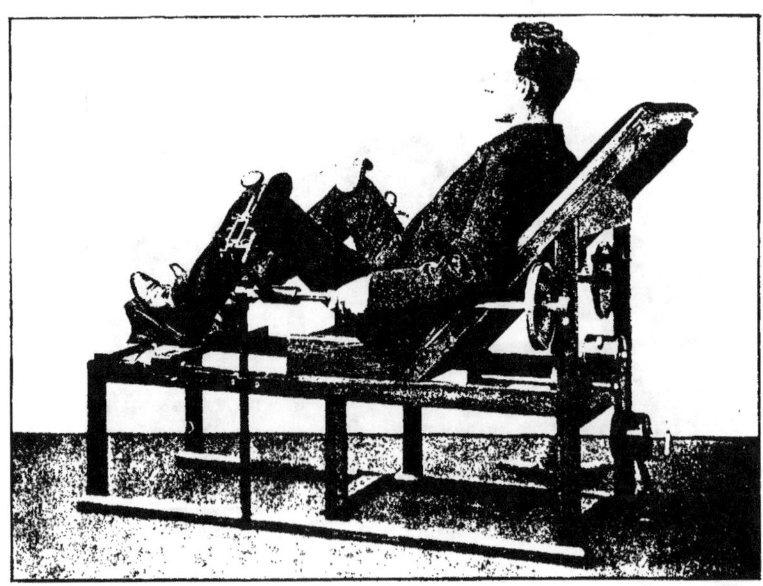

Fig. 39. — Travail des abducteurs des cuisses et des muscles du périnée.

généraux de la circulation porte, devront donc toujours être assez modérés pour ne pas provoquer l'*effort*, sous peine d'aller directement à l'encontre de leur but.

Il est des mouvements actifs directement utiles aux hémorroïdaires : ce sont ceux qui mettent en jeu les muscles du plancher périnéal. Ils agissent en *remontant* l'anus (muscle releveur), et leur répétition fréquente donne à tous les muscles du périnée plus de tonicité pour s'opposer à l'issue des tumeurs hémorroïdales. Les médecins suédois ont observé que les muscles du plancher périnéal se contractent par synergie, quand on fait agir les adducteurs des cuisses, à condition que le corps soit maintenu dans la position demi-couchée, et que le bassin se soulève et quitte le plan du lit en même temps que les adducteurs travaillent. L'appareil A⁵⁶ de Zander, représenté figure 39, est merveilleusement adapté à ce double mouvement.

Troubles locaux de la circulation capillaire.

Les circulations locales sont troublées plus fréquemment encore du côté des *vaisseaux capillaires* que du côté des veines. Elle peuvent l'être dans deux sens différents : ou bien par excès de *dilatation*, ou bien par excès de *constriction* de ces vaisseaux.

La contraction exagérée des capillaires ou état de *vaso-constriction* est toujours un phénomène *actif* dû à une action nerveuse qui s'exerce sur les parois des vaisseaux pour les faire contracter et en diminuer le calibre. Leur dilatation exagérée, ou *vaso-dilatation*, est tantôt *active*, tantôt *passive* : c'est-à-dire qu'elle est due, tantôt à l'action d'une force nerveuse, tantôt à des conditions mécaniques indépendantes de toute force vitale.

On comprend la différence capitale de ces deux modes de vaso-dilatation capillaire. Il est facile de se représenter un effet de vaso-dilatation passive de cause *mécanique*. — Un obstacle qui arrête le cours du sang, comme une ligature sur un membre, provoquera une accumulation de sang en amont. Toute autre barrière telle qu'une obstruction des vaisseaux par un exsudat inflammatoire, une compression par une tumeur, etc., agira comme la ligature en fermant la lumière du vaisseau. Il en résultera une distension méca-nique des parois vasculaires par accumulation du liquide. Une autre cause de dilatation passive, qui survient fréquemment, peut s'observer à la suite d'une affection quelconque qui prive les capillaires de leurs propriétés vitales et les rend inertes, par exemple à la suite d'une *paralysie* des nerfs moteurs qui leur donnent leur contractilité. Dans tous ces cas il y a dilatation passive et les parois vasculaires se distendent mécaniquement par accumulation du sang. La dilatation *passive* des capillaires s'appelle aussi congestion passive ou *stase* sanguine.

La dilatation *active* des capillaires est un phénomène vital dont l'exposé demande un peu plus d'attention que celui de la vaso-dilatation purement mécanique. Elle résulte de la suspension du pouvoir constricteur des vaisseaux par l'effet d'une *excitation* de certains nerfs, qui ont la propriété d'arrêter, d'annihiler momentanément leur force de contractilité. On sait qu'en physiologie l'intervention active d'un centre nerveux pour enrayer ou suspendre l'activité d'un autre centre s'appelle *inhibition*. Il y a donc vaso-dilatation active des capillaires quand une excitation des « centres d'arrêt » vient *inhiber* l'action des nerfs vaso-constricteurs. Telle est, par exemple, la vaso-dilatation qui se produit à la peau, quand celle-ci rougit sous l'influence d'une flagellation, d'une friction ou par l'effet de la *réaction* d'une douche froide. C'est aussi une vaso-dilatation *active* qui se produit dans les congestions viscérales des organes internes sous l'influence de certains agents plus ou moins connus, tels que les microbes ou leurs toxines dans les premiers degrés de l'*inflammation*, dans certaines congestions pulmonaires *infectieuses*, etc.

Cette digression physiologique n'est pas aussi oiseuse qu'elle pourrait sembler. Il était indispensable de bien définir la différence qui peut exister entre l'origine *active* ou *passive* de certains troubles de la circulation capillaire, car le rôle de la Mécanothérapie est très différent dans l'un ou l'autre cas. En effet, il faut se rappeler que l'application de l'exercice, quelle qu'en soit la forme, mouvements actifs, mouvements passifs ou massage, ne peut avoir sa raison d'être dans les troubles des circulations capillaires lorsque la vaso-dilatation est d'origine active, mais seulement quand elle est d'origine passive. — Exemple : la rougeur des *engelures* est due à une vaso-dilatation passive par paralysie momentanée des nerfs vaso-moteurs sous l'influence du froid ; or la combinaison des mouvements actifs ou passifs avec le massage les améliore et les guérit mieux que tout autre moyen. Par contre, la rougeur d'une *lymphangite aiguë* est due à une vaso-dilatation active, sous l'effet d'un stimulus inflammatoire, et le mouvement, pas plus que le massage, n'y peut produire qu'une aggravation de tous les symptômes.

La distinction n'est pas toujours aussi facile que dans les cas cités. Ainsi, il arrive souvent que la vaso-dilatation active peut dégénérer en dilatation passive, quand elle a duré assez pour que le vaisseau distendu se fatigue, perde son ressort et n'ait plus le pouvoir de revenir sur lui-même. C'est pourquoi le massage et les mouvements qui seraient dangereux dans l'état aigu sont si utiles dans l'état *chronique* pour dissiper les stases *consécutives*.

Les circulations locales peuvent être troublées par excès de rétraction des petits vaisseaux, par *vaso-constriction*. L'état de vaso-constriction s'observe très souvent à la peau et quelquefois dans les organes internes.

La vaso-constriction de la peau est souvent l'indice d'un état général qui atteint le système circulatoire tout entier, comme l'*Artério-sclérose ;* souvent c'est un trouble symptomatique d'une disposition morbide de l'ensemble du tempérament comme la *diathèse arthritique*, cause si fréquente de *Neurasthénie*. Dans ce dernier cas, les troubles circulatoires dus à l'excès de resserrement des petits vaisseaux semblent tenir simplement à un excès d'impressionnabilité des nerfs sensitifs qui commandent le réflexe vaso-moteur.

On sait que, chez les neurasthéniques arthritiques, la moindre impression de froid produit la rétraction des petits vaisseaux cutanés, avec pâleur des téguments et refroidissement excessif des pieds et des mains. On dit que les arthritiques ont une « mauvaise peau », pour exprimer cette facilité excessive des réflexes vaso-moteurs qui paralyse une des défenses de l'organisme les plus utiles, la réaction contre le froid. Les sujets doués d'une « bonne peau » opposent à l'impression du froid une certaine impassibilité des réflexes, qui permet aux capillaires de conserver leur calibre et par conséquent de maintenir à la surface du corps une quantité de sang suffisante pour la réchauffer. Quand le froid extérieur est excessif, le réflexe de vaso-constriction se produit chez tous les sujets ; mais, quand notre peau nous « défend » bien, ce réflexe est presque aussitôt remplacé par un autre réflexe inverse, par un réflexe de vaso-dilatation qui exagère l'afflux du sang à la peau et remplace la pâleur des téguments par la rougeur : le sujet « se réchauffe » spontanément, grâce à l'apport de ce surcroît de sang qui porte avec lui la chaleur. C'est ce qu'on appelle *réagir* contre le froid.

Le défaut de réaction de la peau est la cause la plus fréquente des troubles de la circulation locale. Faute d'une réaction suffisante, c'est-à-dire faute d'un afflux assez abondant du sang à la peau, celle-ci reste pâle, anémiée, comme crispée. C'est pour cette raison que les arthritiques et surtout les arthritiques neurasthéniques, qui tous ont un système vaso-moteur trop prompt aux réflexes, « craignent le froid » et se plaignent d'avoir toujours les mains et les pieds glacés.

Cette mauvaise circulation de la peau — indépendante, on le voit, de toute affection du cœur et de toute lésion des vaisseaux — a des conséquences d'autant plus importantes à signaler ici que le traitement mécanique est fécond en moyens d'y remédier. En premier lieu, une peau qui reste sous le coup de cette crispation, de cette contracture due à la *vaso-constriction* exagérée « fonctionne mal », c'est-à-dire ne peut remplir ses fonctions d'organe éliminateur. Les produits qu'elle devrait rejeter au dehors sont retenus dans l'organisme, et c'est peut-être là une des principales causes de cette sorte d'*auto-intoxication* dont la chimie n'a pas encore dénoncé tous les agents, mais dont tous les auteurs admettent la réalité pour expliquer certains symptômes de l'Arthritisme et de la Neurasthénie. Toujours est-il que toutes les conditions qui favorisent le fonctionnement régulier de la peau, c'est-à-dire qui produisent une détente de cette crispation des éléments contractiles, amènent du même coup une sensation d'allégement et de bien-être. Le moral lui-même s'en ressent et une sorte d' « épanouissement » général succède presque immédiatement à toute impression qui fait cesser la vaso-constriction. C'est ainsi que peut s'expliquer l'effet si remarquable du changement de temps sur les neurasthéniques, les arthritiques et sur tous les sujets qui ont une mauvaise circulation de la peau.

Outre le défaut d'élimination des toxines, le resserrement excessif des capillaires cutanés a pour conséquence d'autres effets bons à rappeler, car ils sont importants à combattre : ce sont des troubles divers des circulations *viscérales*.

Ici, le résultat est tout mécanique et facile à comprendre. Le sang chassé de la peau par l'effet de la vaso-constriction prolongée qui s'y produit est forcément rejeté vers les parties profondes; forcément les organes importants, tels que le *poumon*, le *foie*, l'*intestin*, en reçoivent le reflux, et il s'y produit mécaniquement des excès d'irrigation sanguine. Les petits vaisseaux de tous ces organes sont ainsi soumis à une tension anormale qui tend à en dilater les parois : le sang s'y accumule et y circule avec peine. Ainsi se créent des stases sanguines, car il faut qu'un certain degré de distension, de *dilatation passive* des capillaires internes vienne faire équilibre à la *constriction active* et permanente des capillaires de la périphérie.

Ces vaso-dilatations viscérales, qui sont « compensatrices » de la vaso-constriction cutanée, expliquent bien des malaises internes mal définis et aussi bien des troubles fonctionnels des organes abdominaux, troubles digestifs, troubles respiratoires même. Mais, en outre, si l'on étudie jusqu'au bout les conséquences des troubles de la circulation de la peau, on voit qu'ils peuvent finir par troubler profondément le jeu du cœur. En effet, le réseau capillaire de la peau représente, quand on y réfléchit, un département très considérable de l'appareil circulatoire. Si l'état de vaso-constriction s'y établit en permanence, les conditions de la tension vasculaire seront modifiées dans le sens d'une augmentation très notable de la pression sanguine, d'une *hypertension* qui ne se limitera pas à la peau, puisque le sang est soumis dans les canaux circulatoires aux lois de l'*égalité des pressions* des vases communicants. La tension exagérée des capillaires retentira donc sur le cœur et sur les artères.

Huchard (1) a bien mis en lumière les conséquences de l'*hypertension artérielle*. Il a montré les conséquences de l'excès de travail donné aux artères et au cœur par l'augmentation de la pression sanguine, et tout le monde admet aujourd'hui avec lui que ce *surmenage vasculaire* est le plus important facteur de l'artério-sclérose et des myocardites.

Telle est donc l'importance que présente, en thérapeutique, le traitement des troubles de la circulation périphérique dus à un excès de vaso-constriction. Or le meilleur modificateur de la circulation périphérique, c'est le mouvement dont toutes les formes sans exception aboutissent à ce

---

(1) HUCHARD, *Maladies du cœur et des vaisseaux.*

résultat final, la prédominance des effets de *vaso-dilatation active*. Qu'on emploie le massage, les mouvements actifs ou passifs, on obtiendra toujours un « accroissement de la circulation », c'est-à-dire une augmentation du débit des vaisseaux de la région qui subit ou exécute le mouvement, et, comme conséquence, une déplétion consécutive des régions où siégeaient des stases sanguines; — toujours en vertu du principe de la solidarité qui existe entre les circulations périphériques et les circulations centrales.

Si nous récapitulons les notions physiologiques rappelées ci-dessus et les effets connus du mouvement sur les circulations locales, nous pouvons en déduire, comme conclusion, l'indication de l'exercice actif et passif dans tous les cas où la circulation est troublée sur un point quelconque de l'organisme, *excepté quand le trouble circulatoire se rattache directement à un processus inflammatoire aigu.*

Cette réserve faite, les cas où se présentent les indications de l'exercice comme modificateur des circulations locales sont vraiment innombrables.

Nous y trouvons d'abord les troubles de la circulation de la peau, qui ont une si grande importance chez tous les sujets prédisposés aux affections du cœur et des vaisseaux, comme le sont les *goutteux*, les *rhumatisants*, les *arthritiques* et aussi bon nombre de *neurasthéniques*. Ensuite les stases sanguines par obstacle au cours du sang dans les petits vaisseaux éloignés des centres : par exemple chez les *obèses*, où les capillaires sont noyés et comprimés par la graisse. Nous y trouverons encore les irrégularités de circulation dues à la paresse des vaisseaux sanguins de tout calibre par suite de la *vie sédentaire* et de l'*immobilité*.

Cette dernière cause est infiniment plus fréquente qu'on ne songe d'ordinaire à le remarquer. Et, sur ce point, le vulgaire semble être plus près de la vérité que les médecins, — si, du moins. on en juge par les termes courants du langage. Nous trouvons parfois un peu « simplistes » nos malades que nous entendons expliquer un si grand nombre de leurs symptômes par un *manque de circulation du sang*. Cette interprétation si simple d'une foule de malaises généraux — que, d'ailleurs, nous-mêmes, serions bien souvent en peine d'expliquer correctement — n'est peut-être pas très loin de la vérité. Il n'est pas nécessaire d'avoir un cœur ou des artères en mauvais état pour avoir une « mauvaise circulation »; il suffit de ne pas donner assez régulièrement à l'appareil vaso-moteur le concours de l'indispensable auxiliaire de la fonction circulatoire qui est le mouvement musculaire. Faute de cet excitant des réflexes vasculaires, les parois des vaisseaux tombent dans un certain degré d'atonie, qui a pour conséquence une certaine stagnation du sang dans les vaisseaux périphériques, et par conséquent une irrigation défectueuse des muscles, des nerfs et du cerveau. De là diverses sensations de malaise, de lourdeur, d'inaptitude à l'effort physique, etc.

Toutes ces sensations, qui n'ont pas de signification grave pour l'homme parfaitement sain, sont des avertissements que l'homme prédisposé par son tempérament, ou simplement par son âge, aux congestions viscérales, aux troubles cérébraux pulmonaires ou cardiaques, ne doit pas négliger. Au reste, l'exercice méthodiquement appliqué fait disparaître ces malaises avec une trop grande rapidité, quand ils sont le résultat d'une vie trop sédentaire, pour qu'on puisse attribuer l'effet curatif soit à une modification de la nutrition, soit à une augmentation des forces. Les effets généraux de *l'entraînement* ne se manifestent guère avant deux ou trois semaines de traitement; tandis qu'on peut voir l'amélioration de la circulation périphérique se produire en quelques séances de mouvements bien choisis.

Les congestions viscérales.

Les troubles de la circulation locale peuvent siéger dans les organes internes et dépendent alors : tantôt d'une maladie aiguë dont ils sont la suite; tantôt d'une diathèse qui tend à produire des congestions actives ou passives; tantôt d'un trouble de nutrition des tissus de l'organe où le cours du sang se trouve gêné; tantôt, enfin, d'une affection du cœur ou des artères.

Dans tous ces cas, le mouvement actif, selon la loi que nous avons déduite de la physiologie et que les faits cliniques sanctionnent, ne peut être indiqué que pour les congestions *passives* et jamais quand il existe un *stimulus* de vaso-dilatation active. Toutefois il arrive le plus souvent qu'une stase sanguine mécanique et passive succède à une poussée congestive active, quand la première période est passée, comme on le voit dans les congestions *hépatiques*, les congestions *pulmonaires*, etc. — C'est alors, seulement, dans la phase *consécutive* des accidents, que la Mécanothérapie doit intervenir.

Quant aux congestions viscérales passives qui se rattachent à une *affection du cœur ou des vaisseaux*, elles se produisent généralement par insuffisance de la poussée circulatoire, et le mouvement actif est le meilleur dérivatif à opposer à ces engorgements, à ces *stases* des grands organes; car la contraction musculaire appelle et draine, en quelque sorte, le sang vers les muscles.

La forme du mouvement variera selon le siège du trouble circulatoire. Il est cependant deux catégories d'exercices qui devront toujours intervenir en pareil cas : les exercices de respiration, pour activer l'aspiration thoracique, et les massages en friction des membres, pour augmenter la circulation périphérique. On y joindra des mouvements abdominaux très doux et surtout des mouvements passifs et des massages du ventre, quand les stases sanguines auront pour siège l'appareil gastro-intestinal et le foie.

Quant aux troubles de la circulation *cérébrale*, des exercices de respiration passive, qui provoquent la tendance au vide des vaisseaux céphaliques, seront indiqués, ainsi que les massages en friction des pieds et des jambes et les mouvements actifs des membres inférieurs. Il faudra, en pareil cas, éviter autant que possible les mouvements de flexion et de rotation actives du tronc, qui tendent, comme on sait, à provoquer l'*effort*. Car nous savons combien la synergie d'effort tend à produire le reflux du sang vers la tête et à congestionner le cerveau.

Les troubles de la circulation utérine.

Je voudrais, avant d'aborder ce sujet, combattre d'abord une hérésie physiologique qui s'est accréditée dans la doctrine des médecins suédois; c'est l'opinion qui attribue à certaines formes de mouvements le pouvoir de *congestionner* un organe, à certaines autres formes le pouvoir de le *décongestionner*.

C'est faute d'une analyse assez précise des effets de circulation observés pendant l'exercice que cette erreur est passée dans le langage et a fait établir, surtout à propos du traitement des affections utérines, la distinction entre les mouvements *concentriques* qui auraient la propriété d'attirer le sang vers l'intérieur du petit bassin et de congestionner l'utérus et les mouvements *excentriques* qui auraient la propriété de décongestionner l'utérus.

Si l'on analyse physiologiquement l'effet d'un exercice quelconque, on n'y trouve jamais que deux éléments qui puissent influencer la circulation, savoir la contraction musculaire et le mouvement. Dans les exercices actifs, ces deux éléments sont réunis; dans les exercices passifs, il n'y en a qu'un seul, le mouvement.

Or le *mouvement* en lui-même, c'est-à-dire le déplacement des membres, n'agit directement que sur la circulation veineuse. Nous en avons indiqué le mode d'action et nous avons montré que, grâce à la disposition des valvules qui s'opposent au reflux du sang vers les petites veines, l'impulsion donnée à ce liquide par une cause accélératrice quelconque doit forcément s'orienter dans la direction des gros troncs et de l'oreillette droite. En un mot, le sang veineux, sous l'impulsion des mouvements passifs, prend toujours une direction *centripète*, et, si ce courant dirigé de la périphérie au centre devient plus rapide, il ne peut résulter de cette accélération qu'une déplétion plus prompte des vaisseaux périphériques, déplétion qui est justement le contraire de la stase ou congestion passive. Le mouvement passif, *quelle qu'en soit la forme*, ne peut donc jamais être « congestionnant » *par lui-même*. Si l'on observe, à la suite de certains mouvements passifs, des effets de congestion active, on peut être sûr qu'il est intervenu dans le mouvement des facteurs secondaires quelquefois méconnus, tels que des efforts instinctifs de résistance, des contractures, enfin un travail musculaire actif plus ou moins latent. Nous nous sommes expliqué sur cet élément imprévu de certains mouvements passifs, dans la première partie de cet ouvrage (voir p. 54).

Quant à l'*exercice actif*, il apporte toujours avec lui ce premier facteur de circulation, le mouvement, dont nous venons de dire l'effet, et il s'y ajoute un autre facteur, la contraction musculaire, qui a pour résultat une *vaso-dilatation active* des capillaires du muscle. Nous savons que le résultat de cette augmentation de calibre des petits vaisseaux est une augmentation de la masse de sang *débitée* par le muscle. La quantité de sang qui le traverse est *sept fois* plus considérable à l'état de travail qu'à l'état de repos. Mais ce surcroît de sang que draine ainsi le muscle lui est fourni par ses artères afférentes, lesquelles l'empruntent à tout le réseau artériel avoisinant. Il se trouve ainsi que, pour alimenter la circulation suractivée du muscle, le liquide sanguin doit circuler plus activement dans toutes les régions qui sont tributaires des mêmes ramifications artérielles. On voit ainsi que, dans toute région dont la circulation est associée à celle d'un groupe musculaire, par suite d'une communauté d'origine des branches artérielles, le mouvement actif ne peut produire qu'une seule et unique modification de la circulation capillaire, c'est une *accélération* de cette circulation.

Tout ce qu'on peut dire, c'est que les muscles les plus capables d'activer la circulation dans un organe donné sont ceux qui se trouvent dépendre, au point de vue de l'irrigation sanguine, du même réseau artériel que cet organe. C'est pourquoi les mouvements, par exemple d'adduction des membres inférieurs, activent mieux que tous les autres la circulation de l'utérus, cet organe étant tributaire des mêmes branches artérielles que les muscles adducteurs de la cuisse. Mais il ne s'ensuit pas que les mouvements opérés par les groupes musculaires antagonistes puissent avoir un effet inverse sur la circulation de ce même organe.

Les effets du travail musculaire sur la circulation du muscle même sont absolument indépendants de la forme du mouvement, car la forme d'un mouvement ne dépend pas d'une modification quelconque de la contraction musculaire, mais de la position occupée par le muscle et par son tendon p'insertion par rapport au levier osseux qu'il doit mouvoir. Qu'un muscle soit fléchisseur ou extenseur, abducteur ou adducteur, les lois de la circulation du sang à travers ses fibres sont toujours les mêmes et, toujours, il débite plus de sang à l'état de travail qu'à l'état de repos et draine plus activement le sang des territoires vasculaires voisins.

Il est certes vrai que cette suractivité circulatoire provoquée dans un muscle peut avoir des résultats thérapeutiques opposés et aboutir tantôt à la congestion active de l'organe, tantôt à sa *décongestion*. Mais cette différence de résultats qui résume toutes les indications de l'exercice dans les troubles des circulations locales, est subordonnée à la *nature des troubles circulatoires* et non à la *forme des mouvements*. — Il est bien entendu qu'en disant la « forme du mouvement », on ne parle pas du degré d'*intensité* de ce mouvement, car un mouvement, quel qu'il soit, devient toujours une cause de congestion quand il est d'une énergie suffisante pour provoquer l'*effort*.

La distinction que font les vieux auteurs suédois entre les mouvements *concentriques*, c'est-à-dire les mouvements d'adduction et de flexion et les mouvements *excentriques*, c'est-à-dire d'abduction et d'extension, est donc absolument dénuée de fondement, et l'on s'exposerait à de singuliers mécomptes si l'on appliquait des mouvements *actifs*, fussent-ils « excentriques », dans les congestions *actives* de l'utérus.

Ce qui serait plus logique, ce serait de définir nettement l'indication des mouvements suivant la forme de la congestion qu'on veut combattre et de distinguer la simple stase ou congestion passive en vertu de laquelle le sang est immobilisé ou ralenti dans un organe et la congestion active dans laquelle ce liquide y est attiré plus ou moins violemment par une poussée, un *raptus* d'origine quelconque.

C'est un véritable « raptus » vers le muscle en travail que produit la contraction musculaire ; mais ce raptus a pour les organes voisins des conséquences très diverses, suivant que ces organes sont en état de stase sanguine ou en état de congestion active. En effet, dans la première hypothèse, cette poussée circulatoire, se propageant par voisinage, détermine dans la masse du sang immobilisé dans les capillaires un courant qui le fera circuler : ce sera un effet « décongestionnant ». Dans le second cas, la poussée du sang vers le muscle, qui est en somme une véritable congestion active, se répercutera sur l'organe voisin et ne pourra qu'y exagérer le stimulus circulatoire déjà existant : ce sera un effet « congestionnant ».

Ainsi, le même mouvement actif qui serait « décongestionnant » dans un cas de métrite *chronique*, par exemple où la stase sanguine est favorisée par le défaut de mobilisation sanguine et par la vaso-dilatation passive, deviendra « congestionnant » si on l'applique à une métrite *aiguë* où il y a des phénomènes de vaso-dilatation active.

Il peut se produire, dans la circulation utérine, une autre forme de troubles qui n'est ni la congestion active, ni la stase : c'est l'*insuffisance d'apport* du sang artériel.

Nous avons précédemment exposé le mécanisme des troubles vaso-moteurs de la peau.

Nous avons vu qu'une constriction trop forte des petits vaisseaux pouvait aboutir à une diminution de leur calibre suffisante pour entraver l'apport du sang artériel. Cet état est juste l'inverse du raptus congestif. On l'observe non seulement à la peau, mais aussi sur les organes internes. Il peut s'y produire, sous des influences diverses, des effets de vaso-constriction suffisamment énergiques pour diminuer considérablement l'apport du sang ; parfois pour *bloquer*, en quelque sorte, l'organe tout entier et y supprimer complètement la circulation pendant un temps plus ou moins long. Expérimentalement, et sous l'influence d'une vaso-constriction réflexe provoquée par l'excitation énergique de certains nerfs de sensibilité, on a pu voir, à l'aide des appareils volumétriques, tels que ceux dont se sert François Franck dans ses cours du Collège de France, certains organes, tels que la rate, si riche en petits vaisseaux, diminuer de moitié par suspension de l'apport sanguin.

Sans aller aussi loin que dans les expériences de laboratoire, l'effet de la vaso-constriction des capillaires sanguins peut arriver à diminuer l'apport du sang dans des proportions telles que certaines fonctions, liées à l'irrigation régulière d'un organe, soient abolies. Le rein peut se « fermer » sans autre cause qu'une vaso-constriction exagérée et l'on voit alors se suspendre les fonctions d'élimination, d'où auto-intoxication consécutive.

L'utérus est l'organe où l'on observe le plus souvent ces troubles de la circulation par vaso-constriction. L'*aménorrhée* et la *dysménorrhée* sont des symptômes qui relèvent du fonctionnement irrégulier des vaso-moteurs.

L'aménorrhée peut se produire par deux mécanismes différents : il peut se faire que le sang n'arrive pas à l'utérus, dont l'entrée est bloquée, en quelque sorte, par le resserrement des petits vaisseaux ; il peut se faire aussi que le sang afflue librement à l'utérus sous l'influence de la poussée congestive menstruelle, mais qu'il ne puisse s'écouler librement par la muqueuse, les vaisseaux de celle-ci étant le siège d'une vaso-constriction. Dans le premier cas, il y aura anémie du tissu utérin ; dans le second, il y aura stase sanguine dans ce tissu, la porte d'entrée restant ouverte, tandis que l'issue est fermée. Dans ces deux cas, le mouvement est utile, surtout le mouvement actif, s'il met en jeu les muscles dont la circulation est solidaire, au moins par voisinage, de celle de l'utérus : le psoas iliaque, les muscles du plancher périnéal, les adducteurs. Les phénomènes de vaso-dilatation se propageront du réseau circulatoire des muscles à celui de tout l'appareil génital, et ainsi se trouvera facilité au sang l'accès vers l'utérus, aussi bien que l'issue par la muqueuse et l'écoulement au dehors.

Il faut parler encore d'une autre cause d'arrêt de l'écoulement menstruel qui est due non plus à un trouble de circulation, mais à d'autres causes mécaniques, telles que l'*atrésie* du col, les *déviations* utérines et toutes les autres causes qui peuvent empêcher l'hémorragie, quand elle s'est produite dans la cavité de la matrice, de s'écouler au dehors.

Ce n'est plus là de l'aménorrhée, mais de la *rétention* du sang menstruel. La Mécanothérapie peut y remédier aussi, mais dans un autre esprit que tout à l'heure, en cherchant des mouvements qui puissent *mobiliser l'utérus* de manière à modifier la position du col. Tels sont surtout les mouvements de circumduction avec le tabouret mobile (appareil D²) ou les mouvements de vibration verticale, comme en équitation (appareil F²).

Les troubles de la circulation pulmonaire.

On observe fréquemment des effets de vaso-constriction dans les *capillaires pulmonaires*, et les troubles de circulation locale qui en résultent ont les plus graves conséquences, non seulement pour le poumon, mais encore pour le cœur. En effet, les capillaires pulmonaires se resserrent, le sang qui arrive par l'artère pulmonaire va trouver une résistance anormale et refluer vers le ventricule. Celui-ci sera obligé de développer un effort supplémentaire pour surmonter l'obstacle et faire parvenir le courant sanguin à destination. De là, surmenage de la fibre musculaire cardiaque, qui finira par se relâcher et se distendre. Ainsi pourra s'établir une dilatation ventriculaire, puis l'insuffisance des valvules et tout le cortège consécutif des symptômes de l'*asystolie*.

Ces *vaso-constrictions* des capillaires pulmonaires s'observent souvent dans l'artério-sclérose et souvent aussi dans certains états infectieux ou dans certaines formes d'auto-intoxication, car beaucoup de *toxines* ont une action vaso-constrictive. La vaso-constriction pulmonaire entrave directement les fonctions d'hématose en même temps que les fonctions de circulation. Le sang veineux n'arrive plus en quantité suffisante au poumon qui doit le transformer en sang artériel, et, de là, une tendance continuelle à la *dyspnée*, une *soif d'air* non satisfaite. On observe cette forme de dyspnée à son maximum dans certaines formes d'asthme *spasmodique* qui s'accompagnent en même temps du resserrement des terminaisons capillaires des bronches.

En pareil cas, si le malade est indemne de tout état fébrile, on peut espérer un grand soulagement des exercices de respiration passive. Les mouvements d'inspiration forcée, tels que les provoque l'appareil E^6, peuvent puissamment aider l'action du cœur en augmentant la force de *l'aspiration thoracique*, qui attire le sang au poumon.

La circulation pulmonaire est souvent troublée par un mécanisme inverse, par la *vaso-dilatation active* des capillaires. C'est ce qu'on observe sous l'influence d'une foule d'agents infectieux, dans les *pneumonies*, les *grippes*, les *bronchites*, etc.

Là, comme ailleurs, la médication par le mouvement ne peut être utile au moment de la période *active* de la vaso-dilatation, qui coïncide avec la poussée aiguë de la maladie. Mais il arrive souvent que les capillaires pulmonaires, après avoir été dilatés activement et être restés distendus pendant un certain temps, se trouvent avoir perdu leur ressort et que le sang y demeure en stagnation, bien que la cause originelle de la congestion active ait cessé d'agir. Cette période correspond au passage de la maladie de l'état aigu à l'état chronique ou subaigu. Elle est caractérisée non plus par une congestion active, mais par une *stase* purement passive. Il est indiqué de recourir à tous les moyens de déplétion qui peuvent rendre leur ressort aux capillaires. Les meilleurs de tous sont les grands mouvements d'*inspiration* active et passive.

CHAPITRE XII

AFFECTIONS CHIRURGICALES DE L'ABDOMEN ET DU BASSIN

Traitement des hernies; — traitement des ptoses abdominales; — traitement
des maladies des femmes.

Le traitement des hernies.

Le traitement des hernies comporte trois indications :
1° réduire la hernie quand elle fait issue; 2° maintenir la
partie herniée dans sa cavité naturelle; 3° rendre impossible
une nouvelle issue de la hernie. Cette dernière indication
s'appelle la *cure radicale* de la hernie. On sait qu'elle est déjà
bien difficile à obtenir par l'opération sanglante. Bien que le
traitement gymnastique n'y prétende pas d'une manière
générale, on peut citer bien des cas où des exercices méthodiques, suffisamment persévérants, ont donné des résultats
curatifs aussi durables que le bistouri.

Mais nous parlerons surtout des deux premières indications
auxquelles les procédés de la Mécanothérapie permettent de
satisfaire, plus sûrement et plus complètement que ceux
d'aucune autre méthode.

1° La *réduction* de la hernie se fait couramment à l'aide
du *taxis;* et l'on sait que le taxis n'est qu'une sorte de

massage manuel. La Mécanothérapie, dans les cas de réduction difficiles, peut seconder ce procédé manuel de deux façons : à l'aide du massage et à l'aide des mouvements passifs.

Le meilleur procédé de massage mécanique dans un cas de réduction difficile est le massage par trépidation. On sait en quoi il consiste et quelle variété de formes présentent les branches terminales du grand *vibrateur* de Zander. Suivant le siège, le volume et le degré de résistance de la partie herniée, on se servira soit de la grande pelote, soit de la moyenne, soit d'une des petites ; et l'on sait que, parmi celles-ci, une est conique, une autre aplatie dans le sens vertical, une autre enfin tout à fait sphérique et en caoutchouc creux, de manière à adoucir considérablement les sensations de contact, tout en transmettant des vibrations très énergiques.

L'effet du massage vibratoire est à la fois de produire une pression de dehors en dedans, comme le fait la main dans le taxis manuel, et de développer, en outre, grâce à la vibration, des *contractions péristaltiques* dans les fibres lisses de l'intestin, comme pourrait le faire l'électrisation. Ce mouvement « vermiculaire », qui se propage assez loin le long de l'intestin, sollicite les anses intestinales restées en place à attirer dans l'abdomen la partie herniée. Il faut joindre à cet effet excito-moteur de la vibration un effet de circulation sur les petits vaisseaux qui sont dilatés, turgescents et augmentent le volume du paquet herniaire.

Ainsi la pression de la pelote repousse la hernie vers l'intérieur de l'abdomen, en même temps que les contractions péristaltiques développées dans l'intestin tendent à l'y attirer ; pendant que, d'autre part, l'action à la fois mécanique et vaso-motrice des vibrations en facilite la réduction en en diminuant la turgescence.

Un autre élément essentiel de réduction peut être fourni par certains mouvements qui s'exécutent dans l'attitude de

la flexion *passive* du tronc. On a déjà fait ressortir l'efficacité de ces exercices. Lucas-Championnière a communiqué
à l'Académie de médecine une série d'observations d'où
ressort l'utilité des exercices modérés de bicyclette, sinon
pour guérir les hernies, au moins pour les faire disparaître.
La Mécanothérapie nous offre beaucoup d'exercices, plus
méthodiques que le sport vélocipédique et qui permettent
d'arriver plus sûrement au même résultat. D'abord l'appareil B⁷ de Zander, qui n'est autre chose qu'une bicyclette fixe,
dans laquelle l'effort musculaire est presque complètement
annulé, le mouvement pouvant conserver une amplitude
aussi grande qu'on le désire. Cet appareil permet de satisfaire à un desideratum signalé par Championnière dans
l'usage commun de la bicyclette : c'est l'abaissement facul-
tatif du siège et, par conséquent, l'augmentation du degré
de flexion des cuisses sur l'abdomen. Plus le siège est bas
et plus se trouve diminuée la tension abdominale (et, par
conséquent, la poussée du dedans au dehors qui tend à faire
sortir l'intestin), plus se trouve augmenté l'effet de massage
exercé par la cuisse sur le pli de flexion de l'aine, c'est-à-
dire la pression répétée qui tend à repousser l'intestin dans
l'abdomen. Disons, en outre, que, dans l'appareil B⁷, le
patient repose, non sur une étroite selle, comme dans la
machine de sport, mais sur un siège large et confortable,
qui en permet l'usage aux malades de tout âge. Enfin, la
disposition des pédales est telle que le malade peut être
assis beaucoup plus en arrière que dans la bicyclette
usuelle.

Il y a un autre exercice, celui-là tout à fait *passif*, plus
spécialement indiqué que tout autre pour favoriser la rentrée des hernies, c'est la *flexion passive du bassin*, telle que
la provoque l'appareil E⁸, représenté figure 38. C'est le
même appareil qui est employé pour obtenir la réduction
spontanée des hémorroïdes (p. 269) et des prolapsus

utérins. Le malade se couche sur un plan horizontal formé de deux planches capitonnées, juxtaposées bout à bout. La crête iliaque doit correspondre à la ligne d'affleurement de ces deux planches, dont l'une, celle qui correspond aux membres inférieurs et au bassin, se soulève et retombe d'un mouvement lent et régulier, en formant avec le plan horizontal un angle de 45 degrés maximum, dont le sommet correspond aux pieds et l'ouverture à l'abdomen.

Ces alternatives de flexion forcée et de retour à l'extension, pendant lesquelles la paroi abdominale demeure dans le relâchement complet (puisque les muscles n'y ont aucun rôle actif), favorisent au plus haut degré le retour dans les cavités abdominales de toutes les parties solides ou liquides qui pouvaient en être sorties. Le patient, au moment de la flexion, semble, suivant une image triviale mais expressive, « avaler son ventre ». Il se produit un véritable effet d'*aspiration abdominale*, dont on a très nettement conscience quand on subit ce mouvement et qui est vraisemblablement dû à la propagation plus facile de l'aspiration thoracique à toute la masse viscérale, momentanément libérée de la tension des muscles. On favorise, du reste, beaucoup cet effet, qu'on pourrait appeler le *reflux des viscères*, en faisant coïncider une profonde *inspiration* avec chaque temps de flexion forcée du bassin.

Le docteur Vermeulen a imaginé une autre manière d'employer l'appareil E[s] dans le traitement des hernies — comme aussi dans celui de toutes les « descentes » et de toutes les *ptoses* en général : — c'est de faire coucher le patient, non plus à plat ventre, mais sur le dos. Dans cette attitude, les viscères se trouvent soumis, au moment où la planche mobile se soulève, aux conditions dans lesquelles agit le *plan de renversement* de Chéron. Depuis fort longtemps, le docteur Chéron, ce distingué praticien, utilise, pour le traitement des ptoses viscérales, la position oblique renversée, et il a imaginé, pour appliquer ce traitement, un plan horizontal susceptible de s'incliner dans une direction telle que le bassin de la personne qui s'y couche soit plus élevé que sa tête. Les malades atteints d'*entéroptose*, de *hernies*, de *prolapsus utérins* ou d'*hémorroïdes* sont soumis, sur cet appareil, à des séances de position « renversée » dont ils retirent le plus grand profit. L'appareil de Zander pourrait constituer un plan de renversement semblable à celui de Chéron : il suffirait pour cela d'arrêter et de fixer l'appareil dans le moment où il fait son angle de 45 degrés. Mais il est préférable de l'utiliser pendant qu'il est en mouvement : le patient supportant mieux la position renversée quand elle alterne à courts intervalles avec la position horizontale.

Tels sont les moyens que nous offre la Mécanothérapie pour faciliter la rentrée des parties herniées dans leur lieu habituel de domicile. La troisième indication du traitement est de les y maintenir.

Cette troisième indication du traitement des hernies revient à modifier les conditions qui favorisent la production des hernies dites « de faiblesse », tout en veillant à ne pas provoquer les causes qui peuvent produire les hernies dites « de force ». Or les premières, qui sont permanentes chez les sujets disposés aux hernies, consistent dans la faiblesse des muscles qui soutiennent les viscères et tendent les anneaux aponévrotiques de l'abdomen. Les autres, qui sont passagères et accidentelles, résultent de la compression exagérée que peuvent infliger aux viscères de la cavité splanchnique les mouvements accompagnés d'un *effort abdominal*.

La formule du traitement sera donc de faire travailler méthodiquement les muscles de la paroi abdominale et du plancher du bassin, dans la mesure voulue pour en augmenter la force sans produire des compressions viscérales excessives : c'est-à-dire, pour prendre un criterium précis, sans provoquer le phénomène de l'*effort abdominal*.

Or l'expérience nous enseigne que la meilleure condition pour fortifier et même développer les muscles n'est pas l'intensité de l'effort musculaire, mais sa répétition fréquente. Il est même des systèmes athlétiques, visant à porter au maximum le développement des muscles, qui préconisent l'emploi quotidien des exercices de *petits poids*. Tel est le système du célèbre athlète Sandow, qui fait soulever cent fois de suite un haltère de 4 livres par des sujets qui auraient la force de soulever 40 kilogrammes.

Il faudra, chez les hernieux, choisir toute la série des appareils qui mettent en jeu les muscles abdominaux et les muscles du plancher périnéal, en ayant soin de graduer la résistance du contrepoids à un degré très inférieur à la force des muscles actionnés. On compensera le peu d'énergie de chacun de ces mouvements actifs en en multipliant le nombre, et l'on aura soin, pour se mettre à l'abri de toute compression viscérale, de faire faire l'inspiration pendant la période active du mouvement. On sera sûr ainsi de maintenir la glotte ouverte et, par conséquent, d'éviter la condition essentielle de l'*effort*.

Quant à l'énumération des appareils à mouvements actifs indiqués pour les hernieux, elle serait absolument identique à celle des appareils qui conviennent pour les dyspeptiques, les constipés, etc. En un mot, elle comprendrait tous les appareils de la gymnastique *abdominale*, en y ajoutant les appareils de la gymnastique *gynécologique*, qui visent à fortifier le plancher du petit bassin. Nous verrons qu'il faut préconiser, dans ce but, l'appareil A⁵ᵇ pour le mouvement d'adduction active des jambes dans la position demi-couchée. Dans cette position, il est d'observation que le travail des adducteurs de la cuisse provoque la contraction synergique des muscles du périnée (voir fig. 39, p. 270).

Les « ptoses » abdominales.

Les mêmes considérations que nous avons développées à propos du traitement gymnastique des hernies s'appliquent à celui de l'*entéroptose* qui comporte le plus souvent, comme l'a montré Glénard, outre l'abaissement de toute la masse gastro-intestinale, les « ptoses » du foie et du rein (principalement du rein droit).

Ici l'indication est toujours la même que pour les hernies : il faut s'efforcer d'attirer les organes du bas en haut de la cavité abdominale et les y maintenir dans la mesure du possible. On sait que Glénard, dans ce but, a imaginé un excellent moyen de contention, la *sangle abdominale*. Le docteur Chéron utilise, outre la sangle, les effets statiques de la position renversée dont nous parlions plus haut et recherche, en outre, l'effet tonique qu'exercent sur la fibre les injections sous-cutanées de *sérum artificiel*.

La Mécanothérapie — qui est loin de proscrire la sangle de Glénard — cherche à refaire par l'entraînement la « sangle naturelle » représentée par les muscles abdominaux. Elle cherche aussi à favoriser la remise en place des organes prolabés par les mouvements passifs indiqués ci-dessus, au *Traitement des hernies*. Elle cherche enfin à lutter par des mouvements passifs et des manœuvres de massage contre la constipation, contre les troubles de la sensibilité abdominale qui est si souvent exagérée chez les entéroptosiques et contre les troubles de la circulation sanguine du système porte.

On ne voit pas souvent, il faut bien l'avouer, disparaître les symptômes objectifs de l'entéroptose, c'est-à-dire l'abaissement des organes. Mais ce qu'on voit *presque toujours* disparaître, ou du moins s'atténuer notablement par l'effet des mouvements méthodiques, ce sont les phénomènes dou-

loureux de la région abdominale et les troubles nerveux
généraux qui accompagnent si communément l'entéroptose.
C'est ce qu'on entend quelquefois le malade exprimer en
disant que sa maladie n'est pas guérie, mais qu'il se sent
« plus capable de la supporter ». — N'est-ce pas la formule la
plus juste des effets de tout traitement qui réussit à améliorer une maladie constitutionnelle ou chronique?

Traitement « mécanique » des maladies des femmes.

C'est un officier de l'armée suédoise, le major Thure-Brandt,
qui a imaginé le traitement des maladies de *l'utérus* et des
ovaires par le massage et les mouvements. En France, la
méthode de Thure-Brandt a trouvé beaucoup d'opposition,
— peut-être à cause de son étiquette même, le mot de
« gymnastique » éveillant toujours chez nous l'idée de mouvements violents, et choquant ainsi singulièrement l'esprit des
médecins habitués à prescrire, dans les affections utérines, le
repos absolu et l'immobilité de la chaise longue.

C'est en 1889 que parut, dans notre pays, la première
étude sérieuse qui ait été faite du traitement de Thure-Brandt.
Cette étude est due à Mme Goldspiegel-Sosnowska (1).
Nous devons aussi à Mme Sosnowska les premières applications de ce traitement à Paris.

A la suite de ma mission en Suède en 1890 et du rapport
à l'Académie (2) qui en fut le résultat, l'attention du public
médical se trouva de nouveau attirée sur la gymnastique suédoise et ses applications thérapeutiques. Le docteur Stapfer,

(1) Voir *Archives de tocologie*, novembre 1889: *le Traitement manuel des
maladies des femmes*.

(2) FERNAND LAGRANGE, *la Gymnastique à Stockholm*, mémoire couronné
par l'Académie de médecine (prix Mombine, 1891).

à son tour, obtint une mission à Stockholm et en rapporta, en 1892, une étude complète du traitement gymnastique des maladies des femmes (1).

Le traitement de Thure-Brandt comprend trois ordres de pratiques : 1° le massage ; 2° les mouvements passifs et actifs; 3° la mobilisation de l'utérus.

Le massage se pratique à travers les parois abdominales : soit sur le fond de l'utérus, soit sur les ovaires, soit sur des exsudats inflammatoires péri-utérins, sur les brides cicatricielles qui font adhérer le fond de la matrice aux parois du bassin. A ces manipulations qui ne diffèrent nullement des autres formes du massage, il faut ajouter le toucher vaginal et aussi l'introduction des doigts dans le rectum, soit pour explorer les lésions et les déviations utérines, soit pour repousser et réduire la matrice déviée, soit, enfin, pour pratiquer le massage à travers les parois de l'intestin.

Outre le massage direct de l'utérus et de ses annexes, la méthode de Thure-Brandt recourt aussi au massage de l'abdomen comme moyen de combattre les stases sanguines et la constipation, complication fréquente et cause d'aggravation des affections utérines.

Les mouvements passifs sont de deux sortes. Les uns consistent dans des déplacements des membres inférieurs ou du tronc, tout à fait semblables à ceux qu'on emploie dans la gymnastique abdominale : ce sont des mouvements « de circulation », tendant à décongestionner l'utérus en activant le cours du sang, ou bien des mouvements « de désobstruction », ayant pour objectif de faciliter le déplacement des matières qui encombrent le gros intestin. Les autres sont tout à fait spéciaux à la méthode et consistent dans des déplacements imprimés à l'utérus, soit pour le mobiliser quand il est enclavé par des exsudats, soit pour rompre ou allonger des adhérences qui le

____

(1) Voir aussi NORSTROM, *le Massage de l'utérus.*

fixent dans une position vicieuse, soit enfin pour le remettre dans sa position normale quand il est déplacé. Ces dernières manœuvres ne peuvent être appliquées que par des procédés *manuels*. Mais la Mécanothérapie peut rendre les plus grands services comme moyen adjuvant du traitement de Thure-Brandt, une fois les organes remis en place, pour les y maintenir en fortifiant les muscles qui leur servent de soutien. C'est le but des mouvements actifs de la gymnastique gynécologique.

Les mouvements actifs employés par Thure-Brandt sont en grande partie tirés de la gymnastique abdominale déjà décrite au chapitre des *Dyspepsies*. Ils ont pour but essentiel de fortifier les parois de l'abdomen, dont l'énergique soutien est nécessaire, comme on sait, pour empêcher la masse des viscères de venir peser sur les organes malades ou déplacés. C'est ainsi, du reste, qu'agit la ceinture hypogastrique, moyen de soulagement si efficace dans un grand nombre d'affections utérines.

Les mouvements actifs ont encore pour but d'agir sur la circulation sanguine, et cela, si l'on en croit l'auteur, de deux manières tout à fait inverses, suivant leur forme. On produirait, dit Thure-Brandt, la congestion active de l'utérus à l'aide des mouvements *concentriques*, c'est-à-dire ceux dans lesquels les extrémités des leviers osseux tendent à se rapprocher du centre comme les mouvements de flexion et d'adduction, et l'on décongestionnerait au contraire l'organe en employant les mouvements *excentriques*, comme les mouvements d'extension et d'abduction. Nous avons montré (1) précédemment que cette distinction dans les effets circulatoires des mouvements « excentriques » et « concentriques » n'était pas conforme aux lois de la physiologie, et expliqué comment les mouvements actifs, quelle qu'en soit la forme, sont toujours des

(1) Voir *Troubles des circulations locales*, à la page 280.

régulateurs de la circulation utérine, qui peuvent aussi bien provoquer un flux du sang vers l'utérus en cas d'*aménorrhée,* que dériver le sang vers les muscles et, par conséquent, décongestionner l'utérus en cas de *métrorrhagie* par congestion *passive.* Le seul cas où se présente la contre-indication des mouvements actifs — mais dans ce cas elle est très formelle, — c'est le cas de congestion utérine *active,* comme on l'observe dans tout état inflammatoire *aigu.*

Trois ordres de lésions principales sont soignés par le traitement gymnastique des maladies des femmes. Ce sont : 1° les déplacements de l'utérus et de ses annexes ; 2° les exsudats inflammatoires péri-utérins, et 3° les inflammations subaiguës et chroniques de l'utérus et de ses annexes.

Le plus souvent, les deux premières sortes de lésions ci-dessus énumérées n'en font qu'une, l'exsudat provoquant des adhérences qui fixent l'utérus ou l'ovaire dans une situation vicieuse. Toutefois, les organes génitaux internes peuvent être déplacés par une cause non inflammatoire, telle que le défaut de résistance des muscles du périnée, et des exsudats inflammatoires peuvent être, en ce cas, une complication qui rend irréductibles les déplacements de l'utérus ou de l'ovaire.

A côté des déviations, des exsudats et des affections inflammatoires chroniques de l'utérus et de ses annexes, la cure gymnastique s'applique encore à certains troubles de la circulation sanguine, tels que la *dysménorrhée* et l'*aménorrhée,* les *métrorrhagies.* — Ce traitement n'intervient jamais dans les cas aigus, mais seulement quand la poussée inflammatoire a cessé.

Le *massage* a pour but de provoquer les résorptions des exsudats inflammatoires. Il est aussi utilisé comme moyen de rompre ou d'allonger les tissus fibroïdes qui résultent de l'organisation de ces exsudats, et qui, par leur rétraction, fixent l'utérus ou ses annexes dans des positions vicieuses. Là encore, il est impossible de refuser à des manipulations rationnellement faites le pouvoir de remédier à certaines déviations utérines dues à des adhérences qui maintiennent l'organe dans une position et une direction anormales. On comprend qu'en faisant subir chaque jour à ces adhérences un allongement progressif, on arrive soit à les rendre assez lâches pour permettre à l'organe dévié de reprendre sa position normale, soit même à les rompre et à rendre l'organe libre de toute attache pathologique.

Ici, il faut reconnaître que la Mécanothérapie doit céder le pas au massage manuel ou, du moins, doit en demander le concours.

Les *mouvements gymnastiques* actifs que fait exécuter Thure-Brandt sont de deux sortes : les uns ont pour but de fortifier les parois de la cavité abdominale et du périnée, afin de remédier au relâchement des plans musculaires qui soutiennent ou protègent l'utérus ; les autres, de régulariser le cours du sang dans le petit bassin, en utilisant les masses musculaires des fesses et des cuisses et le muscle *psoasiliaque*, comme agents de circulation.

Il est inutile de faire ressortir l'utilité des mouvements abdominaux et périnéaux dans ces manœuvres. Ceux qui visent les muscles abdominaux ont pour but de « refaire » les parois antérieures et latérales de l'abdomen. Le résultat auquel ils tendent est, en somme, le même qu'on obtient à l'aide de la *ceinture hypogastrique*, car il ne peut y avoir de meilleure ceinture que celle formée par des muscles abdominaux résistants. Les autres, qui visent les muscles du périnée, ont pour but de fortifier la paroi inférieure de la cavité du bassin, dont le soutien, on le comprend, est indispensable pour assurer la situation normale des organes qui y sont contenus.

Les mouvements qui visent à fortifier la paroi de l'abdomen sont les mêmes qu'utilise la gymnastique abdominale et que nous avons déjà décrits. La gymnastique *utérine* les emploie toutefois avec moins d'intensité dans l'effort.

Quant aux mouvements qui ont pour but de fortifier le périnée, ils consistent dans des efforts d'adduction et s'exécutent
de deux façons. Dans le premier procédé, la femme est debout,
et, le corps étant maintenu parfaitement droit, elle croise énergiquement les cuisses l'une sur l'autre, de manière à les
mettre toutes les deux dans l'adduction forcée. Dans le second
procédé, la malade est couchée, mais dans un décubitus *actif;*
le corps repose d'une part sur les talons, d'autre part sur la
nuque et la partie supérieure du dos, les reins étant creusés
et le siège ne touchant pas le lit. Cette attitude a pour but de
faire intervenir les muscles du plancher périnéal dans les efforts
d'adduction qu'on va faire exécuter à la femme. Ces efforts
d'adduction s'obtiennent par la résistance d'un aide qui
s'oppose à l'effort que fait la malade pour rapprocher les
genoux, les cuisses étant écartées. Nous avons déjà décrit
(voir fig. 38, p. 269) l'appareil de Zander avec lequel on
obtient plus méthodiquement ce résultat.

Ce ne sont là que des mouvements types de la méthode de
Thure-Brandt. Elle en comprend beaucoup d'autres plus
généraux, et notamment une foule de mouvements actifs et
passifs destinés à régulariser la circulation utérine, soit dans
le but de décongestionner l'organe dans toutes les métrites
chroniques, soit dans le but de le congestionner, au contraire,
dans les cas d'aménorrhée. A ces mouvements généraux il
faut joindre le massage général de l'abdomen et des régions
sacro-iliaque et lombaire, massage qui se fait par pression et
surtout, à la partie postérieure du dos, par percussion de la
main à demi fermée, et par tapotement des deux mains placées de champ et frappant alternativement sur le bord
cubital.

Les effets de la gymnastique *générale* active et passive
appliquée aux affections utérines peuvent s'obtenir au moyen
des machines Zander, aussi bien que les effets du massage
par percussion et tapotement. L'Institut Zander a des ma-

chines qui imitent le mouvement de l'équitation; il en a
d'autres qui, à l'aide d'un tabouret à siège monté sur un
pivot, impriment au bassin des mouvements de circumduction et de latéralité dans le plan vertical, qu'on ne pourrait
obtenir à l'aide des mains d'un aide. Ces mouvements sont
surtout employés comme mouvements de circulation. On
voit quel contraste ils font avec le traitement classique des
affections utérines par l'immobilisation sur la « chaise
longue ».

Les appareils de Zander utilisés dans les maladies des
femmes sont, comme appareils à mouvements passifs : le D^2
(circumduction du bassin); le E^7 (rotation du bassin autour
de l'axe vertical); le F^2 (mouvement d'équitation); le E^8
(flexion passive du tronc). Les trois premiers de ces appareils sont employés pour activer la circulation pelvienne; le
dernier vise surtout la réduction des prolapsus utérins,
grâce à la « détente abdominale » que provoque la flexion
passive du tronc. Les mouvements alternatifs de flexion et
d'extension *passives* du tronc peuvent provoquer la rentrée
de l'utérus prolabé quand il descend au point de faire saillie entre les grandes lèvres. Tous les médecins qui appliquent
la Mécanothérapie ont cité maintes observations de cas de
réduction de prolapsus très anciens. Le mécanisme en est le
même que celui précédemment exposé de la réduction des
hernies.

Le traitement gymnastique des affections utérines a, dans
tous les cas chroniques, une efficacité attestée par la vogue
dont il jouit auprès des médecins suédois, allemands et au-
trichiens. Il faut faire la part de l'enthousiasme, et rabattre
sans doute une certaine partie des résultats qu'on lui avait
prêtés; mais, cette déduction faite, la méthode Thure-Brandt
n'en demeure pas moins un moyen thérapeutique très sérieux
et des plus efficaces, et l'on ne peut se défendre, après en

avoir reconnu les résultats, d'un sentiment pénible en constatant l'hostilité à priori avec laquelle l'ont accueillie certains médecins français des plus autorisés.

Ce traitement n'est certes pas applicable à tous les cas, et il faut, là comme ailleurs, être bien sûr du diagnostic avant de faire subir des manipulations à des organes dont certaines maladies exigent impérieusement qu'on s'abstienne de toute manœuvre. Des accidents ont pu se produire, par exemple, dans des cas où une salpingite méconnue a été massée sous prétexte d'exsudat inflammatoire chronique des ligaments larges. — Mais est-ce à la méthode elle-même qu'il faut imputer les fautes commises par celui qui ne sait pas l'appliquer?

CHAPITRE XIII

LES IMPOTENTS

Différence entre l'*impotent* et l'*infirme* ; — causes habituelles de l'impotence : — impotence par obstacles mécaniques ; — de l'impotence douloureuse ; — de l'impotence paralytique : — l'impotence de cause *psychique* ; — traitement de l'impotence.

Différence entre l' « impotent » et l' « infirme ».

L'*impotence* est un état d'amoindrissement des fonctions locomotrices dont les causes sont extrèmement diverses, mais dont le caractère le plus intéressant, au point de vue pratique, est la disproportion observée entre la gravité des lésions anatomiques et la diminution de la capacité fonctionnelle des organes.

C'est ce caractère essentiel qui différencie un *impotent* d'un *infirme* proprement dit : le trouble fonctionnel que j'appelle « impotence » étant susceptible de guérir, ou tout au moins de s'atténuer notablement par un traitement approprié, tandis que l'état d'infirmité est définitif et irrémédiable. Ainsi l'ankylose complète, par soudure osseuse d'une articulation, constitue une infirmité, tandis que la perte du mouvement qui persiste, par exemple, à la suite d'une arthrite, — soit par douleur, soit par raideur articulaire, soit par atrophie et parésie des muscles, — n'est qu'un état d'impotence parfaitement curable. Mais il faut remarquer — et l'exemple cité nous en fournit justement la preuve — que l'état d'impotence aboutit souvent, si l'on n'y porte remède, à l'état d'infirmité confirmée, c'est-à-dire à la suppression réelle des fonctions dont la perte n'était d'abord qu'apparente, et cela, par le fait même des entraves qu'elle apporte au mouvement. Ainsi, la simple raideur articulaire peut dégénérer en ankylose osseuse. De même, la plupart des états d'impotence tendent à s'aggraver fatalement, si l'on n'y porte remède, parce que tout organe réduit à l'inertie est fatalement voué à une diminution croissante de capacité fonctionnelle. C'est en effet une loi générale de l'évolution du corps vivant : si la fonction « fait l'organe », la suspension de la fonction tend à le détruire.

Tel est donc l'état pathologique qu'il faut entendre par le mot d'impotence fonctionnelle. Ce n'est plus une maladie caractérisée — car souvent la maladie proprement dite s'est dissipée alors que l'état d'impotence persiste — et ce n'est pas encore une infirmité.

Je ne sais si la définition que je m'efforce de donner ici de l'état d'impotence sera trouvée suffisamment correcte ; mais on comprendra mieux, au cours de cet exposé, à quel genre de troubles fonctionnels elle s'applique.

Il importe surtout d'insister sur ce point capital que l'état d'impotence fonctionnelle peut être créé, entretenu et aggravé par l'insuffisance de fonctionnement des organes qui en sont le siège. D'où la conséquence facile à déduire que le remède de l'impotence se trouve dans la mise en activité de ces organes. Nous allons voir tout à l'heure par quels moyens.

Mais cherchons d'abord par quel mécanisme, très variable suivant les cas, l'état d'impotence peut venir se surajouter en quelque sorte à la maladie proprement dite, en compliquer la convalescence et en aggraver les suites au point de créer l'état d'infirmité.

L'état d'impotence peut être *partiel* ou *général*, c'est-à-dire se limiter à une série de mouvements locaux ou se faire sentir à tout l'ensemble des fonctions locomotrices. Il peut être *absolu*, c'est-à-dire rendre tout mouvement impossible dans la région intéressée, ou bien *relatif*, c'est-à-dire permettre un fonctionnement incomplet des articulations et des muscles.

Au point de vue étiologique et pathogénique, l'état d'impotence peut dépendre des organes locomoteurs proprement dits, c'est-à-dire des *nerfs, muscles* ou *articulations* de la région où il siège ; ou bien se rattacher plus ou moins directement, soit à un organe central qui commande les mouvements, comme la *moelle épinière* et le *cerveau*, soit à un appareil organique solidaire de l'appareil locomoteur, comme le *poumon* et le *cœur*. Enfin, un trouble général de la nutrition peut devenir une cause d'impotence, soit en apportant un obstacle mécanique au libre déplacement des membres, soit en provoquant une production exagérée de tissus inutiles et une surcharge de poids en disproportion avec la force des muscles : c'est ainsi que l'*Obésité* excessive devient une cause d'impotence. Très fréquemment, ces facteurs divers de l'impotence s'associent pour augmenter la difficulté des fonctions locomotrices. Quelquefois on voit une cause locale d'impotence devenir un facteur indirect de troubles fonctionnels pour un organe éloigné ou pour l'ensemble des fonctions de nutrition ; et il peut se faire alors que ces conséquences de l'impotence deviennent à leur tour une cause d'amoindrissement des fonctions locomotrices et rendent le sujet de jour en jour plus impotent. Ainsi, c'est souvent par l'insuffisance des mouvements et le défaut d'exercice que s'établit l'obésité en même temps que les muscles s'atrophient ; d'où la difficulté croissante qu'éprouve l'impotent à supporter le poids de son corps qui s'alourdit, avec des jambes qui, de jour en jour, se débilitent par défaut d'exercice.

L'immobilité forcée que cause parfois l'impotence locale,

chez les sujets qui ne peuvent pas marcher, tend encore
à créer des difficultés fonctionnelles d'un autre ordre dans certains organes éloignés, comme le cœur dont le myocarde s'af-
faiblit, le poumon dont les mouvements diminuent d'ampleur
par le défaut d'entraînement.

En un mot, le sujet atteint d'impotence fonctionnelle des
membres est exposé à tous les troubles des fonctions vitales
qui résultent du défaut d'exercice ; et, ces troubles généraux
venant ajouter à l'impotence locale une entrave des fonctions
générales qui auraient besoin d'être activées par le travail
des muscles, il s'établit un cercle vicieux dans lequel le
malade est de plus en plus étroitement enserré, le champ
de ses aptitudes locomotrices se rétrécissant de jour en jour.

C'est par cette influence réciproque d'une impotence locale
sur l'état général et des troubles fonctionnels généraux sur la
cause locale de l'impotence que se créent ces états si fréquemment observés — et pourtant si souvent mal compris — où le
sujet, absolument guéri d'une affection qui a d'abord entravé
ses mouvements, demeure toute sa vie, faute d'une direction
rationnelle, aussi impotent qu'au moment où sa maladie était
en pleine évolution ; sans compter mille autres difficultés qui
surviennent dans le fonctionnement de divers organes où l'accident primitif n'avait nullement, dès l'abord, fait sentir ses
effets.

Tous les médecins ont rencontré des cas pareils à celui de
l'observation suivante :

Une dame, de tempérament arthritique, et de fort embonpoint, est atteinte de contusion du genou ; d'où légère arthrite
avec épanchement synovial. On l'immobilise, et après quatre
semaines de séjour au lit elle essaye de se lever et de marcher. Il n'y a plus d'épanchement et tout symptôme inflammatoire a disparu ; mais la marche provoque de la douleur,
et la crainte de réveiller l'arthrite fait que la position horizontale est de nouveau prescrite. Deux semaines après,

nouvelle tentative et nouvelles difficultés : le mouvement
est moins douloureux, mais la jambe est trop faible pour
porter le corps. On s'attarde alors à garder le lit, et, quand
on veut en sortir, il se trouve qu'une trop longue période
d'immobilité, chez un sujet de bon appétit avec digestions
parfaites, a produit une grande augmentation des tissus
graisseux, pendant que les tissus musculaires subissaient,
faute d'exercice, une atrophie considérable. L'impotence
s'est dès lors accentuée davantage, par la disproportion sur-
venue entre le poids du corps et la force des membres
qui doivent le porter; et la malade découragée ne quitte
plus sa chaise longue. A partir de ce moment, on voit
s'aggraver de plus en plus l'impotence locale, l'obésité s'ac-
centuant chaque jour, en même temps que les muscles
s'atrophient davantage. Enfin, quand on se décide à de nouvelles tentatives de mouvements, des sensations pénibles
d'un nouveau genre viennent y mettre obstacle : les quelques
pas que fait péniblement la malade amènent l'essoufflement et
provoquent des palpitations. A l'impotence locale il s'est
ajouté un état d'impotence générale, par troubles de la circulation et de la respiration.

La malade refuse alors toute nouvelle tentative d'exercice
et s'accoutume à vivre dans l'immobilité absolue. Elle devient
énorme, les urines se chargent de sables uriques, et, après
un an de séjour au lit, une crise néphrétique survient. A
ce moment, le système musculaire dans son ensemble s'est
atrophié, le cœur est infiltré de tissus adipeux, le ventre
énorme; les articulations, raidies et desséchées par le fait
de l'immobilité, sont, en outre, gênées dans leurs mouvements par les bourrelets de graisse qui engorgent les plis
articulaires.

Dans de telles conditions, la perte des fonctions locomotrices était presque absolue, et cela à un moment où il ne
restait plus trace des causes premières de l'impotence, car

les poussées rhumatismales du côté des articulations avaient complètement disparu et l'impossibilité d'exécuter les mouvements était due exclusivement aux conséquences de l'immobilité prolongée.

Un traitement rationnel fut institué et consista uniquement dans des mouvements d'abord passifs, puis actifs des membres inférieurs. Les jambes redevinrent ainsi peu à peu assez fortes pour porter le corps, et les articulations, assez souples pour permettre aux muscles de les mobiliser. Puis, quand la malade put marcher, les fonctions générales de circulation sanguine et de respiration reprirent peu à peu leur énergie; l'essoufflement et les palpitations disparurent, les masses graisseuses étant en partie résorbées par l'effet d'un exercice progressif. La malade put enfin sortir seule, monter l'escalier et se livrer sans difficulté aux actes usuels de la vie. — Elle avait passé pendant cinq ans, dans son entourage, pour « paralytique » incurable. Elle n'était qu'impotente par défaut de mouvement.

Causes habituelles de l'état d'impotence.

Les maladies qui aboutissent le plus fréquemment à créer l'état d'impotence, sont :

1° Les traumatismes, tels que :

Les *fractures;*

Les *luxations;*

Les *contusions des articulations.*

2° Les affections *rhumatismales* ou *goutteuses*, qui peuvent atteindre les articulations, les ligaments ou les muscles; telles sont :

Les *arthrites;*

Les *raideurs tendineuses articulaires;*

Les *myosites.*

3° Les affections du *système nerveux périphérique* qui portent atteinte soit à la sensibilité, soit à la motilité; telles sont :

Les *névralgies;*

Les *névrites des gros troncs;*

Les *névrites périphériques.*

4° Les affections du *système nerveux central* qui peuvent porter atteinte soit à la sensibilité, soit à la force musculaire, soit à la coordination des mouvements. Telles sont :

L'*hémiplégie;*

La *paraplégie;*

Les *paralysies infantiles;*

L'*ataxie locomotrice;*

Les *chorées;*

La *maladie de Parkinson* ou *paralysie agitante;*

La *maladie de Little* ou *ataxie spasmodique;*

Les *névroses,* telles que l'Hystérie et les divers *états psychiques* qui en dérivent.

Il serait fastidieux de prendre l'une après l'autre chacune des causes d'impotence que nous venons d'énumérer pour en étudier le mode d'action particulier. Nous aimons mieux tenter de classer, dans une vue d'ensemble, les divers modes d'action de ces causes si variées, pour que les indications du traitement en ressortent plus clairement.

Si l'on passe en revue les diverses conditions pathologiques qui peuvent avoir pour conséquence d'abolir ou d'entraver les fonctions locomotrices dans une région donnée du corps, on verra que la perte partielle ou totale du mouvement peut tenir :

1° A des obstacles de nature *mécanique;*

2° A la *douleur;*

3° A la *paralysie* ou à la faiblesse des muscles;

4° A des troubles de *coordination motrice;*

5° A des influences *psychiques.*

Impotence par obstacles mécaniques ; raideurs articulaires, tendineuses et musculaires.

Les causes d'impotence de nature *mécanique* siègent surtout dans les articulations et dans leur voisinage. Ce sont des modifications survenues soit dans les surfaces articulaires, soit dans les tissus périphériques. L'articulation peut être complètement soudée, comme il arrive à la suite de certaines arthrites, surtout après une immobilisation prolongée. On dit qu'il y a *ankylose complète* quand la soudure des extrémités osseuses ne permet plus aucun mouvement sur le point où les os s'unissent. En pareil cas, le traitement par l'exercice n'offre d'autre ressource que de chercher à favoriser les mouvements de suppléance, en demandant aux articulations voisines d'augmenter l'amplitude de leurs mouvements normaux pour compenser le défaut de déplacement des extrémités osseuses ankylosées. C'est ainsi qu'on peut obtenir une augmentation apparente des mouvements de l'avant-bras en développant l'amplitude des mouvements du bras. L'articulation de l'épaule suppléera alors, dans une certaine mesure, l'articulation du coude pour porter la main, par exemple, au-dessus de la tête ; ou bien, si l'ankylose siège dans l'épaule, ce sera l'articulation sterno-claviculaire et même les articulations vertébrales qui viendront au secours de l'articulation scapulo-humérale pour favoriser l'élévation du bras.

Les suppléances articulaires pourraient donner l'illusion d'un certain degré de mobilité dans la jointure ankylosée. Mais, en observant bien, il sera facile de voir que le mouvement s'obtient au prix d'une « tricherie » ; car cette substitution d'une articulation à une autre pour augmenter l'amplitude du déplacement ne peut avoir lieu sans qu'il se produise une attitude vicieuse du corps : ce sera une torsion

forcée de la colonne vertébrale dans l'exemple cité. Quand
il s'agit des membres inférieurs, la tricherie est plus apparente
encore, car elle ne produit plus seulement une incorrection
de l'attitude, mais aussi une irrégularité de la marche, une
boiterie.

Quoi qu'il en soit, quand l'obstacle mécanique apporté au
mouvement par une lésion articulaire est absolument insurmontable, il faut se résigner à favoriser cette « tricherie »,
grâce à laquelle le membre lésé peut recouvrer dans une certaine mesure les fonctions perdues ; l'indication sera donc
alors de perfectionner les mouvements de suppléance et d'en
augmenter l'amplitude et l'aisance. Dans ce but, on se préoc-
cupera uniquement d'appliquer des exercices qui donnent le
dessin du mouvement, sans contrôler trop sévèrement le
mécanisme physiologique suivant lequel il sera exécuté. On
ne fera ainsi que copier les procédés naturels et suivre la
voie que prend le sujet livré à lui-même pour obtenir que
sa main ou son pied atteignent leur but, quand la voie naturelle leur est fermée : heureux qu'un mouvement forcé de
l'épaule lui permette de porter la main à sa bouche, quand
il lui est impossible d'y parvenir par la simple flexion de
l'avant-bras.

Mais ce ne sont pas là les cas où la Mécanothérapie donne
ses plus beaux résultats. En effet, le malade pourrait d'instinct trouver lui-même les mêmes procédés de traitement
que le médecin : il lui suffirait de s'exercer souvent à faire le
mouvement *comme il peut.* Aussi, devons-nous nous attacher
surtout à développer le peu d'aptitude motrice qui reste à
l'état latent dans l'articulation lésée, avant de recourir à
des procédés de suppléance que le malade aurait bientôt
fait de s'approprier pour s'en servir exclusivement, — ce
qui le condamnerait à faire, à perpétuité, des mouvements
incorrects.

Or une observation attentive nous fait reconnaître le plus

souvent, dans une ankylose osseuse, un certain degré de mobilité latente, masquée par divers facteurs sur lesquels le mouvement communiqué peut avoir prise quand on l'emploie avec patience et persévérance. L'indication est donc toujours d'essayer, au début, de mobiliser ; mais à condition que la mobilisation ne soit pas faite par des mouvements forcés. La Mécanothérapie est une méthode de douceur qui ne prétend jamais « risquer le tout pour le tout ». C'est par la répétition fréquente de mouvements doux et de faible amplitude qu'on pourra peu à peu mobiliser la jointure, distendre les ligaments rétractés, assouplir les tissus fibreux qui commençaient à s'encroûter de sels calcaires, user, par des frottements répétés, les saillies osseuses qui font obstacle au déplacement des os ; en un mot, faire regagner du terrain aux surfaces articulaires dont le champ est la plupart du temps moins rétréci qu'il ne paraît.

Presque toujours, en effet, la surface de glissement est suffisamment conservée pour permettre des mouvements beaucoup plus étendus que le malade ne peut le faire, et c'est, en grande partie, à la raideur des ligaments, à la rétraction des fibres musculaires péri-articulaires, parfois même à la contraction réflexe et inconsciente des muscles par crainte de la douleur, qu'est due l'impotence du membre qui semble ankylosé. On sait combien le sommeil chloroformique, en faisant cesser ces réflexes musculaires « de défense », permet fréquemment de faire exécuter aux membres des mouvements qui étaient impossibles à l'état de veille. Or les mouvements très doux, très rythmés et répétés un grand nombre de fois successivement — sous forme de *balancements* s'il s'agit d'une articulation en ginglyme comme le coude, ou sous forme de *roulements* s'il s'agit d'une énarthrose comme l'épaule et la hanche — produisent en peu de temps une détente musculaire comparable à celle des anesthésiques. Les muscles contracturés cèdent, non par fatigue comme ils feraient à la suite de tractions fortes et prolongées, mais par une sorte d'apaisement de l'irritation réflexe. Il semble que ce procédé « de douceur » rassure, s'il est permis de risquer cette image, les muscles qui font sentinelle pour s'opposer aux mouvements douloureux.

Toujours est-il qu'on obtient plus par la persistance des mouvements très doux que par les efforts les plus énergiques. Si l'on observe un membre ankylosé et soumis à l'action d'un appareil de mobilisation permettant, au moyen d'un cercle gradué, d'enregistrer exactement l'étendue du déplacement obtenu, on voit l'amplitude de chaque balancement augmenter progressivement du commencement à la fin de chaque séance ; si bien que l'angle de flexion d'un genou ankylosé, par exemple, est souvent le double au centième mouvement de ce qu'il était au premier, et cela sans que la force employée pour communiquer le mouvement à la jambe ait été augmentée.

On peut rapprocher de l'ankylose, comme agent d'impotence, et, en tout cas, ranger dans la catégorie des causes « mécaniques » qui font obstacle aux mouvements, les saillies osseuses résultant d'une consolidation vicieuse des fractures, quand le cal siège soit dans l'articulation même, soit dans le voisinage immédiat des surfaces articulaires. Les fractures des extrémités des membres, au coude, à l'épaule, au cou-de-pied, peuvent laisser, après soudure des fragments, des inégalités, des rugosités contre lesquelles viennent buter les os voisins dans les mouvements divers que l'articulation exécute. De là obstacle au libre déplacement des leviers osseux. La course des articulations se trouve ainsi réduite et, en très peu de temps, les parties de la surface articulaire qui ne sont plus utilisées perdent leur poli et cessent de sécréter le liquide synovial ; peu à peu, même, ces points où la fonction est partiellement suspendue cessent de faire partie de l'organe : ils finissent par être privés de cartilage d'encroûtement et par devenir impropres au mouvement dont ils ne subissent plus l'influence. L'étendue de l'articulation se réduit en proportion de la diminution d'amplitude du mouvement. C'est là une cause fréquente d'impotence fonctionnelle des membres, à la suite des fractures des extrémités. Là encore le mouvement, appliqué avec la douceur et la persistance qui caractérisent la méthode mécanothérapique, peut toujours améliorer la fonction en usant les saillies osseuses, en polissant les rugosités des surfaces et en créant de nouvelles synoviales sur les points où elles avaient disparu par l'immobilisation.

C'est encore dans les causes « mécaniques » d'impotence qu'il faut ranger tous les obstacles apportés aux mouvements d'une jointure par la rétraction permanente des tissus péri-articulaires, tels que les *brides cicatricielles* de la peau et des autres tissus mous, à la suite des pertes de substance provoquées par les plaies, les brûlures, etc. Là il y a deux éléments à combattre : d'une part, la tendance à la rétraction du tissu cicatriciel qui immobilise la jointure et, d'autre part, les conséquences mêmes de cette immobilisation qui tend à créer de nouveaux obstacles au mouvement, en créant des raideurs articulaires et des ankyloses. Ici, le massage des brides cicatricielles est indiqué concurremment avec les mouvements actifs et passifs, et il ne faudra pas craindre de procéder dans l'application des mouvements avec une certaine énergie, la distension forcée du tissu cicatriciel ne risquant guère de causer des dommages sérieux. Il faudra aussi continuer régulièrement les mouvements après guérison apparente, — car on sait le terrible pouvoir de rétraction de ces tissus de nouvelle formation, dont la force persiste et s'accroît tant que dure la vie.

Ce que nous disons des brides cicatricielles s'applique également à tous les *exsudats inflammatoires*, tels que les fausses membranes, suite de pleurésie, dont la rétraction entraîne si souvent l'immobilisation des articulations costo-vertébrales et la fixation du thorax en attitude scoliotique. Cela s'applique aussi aux rétractions qui viennent à la suite de l'inflammation des tissus fibreux des aponévroses, des ligaments et des tendons.

La *Goutte* et le *Rhumatisme* sont, de ce dernier chef, des

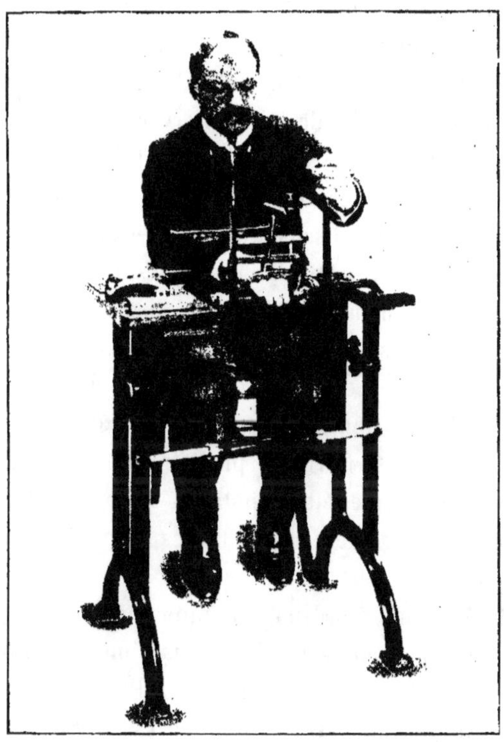

Fig. 40. — Extension passive des doigts et de la main (appareil E¹ de Zander).

causes fréquentes d'impotence, en dehors même de toute manifestation aiguë ou douloureuse, et par le simple processus d'inflammation chronique que la diathèse arthritique fixe si souvent sur le tissu fibreux : soit sur les ligaments péri-articulaires, soit sur les tendons des muscles, soit sur les aponévroses d'insertion et d'enveloppe, soit enfin sur les prolongements aponévrotiques qui forment la gaine des faisceaux musculaires, et jusqu'aux tuniques propres de l'élément fondamental du muscle. — On sait la fréquence, chez les goutteux, chez ceux même qui n'ont jamais eu d'accès, de la *rétraction de l'aponévrose palmaire*. Cette rétraction entraîne souvent, par suite des adhérences contractées avec les gaines des tendons sous-jacents, la flexion permanente d'un ou de plusieurs doigts et l'impotence fonctionnelle de la main qui ne peut plus s'ouvrir. Là, outre le massage manuel, il est formellement indiqué de faire intervenir les mouvements passifs et forcés d'extension des phalanges et des métacarpiens, tels qu'on les obtient avec l'appareil E¹ de Zander (voir fig. 40).

A la rétraction des tissus fibreux se joignent du reste, comme on sait, d'autres causes mécaniques d'impotence, dans les manifestations chroniques du Rhumatisme et de la Goutte. Telles sont les diverses déformations des surfaces articulaires : hyperostoses, dans certaines formes du rhumatisme dit « noueux » ; infiltration d'urates calcaires, dans la goutte ; épaississements des synoviales, prolifération de tissus intra-articulaires, sécheresse, état dépoli des synoviales et rugosité des surfaces de glissement, dans toutes les variétés de l'*arthrite chronique*.

Tous les éléments d'ordre mécanique que nous venons de passer en revue peuvent se rencontrer isolément ou se trouver associés chez les sujets que le vice arthritique a rendus impotents ; ils peuvent exister à des degrés divers qui vont de la simple « raideur » articulaire jusqu'à l'ankylose complète et définitive. Ils sont le plus souvent associés à d'autres éléments morbides de nature physiologique, dont l'action vient se surajouter aux obstacles mécaniques qu'elles engendrent pour augmenter encore l'impotence fonctionnelle du membre. Ce sont ces troubles physiologiques et les indications thérapeutiques qui en dérivent qu'il nous reste à étudier.

De l'impotence douloureuse.

Parmi les obstacles de nature *physiologique* qui peuvent entraver la fonction motrice, celui qui attire le premier l'attention et bien souvent gêne plus que tous les autres l'application du traitement, c'est la *douleur*.

Le symptôme douleur peut avoir son origine soit dans l'articulation et les ligaments qui l'entourent, soit dans les muscles qui la mettent en mouvement, soit dans les nerfs voisins. De l'origine exacte de la douleur dépend souvent la principale indication pour l'application du traitement. Il importe donc d'en préciser très exactement le siège et d'en rechercher l'origine causale. Mais il importe aussi, et avant tout, d'en apprécier l'*intensité*, car c'est là, en quelque sorte, la question préalable d'où ressort l'opportunité ou l'impossibilité d'appliquer la thérapeutique par le mouvement.

Si la douleur est légère et supportable pendant l'application du premier mouvement qu'on essaye et s'atténue par la continuation de ce mouvement, on peut passer outre et espérer que l'état douloureux, quel qu'en soit le siège, sera amélioré par le mouvement même, à condition de n'en exagérer ni l'intensité, ni l'amplitude, ni la durée ; en un mot, de procéder avec la prudence la plus attentive. En général, pourtant, il est préférable de s'abstenir de toute manœuvre qui réveille ou augmente la douleur et de rechercher dans les moyens d'action si variés dont dispose la Mécanothérapie ceux dont l'application ne soit pas pénible à supporter. On s'en tiendra, s'il le faut, aux mouvements passifs. Si le moindre déplacement communiqué aux leviers osseux était encore la cause d'une sensation pénible, on aurait la ressource du massage et surtout de la *trépidation*, qui produit presque toujours un effet sédatif. Quand la douleur est le symptôme d'un état inflammatoire aigu, mieux vaut attendre une phase ultérieure de la maladie et l'apaisement des symptômes qui rendent le traitement douloureux.

La notion exacte des origines et du siège de la douleur évitera, du reste, bien des tâtonnements et, souvent, permettra de choisir d'avance des exercices qui ne puissent pas l'exagérer.

Si la douleur siège dans l'articulation même, comme dans les *arthrites*, l'indication sera de réduire au minimum l'étendue du déplacement des surfaces articulaires. Souvent, il faudra commencer par communiquer des mouvements non aux parties constituantes de l'articulation même, mais aux parties voisines. Par exemple, en cas de douleur du genou, on communiquerait un mouvement de trépidation à 5 centimètres au-dessus, puis à 5 centimètres au-dessous de la rotule, par l'intermédiaire d'une branche terminale de l'appareil adaptée à la forme du membre.

Quand la douleur siège dans un groupe musculaire bien défini, extenseur ou fléchisseur, par exemple, comme il arrive dans les *myosites* rhumatismales ou autres, il faudra se garder de demander des mouvements actifs dans lesquels les muscles endoloris soient obligés d'agir ; mais souvent il sera possible et même très utile de faire travailler activement le groupe *antagoniste*. Ainsi, un mouvement de flexion forcée du tronc, en cas de *lumbago*, sera une manière de provoquer un certain degré d'*élongation* dans les muscles extenseurs dorsaux et de faire cesser ainsi l'état de contracture qui est si souvent la cause vraie de l'état douloureux. Bien entendu, l'effet devra être assez modéré pour ne pas dépasser le but et pour ne pas provoquer une douleur ; car la douleur pourrait devenir l'occasion d'un surcroît de contracture réflexe et, par conséquent, aller à l'encontre du résultat cherché.

Si l'origine des sensations douloureuses siège dans un tronc nerveux, comme dans les *névralgies*, les *névrites*, etc., on se

gardera de provoquer des mouvements actifs propres à mettre
en contraction les muscles animés par ce nerf ; mais on
pourra, quelquefois, avec avantage, demander des mouvements actifs à des muscles voisins, quand les mouvements provoqués par ces muscles exercent une action mécanique
sur les filets nerveux sans solliciter leur action physiologique. On sait, en effet, que, si le fonctionnement actif d'un
nerf malade peut irriter ce nerf en le surmenant, les impressions mécaniques, telles que pression et élongation méthodiques, tendent, au contraire, à y produire des effets
sédatifs et à faire cesser les douleurs. C'est l'effet qu'on
obtient par le massage des troncs nerveux et aussi par certaines opérations chirurgicales qui ont été très en vogue à un
moment donné, mais qui tendent à être abandonnées aujour-
d'hui parce que les procédés à l'aide desquels on les pratiquait
les rendaient dangereuses. Telle est, par exemple, l'élongation
brusque du nerf *sciatique*. Là, les tractions énergiques exercées par le doigt du chirurgien sur le tronc nerveux préalablement mis à nu pouvaient causer et ont causé parfois de graves
accidents ; mais le résultat de l'opération était presque
toujours très effectif et très prompt au point de vue de la
cessation des douleurs. Or on peut obtenir, plus lentement,
mais en revanche avec une sécurité absolue, les mêmes résultats, à l'aide de certains mouvements actifs ou passifs qui
provoquent l'élongation lente et progressive du nerf. Tels
sont, par exemple, les mouvements obtenus par l'appareil B² de
Zander, où le malade, étant couché, exécute l'extension active
de la cuisse, suivie de la flexion passive et un peu forcée.
On augmente progressivement l'amplitude et l'énergie de ces
mouvements à mesure que la diminution des sensations
douloureuses le permet, et l'on arrive ainsi à produire progressivement, en quinze ou vingt séances, les effets d'élongation que le chirurgien obtenait parfois d'un seul coup, —
nous avons dit au prix de quels risques.

De l'impotence paralytique.

Les paralysies et les parésies musculaires peuvent être d'origine *centrale* ou *périphérique*, c'est-à-dire reconnaître pour cause un trouble fonctionnel ou anatomique du *cerveau*, de la *moelle épinière* ou des *extrémités nerveuses*. Elles peuvent être aussi d'origine *musculaire*, le muscle n'obéissant plus à la volonté, malgré l'intégrité de la cellule et de la fibre nerveuses. Quels qu'en soient l'origine et le degré, les paralysies motrices peuvent presque toujours être améliorées par le mouvement; mais le mécanisme suivant lequel cette amélioration s'obtient varie suivant le siège et le degré de la paralysie. Il importe donc, comme on va le voir, de bien préciser le diagnostic avant d'appliquer le traitement.

Nous avons eu déjà l'occasion de dire que le retour des fonctions motrices dans un membre impotent peut se faire soit par voie *directe*, soit par voie de *suppléance*. Toutes les fois que la cellule motrice correspondant au département musculaire paralysé se trouve détruite sans espoir de restauration, c'est la guérison par suppléance qu'il faut viser, et l'on cherche alors, à défaut du groupe musculaire définitivement perdu, à mettre en jeu d'autres groupes capables de provoquer des mouvements, sinon identiques, au moins à peu près semblables. Mais, avant de se résoudre à ce pis aller, il faudra solliciter avec une certaine insistance l'entrée en jeu des forces motrices qui semblent perdues. On a souvent, en effet, dans la pratique, la surprise de voir, au bout d'un certain temps d'essai, reparaître un certain degré d'énergie dans un groupe musculaire qui paraissait devoir être irrémédiablement paralysé.

Et d'abord les éléments *cérébraux* ou *médullaires* qui sont les centres d'innervation du muscle paralysé peuvent n'être pas tout à fait détruits, quoique lésés dans leur structure anatomique et modifiés dans leur nutrition. On observe alors que l'effort de volonté qui chaque jour les sollicite finit, en y éveillant les forces latentes longtemps inoccupées, par y provoquer aussi une activité nouvelle des fonctions de nutrition, une réparation inespérée. D'autre part, les éléments nerveux qui commandent un groupe musculaire sont toujours composés d'un groupe de cellules et non d'une cellule unique. Sur le nombre, il peut exister des éléments encore sains, mais noyés au milieu des éléments détruits. D'où la persistance de quelques faisceaux, voire même seulement de quelques fibres musculaires encore indemnes, au milieu d'une masse de faisceaux dégénérés et définitivement perdus. Il arrive alors que ces débris du muscle, trop faibles d'abord pour exécuter à eux seuls le mouvement dévolu à tout le groupe, finissent, par suite d'un fonctionnement fréquemment sollicité, par se fortifier, par proliférer des éléments nouveaux, par *s'hypertrophier*, en un mot, et par acquérir ainsi un degré de force qui suffit, dans une certaine mesure, à rétablir la fonction perdue.

Ces ressources qu'offre la Mécanothérapie pour remettre le malade en possession d'une force motrice latente sont fréquemment utilisées dans les paralysies qui succèdent à *l'hémorragie cérébrale*, aux affections des cornes antérieures de la moelle, comme la *paralysie infantile*, aux *névrites périphériques* et, d'une manière générale, à toutes les maladies capables d'atteindre la cellule ou la fibre nerveuse. Dans toutes ces formes de paralysie, il existe à peu près toujours un certain degré de force latente que l'exercice peut développer.

Mais, à ces ressources, si souvent méconnues, qu'offre l'emploi des mouvements actifs de suppléance, pour remédier à la destruction d'une masse musculaire par le développement intensif d'un restant de muscle ou par l'exercice des muscles synergiques, il faut en ajouter d'autres, auxquelles le **médecin** songe trop rarement à recourir : ce sont les effets du

mouvement sur certains éléments accessoires d'impotence :
sur les troubles de la circulation du sang dans les membres
paralysés et sur les œdèmes qui en résultent; sur les troubles
de la nutrition survenus dans les muscles inactifs qui s'atrophient; sur les rétractions ligamenteuses et les sécheresses
des synoviales dans les articulations qui se raidissent sous
l'influence de l'immobilité.

Impotence de cause psychique.

Aux paralysies et aux parésies dues à des lésions anatomiques il faut joindre, comme cause fréquente d'impotence
locomotrice, tous les états purement « nerveux » dans
lesquels les muscles n'obéissent plus à la volonté. L'*Hystérie* à tous les degrés nous offre les types les plus nets de
ces états d'impotence purement fonctionnelle dans lesquels
le mécanisme de la paralysie motrice est encore si obscur,
en dépit des théories récentes qui font intervenir le mouvement des *neurones*, les alternatives d'isolement et de contact
des éléments nerveux par suite de la rétraction ou de l'allongement des prolongements qui les unissent, etc. Ce qu'on
sait de plus clair, à propos de ces *paralysies hystériques*,
c'est l'influence capitale de la suggestion pour les provoquer
ou les faire disparaître. Or il n'est aucun moyen de suggestion
plus efficace pour ramener le mouvement chez l'hystérique
que le mouvement même.

On connaît l'expérience de Bernheim. Chez un sujet même
indemne d'hystérie, mais se trouvant dans les conditions
morales voulues, si l'on saisit les deux poignets et qu'on leur
imprime un mouvement de rotation l'un autour de l'autre, on
voit, au moment où on lâche prise et où l'on abandonne les
bras à eux-mêmes, le sujet continuer spontanément le mou-

vement, malgré lui et sans pouvoir s'arrêter avant d'en avoir reçu le commandement. Cette curieuse expérience réussit, à l'hôpital, sur plus de la moitié des malades pris au hasard, ce qui prouve surabondamment qu'il n'est point besoin d'être hystérique pour subir l'influence de la suggestion par le mouvement. Elle nous fait comprendre l'action parfois très rapide de certains mouvements *passifs* pour provoquer le retour des mouvements *actifs* correspondants. Ce sont des résultats qu'il serait impossible d'expliquer sans l'intervention d'une auto-suggestion.

Chez un sujet absolument incapable d'actionner volontairement un groupe musculaire donné, on peut se demander comment s'y prendra le médecin pour exercer des muscles qui refusent tout service. En effet, qu'un muscle capable de soulever un poids de 10 grammes soit amené en répétant souvent ce minime effort à soulever graduellement 50 grammes, puis 100 grammes, puis 1 kilogramme, etc., puis, enfin, à recouvrer sa force normale, il n'y a là rien qui ne soit d'accord avec les effets de l'entraînement qui active la nutrition et par cela même augmente l'énergie du muscle actionné. Mais les résultats, même les plus minimes, de l'entraînement ne peuvent être espérés qu'à partir du moment où la fonction s'établit; car c'est la fonction qui répare l'organe. Un premier travail musculaire, aussi faible soit-il, doit précéder toute augmentation de force dans le muscle qu'on cherche à reconstituer, l'effet ne pouvant précéder la cause. Or c'est justement ce premier effort que le muscle inerte ne peut plus faire! Nous savons bien qu'il y a divers moyens de « réveiller » ce muscle en le stimulant, soit par des moyens mécaniques comme le massage, soit par l'électrisation. Mais il est bien des cas où le massage et l'électricité demeurent sans effet et où le mouvement *communiqué* vient manifestement provoquer une *suggestion motrice*, analogue à celle qui agit dans la curieuse expérience de Bernheim.

En tout cas, et qu'on conteste ou non la théorie, voici ce que nous observons en pratique. Un sujet qui, livré à lui-même, ne peut, même au prix des efforts de volonté les plus intenses, faire le plus petit mouvement du bras ou de la jambe, est placé sur un appareil mû par une force extérieure; puis on communique au membre inerte le mouvement reconnu impossible. Si l'on observe attentivement, on voit souvent se produire, après une série de ces mouvements passifs, une manifestation plus ou moins accentuée d'un effort volontaire qui vient aider l'appareil et contribuer au mouvement. Cette contribution est d'abord extrêmement minime, presque insensible, mais on peut la surprendre au passage, en suspendant brusquement l'intervention de la force motrice qui actionnait l'appareil. On voit alors le membre continuer à parcourir le trajet que lui imprimait la pièce mécanique sur laquelle il est fixé et prolonger, avec plus de lenteur que le moteur, mais au delà de la durée ordinaire de la vitesse acquise, le temps du mouvement communiqué. Aussi faible que soit cette manifestation d'une force qui semblait perdue, elle permet d'en augurer le retour prochain, car ce petit effort volontaire, conscient ou non, se répétant chaque jour, va s'accroître par le fait même de sa répétition quotidienne, et bientôt interviendra, outre l'effet physiologique de l'exercice devenu actif, un autre effet, de nature psychique, une véritable auto-suggestion née de la constatation que fait le malade de ses progrès : c'est le retour de la *confiance en soi-même.*

On ne tient pas toujours assez grand compte, dans la genèse des pseudo-paralysies— d'origine hystérique ou autre, — de cet élément si important, la perte de la croyance à ses propres forces. Et, surtout, on oublie trop que, pour rendre la foi au malade, aucun raisonnement ne vaut la démonstration pratique d'un fait qu'il aura nettement constaté.

A côté de cette perte de confiance qui, si souvent, devient

le point de départ d'un état d'impotence graduellement croissant, il est une autre cause, également d'ordre psychique,
qui contribue puissamment à la perte graduelle des fonctions locomotrices. C'est le *défaut de coordination* qui parfois
semble tenir à une véritable perte de la *mémoire motrice*, à
l'oubli du mouvement.

Chacun a pu observer de ces cas où un malade aurait encore
la force de se servir du membre impotent, mais ne *sait* plus
le diriger. Il faut faire alors, en quelque sorte, un nouvel
apprentissage de la coordination de ce mouvement. Tout le
monde a pu observer ce fait, sur les convalescents qui, après
un long séjour au lit, ne savent plus porter les jambes dans la
direction voulue pour marcher correctement. Ici, l'apprentissage est d'ordinaire très prompt, et en quelques jours les
mouvements reprennent leur régularité. Mais, quand la maladie dont on est guéri a porté tout spécialement son action
sur les organes locomoteurs et les a soustraits pendant un
temps plus ou moins long à l'action de la volonté, le défaut
de coordination des mouvements est beaucoup plus complet et plus durable. Il en résulte des difficultés analogues
à celles qu'éprouverait un sujet sain pour pratiquer un
exercice nouveau pour lui, la natation, par exemple, ou l'équitation. Le malade semble ne plus savoir commander à ses
membres et fait intervenir des muscles dont l'action entrave
le mouvement au lieu de l'aider. Et si, à cette maladresse
momentanée, vient se joindre une très grande impressionnabilité naturelle, il s'ensuit une sorte d'auto-suggestion
d'impotence qui paralyse tout effort.

Ce découragement est très remarquable chez certains sujets
nerveux, quand leur attention se porte avec trop d'intensité
sur le mouvement auquel ils s'appliquent. Il se produit alors
un phénomène analogue à celui qu'on observe chez les bègues,
qui bredouillent d'autant plus qu'ils sont plus anxieux de
parler correctement. S'ils se sentent l'objet de l'attention de

l'entourage, l'incoordination des mouvements de la langue et des lèvres est portée au maximum et on les voit quelquefois rester « bouche bée » au milieu d'une phrase. Il en est de même de certains impotents. J'ai vu un homme d'une très grande intelligence, resté hémiplégique à la suite d'une hémorragie cérébrale et qui, recommençant à recouvrer le mouvement des jambes, montait assez facilement un étage quand il était seul ou suivi seulement de son domestique, mais qui ne pouvait pas monter une seule marche quand une personne étrangère le regardait.

Voilà des causes d'impotence dont l'énumération paraîtra peut-être un peu subtile. Il semble qu'il n'y ait là que l'exagération des phénomènes auxquels peuvent accidentellement être exposés des sujets absolument sains et maîtres de leurs mouvements. Et, en effet, tout homme très impressionnable a pu ressentir, sous l'influence de causes morales diverses, des défaillances du *sens musculaire* qui paralysent les mouvements et rendent gauches les hommes les plus adroits. C'est le pianiste dont les doigts agiles s'alourdissent tout à coup et se brouillent devant un auditoire qui l'intimide ; c'est l'escrimeur qui, dans un assaut public, se fait boutonner par un adversaire plus faible que lui. Mais la banalité même de ces causes de troubles moteurs empêche souvent le médecin d'en apercevoir les effets chez les malades. Et ces effets peuvent être d'une grande portée quand ils s'associent à des troubles d'ordre plus matériel ou à des symptômes physiologiques dont ils peuvent dénaturer l'allure normale et aggraver considérablement la portée.

C'est que tout s'enchaîne dans les effets des causes légères ou graves qui aboutissent à l'abolition des facultés motrices. Il ne faut pas oublier que l'absence même momentanée des mouvements suffit, par elle-même et en dehors de toute cause organique ou physiologique, à créer un certain degré d'impotence par la déchéance rapide des organes privés de fonctionnement. Tel qui ne marche pas parce qu'il se figure ne pouvoir marcher deviendra avec le temps, si l'on n'y porte remède, matériellement incapable de mouvoir ses jambes.

Mais le défaut de coordination tient souvent à des causes d'ordre plus matériel, à des lésions d'où résulte la perte des fonctions dévolues à l'organe lésé. Nous compléterons l'étude des troubles de la coordination motrice et celle de la *rééducation* des mouvements en parlant des maladies des centres nerveux, telles que l'*Ataxie locomotrice* et la *Chorée*.

Concluons, en attendant, que, dans tous les états d'impotence, même dans ceux qui sont légitimement liés à une cause morbide réelle, il entre pour une part grande ou petite un certain élément de nature *psychique* et qu'il importe au médecin de l'y dépister. Il est certes beaucoup de cas où les causes de l'impotence fonctionnelle des organes locomoteurs sont claires, nettes et parfaitement tranchées : ce sont les cas simples et faciles; mais il en est d'autres dont la complexité met à une rude épreuve la sagacité du médecin.

Il est des malades qu'on renvoie du médecin au chirurgien, qui courent d'un spécialiste à l'autre, essayant vainement les eaux minérales, le massage, l'électrothérapie et qui tombent enfin aux mains des rebouteurs empiriques — parfois avec plus de bénéfices qu'ils n'en avaient trouvé entre celles des praticiens les plus éclairés. Et, quand les « charlatans » réussissent là où la science officielle avait échoué, ce n'est pas seulement que la témérité de leurs tentatives orthopédiques a pu, une fois par hasard, être couronnée de succès; c'est, le plus souvent, que la suggestion exercée — parfois inconsciemment — par un homme qui ne doute de rien, a rendu au malade la confiance en soi-même et, par suite, la faculté de reprendre sur ses muscles l'autorité qu'il avait perdue.

Mais ces exemples ne sont pas, bien entendu, cités ici comme modèles de procédés à imiter dans le traitement rationnel de l'impotence. Il faut en déduire simplement l'importance trop souvent méconnue des causes d'ordre psychique dans les troubles de la locomotion. Aucune fonction organique n'exige à un aussi haut degré que celle-ci, en même temps que l'intégrité des organes, l'intervention bien pondérée des facultés psycho-physiologiques : la coordination des mouvements étant une opération de l'esprit bien plus qu'une fonction des muscles.

Il faut donc souvent remonter tous les échelons de la hiérarchie fonctionnelle et s'élever jusqu'à l'analyse des actes cérébraux les plus subtils si l'on veut connaître exactement les causes et saisir complètement les indications thérapeutiques de l'impotence musculaire. Et l'on voit alors quelle étroite solidarité unit les fonctions de locomotion à toutes les autres et quel enchaînement de facteurs, aussi divers que multiples, s'unissent parfois pour aboutir au trouble le plus banal de la marche, tel qu'une boiterie.

Le traitement de l'impotence.

Il serait absurde de prétendre que le mouvement, méthodiquement appliqué, peut guérir radicalement tous les impotents, puisque souvent l'impotence se rattache à une lésion qui supprime définitivement le fonctionnement d'un ou de plusieurs organes locomoteurs. Mais ce qu'il importe de répéter, c'est que la lésion anatomique à laquelle se rattache l'impotence est, le plus souvent, moins complète que la perte des fonctions ne pourrait le faire croire. D'autre part, l'organe fût-il complètement détruit, l'exercice nous laisse presque toujours une ressource, c'est de rétablir, dans une certaine mesure, le mouvement en créant une *suppléance* fonctionnelle.

Il faut donc toujours, en présence de la perte apparente des fonctions locomotrices, se demander s'il n'existe pas dans l'organe une *capacité latente* de fonctionnement, c'est-à-dire une aptitude à fonctionner qui semble perdue faute d'être excitée à se manifester. Puis, au cas où toute aptitude fonctionnelle serait irrémédiablement perdue, on tentera d'obtenir d'un autre organe, par les moyens déjà indiqués, un fonctionnement supplémentaire, pour compenser, dans une certaine mesure, la perte des fonctions de l'organe détruit.

Ces deux manières de procéder doivent souvent être associées dans le traitement rationnel de l'impotence locale : leur association se retrouve, du reste, la plupart du temps, dans les procédés que la nature suggère au malade pour rétablir la fonction d'un membre après une lésion qui l'a momentanément compromise. - Mais nous avons eu déjà l'occasion de dire que l'intervention des mouvements de suppléance, bien qu'instinctive, pouvait être parfois un obstacle à la perfection des résultats obtenus. Il ne faut demander le concours d'un organe autre que celui auquel est naturellement dévolue une fonction motrice qu'après avoir obtenu de celui-ci tout ce qu'il pouvait donner ; toute suppléance fonctionnelle donnant forcément un résultat imparfait. Si, par exemple, on veut remédier au défaut de mobilité du genou par un fonctionnement supplémentaire de la hanche et des lombes, on pourra bien obtenir que le sujet marche, mais sa marche sera incorrecte, elle se fera par *boiterie*.

L'indication majeure, dans le traitement de l'impotence fonctionnelle, est donc de rechercher, avant de procéder à l'application du traitement, quel degré d'aptitude motrice persiste encore à l'état latent dans les organes directement affectés au mouvement qui semble perdu. On verra le plus souvent que l'impotence est moindre qu'elle ne semble l'être.

Le mécanisme suivant lequel guérit ou s'améliore l'état d'impotence par l'action de la Mécanothérapie est toujours très complexe. Et pourtant le mode de traitement en est, en somme, de la plus grande simplicité. En effet, dans la pratique, l'indication peut presque toujours se réduire à cette formule : *provoquer activement ou passivement chez le malade le mouvement qu'il a de la peine à exécuter*. Mais, si l'on récapitule les effets produits par la mise en œuvre de cette formule si simple, on voit que le seul fait de soumettre le bras ou la jambe du patient à l'action d'un appareil mobilisateur aura pour conséquences :

1° Un résultat *mécanique*, qui se fait sentir aux ligaments et aux muscles pour les assouplir et les allonger ; aux surfaces articulaires pour les rendre plus lisses, les lubrifier et en agrandir l'étendue ; aux vaisseaux sanguins et lymphatiques pour en activer la circulation ;

2° Un résultat *physiologique* qui se traduit par l'activité plus grande de la nutrition des muscles et l'accroissement de leur énergie fonctionnelle ; par l'excitation des centres moteurs correspondants, aussi bien dans le cerveau que dans la moelle épinière, d'où accroissement des facultés excito-motrices centrales parallèlement à l'augmentation de l'aptitude fonctionnelle des organes moteurs ; par la résorption ou la combustion des tissus graisseux qui tendent toujours à infiltrer les régions longtemps immobilisées ;

3° Un effet d'ordre *psycho-physiologique*, qui est la rééducation du sens musculaire et des facultés qui président à la coordination du mouvement ;

4° Enfin, un effet purement *psychique*, qu'on peut appeler effet de suggestion motrice, grâce auquel l'exécution du mouvement rend au malade la notion plus exacte des forces latentes qu'il possède et l'invite à les mettre en œuvre.

Telle est la diversité des éléments thérapeutiques que porte en soi le mouvement et d'où peuvent se déduire les indications de la Mécanothérapie chez les impotents.

Et maintenant, si l'on veut s'en tenir à l'observation empirique des faits, les enseignements de la pratique permettent de réduire l'application du traitement à une formule bien simple, applicable à tous les cas que nous avons longuement analysés tout à l'heure.

Toutes les fois qu'un mouvement est impossible, difficile ou incomplet, il faut placer le malade sur un des appareils qui s'adaptent à la partie du corps dont le fonctionnement est diminué ou aboli; chercher alors, en abaissant graduellement le degré d'énergie et d'amplitude du mouvement, le point où le malade peut l'actionner aisément si c'est une machine à mouvements actifs, ou la supporter sans douleur si c'est une machine à mouvements passifs; appliquer un certain nombre de fois chaque jour ce mouvement, jusqu'à ce qu'un mouvement d'un degré plus fort puisse être exécuté ou supporté; enfin, augmenter peu à peu le degré de la résistance à vaincre ou l'amplitude du déplacement à subir, à mesure que s'établit l'accoutumance et que progresse l'entraînement.

CHAPITRE XIV

DÉFORMATIONS ET MALFORMATIONS

Facteurs habituels des déviations osseuses. — Déformations et malformations
des membres. — Le « pied bot » et la « main bote ».

Facteurs habituels des déviations osseuses.

Les affections des *organes locomoteurs*, articulations,
muscles ou tendons, peuvent aboutir à des déviations des
membres ou de la colonne vertébrale. La cure de ces
déviations constitue l'*Orthopédie*, dont la gymnastique suédoise est reconnue l'agent le plus sûr, surtout depuis que
cette méthode est servie par les procédés si précis de la Mécanothérapie.

Les *Déviations de la taille et des membres*, quelle qu'en soit
d'ailleurs l'origine causale, peuvent provenir, au point de
vue du mécanisme pathogénique : 1° de déformation, déplacement ou ankylose des surfaces *osseuses* articulaires ; 2° de
rétraction ou relâchement des *ligaments* péri-articulaires ;
3° d'atonie ou contracture des *muscles* qui assurent la direction normale des pièces osseuses les unes par rapport aux
autres ; 4° enfin, de *coordination* vicieuse des forces musculaires qui président à la station correcte ou, en d'autres

termes, de mauvaises habitudes de maintien. — Ces quatre facteurs peuvent intervenir isolément ou concurremment pour rompre l'équilibre de la statique chez l'homme debout.

La *déformation des surfaces articulaires*, qu'elle soit due à leur usure inégale ou bien à leur soudure complète ou partielle, ne donne pas de prise directe à la Mécanothérapie. Toutefois, même dans ces degrés extrêmes de déviation, cette méthode rend encore de grands services. En effet, les déviations qui ont pour facteur principal la déformation articulaire, sont toujours aggravées par des facteurs secondaires ou accessoires, qui sont la rétraction ou l'allongement des ligaments, la contracture ou l'atonie des muscles péri-articulaires. Il est presque toujours possible, en agissant sur ces éléments secondaires, d'obtenir, par le traitement suédois, non pas la guérison complète, mais une atténuation très appréciable de la déviation, et souvent aussi — résultat plus important encore — d'en enrayer la marche progressive.

Il va de soi que les mêmes restrictions qu'on fait pour l'emploi du traitement gymnastique en général, dans les affections des organes locomoteurs, s'appliqueront à la Mécanothérapie. Ainsi l'état inflammatoire aigu, qui rendrait le mouvement trop douloureux, et aussi l'état fébrile, dont l'exercice musculaire augmente toujours la violence, sont des contre-indications formelles à l'emploi du système suédois.

Une autre contre-indication, plus formelle encore que l'état douloureux, dans les maladies des articulations, c'est la présence, dans la région malade, de *micro-organismes* dont le mouvement pourrait exalter la virulence. Il ne faut toucher, par exemple, qu'avec une extrême prudence aux *tumeurs blanches* et à toutes les arthrites suspectes d'être entretenues par le bacille de la *tuberculose*, dans la crainte d'y réveiller des poussées inflammatoires et une nouvelle prolifération de germes infectieux. Il n'en est plus de même des arthrites d'origine rhumatismale ou traumatique, qui sont le triomphe de la médication par le mouvement.

Toutes les maladies et tous les troubles fonctionnels des *muscles*, aussi bien les *contractures* que les *paralysies*, peuvent être traités par les mouvements, soit actifs, soit passifs. Ces affections seront plus facilement curables quand elles procéderont d'une affection du muscle lui-même ou d'un traumatisme que lorsqu'elles seront la conséquence d'un trouble grave des fonctions nerveuses. Nous reviendrons sur ce sujet en parlant de la Mécanothérapie dans les affections des centres nerveux et des nerfs. Mais nous allons voir, tout à l'heure, que, même dans les déviations par paralysies d'origine nerveuse, médullaire ou cérébrale, l'emploi rationnel du mouvement peut rendre de grands services.

Dans les *paralysies musculaires*, quelle qu'en soit la cause, deux hypothèses peuvent se présenter. Ou bien le muscle affaibli est susceptible de recouvrer son aptitude fonctionnelle, ou bien il l'a définitivement et irrémédiablement perdue. Dans le premier cas, c'est le muscle intéressé lui-même qu'il faut exercer, et l'on doit, alors, veiller à ce qu'il soit exercé à l'exclusion des autres muscles qui pourraient le suppléer dans ses fonctions. Toutes les fois qu'on conserve espoir de rendre à un groupe musculaire sa force première, il importe, en l'exerçant, de supprimer l'action des muscles synergiques, afin que le bénéfice de l'exercice revienne bien à l'organe qui en a besoin, et non à ceux qui sont restés indemnes. Sinon, la fonction perdue ne se rétablirait que par suppléance et suivant un mode incorrect.

Mais la guérison par suppléance est souvent un résultat dont on est heureux de se contenter, dans les cas où un groupe musculaire important a été définitivement détruit; par exemple, dans les paralysies d'origine médullaire, qui résultent d'une destruction de la cellule nerveuse. En pareil cas, la tactique du médecin sera inverse de celle qu'il fallait adopter tout à l'heure. On exercera non les muscles paralysés, puisqu'ils ne peuvent reprendre leurs fonctions, mais les muscles synergiques, s'ils sont restés sains. Il faudra, alors, viser à développer ces muscles auxiliaires jusqu'à l'hypertrophie; de façon à leur faire exécuter à eux seuls la totalité du mouvement dans lequel ils n'avaient primitivement qu'une part plus ou moins restreinte. C'est grâce à un pareil artifice qu'on arrive, par exemple, à faire marcher, par l'exercice, des sujets atteints de paralysie partielle des membres inférieurs, même après destruction définitive et irrémédiable de certains muscles qui ont le rôle le plus important dans la marche normale. Ces sujets ne marcheront, sans doute, qu'au prix d'une irrégularité de la fonction, d'une boiterie; mais ils pourront acquérir, peu à peu, un fonctionnement suffisant de leurs membres en développant chaque jour les muscles restés sains et en leur donnant, par l'exercice et l'éducation, un supplément de force en rapport avec le travail supplémentaire pour lequel ils n'étaient pas faits. Mais alors la Mécanothérapie, au lieu d'écarter du mouvement les muscles synergiques, devra rechercher, au contraire, méthodiquement, leur intervention, et faire appel à toutes les forces qui peuvent suppléer à l'action des muscles paralysés.

Les *contractures* et les *rétractions* des muscles se traitent avec le plus grand succès par la Mécanothérapie. Ici, bien entendu, il ne s'agit pas de provoquer un effort dans les muscles intéressés: ce serait augmenter le mal, puisque tout fonctionnement actif d'un muscle se traduit par son raccourcissement. On doit chercher, au contraire, à produire l'*élongation* du muscle contracturé. Il est facile d'y arriver par plusieurs ordres de moyens. Et d'abord, par les mouvements *passifs* inverses de ceux que commande le muscle contracturé: on portera, par exemple, les membres au dernier degré de l'extension, si la contracture siège dans le groupe fléchisseur. Et inversement. Les mêmes résultats pourront s'obtenir en faisant entrer énergiquement en jeu les muscles antagonistes de ceux dont on veut provoquer l'élongation. Ce procédé *actif* aura l'avantage d'augmenter la tonicité des muscles destinés à contre-balancer l'action de ceux qui sont le siège des contractures.

Il arrive souvent qu'un raccourcissement permanent du muscle n'est, pour ainsi dire, qu'une habitude fonctionnelle vicieuse, résultant d'un défaut de résistance de la part du muscle antagoniste. Si un groupe fléchisseur perd sa force, le groupe extenseur va prédominer et entraîner de son côté l'os auquel il s'attache. De là, rupture de l'équilibre des forces qui assurent la direction correcte du membre. Mais, de plus, le muscle le plus fort se trouvera en état de raccourcissement permanent par suite du rapprochement des leviers osseux auxquels s'insèrent ses deux extrémités : il s'adaptera, par la durée du temps, à ces conditions nouvelles en conservant définitivement la forme raccourcie qui était en principe physiologique et passagère. Et c'est ainsi qu'on voit toujours, à la suite d'une atrophie musculaire limitée aux fléchisseurs, se produire une contracture des extenseurs qui diminue considérablement le champ des mouvements passifs. Par exemple, aux paralysies des muscles qui relèvent le pied, on voit toujours s'associer une contracture de ceux qui l'abaissent ; si bien que la déformation du pied, d'abord facile à corriger par toute force extérieure qui en relève la pointe, devient fixe et irréductible par la résistance du muscle fléchisseur contracturé et raccourci. Tel est le mécanisme de beaucoup de déformations d'origine paralytique ou atonique. Ces déformations, d'abord temporaires, finissent par devenir permanentes, ainsi qu'on l'observe dans le *pied bot paralytique*, la *scoliose hémiplégique*, etc. C'est pourquoi beaucoup de contractures musculaires exigent l'emploi des mouvements actifs, mais des mouvements actifs exécutés par les muscles antagonistes du groupe contracturé.

Les *contractions douloureuses*, telles que *crampes*, *myosites rhumatismales* chroniques, etc., sont souvent des causes, soit primitives, soit secondaires, de déviations des membres ou même de la colonne vertébrale. Elles sont justiciables au premier chef de la Mécanothérapie. Les mouvements passifs et le massage, ainsi que les mouvements actifs provoqués par les muscles antagonistes sont souverains dans les *lumbagos*, le *torticolis*, etc.

Déformations et malformations des membres.

Nous n'avons pas à faire ici l'histoire complète des déviations des membres. Que ces déviations soient acquises (*déformations*) ou congénitales (*malformations*), leur étude ne nous intéresse ici qu'au point de vue des indications et des applications de la Mécanothérapie.

Les déformations des membres peuvent tenir à la consolidation vicieuse des fractures ou au défaut de réduction des luxations. Dans le premier cas, la Mécanothérapie ne peut rien sur la lésion elle-même, mais rendra quelques services si le cal osseux est au voisinage d'une articulation, en facilitant le mouvement : soit par le polissage des rugosités osseuses que les frottements répétés rendront plus lisses; soit par le développement des muscles péri-articulaires qui tendent à s'atrophier en présence de tout obstacle apporté aux fonctions motrices.

Les déviations constituent des *luxations* quand elles sont dues à l'issue d'un os hors de sa cavité articulaire. Nous avons déjà exposé, au chapitre des *Impotents*, le mécanisme et les procédés du traitement mécanothérapique pour obtenir l'amélioration des fonctions motrices dans les luxations qu'on a renoncé à réduire. Rappelons seulement ici que les deux indications essentielles, dans ces luxations irréductibles, sont de favoriser la formation d'une *fausse articulation*, et de rendre la force aux muscles qui la mobiliseront.

Les mouvements passifs et actifs peuvent satisfaire à ces deux indications, mais à la condition expresse d'être méthodiquement et scientifiquement appliqués et non laissés à l'initiative du sujet. C'est surtout quand il s'agit des malformations ou des déformations acquises des membres inférieurs que cette condition prend une importance capitale. Nous avons longuement exposé la raison qui rend illusoire, au point de vue du développement des muscles atrophiés, et même au point de vue du perfectionnement anatomique des articulations de nouvelle formation, les mouvements spontanés de la marche. Nous savons que le malade, en pareil cas, a toujours recours aux procédés de locomotion les plus faciles, qui sont les procédés de suppléance. Ces procédés sont incorrects et inefficaces, parce qu'ils consistent dans la mise en jeu, non de l'articulation, qu'il faudrait perfectionner, et des muscles, qu'il faudrait exercer, mais des articulations auxiliaires et des muscles synergiques.

Il faut donc que le médecin intervienne, tout au moins pour s'assurer que la mise en œuvre des suppléances est le seul moyen d'action qui reste, et, dans ce cas, pour compléter l'effet des mouvements instinctifs par des exercices d'entraînement mieux réglés. Mais, dans la plupart des cas, il est possible de recourir à des procédés plus directs, à maintes reprises signalés dans cet ouvrage : les procédés qui décomposent le mouvement et le localisent dans les groupes musculaires et les jointures intéressées.

Dans les *luxations congénitales*, et notamment dans la *luxation congénitale de la hanche*, la Mécanothérapie rend de grands services, non en remettant en place les os luxés, mais en donnant aux mouvements plus d'amplitude et, à l'articulation, plus de fixité. Pour arriver à ce résultat, il faut avoir recours aux mouvements actifs et passifs qui mobilisent

directement le fémur sur le bassin. Ces mouvements tendent
à creuser davantage la cavité articulaire adventice, à en rendre
les surfaces plus polies, les ligaments plus résistants. Ils
s'exécuteront à l'aide des appareils appropriés, et surtout,
quand il s'agit de l'articulation de la hanche, à l'aide de
l'appareil E⁵ (fig. 7, p. 33) ; pour l'épaule, avec l'appareil A⁷ (fig. 17, p. 83).

D'autre part, on fera intervenir les mouvements actifs locaux choisis parmi ceux qui sollicitent l'action des muscles
péri-articulaires. On sait que chaque articulation trouve un
élément très important de fixité dans certains groupes de
muscles péri-articulaires qui jouent le rôle de véritables
ligaments contractiles. Tels sont : pour l'articulation de la
hanche, le psoas iliaque, le carré crural, les obturateurs, les
jumeaux pelviens; pour l'articulation de l'épaule, le deltoïde,
les grand et petit ronds, le sous-scapulaire, le sus-épineux
et le sous-épineux. On emploierait donc comme appareils
à mouvements actifs : pour la hanche, les appareils B⁵ (rotation active du fémur sur son axe), B¹ et B³ (flexion active de
la cuisse), B⁶ (abduction active de la cuisse).

Les mêmes principes s'appliqueraient au traitement de
toute autre luxation congénitale en se guidant sur l'adaptation des appareils aux indications déduites de l'anatomie.

Le « pied bot » et la « main bote ».

Ces deux genres de déviations, qui sont tantôt des malformations congénitales, tantôt des déformations acquises, sont
dues à un défaut de symétrie dans l'action des forces antagonistes qui maintiennent en place le pied et la main.

On admet deux processus différents pour expliquer la pathogénie du *pied bot* : 1° la rétraction des muscles ou de
leurs tendons : d'où maintien du pied dans la direction du

groupe musculaire rétracté; 2° la paralysie ou l'affaiblissement d'un groupe musculaire : d'où maintien du pied dans
la direction du groupe antagoniste resté fort, auquel la force
du premier ne peut plus faire équilibre.

On sait que cette distinction n'est pas absolue, en ce sens
que, la plupart du temps, on observe simultanément ces
deux facteurs de déviation sur le même pied bot. En effet,
dans le *pied bot paralytique*, les muscles qui ont gardé leur
force, et auxquels les muscles paralysés ne font plus équilibre,
demeurent raccourcis et dans un état de contraction permanente qui aboutit à des troubles de nutrition. La contraction
exagérée devient de la *contracture*, puis de la *rétraction*, c'est-
à-dire du raccourcissement permanent, qui met un obstacle
mécanique au mouvement. Si bien que, dans les *paralysies
infantiles* par exemple, on ne peut plus, au bout d'un certain
temps, ramener le pied dévié jusqu'aux limites du mouvement normal, même en employant une force supérieure à celle
qu'aurait le muscle paralysé s'il recouvrait toute son énergie. De là des difficultés d'ordre mécanique contre lesquelles
des opérations chirurgicales (ténotomie, ostéotomie, etc.)
sont parfois nécessaires.

Ainsi, dans le pied bot *par paralysie* musculaire, il y a à
peu près toujours un certain degré de rétraction musculo-
fibreuse; mais, par contre, dans le pied bot *par rétraction*, il
peut n'y avoir aucune paralysie.

Le *rhumatisme fibro-musculaire* et la *paralysie infantile*
sont les deux causes les plus fréquentes du pied bot. Il y en
a beaucoup d'autres. Mais les indications du traitement mécanothérapique ne varient guère, quelle que soit la cause du
mal. Si le pied bot paralytique s'accompagne toujours de
rétraction, du côté du groupe non paralysé, le pied bot par
rétraction ne va jamais sans un degré marqué d'atrophie de
l'ensemble des muscles moteurs du pied. L'indication de mobiliser activement et passivement s'impose donc dans les deux

cas. Ce qui importe, c'est de préciser le sens où doit se faire la mobilisation, et cela dépend du sens de la déviation.

On sait que, suivant le sens de la déviation, le pied bot est dit *varus* quand la plante du pied regarde en dedans; *valgus* quand elle regarde en dehors; *equinus* quand la pointe du pied est abaissée et le talon relevé; *talus* quand le talon est abaissé. On voit que, dans chacune de ces formes du pied bot, l'étendue des mouvements du pied se trouve limitée dans un sens précis. C'est justement dans ce sens que devront se faire les tentatives de mobilisation active et passive.

Par conséquent, les tentatives devront être faites : pour le pied *varus*, dans le sens de l'abduction; pour le *valgus*, dans le sens de l'adduction; pour l'*equinus*, dans le sens de la flexion, et, pour le *talus*, dans le sens de l'extension.

Outre ces indications, il est d'autres qu'on peut déduire du mécanisme propre des mouvements du pied. Dans les mouvements normaux, il se fait à peu près toujours une association de deux formes différentes de déplacement. Ainsi, l'extension tend à se combiner avec l'abduction, la flexion avec l'adduction; et cela sans que le sujet s'y applique et par la disposition même des forces musculaires. En d'autres termes, quand nous relevons la pointe du pied, nous en portons la face plantaire en dehors, et, quand nous abaissons la pointe du pied, nous en portons la face plantaire en dedans.

La même combinaison se retrouve dans le pied bot. le *varus* est associé habituellement à l'*equinus* et le *valgus* au *talus*. Il en résulte que le mouvement de flexion est indiqué pour le traitement du pied bot *varus* et le mouvement d'extension pour le traitement du pied bot *valgus*.

Pour le traitement du pied bot, la méthode Zander dispose de deux appareils qui peuvent merveilleusement répondre à l'indication de la mobilisation aussi bien passive qu'active et cela dans les quatre sens indiqués. Nous avons déjà décrit ces deux appareils au chapitre des *Appareils de mobilisation*. Ce sont le B^{11} et le B^{12}.

Le B^{11} (p. 79) permet de mobiliser les deux pieds, soit simultanément, soit isolément; soit en flexion, soit en extension; soit dans les deux sens alternativement. Avec le B^{12}, on obtient le mouvement de circumduction de chaque pied successivement. Nous avons expliqué, en décrivant l'appareil (voir p. 77), comment il peut être utilisé activement ou passivement, et aussi comment il peut à volonté mettre en exercice actif tantôt les abducteurs, tantôt les adducteurs du pied, suivant que le malade fait la circumduction de dehors en dedans ou de dedans en dehors.

Les mouvements passifs et actifs sont secondés puissamment par le massage, soit manuel, soit mécanique. Le massage mécanique pourra ici revêtir la forme de frictions (appareil J^5), de tapotements (G^1) et surtout de trépidations (F^1). On sait que la trépidation est un moyen puissant de faire cesser les contractures musculaires et d'éveiller l'activité des éléments nerveux.

En somme, le traitement mécanothérapique du pied bot est des plus simples et demande plutôt une grande persévérance que d'ingénieuses combinaisons.

On sait que le pied *valgus* est celui qu'on a le plus de chances d'améliorer, car il ne procède pas, d'ordinaire, d'une affection médullaire comme le pied *varus*, mais, le plus souvent, d'un état rhumatismal. Comme adjuvant au traitement, il est utile ici d'avoir recours aux semelles spéciales convexes, dans le but de servir de moule à la plante du pied pour en refaire la voûte; car on sait que le *valgus* est toujours un pied plat.

Pour le pied *varus*, toujours accompagné d'abaissement de la pointe (pied *equinus*), c'est à la ténotomie qu'on aurait recours, ainsi que nous l'avons dit, dans les cas graves. Cette variété succède très fréquemment à la *paralysie infantile*.

Elle s'améliore toujours par la Mécanothérapie, mais à condition de continuer le traitement pendant plusieurs mois, voire même plusieurs années. Si l'on ne parvient pas à redresser complètement le pied, on peut être assuré du moins qu'on obtiendra, soit en développant le peu qui reste des muscles atrophiés, soit en hypertrophiant les muscles synergiques, à améliorer considérablement la marche.

On doit *toujours* tenter le traitement mécanothérapique du pied bot, quelles qu'en soient la forme et la cause; sans préjudice de l'intervention chirurgicale dans les degrés extrêmes. Il n'est plus permis, en tout cas, de s'en tenir aux appareils contentifs, tuteurs ou fils élastiques. Ces engins palliatifs peuvent rendre des services quand ils sont combinés avec l'emploi quotidien des mouvements; employés seuls, ils ne peuvent qu'aggraver le mal, dont ils masquent les symptômes, car ils s'opposent à ce que le malade utilise (correctement ou non) le seul procédé d'amélioration que la nature lui permette, c'est-à-dire la restauration des muscles atrophiés ou leur suppléance par d'autres muscles d'action similaire.

Tout ce que nous venons de dire pour le pied bot s'applique naturellement à la *main bote*. Là, les inconvénients des malformations ou des déformations acquises n'ont pas, sans doute, des conséquences aussi graves qu'aux membres inférieurs, mais il en résulte bien des entraves des fonctions de relation. Le plus souvent, le malade s'habitue à remplacer une main par l'autre. Beaucoup d'enfants apprennent à écrire de la main gauche, quand la droite est atteinte de déformation paralytique ou autre. Mais l'inertie complète où est laissé le bras infirme favorise alors les troubles de nutrition qui sont habituels après les affections médullaires et l'on constate alors un véritable arrêt de développement.

La pratique assidue des exercices passifs et surtout les tentatives persévérantes pour augmenter l'énergie des mouvements actifs sont les seuls moyens de s'opposer à cette disgracieuse conséquence de la déformation paralytique des mains chez les enfants. Il n'est pas rare, chez des adolescents, à qui on a laissé prendre l'habitude de se servir exclusivement d'un bras pour tous les actes de la vie, d'observer entre les deux mains une différence de longueur, qui peut aller jusqu'à plusieurs centimètres.

CHAPITRE XV

LES DÉVIATIONS DE LA TAILLE

Causes et mécanisme des déviations de la taille. — Les déviations « de croissance ».

Causes et mécanisme des déviations
de la taille.

L'axe du corps est représenté par la longue tige osseuse que forme la réunion des vertèbres. On sait comment ces vertèbres, os courts et de forme irrégulièrement cubique, sont empilées les unes sur les autres, et unies par un système de ligaments qui ne leur permet entre elles qu'une mobilité très restreinte. Les déplacements que peuvent subir les vertèbres, les unes par rapport aux autres, étant extrêmement limités, il en résulte une certaine solidarité de toutes les parties constituantes de la tige vertébrale, dans l'exécution des mouvements.

Il importe, pour comprendre le mécanisme des déviations de la taille, de se rappeler que les mouvements du tronc, quels qu'ils soient, ont toujours leur origine dans l'ensemble de la colonne vertébrale, et jamais sur un point nettement limité, comme on l'observe pour ceux du membre inférieur, par exemple, qui ont leur centre dans l'articulation de la hanche et du genou. Les mouvements de la colonne vertébrale sont toujours des déplacements d'ensemble nécessitant la mobilisation de plusieurs articulations à la fois.

Il résulte de la disposition des vertèbres que chaque changement d'attitude du buste ne modifie pas seulement la direction du bras levier représenté par la colonne vertébrale, mais en modifie aussi la forme. Dans tous les mouvements, la tige osseuse se ploie et se contourne comme le ferait une baguette flexible et souple. Elle ne peut se fléchir en avant ou en arrière, à droite ou à gauche, sans se courber en forme d'arc ; elle ne peut pivoter sur elle-même sans se tordre en spirale.

Les déformations de la taille ne sont autre chose que la persistance anormale, à l'état de repos, de ces modifications de forme qui ne devraient se produire que pendant les mouvements.

Ces déformations peuvent se présenter sous un certain nombre de types qui répondent à chacun des déplacements physiologiques observés dans la colonne vertébrale quand elle se meut. La déformation peut reproduire l'attitude de la flexion en avant : c'est alors la courbure à concavité antérieure ou *cyphose*: elle peut correspondre à la flexion en arrière : c'est la courbure à concavité postérieure ou *lordose*; ou bien à la flexion latérale : c'est la courbure à concavité droite ou gauche, appelée *scoliose*. Enfin, la déformation peut rappeler l'attitude des vertèbres dans le mouvement de rotation du tronc autour de son axe vertical, et on a alors affaire à la *torsion* de la colonne vertébrale, déformation qui accompagne toujours, ainsi que nous le verrons, la scoliose.

Pour bien comprendre le mécanisme des déformations rachidiennes, il faut aussi se rappeler le mode de fixation des diverses pièces qui composent le rachis. Elles sont en contact par des surfaces articulaires lisses, et unies entre elles par de très solides ligaments interosseux et péri-articulaires. Ces moyens d'attache suffisent pour unir les vertèbres entre elles, mais ils ne suffiraient pas pour les maintenir dans la position respective d'où résulte l'attitude verticale du buste. En effet, quand le corps est debout, chaque vertèbre supporte un poids considérable représenté, d'abord, par l'ensemble des vertèbres situées au-dessus d'elles, puis par toutes les parties dures ou molles auxquelles la colonne vertébrale sert d'attache ou de support : les viscères abdominaux, les membres supérieurs, le thorax, la tête.

Chaque vertèbre est soumise ainsi à une très forte pression de haut en bas, dont l'exagération tendrait à l'écraser, et tendrait aussi à la déplacer suivant une direction tangente, comme serait déplacé un noyau de cerise pris entre la pression du doigt et la résistance d'un plan solide. En outre, quand cette pression se répartit inégalement sur la surface de la vertèbre et se localise sur les bords, par le fait des attitudes ou des mouvements, elle tend à la faire basculer, soit en avant, soit en arrière, soit de côté, suivant le sens de déplacement du centre de pression.

Les vertèbres résistent à l'écrasement, grâce à l'interposition entre elles d'une sorte de coussinet élastique formé de tissu fibro-cartilagineux, le disque intervertébral; elles résistent au déplacement suivant la tangente et au mouvement de bascule grâce aux ligaments qui les entourent. Mais ce qu'il importe d'établir, c'est que ces ligaments ne suffiraient pas à lutter contre la poussée considérable qu'elles subissent à certains moments, s'ils n'avaient des auxiliaires puissants dans les muscles vertébraux.

Les muscles vertébraux placés et en arrière et sur les côtés des vertèbres sont les régulateurs de l'attitude ; ils règlent l'énergie de leur intervention suivant l'intensité des poussées subies par les vertèbres, restant au repos quand le corps est en position horizontale, entrant en jeu quand il est dans l'attitude verticale, augmentant l'énergie de leur action quand le centre de gravité se déplace. Le concours de ces muscles est absolument indispensable, non seulement pour produire les mouvements de la colonne vertébrale, mais encore pour maintenir les diverses pièces qui la composent dans leur position normale respective. De là le rôle important que jouent les troubles des fonctions musculaires dans les diverses formes de déviations vertébrales, bien que certains auteurs refusent de voir dans l'insuffisance des muscles le point de départ de ces déformations.

Sur un cadavre qu'on dresse dans la position verticale, on voit que la pesanteur ne peut pas déformer les membres, mais déforme la colonne vertébrale : les vertèbres glissent les unes sur les autres, et, suivant la position du cadavre, la tige osseuse, dans son ensemble, se courbe en arc, se tord latéralement, se contourne en divers sens. Les mêmes déformations s'observent passagèrement chez l'homme en syncope qui s'affaisse sur lui-même, et, aussi, mais avec moins d'exagération, chez l'homme fatigué ou débilité qui se « laisse aller ». Toutes les fois que l'action musculaire cesse de se faire sentir ou diminue d'énergie, la tige vertébrale subit ce même affaissement, dû au déplacement des vertèbres insuffisamment soutenues par leurs ligaments.

Les muscles vertébraux s'opposent à l'attitude « affaissée » en appliquant plus fortement les unes contre les autres les surfaces articulaires. Leur pression tour à tour augmente ou diminue, suivant qu'il faut résister à la pesanteur ou obéir à un mouvement, et c'est grâce à cette énergie musculaire toujours prête et toujours vigilante que la colonne vertébrale, tige flexible mais élastique, revient à sa forme correcte, après avoir cédé aux déformations passagères qu'y produisent les mouvements. Quand les muscles vertébraux cessent d'agir et que la colonne vertébrale s'abandonne à la pesanteur, les pièces qui la composent ne sont plus maintenues entre elles que par les ligaments, moyens de fixation insuffisants; dès lors, les surfaces articulaires glissent les unes sur les autres, et il en résulte deux conditions vicieuses de l'attitude, aussi capables l'une que l'autre de conduire aux déformations permanentes : la première est l'inégalité de tension des ligaments, et la seconde, l'inégalité des pressions subies par les surfaces articulaires.

Les ligaments finissent par se distendre et s'allonger s'ils sont soumis à des tensions répétées et prolongées : ils tendent à se rétracter et finissent par se raccourcir quand ils restent dans un relâchement permanent. Si donc les vertèbres abandonnées par les muscles se portent toujours dans le même sens, par exemple, dans l'attitude d'affaissement en avant, on observera la rétraction des ligaments antérieurs, qui ne seront jamais tendus, et l'allongement des ligaments postérieurs, qui seront constamment tiraillés et finiront par céder, les muscles ne venant plus à leur secours. On comprend que ces deux conditions tendront à faciliter la reproduction de l'attitude qui leur a donné naissance, le relâchement du ligament postérieur favorisant la flexion en avant, et le raccourcissement du ligament antérieur s'opposant à l'extension en arrière, c'est-à-dire au redressement du corps.

C'est ainsi que le relâchement des forces musculaires, c'està-dire du soutien *physiologique* des vertèbres, pourra troubler l'équilibre des forces qui assurent *mécaniquement* leur direction correcte. C'est ainsi, en un mot, qu'une *cyphose* par rétraction ou relâchement des ligaments pourra avoir pour origine un défaut d'action des muscles.

Il en sera de même pour les déplacements latéraux. Quand l'action musculaire fait défaut, la pesanteur n'entraîne pas forcément les vertèbres en avant ; la direction du déplacement est, naturellement, subordonnée à celle du centre de gravité, et, si une cause quelconque fait pencher le corps de côté, c'est *de côté* que se produira la courbure. L'affaissement habituel du corps à droite ou à gauche produira l'élongation des ligaments latéraux gauches ou droits ; d'où tendance à la fixation du corps dans l'attitude penchée, la colonne vertébrale subissant une courbure dont la concavité regardera non plus en avant, mais à droite ou à gauche : c'est la *scoliose*.

La scoliose par lassitude dorsale peut se produire soit à droite, soit à gauche, suivant l'attitude de prédilection du sujet. Il faut remarquer que chacun a, dans la vie ordinaire, ses habitudes, ses manies de tenue, et c'est cette tendance à s'affaisser toujours dans le même sens qui fait que les vertèbres, constamment déplacées suivant la même direction, gardent, pour ainsi dire, le « cliché » de l'attitude favorite.

Rappelons que tous les auteurs admettent un certain degré de scoliose dans l'attitude normale du corps. Cette scoliose « physiologique », en vertu de laquelle la colonne dorsale des sujets les plus droits se dévie vers la droite et offre par conséquent un certain degré de concavité à gauche, a été diversement interprétée. Bichat, qui l'a le premier signalée, l'attribuait à l'usage plus fréquent du bras droit et à l'habitude qu'on prend de s'incliner du côté opposé chaque fois qu'on fait effort de ce bras. On admet plus communément aujourd'hui que la « courbure latérale de Bichat » est due à l'empreinte de l'aorte descendante. En effet, dans des cas de transposition des viscères, le cœur et l'aorte étant placés à droite, on a vu, chez des individus non gauchers, la courbure latérale siéger à droite (fait de Cruveilhier, fait de Géry, fait de Beaunier).

Quelle qu'en soit l'explication, le fait, en tout cas, est constant. Il explique la plus grande fréquence — admise aussi par tous les auteurs — de la scoliose dorsale à concavité gauche ou, plus brièvement, de la *scoliose dorsale droite*, en adoptant la nomenclature des auteurs suédois et allemands, qui désignent la déviation par le côté correspondant à sa *convexité*.

Certaines attitudes scolaires, comme celle que nécessite l'écriture penchée, le cahier restant droit, peuvent jouer un grand rôle dans la production de la scoliose des écoliers. Mais la principale condition de ces déformations, c'est la durée excessive de l'immobilité, quelle que soit, du reste, l'attitude dans laquelle le corps s'immobilise. C'est un fait constant que, si les muscles se fatiguent dans une attitude prolongée, le sujet tend à suppléer à l'action musculaire en se plaçant de

manière à utiliser l'action mécanique des tissus ligamenteux.
Par exemple, la position *hanchée*, que prend l'homme fatigué
de rester debout, a pour effet de laisser reposer l'un des
membres, en plaçant l'autre dans une attitude qui fait supporter le poids du corps à cette large aponévrose latérale qui
recouvre la face externe de la cuisse et de la hanche, et qu'on
appelle le *fascia lata*. Les animaux, comme les hommes,
prennent, en cas de fatigue, leurs attitudes de repos, qui
tendent à substituer au travail des muscles la tension passive
d'un tissu ligamenteux. On voit le cheval qui stationne
depuis longtemps à la même place soulager ses membres
postérieurs en se « hanchant » sur l'un, pendant que l'autre
reste à demi fléchi. — C'est par un mécanisme analogue que se
produisent les scolioses par relâchement musculaire, chez
l'enfant tenu trop longtemps sur le banc scolaire, quand les
muscles, fatigués de tenir le corps droit pendant les longues
heures de classe, abandonnent le poids du tronc aux ligaments vertébraux et se soulagent en laissant le buste s'affaisser
de côté.

Nous avons parlé d'un autre résultat du déplacement des
vertèbres, qui peut conduire aux déviations permanentes de
l'attitude : c'est l'inégale répartition des pressions sur les surfaces articulaires. Quand les vertèbres ne sont plus suffisamment soutenues par leurs muscles, la pression supportée par
chacune d'elles est amortie, grâce à l'interposition entre deux
corps vertébraux de disques fibro-cartilagineux doués d'une
grande élasticité. Mais, malgré la présence de ces tampons
d'amortissement, le poids que supporte chaque vertèbre est
considérable, et l'on va comprendre combien il importe
que chaque point de l'os concoure à le supporter. En effet,
toute pression excessive est une entrave à la nutrition du tissu
qui la subit et, si le déplacement du centre de gravité vient
concentrer tout le poids du tronc sur une partie très circonscrite de la vertèbre, la nutrition va fatalement se ralen-

tir dans cette partie comprimée, qui s'atrophiera, tandis que
les autres parties, allégées, bénéficieront d'une nutrition
plus active et augmenteront de volume. C'est justement
ce qui se passe dans les attitudes vicieuses habituelles dues
au défaut d'action musculaire. La vertèbre tend à s'amincir
dans le point comprimé : c'est-à-dire en avant, quand l'attitude est voûtée, et sur le côté où le corps se penche, quand
il y a affaissement latéral du buste. Elle tend aussi à s'épaissir
dans le sens opposé à la direction du mouvement, et prend
une forme « en coin », qui finit par rendre définitive et organique la déformation qui primitivement n'était peut-être
que passagère et fonctionnelle.

On voit par quel mécanisme le défaut d'action des muscles
peut amener l'altération des ligaments et la déformation des
surfaces osseuses. Il n'y a aucune raison pour rejeter l'origine
« musculaire » de la scoliose ainsi présentée. La scoliose
« ligamenteuse » et la scoliose « osseuse » ne sont en réalité
que des degrés plus avancés d'un même processus morbide.
Les lésions osseuses ou ligamenteuses ne sont pas le point de
départ, mais l'aboutissant des déformations de la colonne
vertébrale que nous prenons ici pour type, et qu'on pourrait appeler *essentielles*, en ce sens qu'elles ne dépendent
ni d'une maladie particulière des os, comme le rachitisme,
l'ostéite, l'infiltration tuberculeuse, ni d'une affection des
tissus articulaires et péri-articulaires, comme les *arthrites*
d'origine diverse, rhumatismale ou autre. Dans toutes ces
maladies, en effet, aussi bien que dans celles qui dépendent
d'un trouble de l'innervation, tels que paralysies ou contractures musculaires, la déformation rachidienne n'est qu'un
symptôme, tandis que dans les cas dont nous parlons elle
constitue la maladie elle-même.

Toutefois les affections générales ou locales qui diminuent
la résistance des os, des surfaces articulaires ou des ligaments,
constituent des causes prédisposantes très puissantes et

expliquent, dans certains cas, le défaut de résistance de certains sujets en comparaison de l'immunité de certains autres soumis aux mêmes causes de déformation.

Il est une série de déformations de la taille dont le mécanisme pathologique est tout autre que celui des déviations essentielles et *primitives* que nous décrivons ici. Ce sont les déformations dites *statiques*. Toute lésion locale éloignée, susceptible de modifier la statique du corps, peut amener des attitudes compensatrices qui aboutissent à des déformations variables. Par exemple, une inégalité dans la longueur des deux membres inférieurs, une déformation de la voûte du pied, une irrégularité dans la conformation du bassin peuvent produire des scolioses, en obligeant le malade à changer son équilibre normal et à corriger son irrégularité de sustentation en prenant des attitudes irrégulières dites attitudes compensatrices, dont le but est toujours le même : porter le centre de gravité du corps dans un point qui assure la stabilité de l'équilibre. Mais toutes ces déformations sont *secondaires* et symptomatiques ; leur traitement doit s'adresser à la cause qui les a provoquées et qui ne réside pas dans la colonne vertébrale même.

On peut aussi appeler secondaires ces déviations qui succèdent à des obstacles à la respiration nasale, tels que végétations adénoïdes, polypes, etc., et qui se relient à ces causes locales par des déformations du thorax résultant de la respiration insuffisante.

Toutefois, il faut remarquer que les obstacles qui entravent la respiration chez les jeunes sujets, n'agissent pas seulement sur le thorax, mais encore sur les fonctions d'hématose et de nutrition.

Les sujets atteints de végétations adénoïdes sont, de ce fait, tous atteints d'un certain degré de débilité musculaire qui se fait sentir aux muscles vertébraux et permet, par conséquent, d'invoquer comme cause de scoliose l'insuffisance d'action de ces muscles.

Les déviations « de croissance ».

Les déformations de la taille, étudiées en dehors de toute lésion organique des parties déviées, reconnaissent pour causes prédisposantes toutes les conditions qui peuvent débiliter le système musculaire, diminuer la force des ligaments et la résistance des os. Or ces conditions se trouvent souvent réunies, dans la période de croissance, chez certains adolescents dont le développement est très soudain et très rapide.

Outre la faiblesse musculaire due à l'état de langueur maladive, d'affaissement momentané que présente souvent l'adolescent qui « s'allonge », il faut se rappeler qu'un travail d'ossification se fait chez lui dans le corps des vertèbres. C'est de la douzième à la quinzième année, en effet, qu'apparaissent dans les corps vertébraux les points d'ossification dits « complémentaires ». On comprend qu'en plein travail d'ossification, la vertèbre soit plus aisément influencée par l'inégalité des pressions due aux attitudes vicieuses, et que les mauvaises habitudes de tenue puissent, à ce moment, transformer aisément une déviation purement musculaire en déformation osseuse. Aussi est-ce au début de l'adolescence que se présente le plus souvent l'occasion d'appliquer le traitement.

A cette cause prédisposante générale il faut en ajouter d'autres plus personnelles qui sont utiles à connaître, car elles doivent servir de base au traitement préventif de la scoliose. On pourrait les diviser en causes *actives* et causes *passives* des déformations.

Les causes *passives* résident dans l'inertie, le défaut d'activité et d'énergie du sujet qui « se laisse aller » et se tient mal. Tous les parents et tous les éducateurs comprendront la valeur de cette cause pour ainsi dire psychique et consistant dans l'indolence, le défaut de volonté du sujet. Nous avons montré l'importance de l'attitude « relâchée » dans le processus des déformations. Il est des enfants chez lesquels cette attitude est le fait de la paresse, ou de l'insouciance d'eux-mêmes, de l'inattention. Toutefois, pour d'autres, la faiblesse musculaire est réelle et la fatigue dont ils se plaignent est légitime. Mais, dans les deux cas, l'aboutissant du vice de tenue est le même, déformation passive par défaut d'action des muscles. Dans les deux cas, l'exercice musculaire est indiqué, car on y trouve un moyen d'éducation morale aussi bien que physique, l'effort qu'on impose à l'enfant mettant en jeu la volonté aussi bien que les muscles.

Il est un grand nombre de cas dans lesquels l'attitude « relâchée » s'établit non par paresse, mais par fatigue des muscles. Et cela arrive inévitablement toutes les fois que le corps doit rester trop longtemps dans la même position, sans le secours d'aucun appui extérieur. Les muscles mis en jeu étant, dans ce cas, toujours les mêmes, il leur est impossible de lutter indéfiniment contre la pesanteur qui tend à fléchir le rachis. Ils cèdent et cessent de soutenir les vertèbres, qui s'affaissent les unes sur les autres, s'abandonnant à leurs ligaments. C'est ainsi qu'une attitude primitivement *active*, comme celle d'un enfant assis sur un tabouret sans dossier, se transforme au bout d'un quart d'heure en attitude *passive*, qui aboutit à la flexion en avant et à la voussure du dos par affaissement de l'épine dorsale. Et il faut noter que l'attitude passive, une fois passée dans les habitudes de l'enfant, finira par s'établir d'emblée, avant même que les muscles aient eu le temps de se fatiguer.

Les causes *actives* des déviations de la taille dérivent non de l'action musculaire méthodique, dont nous venons d'exposer l'utilité, mais de l'action musculaire mal utilisée. L'exercice appliqué à faux, à l'âge où les os vertébraux sont en voie de formation, est une des causes les plus fréquentes de déviation, que cet exercice soit systématique et même appliqué dans un but thérapeutique, ou bien qu'il soit professionnel ou domestique.

On sait que tout acte musculaire souvent répété tend à laisser son empreinte au corps qui le subit. C'est là l'origine de toutes les déformations professionnelles. Tout exercice qui impose au corps une attitude prolongée et répétée de flexion tendra à produire la cyphose, si la flexion est faite en avant, ou à déterminer la scoliose, si la flexion est latérale. C'est ainsi que se voûte le dos des forgerons, des casseurs de pierres. Nous avons, dans un précédent ouvrage, exposé le mécanisme des déformations dues à certains appareils de gymnastique, comme la barre fixe, dont l'abus produit des cyphoses, et de certains exercices de sport, comme l'escrime, qui peut produire des scolioses (1). Il faut dire que toutes ces déformations peuvent être évitées, si l'on *corrige* l'effet d'un exercice susceptible de déformer, par un autre exercice produisant une déformation inverse. C'est de cette façon qu'agissent tous les procédés de la gymnastique orthopédique, et notamment les mouvements suédois appelés mouvements « correctifs ».

Outre les causes accidentelles de déviation de la taille dont nous venons d'exposer le mode d'action, il en est une qui est infiniment plus redoutable, car elle peut se manifester en dehors de tout vice de tenue, de tout défaut d'hygiène, de toute erreur d'éducation physique, c'est une *prédisposition* particulière du tempérament. La tendance aux déformations de la taille est très fréquemment héréditaire et presque toujours, alors, elle se manifeste par la déformation latérale, par la *scoliose*.

(1) Voir *Physiologie des exercices du corps* (Alcan, édit., Paris).

Il est difficile de déterminer exactement l'origine et les causes de cette forme du tempérament, de cette sorte de *diathèse scoliotique* qui prédispose à se dévier les sujets dont les parents ont déjà présenté des déviations de la taille. Ce qu'on sait, c'est que cette prédisposition se manifeste surtout au moment de la croissance, qu'elle coïncide toujours avec un certain état de faiblesse générale et s'accompagne, le plus souvent, d'autres symptômes d'atonie du système musculaire et d'un certain degré d'épuisement des centres nerveux. Au moment où se produisent les premières manifestations de ces déviations spontanées, de ces déviations « essentielles », comme on les a appelées, toutes les forces actives du sujet semblent momentanément diminuées : il n'a plus ni résistance à la fatigue physique, ni aptitude à l'effort intellectuel. Les muscles de la vie organique, qui ne sont pas soumis à la volonté, semblent, aussi bien que les muscles de la vie de relation, avoir perdu leur force et leur tonicité. C'est ainsi qu'on observe souvent, chez ces enfants, des dilatations énormes de l'estomac. Là, l'utilité de l'exercice musculaire général pour tonifier l'ensemble de l'organisme est aussi évidente que l'indication des exercices spéciaux de redressement.

CHAPITRE XVI

LE TRAITEMENT PRÉVENTIF DES DÉVIATIONS

Supposons le sujet pris avant toute manifestation de déformation, et suivons les indications de l'exercice dans les diverses phases d'évolution d'une déviation vertébrale, depuis le moment où l'on en craint l'éventualité jusqu'au jour où elle est établie.

Les conditions particulières qui peuvent faire surgir l'indication du traitement préventif sont l'*atonie* générale du système musculaire, la rapidité de la *croissance*, une certaine *indolence* physique avec tendance aux attitudes affaissées. Une autre condition, qui doit éveiller l'attention du médecin, est l'*hérédité;* il faudra redoubler de surveillance, si quelqu'un dans la famille de l'enfant a déjà présenté des signes de déviation de la taille.

On devra d'abord lutter contre la faiblesse physique du sujet et combattre aussi la torpeur morale, d'où procèdent souvent les vices de tenue. Nous savons que ces deux indications peuvent trouver satisfaction en même temps dans l'exercice à l'aide duquel on obtient à la fois l'entraînement des muscles et l'éducation de la volonté. Quels que soient les exercices pratiqués, ils seront efficaces, si nous supposons le sujet soumis au traitement *préventif*, alors qu'aucune déformation précise ne s'est produite. A ce moment, l'action de l'exercice est indépendante de sa forme. On lui demande surtout des effets toniques, c'est-à-dire des *effets généraux*, afin de rendre le sang plus riche et de stimuler l'énergie du système nerveux. Les jeux de plein air sont à ce moment les exercices les plus utiles, à cause de cette particularité même qu'ils se font au grand air et aussi parce qu'ils ont tous pour base la course, exercice très apte à activer la respiration et à introduire dans le sang une plus grande quantité d'oxygène.

Mais bientôt la tendance aux déviations va se traduire par des symptômes formels. On remarque que l'enfant « se tient mal », sans pouvoir préciser dans quel sens la taille se fléchit de préférence. La déviation n'est pas encore nettement établie et l'attitude vicieuse semble changer de forme suivant les moments où l'enfant est examiné. A ce moment, les impressions de l'entourage au sujet de la déformation à craindre sont d'ordinaire contradictoires. Pour la mère, c'est l'épaule gauche qui penche ; pour le père, c'est l'épaule droite ; pour un autre membre de la famille, c'est le dos qui s'arrondit. Le médecin, après mûr examen, ne trouve encore aucune déviation proprement dite, mais constate seulement que l'enfant, livré à lui-même et examiné debout, prend successivement plusieurs attitudes différentes pour peu que l'examen soit prolongé.

Il arrive malheureusement trop souvent, à la suite de cet examen négatif, qu'on juge chimériques les craintes des parents et qu'on écarte trop vite toute inquiétude de leur esprit. Ce n'est encore, il est vrai, que de la « mauvaise tenue » ; mais il y a déjà des symptômes très manifestes de faiblesse dorsale. Les muscles sont affaiblis et commencent à remplir imparfaitement leur rôle d'agents fixateurs des vertèbres. La taille peut bien être maintenue droite, mais seulement pendant un temps très court, au bout duquel l'attitude relâchée s'établit, la colonne vertébrale abandonnée au soutien de ses ligaments s'affaissant indifféremment à droite, à gauche ou en avant. Ce serait le moment d'agir, et on le laisse souvent échapper. Erreur d'autant plus fâcheuse que plus tard, quand la déformation sera nettement caractérisée et d'un diagnostic certain, il sera presque impossible d'en effacer toutes les traces. Il ne faut donc pas attendre, pour instituer le traitement, de pouvoir nettement préciser la déformation qu'on doit combattre et de pouvoir dire avec autorité : c'est une scoliose droite ou gauche, ou bien c'est une simple cyphose.

On ne saurait trop répéter cette vérité pratique : *le traitement du début est le même pour toutes les formes de déviation de la taille.* Et c'est là, pour le dire en passant, ce qui explique comment la gymnastique, appliquée empiriquement et en dépit de toutes les règles, peut donner des succès — à condition toutefois que les exercices, aussi mal choisis soient-ils, n'exigent pas des efforts musculaires trop intenses.

Dans la période dont nous parlons, le sujet n'est pas encore dévié, mais il est en *imminence* de déviation, par suite du défaut d'action des muscles dorsaux. Dans peu de temps la déviation sera caractérisée si l'on n'y porte remède, et la forme de cette déviation sera déterminée par les habitudes de l'enfant, par la répétition de ses attitudes favorites, surtout par les attitudes auxquelles le disposent son travail scolaire, ses occupations professionnelles, etc. Sa colonne vertébrale n'a plus le « ressort » que devraient lui donner des muscles énergiques ; l'insuffisance du soutien musculaire en fait une cire molle, qui gardera toutes les empreintes.

La première indication dans cette période, que nous appellerons période de *relâchement musculaire*, c'est de veiller sur toutes les conditions qui peuvent créer des attitudes prolongées. L'enfant devra varier ses attitudes. Il faudra de plus lui rappeler constamment qu'il se tient mal, faire l'éducation continuelle de son maintien.

Une surveillance de tous les instants, poussée jusqu'à l'obsession et la taquinerie, suffit parfois pour l'empêcher de céder à sa tendance à l'affaiblissement, en stimulant constamment ce qu'on pourrait appeler son *attention musculaire*.

Si, à ce moment, l'enfant est soumis aux exercices méthodiques de la Mécanothérapie, on en obtiendra l'effet le plus prompt que puisse donner aucun traitement préventif.

Il faudra lui donner tous les appareils propres à mettre en jeu les muscles extenseurs de la colonne vertébrale, l'appareil A', où l'élévation des bras est combinée avec l'extension active de la colonne vertébrale; l'appareil C^3 (p. 21), où les extenseurs du rachis travaillent, le sujet étant debout; le C^2, où les mêmes muscles agissent, le sujet étant assis; le C^6 (p. 39), où les fléchisseurs latéraux des vertèbres devront agir alternative-

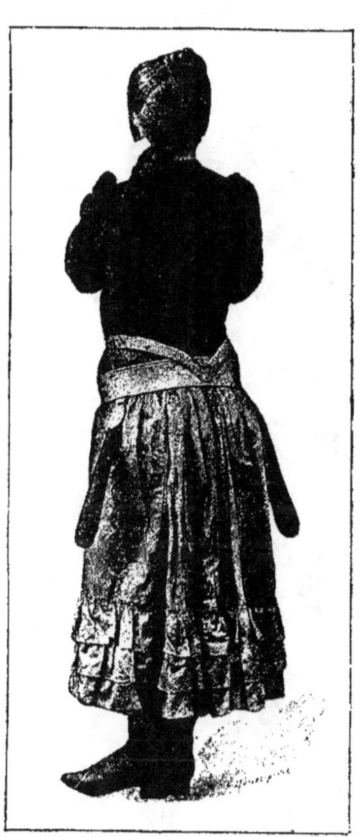

Fig. 41. — Ceinture norvégienne de Tydmann.

ment et également vers la droite, puis vers la gauche (ces muscles jouant, pour maintenir les vertèbres en place, le même rôle que les haubans d'un navire pour fixer le mât dans sa position verticale).

Les exercices de *respiration* devront aussi tenir une place importante dans la prescription, et cela pour deux raisons.

La première est que tout mouvement d'inspiration forcée implique l'*extension forcée* de la colonne vertébrale : c'est la condition essentielle de l'élévation maxima des côtes. L'autre raison, c'est que les exercices de respiration sont les plus aptes à enrichir le sang en y introduisant plus d'oxygène. Et nous savons que les sujets en imminence de déviation de la taille sont toujours des sujets à tempérament débilité et à sang appauvri.

Parmi les moyens de traitement préventif les plus utiles, chez les enfants qui tendent à se dévier, il en est deux qui méritent une mention spéciale, bien qu'ils ne fassent pas partie de la collection des machines Zander. Ce sont la *toise orthopédique* et la *ceinture norvégienne* ou ceinture de Tydmann.

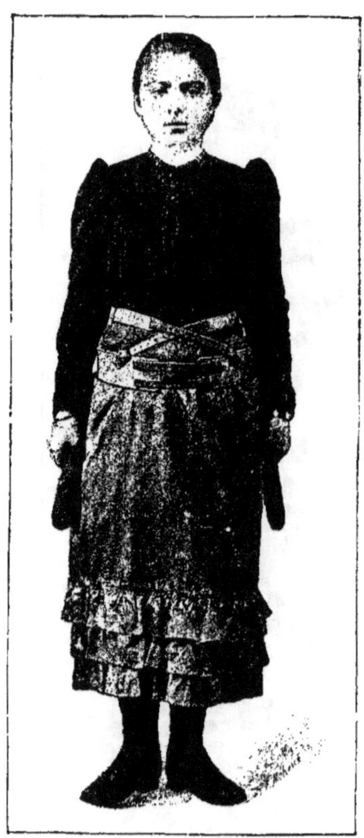

Fig. 42. — Emploi de la ceinture norvégienne ; procédé de redressement « par soi-même ».

Ces deux appareils sont des moyens de « redressement par soi-même » et peuvent être employés soit isolément, soit simultanément. Tous deux tendent à solliciter, de la part du sujet, un effort de grandissement.

Sous la toise, l'enfant cherche à se hausser le plus possible, *sans que les talons quittent le sol*, en poussant de bas en haut avec la tête un bloc mobile à frottement dur (voir fig. 43). Ces tentatives de grandissement aboutissent à forcer

la colonne vertébrale à se redresser pour ne rien perdre
de sa hauteur. Il n'est pas rare de
voir, pendant cet effort de grandissement, le sommet de la tête s'élever
de 1 ou 2 centimètres en repoussant
le bloc curseur (fig. 43).

L'autre appareil est une ceinture
de cuir solidement fixée aux hanches
et munie de deux lanières sur lesquelles l'enfant s'appuie avec la prise
des mains pour chercher à remonter
le buste, ainsi que le montre la
figure 42. L'effet de « grandissement » est plus accentué quand
on combine les deux appareils
en plaçant sous la toise l'enfant
muni de sa ceinture. Citons encore
un autre procédé de correction
« par soi-même », qui n'a rien de
commun avec la Mécanothérapie,
mais peut rendre des services en
pratique, celui de Dollinger, qui
consiste à placer l'enfant devant

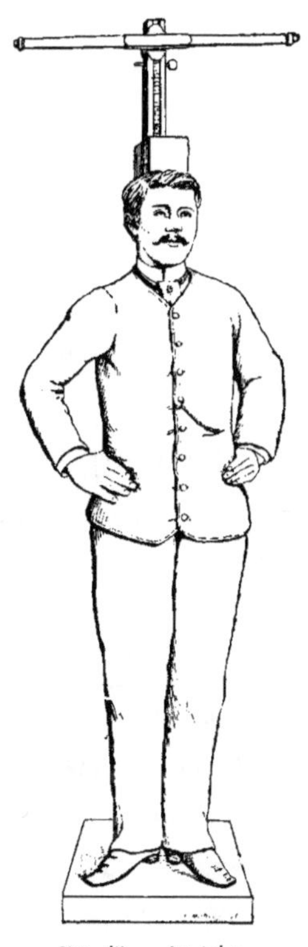

Fig. 43. — La toise
orthopédique.

une glace, où il s'applique à contrôler son attitude.

CHAPITRE XVII

LE TRAITEMENT DES DÉVIATIONS CONFIRMÉES

La lordose et la cyphose. — La scoliose; règles générales de son traitement. — Procédés orthopédiques de la Mécanothérapie ; — les procédés de mensuration. — Les procédés d'immobilisation dans les déviations de la taille.

Nous avons supposé jusqu'à présent la déviation vertébrale en état d'imminence. Suivons-la maintenant dans son développement. Tout à l'heure la forme de la maladie était indécise. Il y avait relâchement des muscles vertébraux, mais l'on ne pouvait attribuer une direction précise au sens dans lequel l'affaissement des vertèbres allait se produire. Nous voici maintenant en présence d'une déviation confirmée, dont le sens est nettement déterminé.

La déviation peut se faire suivant toutes les directions où se meut la colonne vertébrale, c'est-à-dire en arrière (*lordose*), en avant (*cyphose*), sur le côté droit ou gauche (*scoliose*); elle peut aussi se produire par rotation sur l'axe (*torsion*); mais, dans ce dernier cas, on ne l'observe jamais seule : la déviation par *torsion* fait partie de la déviation latérale ou scoliose, avec laquelle elle se confond. Nous verrons que certaines indications du traitement de la scoliose se déduisent justement de la torsion qui l'accompagne.

De toutes les déviations de la colonne vertébrale, la déviation latérale ou scoliose est de beaucoup la plus importante par sa fréquence, sa gravité, et la multiplicité des procédés de traitement qui lui ont été opposés. C'est sur elle que portera plus spécialement notre étude. La lordose est assez rare, au moins parmi les déviations dont le traitement relève de l'exercice, et la cyphose est si souvent associée à la scoliose, que le traitement de ces deux formes de déviations offre de très nombreux points de contact.

La Lordose et la Cyphose.

La *lordose* est la déviation qui résulte d'une extension exagérée de la colonne vertébrale, d'un excès de cambrure du corps en arrière. C'est la moins disgracieuse des déviations de la taille, quand elle n'est pas d'une exagération excessive ; c'est même le vice de tenue dans lequel tombent parfois les gens qui se préoccupent trop de « porter beau ».

A l'état pathologique, cette forme de déviation se produit par des causes qui ne sont pas l'origine la plus habituelle des autres déviations de la taille : par exemple à la suite de la *paralysie* des muscles abdominaux, de l'*ostéite* des vertèbres lombaires, du *rachitisme*, etc. Toutefois, elle s'établit souvent comme courbure compensatrice d'une autre déviation inverse siégeant à un autre point du rachis. Ainsi la *lordose* lombaire accompagne habituellement la *cyphose* dorsale.

La lordose est très rarement primitive, puisqu'elle se rattache toujours plus ou moins directement à une affection des os, comme le rachitisme, le mal de Pott, ou à une paralysie des muscles fléchisseurs du rachis, comme la paralysie des muscles droits antérieurs de l'abdomen. Elle peut se produire par l'abus des exercices mêmes qui servent au redressement du rachis et qui sont, pour la très grande majorité, des exercices d'extension forcée. Il n'est pas rare de voir se créer une lordose lombaire chez les sujets atteints de cyphose dorsale, à la suite d'un traitement orthopédique mal surveillé. A ce point de vue, il faut veiller à ce que les mouvements d'extension du tronc ne soient pas faits avec une amplitude excessive, surtout quand le sujet les exécute debout, comme dans l'appareil C⁵ (voir p. 21, fig. 4).

Les exercices correctifs de la lordose sont ceux qui mettent en action les muscles de l'abdomen, dont la destination est de fléchir le tronc sur le bassin.

Tous les appareils à mouvements abdominaux, surtout le C¹ et le C³, de Zander, sont donc utiles dans le traitement de cette forme de déviation.

La *cyphose*, ou flexion en avant, a pour caractéristique la voussure du dos, le « dos rond ».

Cette forme de déviation est la première manifestation de l'attitude relâchée dans laquelle les muscles dorsaux abandonnent les vertèbres à leurs seuls moyens mécaniques de fixation, les ligaments péri-articulaires et les disques intervertébraux. Elle se produit accidentellement et passagèrement chez tout individu debout et surtout assis, dont les muscles du dos sont fatigués ou dont l'énergie nerveuse est épuisée, n'importe pour quelle cause. Cette attitude pourrait être prise comme symbole de la fatigue.

Elle se produit pourtant parfois chez des sujets très vigoureux, sous l'influence d'efforts musculaires qui exagèrent la convexité normale de la colonne dorsale. Ainsi les exercices et les travaux de force, consistant à soulever des poids ou à porter des fardeaux trop lourds sur les épaules et sur la tête, peuvent produire la cyphose, par affaissement du corps des vertèbres. C'est la déformation caractéristique des hercules de foire et des portefaix. — On voit ainsi que l'inertie des muscles du dos et leur mise en action trop énergique peuvent aboutir à la même déformation de la taille. Il faut comprendre que ce rapprochement n'implique aucune contradiction réelle : dans le cas d'atonie musculaire, c'est par son propre poids que la colonne vertébrale s'affaisse; dans le cas de travail athlétique, c'est par le poids excessif du fardeau. Dans les deux cas, le processus pathogénique aboutit à l'aplatissement de la vertèbre en avant, le disque osseux s'amincit dans sa partie antérieure et garde son volume normal en arrière, d'où une forme de « coin » qui s'oppose au mouvement d'extension en arrière.

En faisant l'étude des causes qui prédisposent aux déviations en général, nous nous trouvons avoir étudié celles qui amènent la cyphose, car c'est d'ordinaire cette forme de déviation qui ouvre la marche des accidents. Tous les exercices indiqués précédemment comme moyens préventifs de ces déviations auront donc leur indication formelle dans le traitement de la cyphose, puisque tous tendent à fortifier les muscles extenseurs du dos dans leur ensemble. Ces moyens généraux suffisent quand la cyphose est peu accentuée et reste à son premier degré.

Dans le *premier degré* de la cyphose, la maladie est seulement *musculaire*. Ainsi que nous l'avons dit, elle peut dépendre soit d'un défaut de force des muscles extenseurs (cyphose par relâchement), soit d'un excès d'action des muscles fléchisseurs, qui rompt l'équilibre entre les muscles antagonistes en rendant l'action des extenseurs insuffisante (cyphose par rétraction musculaire). Cette dernière forme est la cyphose des *gymnastes*, des *lutteurs* et, en général, de tous les sujets dont les professions exigent des efforts continuels de flexion. A ce degré, l'indication locale est commune aux deux formes : il faut rétablir l'équilibre entre les forces qui maintiennent la colonne vertébrale en extension, et les forces qui la sollicitent à se fléchir. Au total, il s'agit toujours d'exercer les muscles *dorsaux*, et tous les exercices qui aboutissent à l'extension de la colonne vertébrale seront utiles. Il faudra avoir recours à tous ceux que nous avons énumérés précédemment : mouvements suédois, efforts de grandissement, ceinture norvégienne. Ces moyens simples suffiront dans la cyphose au premier degré. Mais, plus tard, les indications du traitement deviendront plus sévères, quand des modifications de nutrition se seront produites dans les vertèbres et que la déviation passera au deuxième degré.

La *cyphose au deuxième degré* ne s'accompagne pas seulement d'atonie des muscles dorsaux, mais encore de raideur des ligaments, qui commencent à se raccourcir, et d'usure des corps vertébraux, qui s'amincissent dans leur partie antérieure et commencent à prendre la forme de « coin ».

Les cyphoses au deuxième degré sont presque toujours accompagnées de scoliose ; elles se produisent et s'accroissent suivant le même processus que celle-ci, d'où le nom de *cyphoscoliose*, donné souvent à la déviation latérale de la taille.

Un auteur allemand, Wurmser, dans une très intéressante étude, a fait ressortir un fait qui semble en contradiction avec l'opinion que j'émets ici et que sanctionne le langage scientifique courant, puisqu'on a créé le mot de *cypho-scoliose*. Selon Wurmser, la scoliose procéderait plutôt du *dos plat* que du *dos rond*, et il fait très justement ressortir le défaut de résistance que crée, pour la colonne vertébrale, l'effacement des courbures antéro-postérieures qui, à l'état normal, ont pour rôle de donner plus de solidité et de fixité à la statique de la taille. J'accepte très volontiers cette opinion et j'en conclus que le dos plat prédispose à la scoliose. Mais, dans la *cypho-scoliose*, la cyphose préliminaire de la scoliose ne constitue pas une conformation originelle et *native*, comme le *dos plat* : c'est une déformation *acquise* par vice de tenue, faiblesse musculaire et défaut de consistance du tissu osseux vertébral. Là, la cyphose n'est pas — comme tout à l'heure le dos plat — la cause première d'un défaut de résistance qui conduira à la déviation latérale, mais bien un effet, une conséquence d'un défaut de résistance d'autre nature, d'où la scoliose procède aussi.

Quoi qu'il en soit, j'ai voulu interroger la statistique des cas traités pendant un an à l'Institut mécanothérapique de Paris. Sur 60 cas de scoliose dont mon collègue, le docteur Vermeulen, très versé dans les questions d'orthopédie, a relevé le diagramme avec les appareils à mensuration de Zander, je trouve 40 scolioses accompagnées de dos rond, et 9 seulement accompagnées de dos plat.

Il me semble donc bien légitime de conclure à l'urgence des exercices correctifs de la cyphose, quand on veut prévenir la déviation plus grave qui constitue la scoliose.

La cyphose est fréquemment l'aboutissant de causes générales ou locales qui n'ont aucun rapport avec celles de la scoliose de croissance et de la scoliose héréditaire.

Ce sont les affections *inflammatoires* ou subinflammatoires des articulations, des ligaments et des muscles péri-articulaires qui amènent le plus fréquemment les cyphoses du deuxième degré. Le Rhumatisme articulaire, musculaire ou fibreux, surtout le *rhumatisme goutteux*, est l'agent le plus fréquent des raideurs articulaires qui fixent les vertèbres dans la position vicieuse de la cyphose. La gêne qui en résulte est souvent très pénible, par l'impossibilité où se trouve le malade de relever la tête, la cyphose rhumatismale étant le plus souvent *cervico-dorsale.·*

A ce degré on ne peut plus se contenter de mouvements généraux destinés à fortifier les muscles ; il faut recourir à des mouvements *correctifs* et à des appareils de *statique*. Les appareils pour mouvements actifs du tronc en arrière, tels que C¹, C³, C⁵, devront être employés, et surtout le C¹⁰, pour la mobilisation active des vertèbres cervicales. Les mouvements de respiration active et passive, tels que ceux donnés par les appareils A⁶ et E⁶, seront aussi indiqués, car le mouvement d'inspiration forcée provoque l'extension maxima de la colonne dorsale. L'appareil de correction statique K¹ sera utilisé aussi, mais en y faisant coucher le malade *sur le dos*,

— et non sur le côté, comme lorsqu'il s'agit d'une scoliose (voir fig. 45, p. 385). — On utilisera enfin les appareils pour la mobilisation des vertèbres suivant l'axe vertical, comme le E' pour la mobilisation passive, et le C' pour la mobilisation active; car l'indication essentielle est d'obtenir d'abord un certain degré de mobilité des vertèbres les unes sur les autres, le processus inflammatoire chronique tendant à raidir les articulations vertébrales.

La Scoliose.

La *scoliose* est la forme la plus fréquente des déviations de la taille. Elle consiste dans la fixation à l'état permanent d'une attitude qui ne devrait être que passagère, la flexion *latérale* de la colonne vertébrale.

Nous avons parlé, en traitant des déformations en général, du processus suivant lequel s'établit la scoliose, et nous savons qu'elle procède souvent de la cyphose. La déviation latérale se trouve donc très souvent accompagnée d'une déviation antéro-postérieure; ce qui constitue la *cypho-scoliose*. Nous avons dit aussi que la déviation latérale en vertu de laquelle le rachis se courbe suivant la forme d'un arc à concavité dirigée soit à droite, soit à gauche, se complique toujours d'une déviation suivant l'axe, ou *torsion en spirale*.

Il faut insister sur les conséquences de cette torsion « en spirale » qui provoque des symptômes très caractéristiques et comporte des moyens de traitement très spéciaux. Elle a lieu en vertu d'un mouvement de pivotement des vertèbres autour de leurs apophyses articulaires. On sait que les apophyses articulaires sont situées en arrière du *corps* de la vertèbre, et en avant de l'*apophyse épineuse*, dont l'extrémité anguleuse saillante sous la peau du dos sert habituellement de repère pour déterminer la position exacte de la vertèbre correspondante. Or, dans la scoliose avec torsion, le déplacement en spirale se produit à la suite d'un mouvement de pivot qui porte le corps de la vertèbre vers la *convexité* de l'arc de déviation et l'apophyse épineuse vers la *concavité*. La ligne des apophyses épineuses se trouve, de ce fait, reportée vers la *corde* de l'arc, dont la rangée des corps vertébraux dessine la convexité.

Le déplacement réel des vertèbres se trouve être, pour cette raison, toujours beaucoup plus grand que le déplacement apparent, étant donné que *l'apparence* de la déviation se juge par l'inspection de la rangée verticale des apophyses épineuses saillantes à travers la peau. Il peut se faire que cette ligne, prise pour point de repère des mensurations, soit restée à peu près droite et que le corps des vertèbres soit déjà notablement dévié.

L'inspection de la ligne médiane du dos et la détermination de la position respective des pointes apophysaires ne constituent donc pas un moyen suffisant d'évaluation du degré de déviation. En s'en tenant, comme on le fait souvent, à ce seul signe, on pourrait même méconnaître la scoliose quand elle est déjà parfaitement confirmée.

Il faut donc chercher d'autres symptômes de la déviation. Ceux que donnent tous les auteurs sont :

1° L'*abaissement de l'épaule* correspondant au côté concave de l'arc de déviation, et le relèvement de l'épaule du côté convexe par exagération du relief des côtes que repousse en haut la convexité rachidienne. Ce signe est loin d'être constant. Il tend à faire défaut quand une courbure compensatrice s'est formée secondairement sur une autre partie de la colonne vertébrale. Il peut donc être très apparent sur une scoliose à courbure unique et disparaître quand la maladie s'est aggravée par la formation d'une courbure secondaire « de compensation ».

2° La *saillie de la pointe de l'omoplate* du côté convexe de
la déviation, par suite du mouvement de bascule que lui
imprime la voussure exagérée des arcs costaux. Ce signe,
encore, est loin d'être constant.

3° Le *rétrécissement des espaces intercostaux* du côté
concave, par rapprochement des côtes qui arrivent parfois à
se toucher, et l'élargissement des régions similaires du côté
convexe. Ce signe, plus fidèle que les précédents, est difficile
à constater chez les sujets gras.

4° La *déformation oblique du thorax*, conséquence de la
torsion du rachis qui déjette en arrière les côtes du côté convexe, et en avant celles du côté concave. Ce signe est à peu
près constant et presque pathognomonique, car il est la
conséquence de la *torsion* sur l'axe de la colonne vertébrale,
qui ne fait jamais défaut dans la scoliose. On le constate en
faisant placer le patient debout, les bras croisés et le buste
fortement fléchi en avant. Si l'on inspecte alors le dos, on
voit que les deux moitiés latérales de la région dorsale ne
sont pas sur le même plan. Celle qui correspond à la convexité de la déviation est sur un plan plus saillant, l'autre
sur un plan plus déprimé. Si l'on examine de face, les saillies et les dépressions du thorax sont de sens inverse de celles
du dos.

Ces saillies et ces dépressions sont dues à la déformation
de la cage thoracique par les corps vertébraux, dans leur
mouvement de torsion. Pour en avoir la représentation graphique exacte, il suffit de placer le sujet dans l'appareil de
mensuration représenté figure 52, page 395.

5° L'*inégalité des deux triangles brachio-thoraciques*,
c'est-à-dire de l'espace qui existe à droite et à gauche, sur
un sujet vu de dos et nu, entre le bord interne du bras et la
paroi externe du thorax. Cet espace serait augmenté du côté
correspondant à la *concavité* de la déviation et diminué du
côté de la *convexité*. — Ce signe, ainsi formulé, ne peut s'ap-

pliquer qu'à la scoliose *totale* du rachis, sans courbure de compensation, celle que les Suédois appellent la « scoliose en C ». Les courbures secondaires le modifient dans des sens trop variables pour qu'il puisse servir à établir un diagnostic précis. On doit lui préférer un autre signe bien étudié par Lorenz, et avec lequel il ne faut pas le confondre, comme on le fait souvent, c'est l'*écartement du bras*.

Le bras, pendant le long du corps et abandonné à son poids, vient, normalement, toucher la hanche suivant une ligne *tangente*. Mais, si le buste est dévié dans la direction latérale gauche ou droite, l'épaule et, par conséquent, le bras qu'elle supporte se trouvent portés du côté vers lequel le buste dévie et s'éloignent de l'axe vertical du corps, tandis que l'épaule et le bras opposés s'en rapprochent. Il en résulte que, chez le sujet vu de dos, le bras du côté *vers lequel le buste tend à pencher* sera plus écarté du corps que la normale : son extrémité libre, c'est-à-dire la main, tombera en dehors de la ligne qui serait tangente à la hanche. Du côté opposé, au contraire, le bras se rapprochera du corps et le contact du membre avec la hanche sera plus étendu. Remarquons que l'écartement plus grand du bras n'implique pas nécessairement l'agrandissement du triangle brachio-thoracique correspondant : le bras pouvant être fortement déjeté hors de l'axe vertical du corps, sans que la paroi latérale thoraco-lombaire soit devenue plus concave que la normale, et même quand la concavité normale de cette paroi est effacée. C'est ce qui arrive dans la scoliose lombaire primitive, où la saillie des corps vertébraux tend à combler le triangle brachio-thoracique du côté même où l'écartement du bras se produit.

La valeur clinique du *signe de Lorenz* a été nettement mise au point par mon collègue et ami le docteur Ch. Vermeulen, à la suite d'une centaine de mensurations prises par lui avec les appareils spéciaux de Zander, à l'Institut de Mécanothérapie de Paris. J'emprunte la note suivante à un mémoire encore inédite sur la *Scoliose habituelle,* que ce distingué praticien termine en ce moment :

« Lorenz a vu, dans la direction de la déviation du buste, un moyen de diagnostic pour reconnaître en quelle partie de la colonne vertébrale la scoliose aurait débuté. Nous différons de l'opinion de cet éminent orthopédiste, en ce que Lorenz considère la déviation du buste comme un symptôme *fréquent mais non constant de la scoliose confirmée;* tandis que nous y voyons surtout un signe *constant mais précoce* de la scoliose, un *prodrome* qu'on trouve toujours au début, mais qui tend à disparaître ou du moins à s'atténuer, dans la scoliose confirmée, à mesure que les lésions anatomiques s'établissent.

« Il n'existe aucune corrélation entre l'importance de la scoliose et le degré de déplacement du buste sur le bassin. Ce symptôme est beaucoup moins accentué dans les scolioses accompagnées d'une courbure de compensation que dans celles où la seconde courbure n'a pas encore eu le temps de se produire. C'est donc surtout un signe *du premier début* qu'il importe de savoir reconnaître, car il se manifeste justement au moment où la scoliose est encore curable (1). »

A ces signes qui se rattachent directement à la déformation première, il faut joindre d'autres symptômes qui en sont la conséquence indirecte; ce sont ceux qui se rattachent aux *déformations compensatrices.*

Pour rétablir l'équilibre compromis par la déviation scoliotique, le sujet dévie inconsciemment en sens inverse une autre portion de la colonne vertébrale. Par exemple, si la région dorsale est le siège d'une scoliose à concavité droite, il ne tardera pas à se produire secondairement, dans la région lombaire, une scoliose à concavité gauche, d'où ressortiront

---

(1) Ch. Vermeulen, *Mémoire inédit sur la Scoliose habituelle.*

d'autres symptômes. Il se produira à la région lombaire, comme à la région dorsale, une saillie du côté convexe de la courbure, et un creux du côté opposé. Les creux et les saillies occuperont naturellement des positions inverses, si l'on compare les déformations de la région lombaire à celles de la région dorsale, puisque les uns doivent *compenser* les autres.

Dans une déviation scoliotique « compensée », la direction des courbures est telle que la réunion des deux arcs dessine un S, d'où le nom de *scoliose en* S qu'on lui donne, tandis qu'on appelle *scoliose en* C celle qui n'a pas de courbure de compensation et ne forme qu'un seul arc.

Le *signe de Lorenz* peut servir à établir, dans un cas de scoliose en S, le diagnostic de la scoliose *primitive* d'avec la scoliose *secondaire;* — point très important dans la pratique, puisque c'est sur la déviation primitive que doit porter le traitement. — Or, suivant Lorenz, la déviation *primitive* imprime au buste un déplacement de totalité qui engendre des symptômes plus apparents et plus stables que ceux de la déviation secondaire. Parmi ces symptômes, l'écartement du bras qui correspond au côté primitivement déplacé peut bien être atténué par les courbures compensatrices, mais jamais il n'est remplacé par l'écartement du bras opposé. Par exemple, une scoliose en S, *primitivement dorsale droite*, aura toujours pour signe l'écartement du bras *droit*, même quand il vient s'y ajouter une scoliose lombaire compensatrice gauche. Inversement, la scoliose lombaire, *primitiva lombaire gauche*, produira l'écartement du bras *gauche*, même lorsqu'elle sera accompagnée d'une déviation compensatrice dorsale droite. Et pourtant, dans les deux cas, il semblera y avoir une forme identique de l'S, les *convexités* se trouvant toujours *dorsale à droite* et *lombaire à gauche*.

Le diagnostic et surtout l'évaluation de l'importance respective des courbures de la scoliose sont singulièrement facilités par l'emploi des appareils de mensuration qui per-

mettent, ainsi que nous allons le voir plus loin, de relever
un *diagramme* exact de la forme du rachis vu *de profil* et *de
dos*, ainsi qu'une coupe *horizontale* du thorax, prise sur les
points où il est déformé par la saillie des corps vertébraux.

Règles générales du traitement de la scoliose.

Le traitement de la scoliose comprend, au point de vue des
indications pathogéniques, deux ordres de moyens :

1° Des moyens *généraux* destinés à fortifier tous les muscles
dorsaux dans leur ensemble et à rendre les articulations plus
mobiles dans tous les sens ;

2° Des moyens *spéciaux* qui visent plus particulièrement
certains groupes musculaires, soit pour les fortifier (muscles
correspondant à la convexité de la courbure), soit pour vaincre
leur rétraction (muscles correspondant à la concavité).

Moyens généraux. — La raison d'être et le mode d'application des moyens généraux de mobilisation ont été exposés à
propos du traitement préventif des déformations. Dans les
scolioses confirmées, il est urgent de *mobiliser les articulations*
dans tous les sens, pour lutter contre la rétraction des *ligaments*, qui devient une cause parfois invincible de persistance
des difformités, et aussi contre la contracture des *muscles*
qui fixent les os déviés dans leur attitude scoliotique.

C'est là qu'on trouve des ressources précieuses dans les
mouvements actifs lents et d'une grande amplitude et dans
les mouvements passifs rythmés. On est frappé de voir quelle
place tiennent, à Stockholm, dans le traitement des déviations
latérales, des exercices qui n'ont pas une influence directe sur
la déviation et ne visent qu'un but général, dont l'importance
a été consacrée par la sanction de l'expérience, celui de

mobiliser. Les parties déviées tendent toujours à l'immobilisation, et leurs articulations s'ankylosent promptement si l'on ne s'y oppose par le mouvement. Non seulement les ligaments *se rétractent*, mais ils peuvent *se luxer* par suite de la déviation des os qu'ils unissent. Le grand *surtout ligamenteux* antérieur, qui est verticalement appliqué le long des vertèbres et qui les unit entre elles, se dévie de sa direction dans toutes les scolioses très prononcées : glissant, par le fait même de la déformation des pièces osseuses, *dans la direction de la concavité*. Ce ligament vient, alors, jouer le rôle de la corde qui tend un arc et augmenter, en se rétractant, le degré de courbure de la déviation.

Les mouvements *en tous sens* peuvent donc être utiles aux scoliotiques, fussent-ils employés empiriquement et à défaut de diagnostic précis, parce qu'ils tendent à assouplir et à détendre tous les tissus organiques péri-articulaires.

Il convient de ranger parmi les moyens « généraux » de combattre la scoliose tous les exercices que nous avons précédemment décrits comme propres à lutter contre la cyphose. Tous ces exercices ont pour objectif de fortifier les muscles extenseurs du dos, et de lutter ainsi contre l'*affaissement de la colonne vertébrale*, cause essentielle et point de départ de la scoliose aussi bien que de la cyphose. Au reste, la scoliose est toujours accompagnée d'un certain degré de cyphose, celle-ci, comme nous l'avons dit, n'étant souvent que le prélude de l'autre. C'est pour cette raison que la gymnastique suédoise fait toujours intervenir dans le traitement de la scoliose tous les mouvements d'extension de la colonne vertébrale que nous avons décrits aux pages 361 et suivantes.

Moyens spéciaux. — La Mécanothérapie emploie dans le traitement des scolioses des procédés actifs et passifs.

Les procédés de *redressement actif* ont tous la même tendance : corriger la déformation à l'aide d'un mouvement ou d'une attitude qui visent à faire disparaître momentanément cette déformation en produisant une déformation temporaire en sens inverse (*mouvements correctifs*).

La gymnastique mécanique est très riche en mouvements actifs destinés à corriger la scoliose ; elle les provoque toujours à l'aide de moyens simples, dont elle gradue l'intensité. La figure 11 (p. 39) représente un mouvement des plus caractéristiques parmi ceux qu'on emploie à la correction de la scoliose. On voit que ce mouvement aboutit à une attitude scoliotique inverse de celle qu'on veut corriger. Les mouvements suédois n'ont pas seulement pour but de fortifier les muscles qui les produisent, mais aussi — on ne le comprend pas toujours assez — de lutter contre les obstacles mécaniques opposés au redressement, comme la rétraction des muscles antagonistes et des ligaments, la résistance des surfaces osseuses. On emploie du reste, en outre de ces exercices, d'autres procédés de correction qui n'agissent que mécaniquement à l'aide des mouvements communiqués ou d'attitudes passives.

Le *redressement passif* de la scoliose se fait suivant deux séries de procédés dont les uns agissent par *traction*, dans le sens du redressement à opérer, et les autres par *pression*, perpendiculairement à ce sens. Le plus habituellement, la force de traction est représentée par la *pesanteur*, et l'on suspend le corps dans des attitudes calculées pour que son propre poids puisse lutter contre les courbures à corriger.

Les procédés de *suspension* peuvent être variés à l'infini. Ils aboutissent tous au même résultat : effacement des courbures par l'action de la pesanteur, qui tend à ramener la colonne vertébrale dans la direction du fil à plomb. Le corps peut être suspendu tout à fait verticalement, ou bien suivant la direction d'un plan incliné ; on peut utiliser pour le suspendre la prise de la main. Par exemple, le malade saisira le barreau d'un trapèze, abandonnera son corps et se laissera aller à la pesanteur, les bras bien allongés, et sans faire aucun effort musculaire. On peut encore, pour éviter la fatigue et prolonger la durée de l'attitude, faire porter le poids du corps sous les aisselles à l'aide de courroies. Mais le mode de suspension le plus complet, celui qui donne à la colonne vertébrale la direction la plus régulière, c'est l'appareil de Sayre, qui soutient le patient par la nuque et le menton en même temps que par les aisselles. Cet appareil est très connu en France depuis qu'on l'a utilisé pour la « pendaison » dans l'ataxie locomotrice.

La méthode Zander, comme nous le dirons tout à l'heure, a substitué la suspension *oblique* sur le *plan incliné*, à la pendaison, procédé souvent difficile à faire supporter au patient et qui a causé quelquefois des accidents.

La *pression* employée comme moyen de correction de la scoliose peut être appliquée de deux manières : ou bien sur la partie convexe de l'arc vertébral, de manière à en effacer la courbure en « renfonçant » la partie bombée, ou bien sur les deux extrémités de l'arc pour « ouvrir » la courbure. On voit que ces procédés mécaniques ne diffèrent pas, au total, de ceux qu'on emploierait pour redresser une tige rigide quelconque, telle qu'un morceau de bois tordu.

Procédés orthopédiques de la Mécanothérapie.

Nous venons d'indiquer l'*esprit* du traitement orthopédique. Parmi les procédés imaginés pour répondre aux indications multiples que comporte la *correction* des déviations vertébrales, les plus rationnels et les plus efficaces sont ceux de la méthode *suédoise*.

Mais cette méthode, jusqu'à Zander, n'était servie que par des procédés trop simples et trop primitifs. La Mécanothérapie, avec ses appareils si puissants, si précis et d'un réglage si facile, est venue donner aux procédés suédois une perfection que les moyens de correction *manuels* ne pouvaient pas atteindre.

Les appareils orthopédiques spéciaux de la Mécanothérapie se divisent, comme nous l'avons déjà dit dans la première partie de ce livre, en trois classes : 1° appareils de correction *statique* ou *passive;* 2° appareils de correction *dynamique* ou *active;* 3° appareils de *contrôle* ou de *mensuration*.

Appareils de correction statique. — Ces appareils ont pour but d'utiliser l'action de la pesanteur pour redresser les parties déviées et pour assouplir les articulations raidies. Ils sont construits de manière à servir de moyens de support ou de soutien pour le corps, en plaçant le sujet dans des attitudes anormales qui provoquent temporairement des déformations inverses de celles qu'on veut corriger. C'est ainsi que, pour combattre une scoliose dorsale *droite,* on fera prendre au sujet l'attitude de la scoliose dorsale *gauche*.

Au point de vue physiologique, l'effet d'une attitude anormale s'explique par l'inégalité des tractions exercées sur les ligaments d'attache et par l'inégalité des pressions réparties sur les différents points des vertèbres. Le résultat de cette inégale répartition des forces pour la statique du corps est facile à observer dans la déviation pathologique de la taille. On a constaté que les ligaments se distendent et deviennent lâches du côté où ils sont tiraillés; qu'ils se raccourcissent et deviennent plus résistants du côté où leurs points d'insertion se trouvent rapprochés par le déplacement angulaire des os. Quant aux vertèbres, on sait que la déviation du centre de gravité du corps finit par y provoquer une déformation correspondant au sens dans lequel l'axe rachidien se dévie: il y a amincissement des corps de la vertèbre sur les points où la pression se concentre, augmentation de volume sur ceux où la pression diminue, le mouvement de nutrition semblant se ralentir sur les points comprimés et s'accroître sur ceux où la pression normale est allégée. De là une disposition en forme de coin des vertèbres qui correspondent à la pression maxima.

Il semble donc logique d'espérer qu'en déplaçant la pression pour la rejeter sur les parties épaissies du disque osseux et pour libérer les parties amincies, on pourra favoriser la réparation de ces dernières et rétablir dans une certaine mesure la symétrie des deux moitiés. Ce résultat est loin d'être constant dans la pratique ; mais, au moins est-il incontestable que les attitudes correctives peuvent lutter contre le processus qui tend à provoquer les déformations osseuses et que les tentatives thérapeutiques ont d'autant plus de chances de réussir que le traitement est appliqué à une période moins tardive. Si l'on ne peut pas redresser une scoliose arrivée à la période de déformation osseuse, on peut presque toujours l'empêcher d'y arriver en s'y prenant à temps.

Quoi qu'il en soit, on peut comparer l'action correctrice des appareils statiques, sur la colonne vertébrale, à celle qu'on exercerait à l'aide de la pression combinée des deux mains sur une baguette de bois courbée en arc pour la ramener à la position rectiligne. En pareil cas, on chercherait à former un point fixe de pression sur la partie la plus saillante de l'arc, par exemple en y assemblant les deux pouces, et l'on exercerait à l'aide de chaque main, sur chacune des extrémités, une traction de sens inverse. On conçoit comment l'effet de ces trois actions combinées tendrait à redresser la baguette. Telle serait la représentation de l'action schématique des appareils d'orthopédie statique.

Le principe des appareils de correction statique est toujours celui-ci : 1° utiliser l'effet de la pesanteur pour agir sur les deux extrémités du corps dans un sens qui tende à ouvrir l'arc de courbure formé par la partie déviée; 2° favoriser l'écartement des deux extrémités de cet arc en exerçant sur sa convexité une pression en sens inverse de la pesanteur.

Dans cet esprit, le type de la plupart des appareils statiques est représenté par un plan horizontal ou incliné, dans lequel une surface saillante, telle que celle d'un coussin résistant, vient repousser la partie convexe de l'arc rachidien; pendant que le poids des jambes et du bassin d'une part, le poids de la tête et du tronc d'autre part, tendent à écarter en sens inverse chacune des extrémités de l'arc. Ainsi agissent l'appareil K¹ dont le coussin de pression correspond à l'angle d'un plan incliné et l'appareil K² où le coussin de pression fait saillie au milieu d'un plan horizontal. L'application de ces appareils doit être plus prolongée que celle des appareils à mobilisation active ou passive, la correction se faisant ici par une action plus lente. Elle dure, suivant les cas, de cinq à quinze minutes.

Mais la plupart des appareils qui utilisent l'action statique de la pesanteur sont combinés de façon à y ajouter celle des mouvements actifs ou passifs ou bien à utiliser, outre la pesanteur du corps, l'application de poids supplémentaires dont on réglemente l'action de manière à ajouter à l'effet de l'attitude certains effets de *traction* et de *torsion*. — Car les déformations du rachis ne se font pas suivant le schéma trop simple du bâton courbé; en même temps qu'une courbure en arc, elles affectent le plus souvent la forme d'une torsion en spirale, et l'un des plus ingénieux appareils de Zander, l'appareil K³, permet justement de soumettre la colonne vertébrale à une torsion correctrice suivant l'axe, pendant que le poids du corps tend à corriger la courbure en arc.

Dans les appareils où l'action des mouvements est combinée avec l'effet de l'attitude, on utilise souvent l'effet d'un siège mobile qu'on incline dans le sens voulu pour modifier la

direction vicieuse du rachis en même temps que les bras ou
le tronc exécutent des mouvements appropriés. Or les mouvements qu'on associe à l'effet statique de l'appareil peuvent
avoir une action tantôt *synergique*, tantôt *antagoniste* à celle
de l'attitude du siège : ce qui permet d'exercer au besoin
sur le haut du corps une correction inverse de celle qu'on
obtient sur la partie inférieure du rachis : par exemple en
cas de scoliose à double courbure (voir fig. 46, 48 et 49).

Les appareils à redressement *statique* du système Zander
se classent dans la série désignée par la lettre K, et se dis-
tinguent entre eux par leur numéro d'ordre. Il y en a six :
K¹, K², K³, K⁴, K⁵ et K⁶.

Le K¹ est un appareil de *suspension latérale* et de *pression*
combinées. Il consiste essentiellement en un plan horizontal mobile autour d'un axe, de façon à pouvoir subir divers
degrés d'inclinaison entre 90 et 45 degrés ; à l'extrémité fixe de
ce plan se trouve une traverse capitonnée. Plus loin se dresse
verticalement une échelle dont les barreaux doivent servir
de prise aux mains et dont on peut faire varier la distance
selon la longueur des bras du patient. Une seconde échelle,
celle-là fixe, est placée au-dessous de la traverse. Selon la
nature des déviations à corriger, la prise des mains se fait
tantôt à une seule échelle, tantôt aux deux. Mais, en toute
hypothèse, les mains étant fixées aux barreaux, le corps
doit suivre la direction du plan sur lequel il repose. Or,
ce plan étant mobile, on l'incline plus ou moins vers le sol
et le poids du corps exerce ainsi sur les points fixes de la
colonne vertébrale une traction plus ou moins forte, suivant
le degré d'inclinaison du plan, qui tend à ouvrir l'axe formé
par la déviation : pendant que la pression de la barre, au
point d'appui, tend à déprimer la convexité de l'arc scoliotique et à la transformer en une concavité. La déviation se
trouve ainsi corrigée ou, comme disent les Suédois, *sur-
corrigée*, c'est-à-dire transformée en déviation inverse, pen-

dant tout le temps que l'attitude du patient reste la même,
c'est-à-dire pendant trois à cinq minutes.

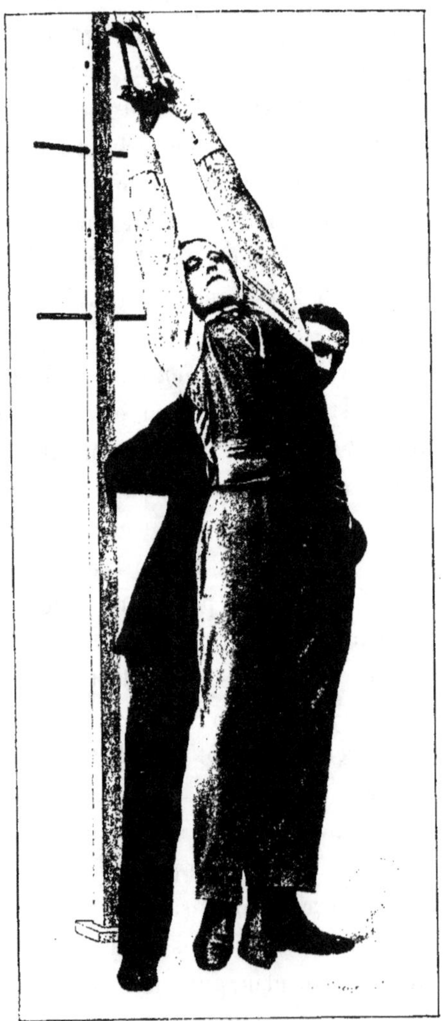

Fig. 44. — Correction par suspension verticale et pression latérale
dans l'orthopédie suédoise *manuelle*.

L'appareil K² est en quelque sorte le renversement du K¹,
en ce sens que l'inclinaison du plan se fait de bas en haut, au

lieu de se faire, comme dans l'autre, de haut en bas. Il se compose essentiellement d'une banquette horizontale sur laquelle repose un cadre divisé en deux parties dont l'une est fixe et l'autre mobile. La partie fixe porte des appuis capitonnés, faisant, sur le plan, des saillies qu'on peut augmenter ou diminuer et sur lesquelles doit reposer la partie convexe de la déviation. La partie mobile du cadre doit supporter les

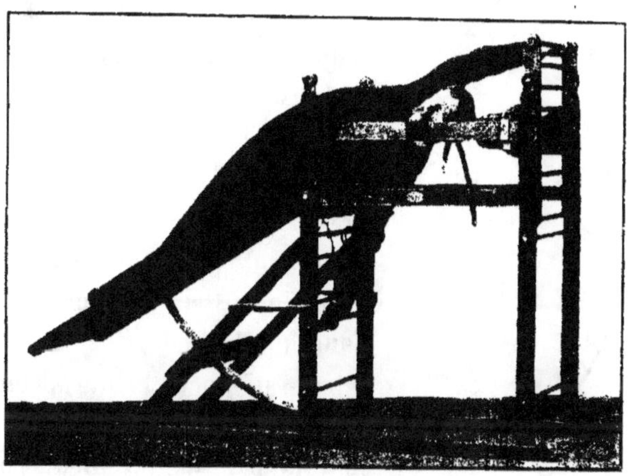

Fig. 45. — Correction par suspension oblique et pression latérale dans l'orthopédie suédoise *mécanique* (appareil K¹ de Zander).

membres inférieurs et le bassin jusqu'à la crête iliaque. Si l'on relève le plan incliné, les pieds se trouvent placés plus haut que le bassin, et celui-ci tend à exécuter un mouvement de rotation autour de son axe sagittal, pendant que la pression du coussin sollicite la colonne vertébrale à une rotation en sens opposé à celle du bassin. Cet appareil permet d'agir sur les courbures situées très profondément et de lutter contre la déviation des vertèbres lombaires inférieures (fig. 10, p. 38).

« Il est souvent difficile, dit Zander, de corriger uniquement avec des pressions latérales la position oblique et inclinée vers le bassin des vertèbres lombaires inférieures. Dans ce cas, il faudrait pouvoir imprimer au bassin un mou-

vement de rotation autour de son axe sagittal et *empêcher,
en même temps, la participation de l'épine dorsale à ce mouvement.* Le premier résultat sera obtenu par le relèvement
du plan mobile sur lequel s'appliquent le bassin et les extrémités inférieures qui le fixent; le second, par la pression
latérale du coussin, qui sollicite la colonne vertébrale à une
rotation en sens opposé à celle du bassin. » — L'emploi de l'appareil K², dont l'action est très puis-
sante et très topique, permet de
mobiliser les vertèbres lombaires,
mieux que tout autre moyen, quand
l'inclinaison de la colonne vertébrale sur le bassin est trop énergiquement maintenue par les déformations osseuses ou ligamenteuses
pour que les mouvements gymnastiques rationnels soient capables d'y
produire de la mobilité. Il est
indiqué par son inventeur pour le
traitement des « scolioses lombaires
invétérées ».

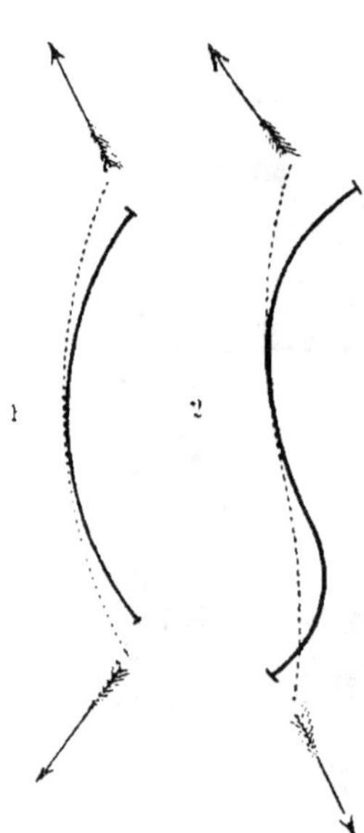

Fig. 46. — Schéma montrant la
direction différente que doivent
avoir les forces employées pour
corriger la scoliose, suivant que
la déviation est à courbure
simple (n° 1) ou à double courbure (n° 2).

L'appareil K³ est l'agent le plus
efficace qu'on ait trouvé pour opérer
la *détorsion* de la colonne *dorsale*,
dans les scolioses où la torsion sur
l'axe est très prononcée. Il se com-
pose d'un plan incliné (*b*) armé d'un appui-pieds déplaçable (*a*). Le patient y est fixé, d'une part, par une paire de
fourches mobiles (*c*) qui le saisissent sous les aisselles, et,
d'autre part, par une mentonnière en cuir semblable à celle
de l'appareil suspenseur de Charcot. Ainsi soutenu, le sujet
ne peut glisser quand on retire l'appui-pieds. Le plan
incliné est percé d'un trou au travers duquel agit le méca-

nisme correcteur, qui se compose essentiellement de deux coussins, dont l'un, le *coussin dorsal* (*d*), exerce une pression d'arrière en avant sur la partie postérieure du tronc, pendant que l'autre, appelé *coussin de poitrine* (*p*), qui est élargi en forme de disque légèrement excavé, embrasse la partie antérieure des côtes sur lesquelles il exerce une traction qui tend

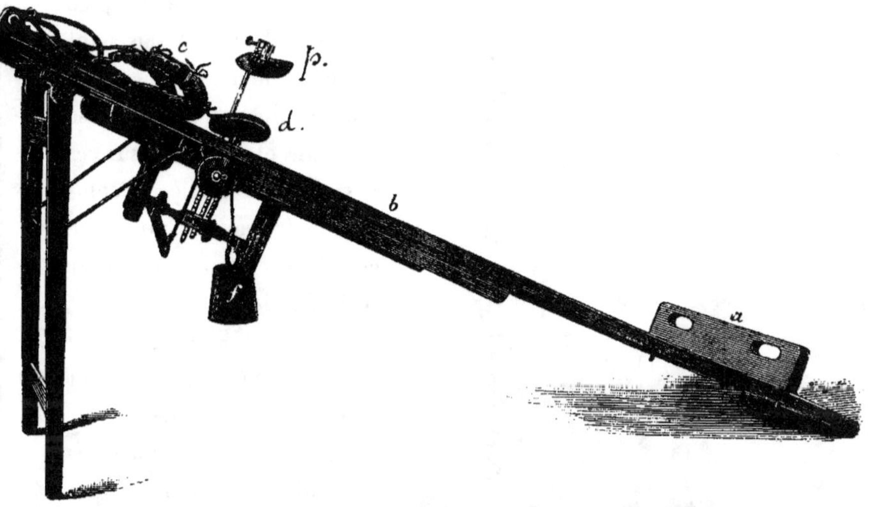

Fig. 47. — Appareil K² de Zander pour la *détorsion* de la colonne vertébrale : *b*, plan incliné où se couche le patient; *a*, appui-pieds; *c*, fourche double où s'appliquent les les aisselles; *d*, coussin dorsal; *p*, coussin de poitrine; *f*, poids qui actionne les deux coussins et provoque la détorsion.

à les porter d'avant en arrière. De l'ensemble de ces deux actions combinées résulte un effet de *torsion sur l'axe* dont on peut à volonté faire varier le sens, suivant que la torsion à corriger s'est faite de gauche à droite ou de droite à gauche.

L'appareil K¹ est une véritable chaise à dossier très élevé et à siège incliné, sur laquelle le malade s'assied de façon que ce dossier ne réponde pas à son dos, mais au côté droit ou gauche, suivant le sens de la déviation à corriger. La correction se fait : 1° par l'attitude donnée au bassin que l'inclinaison du siège relève à volonté vers la droite ou vers la gauche : ce qui donne à la colonne vertébrale une courbure à convexité gauche dans le premier cas, droite dans le second ; 2° par la pression d'un coussin dur adapté au dossier de la chaise et dont on peut faire varier la hauteur pour qu'il corresponde à l'angle le plus saillant de la déviation. Le malade opère lui-même la pression en plaçant les bras dans l'attitude indiquée par le médecin, en saisissant à pleine main les barreaux dont le dossier de la chaise est muni et en tirant sur ces barreaux, de manière à comprimer la paroi thoracique contre le coussin correcteur (voir fig. 48).

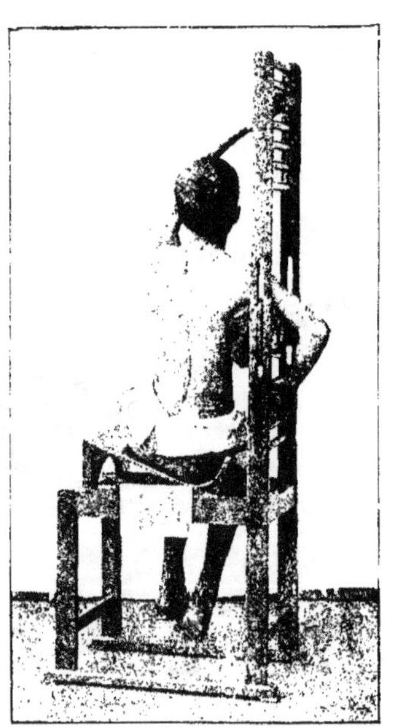

FIG. 48. — Chaise orthopédique de Zander (appareil K⁵).

L'appareil K⁵ se compose d'un siège auquel sont annexés deux larges croissants portant des courroies et destinés à embrasser, l'un à droite, l'autre à gauche, deux segments latéraux du tronc. Ces croissants peuvent exercer, grâce aux leviers d'angle qui les supportent, des pressions combinées sur des points du rachis de hauteur différente correspondant au siège respectif des deux angles de déviation, dans les scolioses à double courbure.

Appareils à redressement actif. — Ils tendent à utiliser l'action musculaire dans un double but : en premier lieu, pour provoquer, dans la colonne vertébrale, des modifications de courbure de sens opposé aux déviations qu'il faut combattre ; en second lieu, pour fortifier les muscles mêmes qui sont utilisés pour provoquer ces courbures correctrices. Mais ici l'attitude correctrice est trop passagère pour avoir une action mécanique aussi importante que dans les appareils de statique.

C'est surtout l'action physiologique du mouvement musculaire qu'on recherche, c'est-à-dire l'entraînement des groupes musculaires affaiblis qu'on veut faire prédominer sur les muscles antagonistes. Ces appareils sont désignés dans la série par la lettre L et représentés individuellement par des chiffres (L^1, L^2, L^3, L^4, L^5, L^6).

L'appareil L^1 est la combinaison des effets du siège à inclinaison latérale

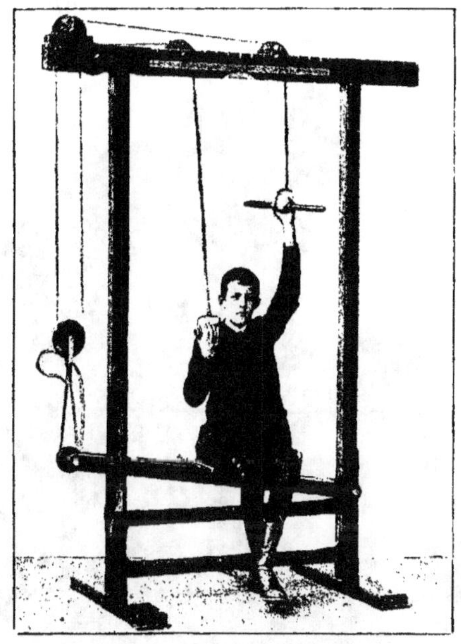

Fig. 49. — Correction active de la scoliose (appareil L^1 de Zander).

avec ceux de la flexion active d'un des bras ou des deux bras. Dans cet appareil représenté figure 49, le sujet est placé sur un siège actionné par deux cordes par l'intermédiaire de poulies. Il actionne lui-même le siège sur lequel il est assis et le rend oblique en tirant sur la corde, soit à gauche, soit à droite, soit sur les deux cordes à la fois, suivant qu'il est ou non indiqué d'abaisser l'une des épaules en même temps qu'on relève un côté du bassin.

Cet appareil est une combinaison de deux autres que nous avons déjà signalés, l'un, le A^3, dans la série des mouvements actifs des bras, l'autre, le D', dans celle des mouvements passifs du bassin.

L'appareil L² est la reproduction à peu près identique de la banquette suédoise (voir p. 15) usitée pour la gymnastique manuelle. C'est un assemblage de deux barres capitonnées de niveau différent. La plus haute porte les jambes et le bassin,

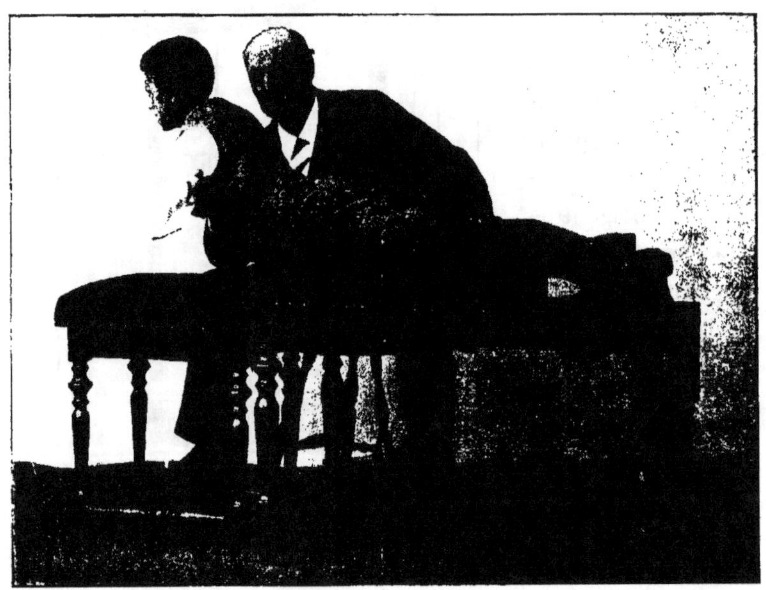

Fig. 50. — Procédé de correction active (appareil L² de Zander).

la plus basse reçoit le tronc. Le sujet s'étend de façon que ses pieds soient pris dans un *bloc de fixation* qui les immobilise, et ce bloc est placé à une distance telle du bord de la banquette que celui-ci affleure la crête iliaque. Le tronc se trouve alors reposer sur la banquette la plus basse et faire avec le bassin un angle ouvert en bas. Dans cette attitude, si le sujet contracte ses muscles dorsaux, il relève le tronc et lui fait quitter l'appui de la banquette inférieure. C'est un moyen d'exercer les muscles dorsaux, qui entrent en jeu avec une très grande énergie. Si le malade est trop faible,

on l'aide en soutenant un peu le tronc. L'effort de redressement se fait sentir à volonté aux muscles dorsaux postérieurs
dans leur ensemble, si le sujet est couché à plat ventre ; aux
muscles dorsaux latéraux gauches, si le sujet est couché à

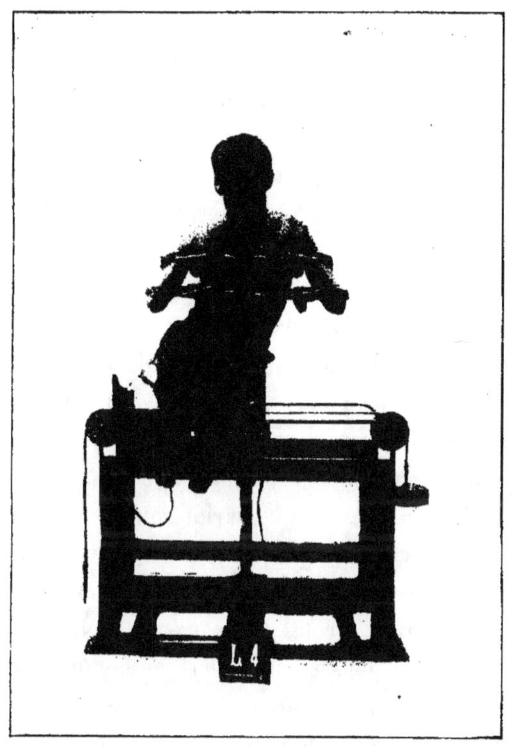

Fig. 51. — Procédé de correction active de la scoliose
(appareil L³ de Zander).

droite ; aux dorsaux droits, s'il est couché à gauche (fig. 50).

L'appareil L³ provoque des mouvements plus faibles que le
précédent et tendant à exercer les muscles latéraux droits ou
gauches. Il consiste dans un siège, mobile horizontalement et
surmonté d'un dossier fixe. Ce dossier est formé de deux
fortes barres dorsales, dont chacune porte deux appuis latéraux, capitonnés, déplaçables verticalement et horizontale-

ment. Les appuis latéraux supérieurs sont armés de manches. Le sujet, étant assis sur le siège et adossé aux barres dorsales, saisit les manches dont sont armés les appuis latéraux et les tient en y appliquant énergiquement les bras pour fixer le haut du corps. Il exécute alors avec le tronc un mouvement actif qui porte le bassin soit à gauche, soit à droite, suivant la direction de la déviation à corriger. Dans ce mouvement, le siège mobile de l'appareil accompagne le bassin qu'il supporte. Ce siège, qui se meut sur des rouleaux pour faciliter le déplacement, porte à droite et à gauche des courroies terminées par des plateaux qu'on peut charger de contrepoids. On charge le plateau correspondant au côté *passif* (le côté *actif* étant celui vers lequel le bassin doit se déplacer). Les appuis latéraux inférieurs sont disposés du côté et à la hauteur qu'indiquent le genre de déviation vertébrale et la hauteur de l'angle de saillie. On peut, suivant l'indication, soit supprimer ces deux appuis, soit en utiliser un seul : celui de gauche ou celui de droite.

L'appareil L² consiste en un chariot roulant sur les côtés d'un long cadre rectangulaire, portant à son extrémité antérieure une échelle verticale. Le sujet, assis sur le chariot, prend appui avec les mains sur les barreaux de l'échelle pour se tirer en avant ou se pousser en arrière en communiquant le mouvement au chariot dans l'un ou l'autre sens. Dans les deux cas, les bras doivent rester tendus. Si le sujet tire de manière à se porter en avant, il *bombe* le dos ; s'il pousse de manière à se porter en arrière, il *creuse* le dos. Le premier mouvement sera donc correctif de la *lordose*, et le second, de la *cyphose*.

L'appareil L² est destiné, comme le L³, à provoquer activement la flexion latérale des lombes ; il ne diffère du L³ qu'en ce qu'il est un appareil de mobilisation plutôt que d'exercice musculaire très actif. Il consiste en un siège muni d'appuis latéraux fixes, grâce auxquels le sujet immobilise le haut du corps à l'aide des bras. Le siège de l'appareil étant mobile entre un ressort et un contrepoids, le sujet le déplace soit vers la gauche, soit vers la droite, suivant qu'il fléchit le tronc en creusant latéralement les reins dans tel sens ou dans tel autre indiqué par le médecin. Cet appareil ne demande qu'un très faible effort et présente beaucoup d'analogie avec le I déjà décrit, qui provoque le « balancement » passif du bassin.

L'appareil L sert à l'extension active de la colonne vertébrale. Il consiste en un siège surmonté d'un pilier, d'où se détache un levier armé d'un poids déplaçable. Sur la face inférieure du levier s'articule un coussin creux où le patient, assis sur le siège, doit placer le sommet de la tête en redressant la colonne vertébrale au maximum, ce qui fait remonter le levier et le poids. On peut graduer à volonté la résistance des poids en variant la longueur des bras du levier, et l'on oppose ainsi une résistance plus ou moins grande à l'effort d'extension des muscles dorsaux. C'est une excellente gymnastique dorsale.

Les appareils de mensuration.

Plusieurs auteurs se sont efforcés de trouver des moyens de faire la mensuration des déformations de la taille et d'en relever sur le papier la représentation schématique exacte. De tous les appareils imaginés dans ce but, il n'en est pas d'aussi complets ni d'aussi précis que ceux de Zander. Cet auteur en a fait construire deux, dont l'un permet la mensuration des *sections verticales* du tronc, et l'autre, celle des *sections transversales*.

Mensuration des sections verticales des troncs. — Cet appareil (fig. 52) consiste essentiellement en :

1° Une *plate-forme circulaire*, graduée sur son bord, où le sujet se tient debout, les pieds placés sur une planchette de bois qui en fixe la position ;

2° Un *mécanisme de centrage*, qui permet de placer le bassin du sujet dans le centre de l'appareil et de l'y maintenir. C'est un ensemble de deux fourches rembourrées dont l'écartement est donné par une vis et dont on peut faire varier la hauteur, suivant les tailles, en élevant ou en abaissant le système, le long d'une tige verticale sur laquelle il est mobile ;

3° Un *appui-tête* porté par une tige verticale glissant à frottement dans la clef de voûte de l'appareil et pouvant monter ou descendre pour s'adapter à la taille du sujet. Cette pièce donne en premier lieu la hauteur exacte du corps ; en outre, elle est munie d'un disque frontal et d'un vertex d'où partent deux règles latérales graduées qui indiqueront le degré de déplacement de la tête vers la droite ou vers la gauche, dans les scolioses cervicales ;

4° Une *échelle de hauteur*, consistant en trois barres verticales divisées en centimètres et millimètres, et placées une à droite, une autre à gauche du sujet, la troisième en arrière. Chaque barre porte des tiges horizontales qui peuvent glisser sur leur longueur et être promenées successivement sur les divers points du corps dont on veut déterminer la hauteur par rapport au plan de sustentation des pieds. Les tiges horizontales représentent ce que Zander appelle les *échelles excentriques* dont il reste à dire la destination ;

5° Les *échelles excentriques* signalées ci-dessus et qui sont des règles graduées horizontales, mobiles de haut en bas pour déterminer la hauteur verticale de chaque partie du corps, et mobiles aussi d'avant en arrière ou d'arrière en avant pour s'approcher ou s'éloigner de l'axe central de l'appareil, et par conséquent de l'axe du corps du sujet qu'on mesure. Elles sont terminées à leur extrémité interne par diverses pièces : soit par une pointe, quand elles doivent rencontrer un point du corps très limité, comme le sommet d'une apophyse vertébrale; soit par une traverse en forme d'arête, quand elles visent une surface, comme la paroi latérale du tronc.

Une de ces règles, celle qui s'adapte à la barre verticale postérieure, a le rôle le plus important dans la mensuration des

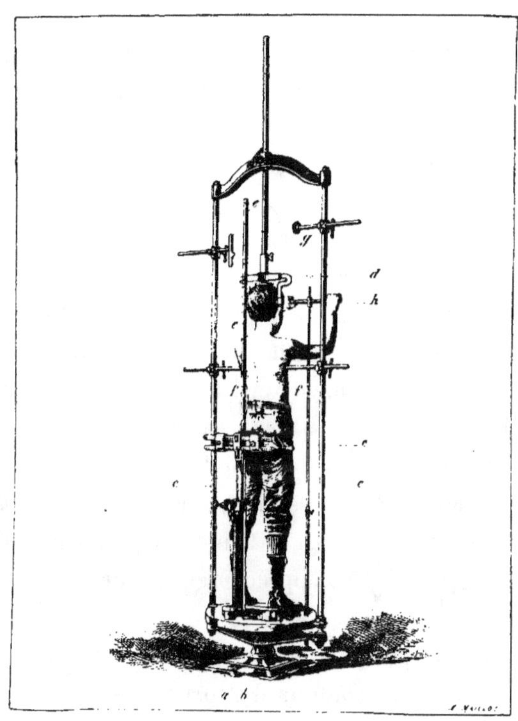

FIG. 52. — Appareil de Zander pour mesurer les sections
verticales du tronc.

scolioses. C'est elle qui doit servir à déterminer la position des vertèbres d'abord par rapport au plan *dorsal* (c'est-à-dire leur degré de déplacement en avant ou arrière), puis par rapport au plan *sagittal* (c'est-à-dire leur degré de déplacement vers la droite ou vers la gauche). A cet effet, elle porte un curseur en forme de pointe qui peut se déplacer sur une traverse horizontale, pendant que la traverse elle-même se déplace verticalement. D'où le nom de *bi-toiseur* donné par Zander à cette règle, qui permet de donner, sur la position exacte d'une vertèbre déviée, un double renseignement : déviation suivant la direction antéro-postérieure (cyphose ou lordose), et déviation suivant la direction latérale (scoliose droite ou gauche).

Relevé d'un schéma de déviation vertébrale. — Le sujet étant placé debout sur la planchette qui marque la place des pieds, on amène les fourches des hanches en contact avec les grands trochanters pour fixer le bassin, puis on abaisse la règle supérieure jusqu'au contact du vertex. On lit sur cette règle la hauteur totale du corps ; puis, pour déterminer la position de la tête par rapport à l'axe vertical, on pousse jusqu'au contact des parois temporales les deux échelles excentriques fixées à droite et à gauche du cadre-vertex. Si la direction de la tête est parfaitement verticale, les chiffres sur chacune des échelles concordent exactement. Sinon, leur différence indique le sens et le degré de la déviation. Il va de soi que, pour obtenir ces mesures, il faut se garder de *rectifier* la tenue de la tête, puisque c'est la tenue irrégulière et pathologique du sujet qu'il s'agit d'apprécier et de représenter par un graphique.

On détermine la position du tronc de deux manières : 1° par le relevé des lignes de contour du corps vu de dos ; 2° par le relevé de la ligne médiane formée par la jonction des apophyses épineuses vertébrales, depuis la septième cervicale jusqu'au sacrum.

Le contour du tronc s'indique en prenant un certain nombre de points de repère au moyen des échelles excentriques latérales. Pour cela, on marque d'un point à l'encre de Chine l'angle acromial ; puis on indique, sur la paroi latérale, une série d'autres points espacés de 5 en 5 centimètres, en partant du creux axillaire pour aller jusqu'à la crête iliaque.

Pour toucher chaque point marqué avec la pointe des règles excentriques, il faut ramener ces règles à une hauteur correspondant exactement au point visé, et l'on n'a qu'à lire sur la base verticale qui la supporte le chiffre indiquant cette hau-

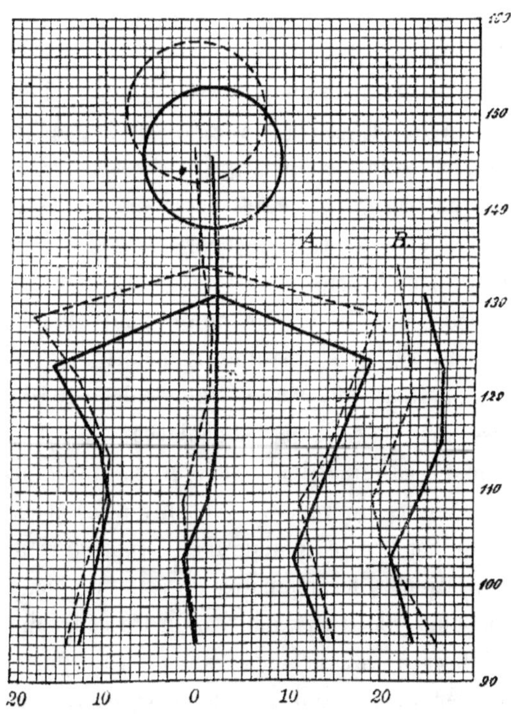

Fig. 53. — Schéma d'une cypho-scoliose, relevé au moyen de l'appareil à mensuration verticale de Zander (A, diagramme du plan postérieur du tronc; B, diagramme du profil de la colonne vertébrale). — Le tracé plein est celui d'une scoliose avant le traitement; le tracé ponctué est celui de la même scoliose corrigée par le traitement.

teur en centimètres; il faut, de plus, enfoncer ou retirer la règle jusqu'au contact, et, cela fait, il est facile de lire le chiffre qu'indique sur cette règle la distance en centimètres dans la direction horizontale.

Le relevé de la ligne des apophyses épineuses s'obtient au moyen de la règle postérieure que Zander appelle le *bi-toiseur*

et qu'on pourrait même appeler le *tri-toiseur*, car elle donne :
1° la hauteur verticale à laquelle correspond chaque pointe
vertébrale ; 2° la distance horizontale de cette pointe au centre
du plan de section correspondant; 3° son degré de déviation
à droite ou à gauche de l'axe du corps. — Pour obtenir ce
triple renseignement, il suffit de faire courir la règle horizontale le long de la barre verticale qui la supporte, pour la
porter à la hauteur de la vertèbre visée, puis de faire glisser
le curseur horizontal vers la droite ou vers la gauche, jusqu'à
rencontre de la pointe apophysaire. On relève ainsi les trois
indications en centimètres qui correspondent à la position
de la vertèbre dans le sens vertical, dans le sens antéro-
postérieur et dans le sens latéral.

Il est encore une indication qu'on peut obtenir avec le
bi-toiseur, c'est celle de la hauteur respective de chacune des
pointes des omoplates et, par conséquent, le degré d'élévation
ou d'abaissement de celle qui est déplacée.

Quand on a déterminé ainsi, à l'aide de chiffres précis, un
nombre de points de repère suffisant, il est facile de les
utiliser pour construire un diagramme reproduisant exactement la déviation ou les anomalies de tenue de chaque sujet.
Il suffit, en effet, de dicter dans un ordre convenu d'avance
tous ces chiffres à un assistant. Celui-ci les reporte ensuite
sur un papier quadrillé dont chaque carré représente une
valeur métrique conventionnelle, 2 centimètres par exemple
pour un espace réel d'un demi-centimètre. Chaque chiffre
étant représenté sur la feuille par un point inscrit sur la
case qui y correspond, on n'aura qu'à réunir tous ces
points par un trait pour dessiner exactement le schéma de la
mensuration faite. — On pourra obtenir ainsi deux diagrammes, l'un se rapportant au plan *sagittal*, c'est-à-dire
au *profil* de l'épine vertébrale; l'autre au plan *dorsal*, c'est-
à-dire à l'aspect du rachis et des omoplates vus de dos.

Ce schéma donnera une idée beaucoup plus exacte que la

simple vue des déformations qu'on veut traiter. Il permettra
en outre, en renouvelant périodiquement les mensurations et
en comparant les diagrammes entre eux, de contrôler les
effets du traitement et le degré de correction obtenu. Enfin, il
donnera des renseignements très précis pour l'application
de certains appareils. Toutes les fois qu'on applique un
appareil correctif dont l'action porte sur un point précis de
la colonne vertébrale, par exemple sur l'angle de déviation
latérale, dans la scoliose, il est nécessaire de savoir la distance
exacte de ce point à la plante des pieds. Les appareils de
mensuration l'indiquent et, muni de ce renseignement, l'assistant peut installer en toute certitude le sujet dans la
position exigée par la correction, car tous les appareils
portent des divisions centimétriques à l'aide desquelles on
trouve tout de suite la place que doivent occuper les plantes
des pieds, le malade étant dans la position horizontale ou
sur le plan incliné.

Zander recommande de prendre, en supplément des mensurations précédemment indiquées, la mesure exacte de la
distance comprise entre le plan du siège et la septième vertèbre cervicale, d'où il sera facile ensuite de déduire, en se
servant du schéma, la distance du plan du siège à l'angle principal de la déviation à corriger. Ce document est indispensable
à l'application de certains appareils correctifs où le malade
est assis et non couché, par exemple les appareils K¹, L¹, etc.

Mensuration des sections transversales du tronc. — Cet
appareil est inspiré du « conformateur » des chapeliers, sauf
qu'il est divisé en deux moitiés susceptibles de s'écarter pour
placer entre elles le sujet à mesurer. Chacune de ces deux
moitiés forme un demi-cercle horizontal composé d'un cadre
où se meuvent un certain nombre d'aiguilles terminées par un
bouton central, qui forment comme autant de rayons du
cercle et peuvent glisser à frottement doux dans des coulisses

et se déplacer de la circonférence au centre. Un mécanisme
permet d'élever ou d'abaisser les deux cadres à la taille du
sujet, et une échelle graduée en centimètres indique à quelle
hauteur a été faite la mensuration, afin d'être sûr qu'un con-

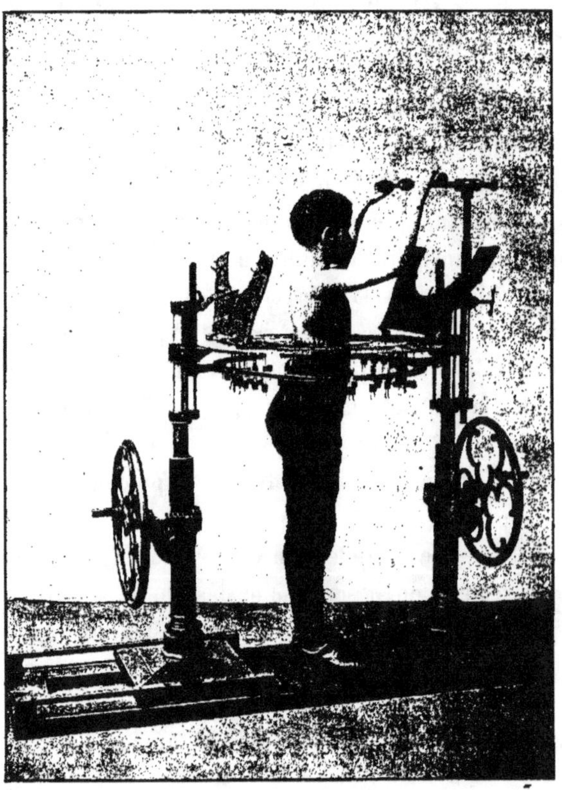

Fig. 54. — Appareil de Zander pour mesurer les sections
transversales du tronc.

trôle ultérieur puisse se faire dans des conditions identiques
à celle de la première épreuve (voir fig. 54).

Quand le sujet est introduit dans l'appareil, on fait jouer un
mécanisme qui pousse les pointes jusqu'au contact du corps.
Suivant les reliefs ou les creux que présente le périmètre du
thorax mesuré, les pointes correspondantes avancent ou

reculent plus ou moins. L'ensemble des boutons qui les ter-
minent représente ainsi le dessin exact et en *grandeur vraie*
du tour de poitrine. Or ce même dessin se trouve reproduit

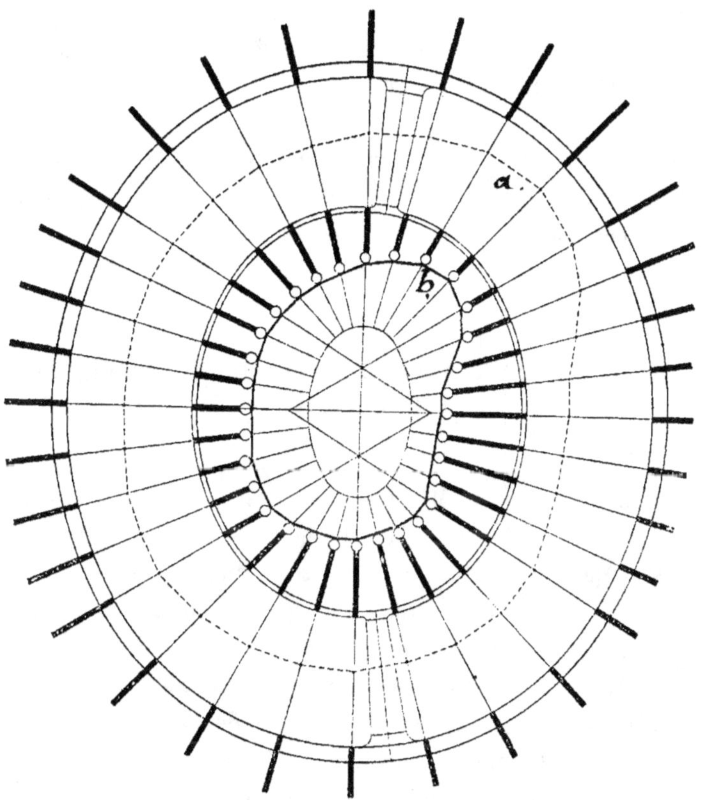

Fig. 55. — Cadre de l'appareil à mensuration des sections transversales du thorax. — La
ligne ponctuée (*a*) représente le contour donné par l'appareil ; la ligne pleine (*b*) est le
contour vrai du périmètre thoracique déformé par la scoliose.

exactement aussi, *mais agrandi*, grâce à une série de pointes
qui font saillie sur chaque baguette à une distance de 8 centimètres de l'extrémité. Il suffira d'appliquer une feuille de
papier sur la face supérieure des cadres où se dressent les
pointes, pour que celles-ci y marquent une série de trous

représentant une ligne circulaire, reproduction agrandie de la circonférence du thorax. Connaissant la distance qui existe entre l'extrémité des baguettes et le point d'implantation des pointes, il sera facile, en déduisant de chaque rayon une longueur égale à cette distance, de construire un diagramme qui représentera *en grandeur vraie* le périmètre du thorax mensuré, avec toutes ses irrégularités (fig. 55).

C'est le seul procédé qui permette de juger, en se basant sur la déformation de cette ligne circonférentielle du thorax, le degré de saillie des côtes déformées et le degré de torsion de la colonne vertébrale qui y correspond.

Les procédés d'immobilisation dans la déviation de la taille.

L'indication de la Mécanothérapie est formelle dans tous les cas de déviations de la taille et des membres inférieurs. Une seule contre-indication s'impose — mais elle est urgente, — c'est celle que nous avons déjà signalée à propos des affections articulaires en général : il ne faut pas appliquer systématiquement le mouvement au traitement des déviations causées par une infection microbienne de l'articulation ou de l'os. C'est pourquoi les gibbosités causées par le *mal de Pott* et par toutes les formes de ce qu'on appelait autrefois la « carie vertébrale » doivent être éliminées du cadre du traitement mécanothérapique. On sait, il est vrai, que, depuis quelque temps, le redressement brusque des déviations vertébrales par mal de Pott a été mis à la mode ; mais, même en acceptant le principe de ce traitement d'une si grande hardiesse, il ne s'agit plus là d'attitudes ou de mouvements correctifs appliqués quotidiennement avec persistance, mais d'une action mécanique brusque et de courte durée, d'une véritable opération chirurgicale, suivie d'une immobilisation prolongée dans un appareil. Cette méthode n'a donc rien de comparable aux procédés de la Mécanothérapie et, jusqu'à ce jour du moins, nous n'avons aucun argument rationnel en faveur de l'application, aux déviations d'origine tuberculeuse, des procédés qui réussissent si bien dans les autres formes de déviations.

Cette restriction faite, on peut dire que la méthode de Zander est indiquée pour toutes les formes de déviation de la taille, quel qu'en soit le degré. Elle peut produire encore des effets utiles, quoique très incomplets, même dans les cas extrêmes, dans ceux qui comportent l'emploi de l'*immobilisation* par des appareils contentifs.

On sait que, dans les cas de déviation extrême de la colonne vertébrale, dans les scolioses au dernier degré, il y a indication de soutenir le poids du buste par un corset approprié. Le but de ce soutien est à la fois *palliatif* et *préventif :* palliatif, en ce qu'il remédie, en redressant le tronc par un tuteur, à la compression des viscères abdominaux ou des nerfs intercostaux ; préventif, en ce qu'il empêche, en redressant mécaniquement la colonne vertébrale, que le poids du corps, s'écartant avec excès de la verticale, ne devienne par lui-même une nouvelle cause de déviation : la pesanteur agissant comme un agent de déformation dont l'action serait incessante.

Même chez ces sujets pour lesquels l'emploi d'un moyen contentif s'impose, afin de lutter mécaniquement contre le déplacement du centre de gravité, il faut faire intervenir, en outre, les moyens physiologiques de défense dont dispose la méthode suédoise, c'est-à-dire les mouvements de redressement et les attitudes correctives. Le malade portera donc, s'il est nécessaire, un corset bien fait ; mais chaque jour, pendant un temps fixé par le médecin, il retirera son corset pour subir le traitement orthopédique tel qu'on l'applique avec les machines Zander. Il n'y a pas d'incompatibilité entre l'emploi simultané du traitement par l'immobilisation et du traitement par le mouvement.

Ce serait se priver d'un élément très important de traitement que de renoncer à la Mécanothérapie, même chez les sujets où le corset contentif s'impose. Si l'Orthopédie, dans ces cas extrêmes, ne peut prétendre au redressement complet de la colonne vertébrale, elle peut toujours obtenir une diminution de la déviation : d'abord en fortifiant les muscles du côté opposé à celui vers lequel tend à se faire la chute du buste, muscles dont l'action, dans ce cas, peut être dite antagoniste de la pesanteur ; ensuite en utilisant des procédés de traitement qui tendent à corriger les effets produits par le poids du corps sur une moitié latérale des vertèbres, à l'aide d'une pression méthodique exercée sur l'autre moitié.

Les scolioses, cyphoses ou lordoses *secondaires*, résultant de maladies des os, ne sont pas toujours du ressort du traitement gymnastique, et même, pour quelques-uns, ce traitement ne pourrait qu'aggraver les lésions dont elles sont la manifestation symptomatique. C'est que toutes les déviations, liées à la carie vertébrale, à l'infiltration tuberculeuse et à toutes les formes du *mal de Pott*, commandent l'immobilité absolue et exigent l'application d'appareils contentifs. Toutes ces déformations ont été à dessein éliminées de notre description, non seulement comme différant par leur origine des déformations essentielles du rachis, mais aussi et surtout comme justiciables d'un traitement tout opposé.

La distinction que nous faisons ici n'a, malheureusement, pas été toujours faite avec assez de netteté, et c'est de là, croyons-nous, qu'est résultée l'habitude invétérée de l'emploi des moyens d'immobilisation et de contention, tels que les corsets dits « orthopédiques » pour des maladies qui demandent l'exercice et le mouvement.

Rien n'est plus urgent que d'immobiliser, dès le début, une

colonne vertébrale déviée par suite d'*infiltration tuberculeuse* des vertèbres ; rien n'est plus important, au contraire, que d'assurer la libre exécution des mouvements dès le début d'une déformation « essentielle » et primitive du rachis.

Les appareils de contention, dans le traitement des déformations primitives de la taille, ne doivent pas avoir pour objectif, à proprement parler, d'immobiliser les parties déviées, mais seulement de les maintenir à leur place. L'immobilisation, loin d'être l'effet salutaire du traitement, en est, au contraire, un des inconvénients les plus graves. Mais il est des cas où l'on ne peut y soustraire le malade.

On est obligé d'opposer aux parties déviées des appareils qui luttent contre leur tendance au déplacement, toutes les fois que les puissances musculaires sont devenues insuffisantes, par suite de l'exagération des déviations et des conditions défavorables dans lesquelles les muscles luttent contre la pesanteur pour soutenir les parties déplacées.

Les moyens de *contention* consistent dans des appareils de deux sortes : des *corsets* et des *lits*.

Le meilleur corset orthopédique est celui qu'on fabrique à l'aide d'un moulage de la partie déviée, après avoir, au préalable, fait disparaître la déviation par la suspension. Voici comment procède le professeur Lorenz, de Vienne, pour la fabrication de cet appareil :

Le malade est soutenu par des courroies qui le prennent sous le menton et à la nuque, puis lui-même, élevant les bras au-dessus de la tête, saisit une barre horizontale placée à une hauteur telle que le corps, à demi suspendu, ne quitte pas tout à fait le sol et y repose encore légèrement par la plante des pieds. De cette façon, la traction exercée par le poids du corps est suffisante pour effacer la courbure de la scoliose, mais non pour modifier la forme normale du thorax. C'est dans cette attitude que se fabrique le corset. A l'aide de bandes plâtrées, préparées d'avance et qu'il suffit de tremper dans l'eau avant de s'en servir, l'opérateur fait un moulage complet du tronc, depuis le bassin jusqu'aux aisselles, roulant sa bande par-dessus un mince maillot en tricot de laine dont le patient a été préalablement revêtu. Aussitôt l'application des bandes terminée et le plâtre séché, un coup de ciseaux est donné du haut en bas, puis l'appareil, ainsi ouvert, est enlevé du corps. Ce premier moulage, une fois sec, servira de « négatif ». On y coulera du plâtre, qui durcira, donnera la forme exacte du torse et deviendra le modèle « positif » du corset.

Les matériaux employés pour la construction du corset peuvent être très divers : feutre, cuir bouilli, etc. Lorenz se sert de feuilles de bois extrêmement minces entre-croisées, imbriquées et agglutinées entre elles par de la colle. Le tout est recouvert d'un revêtement en étoffe et représente une sorte de cuirasse complète, fendue et garnie d'agrafes sur le devant. Ce corset est le moulage exact du corps, mais du corps *redressé* par la suspension. On comprend que son application puisse forcer le corps à rester dans la position correcte en lui servant de tuteur.

Le grand inconvénient du corset orthopédique, c'est de comprimer la poitrine. Et cette compression a des conséquences parfois très graves chez l'adolescent qui se développe. En effet, la poitrine est la partie du corps qui doit s'accroître le plus de quinze à vingt ans. Il n'est pas rare d'observer des jeunes gens dont le périmètre thoracique augmente, en moins d'un an, de 4 et même 6 centimètres. On comprend quel obstacle apporte une cuirasse inextensible à cet épanouissement de la partie la plus essentielle à la vie. Aussi le corset doit-il être fréquemment refait pour s'accommoder à l'accroissement de la poitrine. Il faut dire que, dans le traitement viennois, l'enfant n'est pas condamné à le porter constamment : il ne l'endosse que quatre ou cinq heures par jour et dans les moments où il serait exposé à prendre des attitudes vicieuses : pour écrire, par exemple, ou pour rester en classe, à son banc, dans cette attitude assise prolongée, cause de tant de déviations.

Le professeur Lorenz obtient, à l'aide des moulages du tronc, un autre moyen de contention beaucoup plus efficace que le corset et qui n'en a pas les inconvénients. C'est le *lit orthopédique*.

Cet appareil se fait suivant la même méthode que le corset, avec cette différence que le moulage du tronc, au lieu d'être complet et de former une cuirasse circulaire autour du corps, n'embrasse que les deux tiers environ de la circonférence du tronc, laissant libre toute la partie antérieure du thorax. On emploie toujours les bandes plâtrées pour faire le premier moule « négatif », et l'on y coule du plâtre pour obtenir un « positif » solide; puis, sur ce positif, on moule soit une lame de cuivre, soit une forte épaisseur de cuir bouilli. Mais, le moulage ne devant pas envelopper complètement le tronc, on se contente d'entourer la partie postérieure et les parties latérales avec le revêtement qui doit en prendre l'empreinte, et on laisse, dans le point correspondant à la région antérieure, un vide qui représente environ le tiers du périmètre thoracique. C'est cette demi-cuirasse qui sert à faire le lit orthopédique. On la fixe sur une planche en bois qui lui servira de support, et le tout est posé sur un lit ordinaire, à la place qu'occupe le dos du malade. Celui-ci, chaque soir, se glisse entre les valves de l'appareil, et son corps y reprend pour la nuit entière une forme correcte, sans y subir une compression nuisible, puisque toute la partie antérieure de la poitrine est libre et peut se développer à l'aise.

Quels que soient les moyens de contention choisis, l'emploi n'en est nullement incompatible avec celui de la Mécanothérapie, à condition qu'il ne soit que temporaire et qu'on puisse le suspendre pendant l'exécution des mouvements correctifs. La méthode suédoise — quoi qu'en aient dit certains auteurs — ne rejette pas systématiquement les moyens contentifs. Elle n'admet le corset, il est vrai, que dans les cas extrêmes ; mais, dans ces cas, elle l'accepte comme un auxiliaire des plus utiles, qui n'apporte aucune contre-indication à l'application quotidienne de la Mécanothérapie.

CHAPITRE XVIII

LES MALADIES DU SYSTÈME NERVEUX

Effets indirects de l'exercice sur les centres nerveux; — effets directs de l'exercice sur les fonctions d'innervation.

L'exercice et le mouvement peuvent faire sentir leurs effets thérapeutiques au système nerveux de deux manières :

1° *Indirectement*, en modifiant l'état général de l'organisme;

2° *Directement*, en agissant sur les organes mêmes qui président aux fonctions d'innervation.

Effets indirects de l'exercice sur les centres nerveux.

L'action *indirecte* de l'exercice se fait sentir au système nerveux, comme à tous les autres systèmes organiques. Nous avons exposé précédemment comment le travail des muscles peut améliorer la nutrition et rendre le sang plus riche en hémoglobine. On sait, d'autre part, que le sang, liquide nourricier de tous les éléments organiques, est le véritable « régulateur » du système nerveux : *sanguis moderator nervorum*. Il n'est pas besoin d'insister davantage pour faire comprendre comment les effets généraux toniques de l'exercice peuvent se faire sentir au système nerveux affaibli.

L'indication de l'exercice se présentera donc, tout d'abord, dans tous les « états nerveux » qui se rattachent à un appauvrissement du sang, dans les troubles d'innervation dus à l'*anémie*, à la *leucémie*, à tous les états *d'épuisement* et de *misère physiologique*. On sait que tous les « débilités » sont des nerveux et présentent tantôt des symptômes d'excitation, tantôt des phénomènes de dépression, de « faiblesse irritable ».

Mais les états qui se caractérisent par l'affaiblissement des fonctions d'innervation ne sont pas tous liés, à proprement parler, à un appauvrissement de la constitution. Beaucoup de ces états nerveux à forme « neurasthénique » sont sous la dépendance d'un trouble de la composition du sang et s'observent chez des sujets d'ailleurs vigoureux, comme peuvent l'être, par exemple, les *arthritiques*. La Neurasthénie, tout le monde l'admet, n'est bien souvent qu'une phase de l'Arthritisme. On a même voulu rattacher les troubles de l'innervation, chez les arthritiques, à l'hyperacidité du sang. Il n'est point absurde de croire que le contact d'un sang surchargé de principes acides, comme l'est le sang des arthritiques, puisse exercer sur les éléments nerveux une irritation spéciale d'où résulterait cette forme d'état nerveux qu'on a appelé la *Neurasthénie hyperacide*. Or nous avons vu que l'exercice a pour effet de diminuer l'acidité du sang, et c'est sans doute là une des causes qui font de l'exercice un sédatif des centres nerveux. En tout cas, si l'on n'accepte pas la théorie, on ne saurait récuser les faits d'observation. Et il est d'observation vulgaire que l'entraînement rend l'homme plus calme, plus maître de lui. On sait aussi que les animaux eux-mêmes, et notamment les chevaux de *pur sang*, qui sont tous, par tempérament, prédisposés à la neurasthénie, deviennent moins irritables et plus froids quand ils sont bien entraînés.

Effets directs de l'exercice sur les fonctions d'innervation.

L'action *directe* de l'exercice sur les organes de l'innervation peut se traduire par deux sortes d'effets différents : des effets *mécaniques* et des effets *fonctionnels*.

Les effets *mécaniques* de l'exercice résultent de l'action du mouvement proprement dit, et en particulier du mouvement communiqué. On les obtient surtout à l'aide des exercices passifs et du massage. Toutefois ils peuvent se produire aussi, quoique d'une manière moins méthodique, à l'aide des mouvements actifs. Ils consistent dans les secousses, pressions, tiraillements, élongations que subissent les éléments nerveux dans toute la région mobilisée. Nous savons que leur effet peut se traduire, suivant la forme et l'intensité du mouvement, soit par une *excitation*, soit par une *sédation* des éléments nerveux. De là l'utilité des mouvements passifs et du massage, aussi bien pour réveiller la motilité, comme dans les paralysies, que pour calmer la douleur, comme dans les névralgies.

Les effets *fonctionnels* de l'exercice sur le système nerveux dérivent de l'association intime qui existe entre les centres nerveux et les muscles. Le cerveau et la moelle épinière font partie intégrante de l'appareil locomoteur et en sont à tel point solidaires que leur entrée en jeu préalable est la condition *sine qua non* de tout mouvement voulu. Il en résulte que l'exercice volontaire des muscles implique toujours l'« exercice » de certaines parties constituantes de la moelle épinière et du cerveau. C'est la cellule motrice qui commande la contraction du muscle et lui envoie, par l'intermédiaire du nerf, la quantité d'influx nécessaire à son effort. On donne le nom de travail *excito-moteur* à ce fonctionnement du centre moteur, qui est le préliminaire obligé de tout effort musculaire.

Mais la cellule sensitive elle-même doit entrer en jeu dans les mouvements. Il faut qu'elle perçoive les *sensations mus-culaires* transmises par le nerf sensible, car c'est sur ces sensations que nous nous basons pour évaluer le degré d'énergie de la contraction musculaire et pour juger s'il correspond bien à l'effort nécessaire pour exécuter correctement le mouvement projeté. Les cellules sensitives sont aussi indispensables que les cellules motrices à la *coordination* des mouvements. On en a la preuve dans les maladies qui portent atteinte à la perception des impressions sensitives sans altérer la motilité, comme l'*Ataxie locomotrice*. Chez l'ataxique dont la force musculaire est restée presque intacte, mais dont les cordons sensitifs sont lésés, la coordination des mouvements est imparfaite, et les actes musculaires sont désordonnés.

Ainsi, en provoquant des mouvements musculaires voulus et coordonnés, on se trouve mettre du même coup en exercice les centres moteurs et les centres sensitifs. On se trouve, par cela même, faire bénéficier ces organes des effets que produit toujours l'exercice sur tout organe qui entre en fonction. Nous savons que ces effets se traduisent, en résumé, par une activité plus grande de la nutrition et par une plus grande aptitude fonctionnelle. Et tels sont, en réalité, comme nous le dirons tout à l'heure, les résultats de l'exercice musculaire dans les troubles des centres nerveux.

Enfin, l'exercice musculaire ne met pas seulement en action les organes du mouvement et de la sensibilité, mais sollicite, de plus, l'entrée en jeu des *facultés psychiques*. C'est là un point très important de la thérapeutique par le mouvement, qui mérite d'être exposé avec quelques détails, si l'on veut comprendre le rôle de l'exercice physique dans certains états nerveux qui semblent toucher au domaine de la pathologie mentale.

L'exercice musculaire est un moyen d'exercer et de développer la *Volonté*. On comprend, sans qu'il soit besoin de commentaires, que les cellules motrices ont, dans tout mouvement actif, une part d'effort et, par conséquent, une part d'*exercice* proportionnée à l'énergie de l'acte musculaire. Or la cellule motrice elle-même est mise en exercice par un agent d'ordre psychique, la volonté, dont nous ne connaissons pas la nature, mais dont nous pouvons connaître les attributs et, dans certains cas, les maladies. La volonté entre donc, elle aussi, en travail pendant l'exercice musculaire. Et il faut se rappeler que la volonté est perfectible par l'exercice, au même titre que toutes les facultés physiques et toutes les aptitudes physiologiques.

Dans les affections psychiques caractérisées par l'affaissement momentané de la volonté, l'exercice musculaire peut rendre de grands services et relever l'énergie des facultés actives. C'est un fait d'expérience. Il serait impossible de comprendre les effets incontestés de l'exercice physique sur certains « nerveux » déprimés, si l'on n'admettait pas que ce traitement exerce sur la volonté une action pour ainsi dire réconfortante, qui se traduit par un fonctionnement plus énergique, non seulement de l'appareil locomoteur, mais encore de toutes les facultés actives de l'esprit.

C'est pour avoir constaté ce résultat psychique très remarquable que tous les hommes versés dans la pédagogie considèrent les exercices du corps comme un adjuvant indispensable de l'éducation *morale*.

On peut encore avoir recours à l'exercice physique pour diminuer l'exagération de la *sensibilité*. Pendant le travail musculaire, une multitude d'impressions, parties des muscles et de tous les organes associés à leur travail, vont atteindre la cellule sensitive et y provoquer des impressions. Or des impressions sensitives, quand elles sont d'une intensité modérée progressive et bien graduée, peuvent constituer un exercice méthodique de la sensibilité. De là résultera, si l'on peut employer ici ce mot, un état d'*entraînement* de cette faculté, qui aura pour résultat d'en atténuer les manifestations extérieures et aussi les perceptions conscientes; — car la sensibilité s'émousse et se blase par l'accoutumance. Or la véritable éducation de la sensibilité, je veux dire le résultat le plus désirable au point de vue thérapeutique que puisse produire l'exercice chez les nerveux, c'est l'atténuation des sensations, qui sont ordinairement, chez eux, exaltées à l'extrême.

On comprend donc quel service peut rendre l'exercice aux malades, si nombreux à notre époque, dont la volonté est déprimée et la sensibilité exaltée. L'exercice musculaire devient pour eux un moyen d'entraînement physique et un procédé d'éducation morale qui tend à rétablir l'équilibre en atténuant la sensibilité et en fortifiant la volonté.

CHAPITRE XIX

LE TRAITEMENT « MÉCANIQUE » DE LA NEURASTHÉNIE

Dangers de la fatigue chez les neurasthéniques ; — indications de l'exercice dans la Neurasthénie ; — pratique du traitement « mécanique » dans la Neurasthénie.

Dangers de la fatigue chez les neurasthéniques.

Il n'y a pas de question plus controversée, en thérapeutique, que celle de l'emploi de l'exercice dans le traitement de la Neurasthénie.

C'est qu'aucune question n'a été plus mal posée.

Il ne s'agit pas, en effet, de savoir si le malade doit être privé ou non de mouvement ; car, au fond, personne ne nie les dangers de l'immobilisation absolue dans l'hygiène des neurasthéniques. Weir Mitchel, lui-même, l'apôtre du traitement par le repos, recommande d'appliquer chaque jour au malade, qu'on tient au lit, « des massages et des mouvements méthodiques ». C'est l'aveu de l'urgence d'une activité relative pour ceux qu'on condamne d'autre part à l'inaction. Il s'agit plutôt de déterminer sous quelle forme et à quelle dose l'exercice doit être appliqué. Et, au fond, tous les insuccès de la médication par l'exercice, dans la Neurasthénie, tiennent au manque de tact ou de méthode de ceux qui l'ont prescrite sans en connaître suffisamment les effets.

On peut poser en principe que l'exercice physique est, d'une manière absolue, utile à tous les neurasthéniques, à condition expresse de savoir l'administrer sans leur causer de la fatigue. — Et je soutiens qu'on peut toujours y réussir.

Nous allons revenir tout à l'heure sur la question de méthode; mais il importe, en commençant, d'examiner la question de principe, — j'entends l'indication rationnelle de l'exercice basée sur la notion étiologique et pathogénique de la maladie.

Au point de vue de l'étiologie, on ne saurait trop s'élever contre l'importance donnée généralement au *surmenage* comme cause de la Neurasthénie. Dans l'immense majorité des cas, le surmenage qui a paru être l'origine des accidents n'en a été que le prétexte. Il arrive souvent qu'on attribue, par exemple, un état neurasthénique confirmé, qui dure des mois ou des années, soit à un abus momentané de travail intellectuel, comme la préparation d'un examen, soit à un excès passager d'exercice physique, tel que le *surentraînement* d'un bicycliste dans une épreuve de sport. Il est aussi peu logique de faire ici du surmenage la cause essentielle de la Neurasthénie, qu'il le serait de considérer l'Hystérie comme le résultat d'une commotion accidentelle, telle qu'une chute ou une émotion. — On sait qu'un *choc*, physique ou psychique, peut très bien éveiller les manifestations de l'Hystérie chez un hystérique, mais n'en provoquera jamais, du moins à l'état durable, chez un sujet sain; de même la fatigue et le surmenage ne produiront la Neurasthénie confirmée que chez les sujets qui étaient déjà neurasthéniques « en puissance », si l'on peut s'exprimer ainsi. Chez les sujets prédisposés à la Neurasthénie, le surmenage physique, intellectuel ou émotionnel agit comme le « choc » physique ou moral chez l'hystérique. Dans les deux cas, il y avait un état morbide latent que des conditions accidentelles ont mis en évidence : dans les deux cas, ce qu'on pourrait prendre pour la *cause* de la maladie n'est que l'*occasion* des manifestations symptomatiques.

Chez le neurasthénique, en particulier, on est plus spécialement tenté d'attribuer à la fatigue accidentelle qui a immédiatement précédé les manifestations des symptômes le rôle d'une cause originelle, parce que les symptômes de la Neurasthénie offrent la plus grande ressemblance avec ceux de la fatigue. On a dit que la Neurasthénie était de la fatigue « organisée et fixée à demeure sur les centres nerveux ». Et cette expression est très juste en tant qu'image. Malheureusement elle est fausse en tant qu'interprétation; attendu qu'on ne voit jamais la fatigue « s'organiser et se fixer à demeure » sur les sujets sains, à moins que l'excès de travail n'ait amené une lésion d'organe; — mais ce n'est plus, alors, à proprement parler, de la « fatigue » qui persiste : c'est une maladie locale, telle que le *cœur forcé*, l'*emphysème pulmonaire*, les affections *tendineuses*, *musculaires* ou *articulaires*, ou parfois un trouble général de la nutrition, un état de *misère physiologique*, par usure excessive des matériaux organiques.

Dans ce dernier cas, la Neurasthénie peut bien, il est vrai, procéder directement du surmenage; car l'état de réparation organique insuffisant — ou pour mieux dire la prédominance des pertes causées par le travail sur les acquisitions alimentaires — favorise la déchéance des éléments nerveux comme celle de tous les autres éléments organiques. La cellule nerveuse perd donc son énergie par le même mécanisme qui fait perdre leur vitalité aux autres éléments organiques par insuffisance de nutrition. Mais ce n'est plus là, à proprement parler, de la Neurasthénie, c'est une sorte d'*inanition*. C'est la Neurasthénie des « pauvres gens », dont l'alimentation est insuffisante et le travail excessif. Voilà les vrais « surmenés », ceux pour lesquels le repos serait un vrai remède. Mais, chez ceux-là justement, la Neurasthénie disparaît bien vite, quand l'excès de fatigue vient à être supprimé.

Dans la Neurasthénie dont la cause unique est le surmenage,

la maladie ne dure guère plus que la cause d'où elle procède. Donnez au pauvre diable épuisé par le travail, la misère et l'angoisse du lendemain, une nourriture abondante, du repos et la certitude d'un avenir meilleur, et trois semaines suffiront pour guérir sa Neurasthénie.

En est-il donc de même pour les neurasthéniques de la classe aisée? — Mais, d'abord, la Neurasthénie est infiniment plus fréquente dans cette classe que chez les pauvres gens, et surtout que chez les ouvriers auxquels un travail manuel énergique et prolongé procure un salaire journalier assez large pour leur permettre de s'alimenter en proportion du travail. Chez ceux-là, chez les maçons, les charpentiers, les forgerons, etc., on ne voit jamais les excès de travail amener la Neurasthénie; à moins qu'il ne s'y ajoute d'autres excès d'un genre tout différent, tels que les excès alcooliques. On voit moins encore la Neurasthénie atteindre le travailleur rural, sauf à la suite de fatigues extrêmes : par exemple, au moment des moissons, et quand il s'ajoute à un travail musculaire d'une durée quotidienne excessive une insuffisance de sommeil. On sait que, pour le moissonneur ou le faucheur, le temps de sommeil ne dure guère que quatre ou cinq heures, alors que la journée de travail se prolonge souvent quinze ou dix-huit heures, et cela sans trêve ni séjour pendant plusieurs semaines consécutives. Or, si quelqu'un de ces durs travailleurs présente à la fin de la saison des symptômes de Neurasthénie, la guérison ne s'en fait guère attendre au delà d'une période de repos égale à la période de travail forcé qui a provoqué l'explosion des troubles nerveux.

Il est vrai — et j'en ai cité moi-même des exemples ailleurs (1) — que les accidents neurasthéniques provoqués par ce réel surmenage, compliqué d'insuffisance de sommeil,

____

(1) Voir, dans ma *Physiologie des exercices du corps*, le chapitre du *Surmenage par épuisement*.

atteignent parfois une formidable intensité; au point qu'on peut observer des cas de véritable folie mélancolique chez des paysans fatigués par la moisson, ainsi que je l'ai vu en Limousin. Mais, c'est là le point capital, aussi violentes que puissent être alors les manifestations névropathiques causées par le surmenage, *elles ne durent pas*, ou du moins leur durée ne peut en rien être comparée à celle des états neurasthéniques provoqués chez des hommes du monde, par des fatigue infiniment moins intenses et moins prolongées.

Voici un cas que je viens d'observer. — Un jeune homme de vingt ans, employé de ministère, *de souche arthritique*, faisait assez régulièrement des exercices de sport, mais avec modération et sans jamais se fatiguer à l'excès. Un jour il se laisse aller à dépasser la mesure habituelle et fournit à bicyclette un « record » très supérieur à ce qu'il avait jamais fait. Dès ce moment, des troubles nerveux se manifestent et un état neurasthénique s'installe. Je l'ai vu six mois après cette journée de surmenage qui provoqua l'explosion des accidents. Il avait depuis lors cessé complètement tout exercice, et, malgré ce repos, la Neurasthénie avec tout son cortège de *phobies*, d'*insomnie*, de *troubles digestifs*, d'*adynamie musculaire*, etc., était aussi intense que le premier jour.

Peut-on voir, dans des accidents d'une si longue portée, des effets « légitimes » d'un surmenage qui n'a pas duré douze heures? Évidemment, ici, et dans mille autres cas que tous les praticiens ont pu observer comme moi, la fatigue physique n'a été qu'une occasion : elle a joué le rôle de ce « choc » dont je parlais tout à l'heure, qui réveille une diathèse, un trouble latent des fonctions de nutrition. Dans le cas cité, le trouble latent était la diathèse arthritique, et la Neurasthénie était une maladie de la nutrition, se manifestant à l'occasion d'un surmenage passager, — et non pas, comme beaucoup voudraient le dire, *un état de fatigue fixé à demeure*. La fatigue ne se fixe jamais « à demeure » sur les sujets qui ne présentent aucun vice préalable du tempérament. Et c'est justement cette différence dans la plus ou moins longue portée du surmenage, suivant que le sujet est indemne ou entaché d'une prédisposition antérieure, diathésique ou autre, qui nous donne l'explication de ce fait que le repos systématique convient à une classe très restreinte de neurasthéniques ; tandis que l'exercice, méthodiquement appliqué comme nous allons le dire, est utile et même urgent pour le plus grand nombre.

Toutefois, il est important de dire, pour éviter tout malentendu dans une question où il en existe déjà tant, que, si l'on ne peut admettre que la Neurasthénie soit d'ordinaire le résultat réel du surmenage, il est, par contre, absolument certain que *la fatigue est nuisible dans presque tous les cas de Neurasthénie confirmée.*

Reste à préciser dans quelle mesure les inconvénients de la fatigue et les bénéfices de l'exercice peuvent être mis en balance. Or il est des cas où il importe de rechercher le bénéfice de l'exercice, même au prix des inconvénients de la fatigue. Il en est d'autres où les bénéfices de l'exercice ne peuvent être mis en balance avec les dangers de la fatigue.

Dans la première hypothèse, il s'agit de malades suffisamment résistants pour que le choix de l'exercice n'ait qu'une indication secondaire et, alors, tous les moyens sont bons pour arriver à produire dans l'organisme les modifications de nutrition qu'apporte avec lui l'état d'entraînement. Beaucoup de neurasthéniques, par exemple, peuvent affronter sans inconvénient les fatigues du service militaire, et l'on en voit qui, forcés de se soumettre au régiment à des exercices en apparence au-dessus de leurs forces, recouvrent en quelques mois une vigueur, une résistance et une pondération du système nerveux qu'un repos prolongé ne leur eût pas données. Quand on interroge certains neurasthéniques, malades depuis

leur enfance, et qu'on leur fait préciser les phases d'aggravation et de rémission qu'ont présentées les symptômes nerveux,
on voit le plus souvent que la période militaire est celle où
leur maladie leur a laissé le plus de répit. Beaucoup sont
revenus du régiment se croyant tout à fait guéris et sont
redevenus malades en reprenant une vie inoccupée.

Mais ces neurasthéniques, chez lesquels tous les moyens
sont bons pour arriver à l'entraînement (surtout quand des
circonstances supérieures à leur volonté les forcent à braver
la fatigue et ne leur permettent pas de céder au découragement), tous ces privilégiés se rencontrent d'ordinaire parmi
les sujets jeunes, à l'âge où la diathèse arthritique, d'où
relève si souvent la Neurasthénie, n'a pas encore provoqué
des manifestations morbides très accentuées. Passé l'âge de
trente ou trente-cinq ans, le neurasthénique a besoin de procéder avec plus de prudence, et le choix d'une méthode d'entraînement acquiert pour lui une importance capitale. Une
fatigue inopportune pourrait, chez lui, compromettre les
résultats de plusieurs mois de traitement rationnel et porter
au degré le plus intense les manifestations de l'état neurasthénique.

Remarquons en passant que cette distinction — établie par
l'observation des faits — entre les jeunes gens et les hommes
faits, au point de vue de la vulnérabilité à la fatigue, ne se
vérifie, dans le sens que nous indiquons, que pour les neurasthéniques seulement. S'il s'agissait de sujets bien portants,
la proposition devrait être renversée, car, d'une manière générale, l'homme fait supporte mieux la fatigue que le jeune
homme. S'il en est autrement parmi les neurasthéniques,
c'est que ceux-ci sont, dans la grande majorité des cas, des
arthritiques dont la diathèse tend, de plus en plus, à
accentuer ses manifestations à mesure que le sujet approche
de la maturité.

Mais ce ne sont, là encore, que des considérations générales, et il se rencontre, dans la pratique, bien des cas particuliers qui obligent le médecin à être très circonspect dans l'application de l'exercice, même chez des sujets jeunes. Il est donc sage d'avoir toujours présente à l'esprit cette préoccupation *d'éviter la fatigue au neurasthénique* plus qu'à tout autre sujet. De là pour lui l'importance d'une méthode d'entraînement qui permette de déterminer à l'avance la quantité de travail musculaire qu'il peut supporter sans fatigue et de n'augmenter l'intensité de l'effort qu'en suivant une progression rigoureusement conforme à l'augmentation progressive de ses forces.

Rien qu'à l'énoncé de cette indication, on comprendra que la méthode la plus capable d'y satisfaire est celle dont le principe est de fractionner le travail et dont les procédés permettent *d'atténuer l'effort* jusqu'au minimum d'intensité, et aussi de l'augmenter insensiblement chaque jour avec la certitude de l'adapter exactement à l'état des forces du malade. La gymnastique suédoise appliquée au moyen des appareils de réglage inventés par Zander est donc, de toutes les méthodes d'exercice, celle qui s'adapte le mieux à toutes les périodes du traitement chez le neurasthénique. C'est celle surtout qui donne la plus grande sécurité dans les débuts de l'entraînement, chez les neurasthéniques très débilités, très vulnérables à la fatigue; chez ceux, enfin, auxquels l'exercice doit être appliqué d'abord à doses *infinitésimales*.

Nous allons, tout à l'heure, préciser davantage les indications et exposer les détails pratiques de l'application du traitement. Mais, pour faire comprendre la portée thérapeutique des diverses formes de mouvement chez les malades qui nous occupent, il faut, au préalable, revenir en quelques mots sur la pathogénie et les symptômes neurasthéniques, afin de chercher quels sont, parmi les effets si divers du mouvement actif et passif, ceux qui doivent être recherchés au point de vue thérapeutique, quand on vise à combattre la cause ori-

ginelle et aussi les manifestations symptomatiques de la
Neurasthénie.

Indications de l'exercice dans la Neurasthénie.

On s'accorde à reconnaître à la Neurasthénie deux ordres
de causes : 1° des causes *directes*, c'est-à-dire des troubles
primitifs du système nerveux ; 2° des causes *indirectes*, c'est-à-
dire des états pathologiques dont l'origine n'est pas dans la
cellule nerveuse elle-même, mais dont les effets s'y font sentir
secondairement, par l'intermédiaire d'une action réflexe ou
d'un trouble de nutrition.

On n'admet plus guère aujourd'hui la Neurasthénie dite
essentielle, c'est-à-dire celle qui s'installerait d'emblée sur un
organisme absolument sain, sans qu'il y ait aucune sorte de
lésion anatomique ou de trouble de nutrition préalables du
système nerveux. Cette forme de Neurasthénie considérée
comme « entité morbide » correspondrait, au point de vue
étiologique, à une forme permanente de la fatigue et reconnaî-
trait pour cause un surmenage physique, intellectuel ou émotionnel. Nous avons dit que cette « fixation à demeure » de la
fatigue sur les centres nerveux n'était, en réalité, que la
révélation d'un état morbide latent, ou d'un trouble de
l'innervation, — trouble tantôt bien défini comme l'Hystérie,
tantôt vague et mal caractérisé comme l'état de *nervosisme*.

Parmi les états neurasthéniques *primitifs* se rattachant
directement à des troubles du système nerveux, il en est
sur lesquels la thérapeutique n'a guère de prise, parce qu'ils
ne sont que des *pseudo-neurasthénies*, des états neurasthéniques *symptomatiques* d'une lésion des éléments nerveux.
Telle est la pseudo-neurasthénie du début de la *Paralysie
générale progressive*, de l'*Ataxie locomotrice*, etc. (1). Nous

(1) Voir Gilbert Ballet, *Clinique de l'hôpital Saint-Antoine.*

ne retiendrons donc, dans le cadre de la Neurasthénie d'origine « nerveuse », que les formes relevant de l'Hystérie et de
cet état du système nerveux plus vague et moins caractérisé
qu'on pourrait appeler le « tempérament hystérique », mais
auquel on peut laisser le nom de *nervosisme*, puisque tout
le monde en comprend la signification.

Dans la Neurasthénie *secondaire*, l'origine des accidents
nerveux relève toujours d'un trouble de la nutrition ; soit par
insuffisance des fonctions de réparation de la cellule nerveuse, comme dans l'Anémie, les cachexies et les divers états
de misère physiologique; soit par perversion des fonctions
d'assimilation et de désassimilation, comme dans les maladies
de l'appareil digestif, l'arthritisme et toutes les maladies par
ralentissement de la nutrition.

Si l'on se place, à présent, au point de vue des indications
de l'exercice et du mouvement pour ces deux grandes classes
de neurasthéniques, on voit que dans la Neurasthénie par
troubles primitifs de l'innervation on ne peut satisfaire qu'aux
indications *symptomatiques* de la maladie. On ne peut viser
que les fonctions nerveuses, puisque la cause première des
accidents est un trouble fonctionnel des centres nerveux, sur
lequel viennent s'en greffer d'autres. On ne peut agir sur la
cause première de l'Hystérie ou du Nervosisme, puisqu'on ne
la connaît pas. Toutefois, même en cas de Neurasthénie
d'origine purement névropathique, il se produit des symptômes importants en dehors de l'appareil de l'innervation,
et, bien que ces symptômes aient une origine purement nerveuse, ils entraînent l'indication d'agir sur les organes où
ils se manifestent, sur l'*estomac*, par exemple, l'*intestin*,
l'*appareil circulatoire*, etc.

Dans la Neurasthénie par troubles de nutrition, l'indication est double : il faut agir sur les symptômes, comme
tout à l'heure, et il faut chercher, en outre, à atteindre la

cause qui leur a donné naissance, le trouble primordial de la nutrition.

Il se trouvera donc, souvent, que, malgré la différence théorique du processus morbide, dans ces deux classes de neurasthéniques, les indications du traitement seront les mêmes dans la pratique. Mais les chances de succès seront bien différentes. En effet, si, par exemple, l'appareil digestif est troublé dans sa fonction par l'atonie ou par l'excitation du système nerveux, on n'aura guère de chance de guérir la Neurasthénie, même en guérissant les gastralgies ou les dilatations de l'estomac qui en sont, en pareille hypothèse, non la cause, mais l'effet. Tandis qu'on serait sûr de modifier très heureusement l'état nerveux en guérissant les troubles digestifs, quand ceux-ci sont bien le point de départ et la cause de la Neurasthénie.

C'est là, du reste, le terrain sur lequel s'exercent les controverses à propos du traitement des *neurasthéniques dyspeptiques*. Les uns ne veulent voir, dans la dyspepsie, qu'un trouble secondaire et le négligent, pour adresser directement leur action thérapeutique au système nerveux qui leur semble la cause première des accidents; tandis que d'autres ne visent que le trouble digestif, pensant atteindre plus sûrement ainsi les troubles nerveux où ils voient les effets et non les causes de la maladie. Mais, outre qu'il serait contraire aux faits de vouloir ne reconnaître qu'un processus unique à la Neurasthénie et, par conséquent, de n'y voir qu'une indication thérapeutique, toujours la même, il faut remarquer qu'ici la *médication des symptômes* s'impose toujours, quelle que soit l'opinion qu'on se fasse sur leur pathogénie, et qu'on les considère comme point de départ ou comme conséquence de la maladie.

En effet, les troubles digestifs, par exemple, tels que l'atonie de l'estomac ou de l'intestin, même quand ils ne sont pas un symptôme de l'atonie générale du système nerveux, peuvent devenir à leur tour une cause effective d'aggravation en créant un facteur nouveau de Neurasthénie, un vice de nutrition : soit par défaut d'absorption des aliments et déchéance consécutive de l'organisme, soit par l'élaboration défectueuse des aliments et l'auto-intoxication qui en résulte. Et de même les symptômes nerveux ne peuvent pas toujours être négligés, même quand ils se rattachent à un trouble primitif de la digestion ou à un trouble plus intime de la nutrition moléculaire.

Ainsi, même dans les cas où la Neurasthénie est une *maladie de la nutrition*, ce qui est le cas de beaucoup le plus fréquent, il ne faut pas oublier que le système nerveux a un rôle capital dans tous les actes de la nutrition, aussi bien dans les actes digestifs que dans les phénomènes intimes de l'assimilation et de la désassimilation ; que, par conséquent, un trouble des fonctions nerveuses, provoqué d'abord par un trouble de la nutrition, peut devenir, à son tour, une occasion de nouvelles perturbations des actes nutritifs et créer ainsi un cercle vicieux, dans lequel les effets et les causes de la maladie finissent par ne plus pouvoir être clairement dissociés.

La conclusion pratique, c'est qu'on doit agir simultanément dans la Neurasthénie, quelle qu'en soit l'origine, sur le système nerveux et sur la nutrition. — Or l'exercice et le mouvement peuvent devenir, quand on les emploie suivant des procédés rationnels, des modificateurs très efficaces des fonctions de l'innervation, aussi bien que des divers actes de la digestion et des échanges organiques.

L'exercice musculaire agit sur la nutrition, dans le sens même où il est indiqué d'agir chez tous les neurasthéniques, sans exception ; car les muscles sont les régulateurs des échanges organiques. Si le neurasthénique est un « ralenti de la nutrition », le travail musculaire activera les oxydations organiques et provoquera la destruction et l'élimination plus rapide des produits de désassimilation, dont le séjour prolongé au sein de l'organisme est cause d'une auto-intoxication des cellules nerveuses. Le traitement devra agir, dans ce cas, par ses effets *généraux*, et l'indication sera d'augmenter l'activité de toutes les grandes fonctions vitales.

Mais c'est ici que se rencontre l'écueil. Pour obtenir un surcroît d'activité de la respiration, de la circulation et des oxydations vitales, il faut faire exécuter aux muscles une assez grande somme de travail, et l'on risque ainsi de provoquer beaucoup de fatigue. Or les procédés de la Mécanothérapie permettent de tourner la difficulté, en faisant produire le travail musculaire *par petites doses*, au moyen d'efforts partiels, souvent répétés, mais suffisamment espacés. Les temps de repos dont on coupe ces efforts, toujours très modérés, permettent aux muscles mis en jeu et aux centres nerveux qui les actionnent de réparer leur fatigue, au fur et à mesure qu'on passe d'une région du corps à une autre. En remplaçant ainsi un groupe musculaire par un autre, avant que la fatigue s'y soit fait sentir, on peut arriver, par exemple, en une séance d'une heure, à faire produire du travail à tour de rôle à presque tous les muscles du corps. Aussi faible que puisse être l'effort isolé développé dans la jambe, la cuisse, l'avant-bras, le bras, la région thoracique, la région dorsale, la région abdominale, etc., on arrive aisément, en additionnant tous ces efforts partiels et successifs, à obtenir une somme de travail musculaire suffisante.

La règle, chez le neurasthénique, sera donc de varier constamment les exercices en mettant en jeu très peu de muscles à la fois, en faisant faire à chaque segment de membre des mouvements d'énergie très modérée, et en ne répétant pas trop souvent chaque mouvement. Plus le sujet sera impressionnable à la fatigue, plus il faudra étendre la liste des séries d'exercices qu'on lui prescrit, tout en réduisant le nombre des mouvements qui composent chaque série. Au lieu de répéter dix fois, par exemple, comme il est d'usage, le mouvement de flexion de l'avant-bras, le malade ne l'exécutera que cinq fois, et y ajoutera cinq mouvements de flexion de la jambe ou toute autre série de mouvements équivalents comme travail. Le nombre des groupes musculaires du corps est assez grand et les appareils de la Mécanothérapie sont assez divers, pour qu'on soit sûr de ne pas se trouver à court pour faire une prescription suffisamment variée.

L'idéal, dans le traitement du neurasthénique, c'est d'obtenir une somme de travail suffisante, en répartissant également l'effort sur tous les muscles, de façon que chacun d'eux n'en ait qu'une part trop faible pour laisser une impression de fatigue.

En procédant ainsi, on verra, au bout de peu de temps, augmenter la puissance de chaque groupe musculaire et l'on pourra augmenter graduellement le poids des résistances ou le nombre des mouvements. Puis viendra insensiblement le moment où l'on verra s'atténuer cette vulnérabilité extrême à la fatigue qui est la caractéristique de la Neurasthénie. Insensiblement, l'état d'*entraînement* s'établira. — Mais il va de soi que cet état d'entraînement sera toujours relatif, c'est-à-dire ne créera pas une immunité contre la fatigue aussi complète que chez les sujets bien portants.

Il importe d'insister, sur ce point que l'aptitude du neurasthénique à l'entraînement est beaucoup plus limitée que celle des autres sujets, même quand les muscles sont bien développés, que la taille et l'ampleur des formes semblent annoncer des aptitudes musculaires au-dessus de la moyenne. Il ne faudra donc jamais viser, chez lui, à obtenir ce maximum d'entraînement qui permet des efforts athlétiques, même quand le sujet fait preuve d'une très grande énergie musculaire dans une épreuve isolée, telle qu'une pression sur le dynamomètre.

Une épreuve dynamométrique n'indique pas la capacité de

résistance à la fatigue, mais seulement le degré d'excitabilité du muscle et du centre moteur. Or il est des sujets à muscles très excitables qui donnent du premier coup une pression manuelle très supérieure à celle d'un homme de constitution robuste et qui ne peuvent répéter trois ou quatre fois de suite cet effort sans se sentir ensuite épuisés et anéantis. Beaucoup de neurasthéniques ont ainsi la faculté de dépenser en un temps très court toute l'énergie de réserve de leurs centres nerveux et l'instant d'après ils demeurent sans force. Tel un prodigue qui semble riche parce qu'il prend sur le capital de son avoir, au lieu d'en dépenser seulement le revenu.

Il est pourtant des neurasthéniques qui peuvent pousser très loin le degré de l'entraînement, quand on les y prépare suivant une progression très lente et sans à-coups. Mais ceux-là sont l'exception : on les rencontre exclusivement parmi les arthritiques, les « ralentis de la nutrition », chez ceux dont les oxydations vitales sont insuffisantes. Chez ceux-là, il peut se faire que, pour obtenir l'équilibre parfait de nutrition, il faille pousser l'état d'entraînement beaucoup plus loin que chez les autres, afin de débarrasser l'organisme d'un élément nuisible qui s'accumulerait par le fait d'un exercice insuffisant. Chez ces neurasthéniques, l'influx nerveux semble surabondant, le travail musculaire a l'air d'agir comme une sorte de dérivatif en utilisant une force inoccupée qui se retournait contre le sujet lui-même quand il ne la dépensait pas à l'extérieur. Il en est beaucoup qui, dans les périodes d'inaction, semblent déprimés, incapables de faire un effort physique ou moral, sont en proie au découragement et à la mélancolie et qui reprennent toute leur énergie physique et morale au milieu des fatigues physiques qui terrasseraient d'autres hommes mieux portants et mieux équilibrés. Il y a bien souvent un fond de neurasthénie dans ces hommes qui nous étonnent par la témérité de leurs entreprises, leurs folles épreuves de sport, les voyages d'exploration où ils semblent chercher à plaisir des fatigues inouïes.

Ces « agités », comme on les appelle, se dépriment très vite dans l'inaction physique. On en voit qui, par l'effet du repos trop prolongé, arrivent à présenter tout le tableau de cet état de fatigue « fixé à demeure » qui résume les traits les plus caractéristiques de la Neurasthénie. Si bien que pour ces natures (moins exceptionnelles qu'on ne le croit), c'est le repos prolongé qui fait apparaître les symptômes habituels du surmenage ; tandis qu'ils ne retrouvent la possession complète de leurs forces qu'au milieu des plus dures épreuves de fatigue.

La chimie biologique peut nous donner souvent la solution de ces faits, qui semblent au premier abord incompréhensibles. Ces sujets, que le travail excessif remet dans leur équilibre, alors que l'inaction les détraque, sont des sujets à « nutrition ralentie », chez lesquels l'inaction favorise l'accumulation des produits organiques *acides* et autres déchets de nutrition incomplètement oxydés, dont la cellule nerveuse s'imprègne et s'intoxique. Chez ceux-là, l'activité physique poussée à l'extrême est un moyen de « dépuration » organique : le travail musculaire fait disparaître les produits de désassimilation qui intoxiquaient la cellule en activant leur *combustion* et leur élimination. Le repos, au contraire, en diminuant l'activité des échanges et l'énergie des oxydations, laisse se reformer rapidement les agents de l'auto-intoxication et crée, de nouveau, les conditions de cette forme de la Neurasthénie qui est due à l'empoisonnement du corps par ses propres produits, à l'*auto-intoxication*.

Cette théorie de l'oxydation insuffisante, conforme aux idées si magistralement exposées par Bouchard, est confirmée par l'analyse urinaire. Le graphique urologique de la figure 25, page 214, nous montre la même prédominance des acides (qui sont des produits d'oxydation incomplète) dans l'urine des sujets privés d'exercice et dans celle des sujets surmenés. Tandis que ces produits acides diminuent et reprennent leur taux normal chez les sujets en état d'entraînement.

En réalité, les sujets pour lesquels les degrés extrêmes de l'entraînement sont possibles et même utiles, représentent une infime minorité parmi les neurasthéniques. La plupart de ces malades ne peuvent jamais dépasser un degré très limité. En revanche, ils peuvent se maintenir, sans aucun inconvénient, au degré d'entraînement compatible avec leurs forces. Ils doivent même s'y maintenir longtemps, et la persistance à répéter chaque jour la petite dose d'efforts qu'ils peuvent fournir sans fatigue, doit compter comme un élément de compensation de la faible quantité de travail que leur exercice représente, en comparaison de celui que fournissent les sujets normaux.

En résumé : faire des mouvements peu énergiques et très variés ; répartir le travail sur le plus grand nombre de muscles possible ; augmenter la dose d'exercice très lentement et très prudemment jusqu'à la limite de la capacité d'entraînement de chacun ; ne jamais chercher à dépasser cette limite, mais ne pas rester au-dessous et s'y maintenir pendant un temps très long en faisant quotidiennement, pendant des mois et même des années, la même quantité de travail musculaire : telles sont les règles qui doivent guider le dosage de l'exercice dans la Neurasthénie, quand on vise à modifier l'état de la nutrition.

Quelles sont, à côté de ces règles générales, les indications que comportent les *symptômes* si variés de la Neurasthénie ? Elles sont de plusieurs ordres. Les unes visent directement les symptômes nerveux proprement dits, tels que les troubles de la sensibilité, les « algies » de toutes sortes et l'insomnie. Les autres s'appliquent aux troubles des grandes fonctions vitales, comme la circulation et la digestion. Que ces troubles soient secondaires ou primitifs, qu'ils soient la conséquence ou l'origine de la Neurasthénie, ils exercent, une fois installés dans l'organisme, une action tout au moins aggravante sur les symptômes nerveux, et il est urgent de les attaquer à l'aide d'un traitement spécial.

Contre les *symptômes douloureux* à forme névralgique, les massages et les mouvements passifs seront employés avec succès. Ici, le massage à percussion doit souvent être évité, car il a tendance à produire des effets généraux excitants et pourrait aggraver l'insomnie. Le massage *vibratoire* sera surtout utilisé, ainsi que le massage par *friction*.

La machine à vibrations est une des meilleures de l'arsenal de Zander pour le traitement des neurasthéniques. Il en est qui peuvent, avec grand profit, subir la *vibration totale* du corps, telle qu'on l'obtient en les faisant asseoir sur la banquette et en leur donnant ainsi une série de secousses très rapides et très régulières, tout à fait semblables à celles que produisait le « fauteuil trépidant » de Charcot. On peut graduer ces secousses en faisant asseoir le malade tout près du point fixe de la banquette, si l'on veut modérer l'effet, ou vers l'extrémité mobile, si l'on veut rendre l'effet plus accentué. Certains malades éprouvent immédiatement, sous l'influence de ces vibrations totales, un sentiment d'apaisement général et de bien-être; mais d'autres, au contraire, n'en ressentent qu'un ébranlement très pénible. Il suffira d'une minute d'épreuve pour décider si le moyen convient ou non, et l'on n'insistera pas pour ceux qui protestent.

Ceux qui acceptent volontiers la vibration totale du corps en retirent généralement un bénéfice d'une grande portée, c'est le retour du sommeil. Quant à ceux qui ne peuvent pas supporter la vibration totale, on peut toujours leur appliquer les vibrations *partielles;* soit en faisant placer les pieds seulement sur la banquette, le malade étant assis sur une chaise, soit en utilisant diverses branches terminales, qui localisent l'effet des vibrations. Outre la banquette horizontale, l'appareil porte une tige verticale à laquelle on peut greffer soit des poignées que les mains saisissent, soit des pelotes plus ou moins volumineuses que l'on met en contact avec les parties douloureuses, comme la région dorsale, le creux épigastrique, ou avec les organes en état d'éréthisme nerveux, comme le cœur quand il y a tachycardie ou arythmie par exagération des réflexes cardio-vasculaires.

Les *troubles circulatoires*, quand ils sont d'ordre purement nerveux, subissent, du fait de la vibration précordiale, une sédation qu'on ne pourrait pas obtenir avec les médicaments. L'application de la pelote vibrante ne doit pas être prolongée plus de trois minutes à chaque séance de traitement, sous peine de dépasser le but et de provoquer un effet consécutif d'excitation. On peut, du reste, en graduer l'effet en allongeant ou en raccourcissant le pédicule qui relie la pelote à la tige même, ce qui produit l'augmentation ou la diminution d'amplitude des vibrations.

Il y a fréquemment, comme on sait, chez les neurasthéniques, des troubles de la circulation cutanée : les capillaires de la peau sont presque toujours en état de *vaso-constriction*. D'où la pâleur, l'état « grippé » du facies, la sensation de froid aux pieds et aux mains, par insuffisance de la circulation périphérique. Ces troubles des fonctions vaso-motrices ont une très grande portée dans la genèse des symptômes viscéraux de la Neurasthénie. La vaso-constriction du réseau cutané faisant refluer une masse importante de sang vers les organes internes, et surtout vers les organes abdominaux où se trouvent les grands « réservoirs veineux », on voit souvent le neurasthénique présenter brusquement des malaises gastro-intestinaux quand la moindre variation de la température vient impressionner les nerfs sensitifs de la peau. Cette vaso-constrition périphérique, si elle s'étend à toute la surface des téguments, qui contient une nappe sanguine d'une très grande

importance, peut produire dans l'appareil circulatoire tout
entier une élévation considérable de la pression sanguine.
De là des conditions anormales de la tension vasculaire,
qui peuvent avoir des conséquences fâcheuses sur le fonctionnement du cœur et sur la nutrition des artères.

On sait que l'*hypertension artérielle* a été incriminée comme
cause d'artério-sclérose. On sait, d'autre part, qu'on a voulu
faire une classe de « neurasthéniques artério-scléreux ». On
sait, enfin, que l'artério-sclérose reconnaît souvent les mêmes
troubles de la nutrition que la Neurasthénie : arthritisme,
alcoolisme, etc. En rapprochant toutes ces données, on
comprend l'importance que présentent, chez le neurasthénique, les moyens de traitement susceptibles de régulariser la
circulation périphérique et de faire affluer le sang aux téguments. L'Hydrothérapie agit surtout, dans la Neurasthénie,
en provoquant des réactions de vaso-dilatation dans le réseau
cutané. Or la Mécanothérapie dispose de moyens nombreux
et variés pour agir dans ce même sens et pour porter le sang
à la peau. C'est d'abord le massage vibratoire, dont nous
venons de parler et dont nous avons exposé les effets vaso-
moteurs en parlant du traitement des cardiaques. Ce sont
ensuite les *massages à frictions* des mains et des pieds
(appareil J^4), des membres supérieurs (appareil J^1) et des
membres inférieurs (appareil J^3), du dos (appareil J^5). Ces
massages ont, du reste, un effet sédatif, en même temps
qu'ils procurent, surtout l'hiver, un bien-être marqué, par
la sensation du retour du sang à la peau et par la chaleur
douce qui en résulte.

Le traitement des *troubles digestifs* et de tous les *symptômes
gastro-intestinaux*, chez les neurasthéniques, est d'une très
grande importance. Que la dyspepsie gastro-intestinale, les
troubles hépatiques, la constipation habituelle, etc., soient
la cause première des accidents nerveux ou bien n'en soient
qu'une conséquence, ces troubles ont tout au moins le rôle

de causes secondaires aggravantes, et l'on amende toujours l'état des neurasthéniques si l'on parvient à y porter remède. C'est pourquoi le traitement dit « abdominal » doit tenir une très grande place dans l'emploi de la Mécanothérapie chez les neurasthéniques.

On utilisera simultanément les mouvements passifs, le massage et les mouvements actifs. L'état douloureux sera combattu par la vibration de l'estomac, du gros et du petit intestin, et aussi par le *pétrissage*, très léger, de l'épigastre et de l'abdomen (appareil II'). — Les mêmes moyens seront employés contre l'*atonie* gastro-intestinale, en y joignant le massage en friction au moyen des deux pelotes à mouvement circulaire (appareil J"). On pourra y joindre les mouvements de balancement latéral de la partie inférieure du tronc (appareil D'), ainsi que celui de rotation et de circumduction passives du bassin (appareils E^7 et D^2). Tous ces mouvements agissent à la fois sur la veine porte et sur le canal digestif pour activer la circulation du sang et hâter le cheminement du bol alimentaire.

Mais le traitement « abdominal » ne se limitera pas aux mouvements passifs. Il importe de produire, outre l'action mécanique du mouvement proprement dit, les effets physiologiques de la contraction musculaire, c'est-à-dire l'augmentation de force et de tonicité des muscles abdominaux, ces puissants auxiliaires de tous les actes mécaniques de la digestion. On aura ainsi le double bénéfice d'une action immédiate semblable à celle du massage abdominal, mais plus énergique et d'un effet consécutif d'entraînement des muscles. Le mouvement de flexion antérieure du tronc, celui de rotation droite et gauche, celui de flexion latérale, exécutés avec résistance appropriée, sont beaucoup plus efficaces encore que les mouvements passifs et le massage pour vaincre la *constipation* habituelle, tourment de la plupart des neurasthéniques, et aussi pour refaire une paroi abdominale suffisamment résistante aux sujets atteints d'*entéroptose*, cette cause si fréquente de Neurasthénie.

Pratique du traitement « mécanique » dans la Neurasthénie.

Le traitement de la Neurasthénie est l'une des applications de la Mécanothérapie qui a donné les résultats les plus satisfaisants. Il est difficile d'en fournir de nombreux exemples dans notre pays où la méthode de Zander vient à peine d'être introduite ; mais en Suède, en Allemagne et en Autriche, tous les médecins savent qu'il n'est pas de moyen de traitement comparable à l'exercice méthodique dans la cure hygiénique de la Neurasthénie.

La guérison complète est, naturellement, très difficile et très longue à obtenir ; mais on arrive rapidement à produire une amélioration telle que le malade peut rentrer dans la vie commune, reprendre ses occupations et ses affaires, et retrouver goût à l'existence. Le succès du traitement Zander est attesté par l'empressement de tous les neurasthéniques à rechercher les instituts de Mécanothérapie, partout où il s'en rencontre. Dès qu'un de ces établissements vient de s'ouvrir dans une grande ville, les premiers clients qui accourent sont des neurasthéniques ayant déjà fait usage du traitement gymnastique, soit au cours de leurs voyages aux pays du Nord, soit pendant leur séjour dans les villes d'eaux d'Allemagne et d'Autriche.

Tous ces malades, si prompts à se décourager des autres traitements, à se plaindre de la lenteur des résultats obtenus, si sujets enfin à perdre confiance, sont ici, dans la majorité des cas, clients fidèles et vite gagnés. Il semble que, outre les effets physiques du mouvement, il se développe chez eux une certaine influence d'*auto-suggestion* qui rend optimiste leur jugement d'ordinaire poussé au noir. Et là il ne s'agit pas d'une influence morale exercée par le médecin sur le malade, d'ordinaire peu facile à influencer. La suggestion qu'on voudrait exercer sur le neurasthénique manque presque toujours son effet, car elle se heurte à une impression plus forte émanant des sensations perçues par lui-même. C'est pourquoi le neurasthénique se suggestionne « en noir » par les malaises multiples qui assiègent son système nerveux, et l'on n'en voit guère qui ne soient pessimistes à propos de leur cas.

C'est donc dans les modifications imprimées par le traitement aux impressions sensorielles intimes du malade que celui-ci puise ses éléments d'*auto-suggestion*. Or, si l'on se demande de quelle nature peuvent être ces impressions encourageantes, on voit qu'elles sont surtout de deux ordres : des impressions de *calme* relatif et des impressions de *vigueur* renaissante. Il se produit à la fois chez le malade un apaisement des centres sensitifs et une sorte de réveil des centres moteurs.

L'élément sédatif se trouve d'abord dans l'effet des mouvements passifs. Nous avons dit que cet effet calmant pouvait aller jusqu'au retour du sommeil. En outre, les mouvements actifs eux-mêmes aboutissent à des effets calmants et peuvent ramener le sommeil chez des malades tourmentés par l'insomnie; mais cela à une condition expresse, c'est que ces mouvements ne produiront pas la sensation de fatigue. Pour comprendre l'importance de cette restriction, il suffit de se rappeler les faits vulgaires de la vie quotidienne. Tout le monde sait qu'un supplément d'exercice aboutit tantôt à faire dormir d'un sommeil plus profond, tantôt à provoquer une nuit d'insomnie. C'est une question de dose. Un exercice modéré appelle le sommeil, un exercice excessif le chasse.

Pour établir si un exercice est modéré ou « excessif », il faut faire intervenir deux éléments distincts, d'abord les conditions du travail, ensuite les conditions de l'organisme. Tel travail sera modéré pour l'un, et par conséquent capable de favoriser le sommeil, tandis qu'il sera excessif pour un autre et provoquera l'insomnie. Bien plus, chez le même sujet, le même exercice pourra être excitant à un certain moment, puis sédatif à un certain autre, s'il s'est produit chez lui, dans l'intervalle, certaines modifications organiques dont la plus importante est l'*accoutumance*. L'homme entraîné dort « à poings fermés » après la plus rude journée de chasse, si depuis plusieurs semaines il s'est habitué à chasser chaque jour ; alors que la journée d' « ouverture » lui a causé une nuit d'agitation et d'insomnie. C'est aussi l'accoutumance et l'entraînement qui permettent aux neurasthéniques de dormir en faisant, au bout d'un mois de traitement, des exercices actifs d'une énergie croissante, qui auraient, les premiers jours, provoqué sûrement l'insomnie.

Si l'on se demande pourquoi l'exercice musculaire actif donné à propos et suivant une méthode rationnelle peut porter au sommeil, on voit donc qu'il est impossible de se contenter de l'explication par trop sommaire qui attribue l' « envie de dormir » au besoin de réparer les forces dépensées dans l'exercice. Si c'était là l'explication, le « besoin de réparation » devrait se faire sentir plus impérieux et plus intense après de très grands efforts musculaires qu'après un travail modéré. Et nous venons de voir que c'est le contraire.

Il faut admettre que les conditions dans lesquelles se produit la tendance au sommeil, après l'exercice, sont complexes et que la contraction musculaire doit provoquer des modifications organiques de plusieurs ordres. Et d'abord le besoin de réparation à lui seul, c'est-à-dire le fait d'une dépense de force nerveuse, n'est, à coup sûr, pas la cause essentielle du sommeil, puisque le neurasthénique, qui est, par définition, un sujet auquel la force nerveuse fait défaut, est d'ordinaire tourmenté par l'insomnie. Il semble, au contraire, que, pour dormir, il faille être en possession d'une certaine somme d'énergie nerveuse *disponible*. C'est pourquoi une excitation modérée du système nerveux, en provoquant la mise en liberté d'une certaine dose d'influx nerveux, peut, en certains cas, ramener le sommeil. Ainsi agissent, vraisemblablement, l'excitation de la douche froide et aussi l'électrisation.

Ceux qui ont eu l'occasion d'étudier de près les grandes manifestations de la fatigue musculaire ont pu observer, comme moi, ce fait que les boissons excitantes, comme le café ou le thé, peuvent accidentellement favoriser le sommeil chez des hommes surmenés par le travail physique. J'ai vu des moissonneurs qui, après une journée de fatigue écrasante, ne pouvaient dormir que lorsqu'ils prenaient du café en se couchant. Les mêmes auraient passé une nuit « blanche » en temps ordinaire, s'ils avaient fait le même *extra* un jour de repos.

Ainsi il faut, pour dormir, n'être pas dénué de toute énergie nerveuse disponible. — On comprend bien le sens que nous donnons, ici, au mot « disponible ». Chacun sait que nous n'avons pas toujours la libre disposition de notre énergie « de réserve ». Le neurasthénique, en particulier, est bien loin d'avoir épuisé sa réserve de forces nerveuses quand il se sent dénué de toute énergie. Il a toujours en réserve des forces plus grandes que celles dont il paraît pouvoir disposer. Et la preuve s'en voit quand, sous l'excitation d'un événement qui l'émeut, l'intéresse ou le préoccupe, il déploie momentanément une activité, une force, une résistance tout à fait inattendues; quitte à solder cette dépense accidentelle d'énergie prise sur le fond de réserve, par un affaissement consécutif.

Une dépense imprévue de l'énergie de réserve (qui est comme le capital des forces vitales) peut réduire au minimum, pour un temps plus ou moins long, l'énergie disponible (qui en est comme le revenu quotidien). Mais, si l'on nous permet de poursuivre la comparaison, celui qui a prélevé sur le capital de réserve un très léger tribut et l'a utilisé pour se pro-

curer une nuit de sommeil, se trouve avoir fait une spécula-
tion avantageuse, puisque, au prix d'une faible dépense, il a
grossi son fond d'énergie, dont le sommeil est le suprême
réparateur.

Hâtons-nous de dire que la fonction de sommeil est beaucoup
trop complexe — et d'ailleurs trop mal connue — pour qu'il
soit permis d'en réduire les lois à la formule d'une équation
mécanique. Le sommeil peut être provoqué ou empêché par
des causes multiples, même en s'en tenant à celles que peut
faire naître l'exercice musculaire. Le travail des muscles ne
produit pas seulement des modifications *dynamiques* des
centres nerveux, mais aussi des modifications *chimiques* du
sang et des humeurs. Or, parmi ces modifications chimiques, dont quelques-unes commencent à peine à être
entrevues, il en est qui peuvent provoquer l'insomnie et il
en est d'autres qui semblent pouvoir favoriser le sommeil.
Ces modifications chimiques sont relevées par l'analyse de
l'urine, qui reflète la composition du sang.

On a trouvé dans l'urine, à la suite d'un exercice en disproportion avec la résistance du sujet ou avec son état d'accoutumance, une exagération de produits d'oxydation incomplète,
parmi lesquels prédominent les *acides*. Cette modification,
aisément appréciable par les réactifs ordinaires de la chimie,
s'observe toujours en coïncidence avec les phénomènes sub-
jectifs de la fatigue; si bien qu'il est rationnel d'établir
un rapport de cause à effet entre la formation de ces produits
du travail et les divers symptômes de la fatigue excessive
parmi lesquels se place l'insomnie.

Il est une autre modification, constatée aussi dans l'urine à
la suite du travail musculaire, mais qui serait mise en évidence avec un réactif physiologique tel qu'un animal vivant
plutôt qu'avec un réactif chimique. Cette modification du
liquide urinaire n'est peut-être pas encore définitivement
admise par tous les auteurs, mais je crois pouvoir l'invoquer

ici parce que je l'ai trouvée citée chez un auteur suffisamment autorisé, le professeur Bouchard (1). On aurait trouvé dans les urines, à la suite de l'exercice musculaire, une substance qui provoquerait le sommeil chez un animal auquel on l'injecte.

Ainsi le travail des muscles donnerait naissance à des composés multiples dont les uns auraient une action capable de provoquer le sommeil, les autres une action capable de produire l'insomnie. Ce n'est pas la première fois qu'on signale des effets antagonistes dans l'action d'une cause unique, puisque les substances chimiques élaborées par les micro-organismes représentent souvent un mélange de toxines et d'antitoxine, le vaccin à côté du virus. Quoi qu'il en soit des théories, et qu'on admette ou non celles par lesquelles on s'est efforcé d'expliquer les faits, il importe de retenir la réalité des observations pratiques. Et les choses se passent bien comme si les théories que nous venons de rappeler étaient vraies : comme si les principes qui favorisent le sommeil prédominaient dans les humeurs de l'homme qui a fait un exercice en rapport avec sa capacité de travail, et comme si ces principes soporifiques étaient annihilés par des principes d'action inverse, chez celui qui a dépassé la dose de travail que lui permet sa force musculaire ou son état d'entraînement.

Nous ne pouvons que trouver là une confirmation nouvelle de cette vérité, si féconde dans le traitement hygiénique de la Neurasthénie, à savoir que l'exercice est aussi utile au neurasthénique que la fatigue lui serait nuisible.

Reste, pour finir, à préciser encore un point des résultats de l'exercice actif et à démontrer que l'exercice *passif*, quoi qu'on en ait dit, ne doit pas être l'unique forme du mouvement chez le neurasthénique. L'exercice *actif* seul permet d'obtenir

(1) BOUCHARD, *les Auto-intoxications.*

un effet tout particulier de *réconfort moral*, que tous les observateurs ont pu voir se produire chez les malades très déprimés après un temps relativement court de traitement par le mouvement : c'est le sentiment du retour des forces.

Parmi les effets de l'entraînement, il n'en est pas de plus prompt à se manifester que l'impression de réveil des muscles. Cette impression est particulièrement accentuée chez les sujets qui n'étaient pas accoutumés à faire de l'exercice ou qui en avaient perdu l'habitude. Elle n'est pas due, à proprement parler, à la constatation raisonnée d'un accroissement des forces, car elle devance le moment où l'exercice va augmenter l'énergie des muscles dans des proportions appréciables au dynamomètre. C'est une sorte de réflexe *psychique* dont l'origine est une sensation nouvelle développée dans les fibres des muscles en travail, et qui donne au sujet comme la révélation d'une faculté dont il avait perdu conscience, la faculté de *faire effort*, c'est-à-dire de se démontrer à lui-même que toute énergie physique n'est pas déchue dans les organes.

Cette auto-suggestion réconfortante persiste, après l'exercice, par les sensations que la contraction musculaire a laissées dans tous les membres. On sait que ces sensations ne vont pas jusqu'à l'impression de lassitude, puisque le sujet doit toujours rester en deçà de l'effort qu'il pourrait faire ; elles sont juste assez accentuées pour conserver, en attendant l'exercice qui suivra, le souvenir des mouvements exécutés pendant l'exercice précédent. Beaucoup de malades, dont l'état de détresse morale était porté à l'extrême par l'impression de l'abandon complet de leurs forces, se sentent tout d'un coup remontés par ces sensations musculaires, auxquelles est toujours associée, d'une manière plus ou moins consciente, l'idée de vigueur et d'énergie. L'auto-suggestion optimiste s'accentue naturellement davantage dès qu'un accroissement réel de la force musculaire peut être constaté, soit par le dynamomètre, soit par l'augmentation du poids que peuvent vaincre et actionner les muscles. A mesure que le malade constate ces progrès, il se sent, pour ainsi dire, relevé à ses propres yeux de la déchéance physique dont il avait auparavant un sentiment exagéré.

Tout cela paraîtra peut-être subtil à ceux qui n'ont pas observé de près les neurasthéniques déprimés. Mais, en réalité, il n'est aucun homme, aussi dédaigneux fût-il de la force physique, quand il se porte bien, qui ne considère comme un événement important l'augmentation dûment constatée de son énergie musculaire, toutes les fois qu'il est pris d'une inquiétude au sujet de sa santé. Pour le neurasthénique, plus que pour tout autre malade, la preuve ou la sensation d'une augmentation de l'énergie musculaire est le plus puissant agent de suggestion optimiste qui puisse intervenir pour agir sur le moral. Or on sait combien il faut s'ingénier pour « remonter » des malades aussi rebelles à la suggestion que le sont les neurasthéniques. S'ils sont prompts à tout interpréter dans un sens pessimiste, il est très difficile, par contre, de les raisonner pour déraciner leurs idées noires et leur persuader qu'ils sont curables ou qu'ils vont mieux. La suggestion gratuite, celle qui ne repose que sur une affirmation sans preuves, ne produit jamais d'effet sur eux — contrairement à ce qu'on observe sur d'autres « nerveux », tels que les hystériques. — Leurs suggestions ont toujours leur point de départ dans leurs sensations intimes, qu'ils interprètent dans le sens le plus alarmant.

C'est pourquoi il n'était pas sans intérêt d'insister sur les heureux effets des sensations musculaires provoquées par l'exercice, mais, répétons-le encore, par l'exercice modéré seulement, car les sensations de fatigue provoquent immédiatement, outre l'affaissement physique constaté chez les autres malades, un véritable délabrement moral chez ceux-là.

CHAPITRE XX

Nous avons eu précédemment, à plusieurs reprises, l'occasion d'étudier l'indication des mouvements méthodiques dans le traitement de diverses affections où l'élément *douleur* prédomine. Pour éviter des redites, nous renverrons le lecteur aux chapitres où est exposé le rôle de la Mécanothérapie dans ces maladies : notamment au chapitre des *Affections des voies digestives* et à celui des *Impotents*, au paragraphe intitulé l'*Impotence douloureuse* (voir p. 160 et p. 317).

Ici, nous n'avons qu'à récapituler brièvement les indications déjà formulées, à les résumer et à les compléter sur certains points.

Dans les affections des troncs et filets nerveux, telles que les *névrites*, les *névralgies*, l'exercice doit être recherché surtout pour son action mécanique. On l'emploie le plus souvent en pareil cas sous la forme du massage : massage par friction, par effleurage, par pression et surtout par trépidation. Nous savons que les effets du massage peuvent s'obtenir, soit avec la main, soit à l'aide de diverses machines. C'est surtout dans le massage des nerfs qu'on utilise les appareils vibratoires dont nous avons déjà parlé au chapitre du *Massage*, et à l'aide desquels on peut localiser l'action des vibrations avec beaucoup de précision et agir sur des nerfs profonds qui seraient peu accessibles à la main.

Les mouvements passifs ont aussi leur indication formelle dans toutes les affections douloureuses des nerfs. Le but de leur emploi est presque toujours de faire subir aux nerfs malades une sorte d'*élongation* analogue à celle qu'on obtient à l'aide d'une opération chirurgicale; mais, ici, l'élongation est lente et progressive.

Nous citerons comme type du traitement des névralgies par le mouvement passif le procédé employé en Suède pour guérir la *sciatique*. — On voit dans une des salles de l'Institut central de gymnastique, à Stockholm, une longue poutre obliquement étendue de façon à toucher le sol par une de ses extrémités, pendant que l'autre est fixée au mur à une hauteur d'environ 2 mètres, la direction de cette poutre représentant celle d'un plan incliné de pente très douce. Voici comment on utilise cet appareil, qui est, comme on voit, d'une simplicité rustique. Le malade se place debout, faisant face à la poutre, et soutenu au besoin par un aide, puis il porte en avant sa jambe bien tendue et place le talon du pied sur la poutre, au point le plus élevé que la douleur lui permette d'atteindre. Le médecin saisit alors la jambe et la pousse très doucement, et très lentement, dans la direction ascendante du plan incliné. On gagne aisément ainsi quelques centimètres, et on laisse le membre en place durant quelques minutes. Le lendemain, l'exercice est repris et l'on remet le pied sur le point où il s'était arrêté la veille, pour s'efforcer, en procédant toujours avec les mêmes ménagements, de gagner encore un certain espace en montant. On réussit, de cette façon, à élever chaque jour un peu plus haut le membre malade, et l'on finit par obtenir, en moyenne au bout de quinze à vingt jours, une amplitude à peu près normale du mouvement. On obtient du même coup la cessation des douleurs et le retour des mouvements actifs.

Il n'est pas difficile de comprendre que l'effet de ce moyen gymnastique s'explique par l'*élongation du nerf*, absolument comme la guérison qu'obtiennent les chirurgiens en tirant fortement, à l'aide d'un crochet mousse, sur le nerf sciatique préalablement mis à nu. Mais, ici, l'élongation est lente, douce et progressive, et donne des résultats plus durables que l'élongation chirurgicale, sans exposer le malade aux mêmes dangers.

Ce procédé un peu primitif de la « poutre suédoise » est remplacé, en Mécanothérapie, par des exercices de même effet, mais d'emploi infiniment plus méthodique. Plusieurs appareils conviennent pour faire l'élongation progressive du nerf douloureux. Le mouvement de flexion forcée de la cuisse se produit passivement avec l'appareil B². Le malade, étant couché sur le dos, engage le pied dans la boucle de la courroie qui sert à actionner le contrepoids et, laissant la jambe étendue, s'abandonne à la traction du contrepoids. Le membre inférieur, dans sa totalité, est ainsi relevé dans la flexion jusqu'au point où le mouvement devient trop douloureux. Le malade, quand la flexion devient douloureuse, la fait cesser en tirant sur la courroie par un mouvement d'extension active qui fait remonter le poids. Chaque jour, à mesure que l'amélioration s'accentue, le patient augmente ainsi progressivement l'amplitude du mouvement et, par suite, l'énergie de l'élongation du nerf sciatique.

Le même appareil peut servir à provoquer l'*extension* passive forcée au lieu de la flexion. Il suffit que le patient s'y place à plat ventre au lieu de s'y *coucher* sur le dos. On obtient alors des effets d'élongation passive sur le filet et le tronc du nerf crural.

Les autres nerfs peuvent être aussi soumis aux mêmes effets d'élongation, par l'utilisation de la phase passive de divers mouvements méthodiques, avec les appareils appropriés au membre douloureux. — On aura toujours soin de veiller à ce que la période active du mouvement ne soit pas exécutée par les groupes musculaires auxquels se distribuent les rameaux du nerf malade.

CHAPITRE XXI

TRAITEMENT « MÉCANIQUE » DES PARALYSIES

Ici, comme au chapitre précédent, nous ne ferons que rappeler sommairement les indications déjà exposées avec plus de détails au cours de ce livre.

C'est au chapitre des *Impotents* et plus spécialement au paragraphe de l'*Impotence paralytique* qu'on trouvera l'exposé du traitement dont ce court chapitre n'est qu'un résumé (voir p. 320).

Les effets *fonctionnels* de l'exercice, c'est-à-dire ceux qui ont pour résultat de solliciter le fonctionnement des éléments nerveux, ont leur indication dans les paralysies dues à des affections organiques ou à des névroses sans lésions d'organe. Il va de soi que l'efficacité du traitement sera plus grande dans les troubles purement fonctionnels et sans lésions. Toutefois, il ne faut pas oublier que, même en cas d'altération organique, *la fonction peut toujours améliorer l'organe* et développer la capacité fonctionnelle qui lui reste, aussi faible soit-elle. Il faut se rappeler, de plus, que les lésions d'organes ne détruisent presque jamais tous les éléments susceptibles d'entrer en fonction; et l'observation des faits prouve, du reste, que des suppléances fonctionnelles s'établissent souvent d'une région à l'autre, aussi bien dans les centres nerveux que dans les autres appareils organiques.

Pour ces raisons, les *hémiplégiques* et les *paraplégiques* pourront toujours gagner quelque chose à « exercer » leurs cellules motrices cérébrales ou médullaires, en exécutant chaque jour tous les mouvements actifs que leur permet la maladie. Presque toujours, en sollicitant méthodiquement et avec persistance des efforts volontaires dans un membre en apparence dépourvu de toute motilité, on finit par y voir apparaître quelques mouvements et à plus forte raison réussit-on à augmenter l'étendue et l'énergie des mouvements quand ceux-ci ont en partie persisté.

Nous avons dit, enfin, au chapitre des *Impotents*, que la perte apparente des mouvements est presque toujours plus considérable que ne le comporterait la lésion des centres nerveux. Nous savons que, dans l'immense majorité des cas d'*hémiplégie*, de *paralysie infantile*, aussi bien que dans les *névrites périphériques*, les troubles de motilité directement produits par la lésion sont considérablement exagérés par des troubles secondaires de la circulation et de la nutrition, tels que les œdèmes, les atrophies musculaires, les raideurs articulaires, etc., sur lesquels le traitement mécanique a une action incontestée. Enfin, là encore, on a à combattre les troubles de coordination consécutifs au défaut de pratique des mouvements. La *rééducation motrice* doit intervenir comme élément curatif.

CHAPITRE XXII

LES TROUBLES DE LA COORDINATION MOTRICE

Traitement « mécanique » de la Chorée. — Traitement « mécanique » du Tabes.
Traitement « mécanique » de la Paralysie agitante.

Traitement « mécanique » de la Chorée.

A l'hôpital des Enfants malades, dès l'année 1854, de nombreuses guérisons avaient déjà été obtenues dans des cas de chorées anormales ou rebelles par Laisné, qui était attaché au service du professeur Blache, comme maître de gymnastique médicale.

On va voir combien le traitement de Laisné, qui demeure encore aujourd'hui le plus rationnel, est simplifié par les procédés de la Mécanothérapie.

Dans la Chorée simple, quand l'enfant reste, dans une certaine mesure, maître de ses mouvements, Laisné employait des exercices « du plancher » simples et bien rythmés, tirés de la Gymnastique française. Ces mouvements, exécutés au commandement, constituent pour les centres nerveux une sorte de discipline à laquelle peu à peu les membres obéissent, et la volonté reprend ainsi graduellement son empire sur les muscles.

Dans les cas graves où le désordre des mouvements est complet et où l'enfant est impuissant à maîtriser dans la plus petite mesure l'agitation incohérente de ses membres, voici comment procédait Laisné : pendant les quatre ou cinq premiers jours, il se bornait à faire un massage général de tous les muscles. Vers le sixième jour intervenaient des mouvements passifs ; les membres agités de mouvements involontaires étaient d'abord maintenus immobiles pendant quelques minutes, puis on leur communiquait méthodiquement en tous sens des mouvements *passifs* très rythmés. Quand l'agitation excessive et les mouvements involontaires commençaient à se calmer, on passait aux mouvements *actifs* exécutés *en mesure*.

« Les exercices passifs, dit le professeur Blache au sujet de cette forme de traitement de la Chorée, ont une action remarquable. Au début, la volonté du patient n'intervient pas dans le mouvement, ou même le contrarie. Puis, peu à peu, on sent que les muscles utiles prennent l'habitude de s'y associer, par une tentative que l'opérateur constate aisément. La volonté n'avait qu'un faible empire sur le système musculaire ; peu à peu elle semble le reprendre, et c'est alors que graduellement les mouvements anormaux diminuent de fréquence et d'intensité (1). »

Il est facile de comprendre combien l'emploi des machines donne de précision aux procédés de mouvements actifs et passifs préconisés par Blache, et dont Laisné faisait l'application manuelle.

En premier lieu, chez les sujets gravement atteints, il n'est aucun procédé de massage manuel qui égale la *trépidation* mécanique, pour ramener le calme dans le système nerveux. Puis, quand il s'agit d'appliquer les mouvements passifs, les appareils E² et E³, pour les mains, B¹¹ et B¹² pour

____

(1) BLACHE, Traitement de la chorée infantile (*Gazette hebdomadaire*, 1864).

les pieds, E' pour la jambe et la cuisse, E' pour le tronc, etc.,
donnent, outre la garantie d'une correction parfaite, celle
d'un *rythme* constamment le même. Or le rythme est un
puissant adjuvant de la rééducation des mouvements.

Enfin, quand il s'agit de l'exécution des mouvements
actifs, on comprend aussi la supériorité des machines avec
lesquelles le déplacement des membres exercés ne peut se
faire que dans un sens unique, grâce à la rigidité des leviers.
La forme du mouvement sera forcément correcte, puisqu'elle
est, en quelque sorte, *moulée* par l'appareil.

Le Traitement « mécanique » du Tabes.

L'*Ataxie locomotrice* ou *Tabes* est le type des maladies par
troubles de la coordination motrice. On sait que dans cette
maladie la force des muscles est à peu près intacte ; mais l'har-
monie de leur action est détruite : le malade peut faire des
mouvements aussi énergiques qu'un homme sain, mais il ne
peut donner à ces mouvements ni précision ni pondération.

Outre ces symptômes d'*incoordination motrice*, le tabétique
présente des symptômes *douloureux*. On connaît la terrible
intensité des *douleurs fulgurantes* de l'Ataxie. On observe, en
outre, beaucoup d'autres douleurs, des névralgies de tout siège,
sciatiques, *gastralgies*, etc.

Le traitement institué contre l'Ataxie locomotrice vise ces
deux groupes de symptômes, les troubles de la sensibilité et
les troubles de la motilité. Et pour cette double action thérapeutique, la Mécanothérapie offre au médecin des ressources
plus variées et des moyens plus précis qu'aucune autre
méthode.

Traitement des douleurs tabétiques. — Contre les symptômes douloureux du Tabes, on a employé des moyens méca-

niques, dont le plus célèbre est la suspension du patient par la tête, dans le but de produire l'élongation de la moelle épinière. On sait quelle vogue a eue la *pendaison* dans le traitement de l'Ataxie et les services très réels qu'elle a rendus. Mais on sait aussi les accidents qui en ont fait abandonner la pratique, accidents parmi lesquels on a relevé quelques cas de mort. Il reste admis, toutefois, par tous les auteurs, que l'élongation de la moelle épinière, de la queue de cheval et des troncs sciatiques, a pu, chez un très grand nombre de tabétiques, calmer les douleurs fulgurantes et les névralgies, et même améliorer la marche et faire disparaître les troubles de la vessie et du rectum.

Il s'agirait donc de conserver les bénéfices de l'élongation en se mettant à l'abri des accidents qui l'ont trop souvent suivie. Dans ce but, divers auteurs ont imaginé différents procédés moins primitifs et moins brutaux que la pendaison. Il faut citer le procédé de Bonuzzi qui aboutit à la flexion forcée des jambes (1). Le malade étant couché sur une chaise longue, le médecin lui fléchit fortement les cuisses, la jambe restant tendue, s'efforçant de porter les pieds le plus près possible de la figure. Après Bonuzzi, le docteur Blondel proposait une sorte de sangle à l'aide de laquelle on embrassait à la fois le derrière des épaules et le pli du jarret, le malade étant couché sur un lit. On serrait la sangle qui provoquait ainsi la flexion forcée des membres inférieurs jusqu'au degré supportable, et on laissait le patient pendant cinq minutes dans cette position incommode. Enfin, les docteurs Chipault et Gilles de la Tourette ont modifié le procédé de Blondel en cherchant à produire la flexion forcée du tronc sur les cuisses, au lieu de la flexion des cuisses sur le tronc.

L'élongation produite à l'aide de ces procédés plus doux a produit à peu près les mêmes résultats que la pendaison,

---

(1) Bonuzzi, *Flezzione forzatta delle gambe*, 1889.

sans présenter les mêmes risques d'accidents. Toutefois, ces attitudes de flexion forcée sont difficiles à appliquer à certains sujets dépourvus de toute souplesse des articulations ou atteints d'obésité abdominale. Elles seraient même dangereuses pour les cardiaques, car elles provoquent des compressions du cœur et des gros vaisseaux, comme le ferait l'effort thoraco-abdominal, dont nous avons exposé les dangers dans tous les troubles de la circulation sanguine.

Les procédés de douceur devront donc avoir la préférence sur tous ces moyens entachés d'une brutalité qui les rend, sinon dangereux, au moins pénibles et rebutants. On en trouvera, dans la Mécanothérapie, qui permettront d'obtenir sans danger, sans douleur et sans gêne, tous les bénéfices de l'élongation, mais de l'élongation *lente* et *progressive.*

En premier lieu, la pendaison verticale pourra être remplacée par la *suspension oblique* sur un plan incliné, d'inclinaison progressivement augmentée. On pourra utiliser à cet effet les appareils que nous avons décrits en parlant du traitement orthopédique, par exemple K^1 et K^3 (voir p. 385, fig. 45 et p. 387, fig. 47).

Mais il est préférable, au lieu des procédés d'élongation *statique,* d'avoir recours à l'élongation par les mouvements passifs d'amplitude progressive. Nous avons déjà exposé, en parlant du traitement de la sciatique (1), le mode d'emploi de l'appareil B^2, utilisé dans la phase *passive* du mouvement. On pourra l'appliquer aux douleurs sciatiques du tabes. On emploiera encore l'appareil C^3, où le malade est étendu dans le decubitus dorsal et qui sert d'ordinaire à l'exercice actif des muscles extenseurs du dos; mais on l'utilisera chez les ataxiques, dans la phase *passive* du mouvement. Une sangle enveloppe d'une part les épaules et le dos et s'enroule d'autre part sur une poulie. Un plateau chargé de poids est fixé à son

(1) Voir page 445.

extrémité et fait résistance au mouvement d'extension du dos : au moment de la phase passive du mouvement, c'est-à-dire quand le poids descend, cet appareil est un excellent moyen de provoquer la *flexion forcée du tronc*, les jambes restant dans la position horizontale. Il présente l'avantage de permettre une graduation méthodique, car l'intensité de la force qui fléchira le tronc est subordonnée à la charge du plateau qu'on peut faire varier à volonté. Ici, la phase active du mouvement devra être évitée au patient, ce qui est facile en faisant soulever le poids par un aide.

Un autre appareil, le même qui sert à la respiration passive, l'appareil E⁶, peut être employé chez les ataxiques comme moyen méthodique et gradué d'élongation de la moelle. Nous avons déjà décrit cet appareil (voir p. 252). Il importe de dire que, le siège en étant mobile de haut en bas pour s'adapter à toutes les tailles, il suffira de le disposer à la taille d'un sujet *plus grand* que le patient pour en obtenir une extension de la colonne vertébrale aussi énergique qu'on voudra : les fourches qui soulèvent de bas en haut le moignon des épaules faisant l'extension forcée du rachis, pendant que le poids du corps fait la contre-extension. Ce mouvement, qui provoque l'inspiration profonde, se renouvelle dix fois par minute.

Rééducation des mouvements. — Il est aujourd'hui démontré que l'incoordination des mouvements chez les tabétiques ne vient pas uniquement, comme on l'avait dit, de la perte de la sensibilité. Les lésions de l'Ataxie locomotrice attaquent les cordons sensitifs de la moelle épinière. On en avait conclu que, la sensibilité des muscles et de la peau ayant disparu, le malade, qui n'a plus le contrôle des impressions sensitives, à chaque déplacement de telle ou telle partie du corps, perdait la notion exacte de la position de ses membres aux différents temps des mouvements et, pour cette raison, ne pouvait les diriger avec précision. Mais les résultats du traitement ont montré que les ataxiques pouvaient recouvrer en totalité ou en partie leur faculté de coordination, *sans que la sensibilité de la peau et des muscles fût revenue*. Il a donc fallu conclure que les facultés de coordination abolies par le Tabes ont leur siège ailleurs que dans les impressions sensitives. Ces facultés siègent sans aucun doute dans les centres nerveux, et sont de nature autant *psychique* que physiologique.

Toujours est-il qu'en pratique, les choses se passent, pour les ataxiques qui ont perdu la faculté de coordonner les actes musculaires les plus simples, comme elles se passent chez l'homme qui a désappris un exercice difficile, tel que l'escrime ou le piano, et auquel une nouvelle éducation peut rendre la précision de la main ou des doigts.

Le professeur Leyden, d'abord, puis Fraenkel ont attaché leur nom à un procédé de traitement qu'on a appelé la *rééducation* des mouvements. Ce procédé est basé sur l'idée que, dans l'Ataxie locomotrice, — aussi bien du reste que dans d'autres maladies des centres nerveux, — les éléments anatomiques nécessaires à l'exécution correcte des mouvements ne sont pas détruits en totalité par le processus morbide ; que beaucoup d'entre eux sont restés intacts au milieu de ceux que la maladie a atteints ; que beaucoup d'autres ne sont atteints que partiellement et peuvent, par la stimulation que leur donne un fonctionnement répété, recouvrer des propriétés vitales disparues. Il ne faut pas oublier, en outre, que dans l'Ataxie aussi bien que dans les autres troubles des fonctions locomotrices, les difficultés du mouvement ne sont pas seulement le fait de la maladie, mais aussi le fait de l'inaction et du mauvais état de la nutrition qui en résulte. Ce sont les considérations que nous avons longuement développées au chapitre des *Impotents*.

Il s'agit donc, chez l'ataxique, outre le résultat qu'on vise du côté des lésions matérielles par l'emploi de l'élongation progressive, de chercher à en atteindre un autre du côté des troubles fonctionnels, en mettant en jeu d'une manière méthodique les facultés de coordination, dont les organes, encore mal connus, ne sont pas irrémédiablement atteints.

La rééducation des mouvements doit se faire, logiquement, *comme une première éducation*. Il faudra s'y prendre pour faire marcher un ataxique, comme s'il n'avait jamais marché ; il faudra surtout ne pas oublier que, s'il marche mal, ce n'est pas par défaut de force, mais par manque d'habileté à utiliser la force qu'il a. Les exercices de force devront donc être proscrits, mais on devra s'appliquer à faire exécuter les mouvements avec précision. Pour cela, il faudra, dans les commencements, descendre aux mouvements les plus élémentaires, décomposer les actes musculaires compliqués en leurs éléments les plus simples pour les faire « répéter », comme le pianiste novice répète ses gammes. Puis, peu à peu, on passera à des mouvements plus complexes et enfin à des mouvements de précision.

Certains auteurs — et même le plus grand nombre — semblent avoir méconnu l'utilité de la *décomposition des actes musculaires* pour faire la rééducation des mouvements. Il est pourtant essentiel, si l'on veut réussir vite, de s'attarder un peu dans la partie élémentaire de cette « leçon » qui s'adresse à des écoliers si mal doués pour apprendre. Avant d'appliquer, par exemple, des exercices aussi complexes que la marche, il faudra faire exécuter correctement chacun des mouvements qui la composent et l'on oublie souvent combien ces mouvements élémentaires sont nombreux. Bien plus, avant de demander un mouvement *voulu*, aussi élémentaire soit-il, il sera bon d'en rappeler au sujet la forme correcte, et, pour cela, rien ne vaut l'application préalable du mouvement *passif*. Nous l'avons déjà dit, le mouvement passif *suggère* l'idée d'un mouvement actif de même forme. *Or l'éducation n'est qu'un mode d'emploi de la suggestion.*

En pratique, on procédera donc, pour la rééducation des mouvements, de la manière suivante: dans les premières séances, on provoquera successivement un mouvement *passif* non d'un membre tout entier, mais d'un segment de ce membre, surtout des extrémités, pied ou main, avant-bras ou bras; aussitôt après, et pendant que le sujet est encore sous l'impression de ce mouvement, on lui demandera un mouvement *actif* de même forme. Puis on passera graduellement à des mouvements qui intéressent simultanément deux, puis trois segments du membre. On y ajoutera ensuite des mouvements du tronc, du bassin, du cou, dans le sens de la flexion, de l'extension, de la latéralité.

Une préoccupation constante doit guider le médecin dans l'emploi des mouvements actifs, celle de ne pas fatiguer le malade.

Il est inutile, nous l'avons dit, de viser ici le développement de la force musculaire, qui est intacte. Il serait dangereux, d'autre part, de provoquer de la fatigue chez les ataxiques, qui réagissent, en présence du travail musculaire, à la manière des neurasthéniques; c'est-à-dire qui présentent avec exagération les phénomènes de la dépression nerveuse et du surmenage.

On sait que les ataxiques, au début, présentent souvent une phase de troubles nerveux généraux qui rappelle le tableau de la Neurasthénie. Plus tard, quand l'Ataxie est confirmée, les sensations musculaires s'émoussent au point que l'impression immédiate de fatigue n'est pas ressentie. Un avertissement utile se trouve ainsi supprimé et, si le dosage du travail musculaire n'est pas d'avance prudemment établi, la dépression consécutive peut être désastreuse. C'est cette absence de « contrôle par les sensations » qui permet aux ataxiques de se surmener inconsciemment quand on les abandonne à eux-mêmes, et c'est de là qu'est venue la pratique, utile pour un grand nombre de ces malades, du traitement par le séjour prolongé au lit.

Ce qui importe pour les ataxiques dont on veut rééduquer les mouvements, ce n'est donc pas de demander beaucoup de travail aux muscles, c'est d'assurer la correction des mouvements. Mais, là encore, on peut surmener dangereusement le malade si on lui demande d'emblée des mouvements composés et précis, même quand ces mouvements ne représentent qu'une dépense insignifiante de force musculaire. C'est là un point du traitement qui ne semble pas avoir été suffisamment compris de ceux mêmes qui se sont faits les apôtres de la rééducation des ataxiques. On oublie trop que les mouvements précis ne s'exécutent pas seulement avec les muscles, mais aussi avec les centres nerveux, c'est-à-dire, justement, avec les organes qu'il importe le plus de ne pas surmener chez les ataxiques. On risque peut-être plus de le jeter dans le surmenage en lui demandant un effort excessif d'*application*, tel que l'exige un mouvement très précis, qu'en lui faisant faire un travail musculaire trop intense ; car on peut mesurer l'effort musculaire, tandis que la mesure d'un effort d'application nous échappe absolument.

Quoi qu'il en soit, j'ai vu des malades abandonner le traitement de Fraenkel à cause de la fatigue nerveuse extrême que leur causaient les tentatives quotidiennes faites pour marcher correctement le long d'une raie droite, pour toucher de la main, sans tâtonnement, un point en relief sur une surface plane, etc. Ce ne sont point là, cependant, des exercices de force ; mais ce sont des mouvements encore trop compliqués pour l'ataxique. On ne devrait y arriver qu'après une période plus ou moins longue de mouvements élémentaires, faciles, automatiques même, où le malade serait constamment secouru dans son effort de coordination. — Pour cela, aucun procédé ne vaut la Mécanothérapie, dont chaque appareil construit en vue d'un mouvement spécial est, pour ainsi dire, un moule, où chaque mouvement se produit avec une forme impeccable.

Ce n'est donc qu'après une longue période de décomposition des mouvements que l'ataxique devra être soumis à des exercices qui synthétisent et reconstituent les actes musculaires usuels de la vie comme la marche, ou à des exercices demandant une certaine adresse, comme la préhension ou le déplacement des petits objets, et même les mouvements « du plastron » en escrime — mouvements qui devront se faire « de pied ferme » pour éviter la fatigue et aussi pour éviter les chutes.

Telle sera la direction à donner de la rééducation des mouvements par les procédés de la Mécanothérapie. On utilisera encore, dans chaque séance, outre les mouvements actifs et passifs comme nous venons de le dire, outre les effets mécaniques d'élongation progressive par les appareils sus-indiqués, les effets du massage au moyen des appareils de frictions, de tapotement et surtout de *vibrations*.

On sait l'importance que donnait Charcot aux effets de la trépidation dans le traitement du Tabes. Avec le grand vibrateur de Zander, on portera à volonté l'effet des trépidations sur telle ou telle partie du corps, l'estomac, la vessie, la région dorsale, les jambes, etc., ou bien sur la totalité du corps en faisant asseoir le malade sur la banquette trépidante.

Traitement « mécanique » de la Paralysie agitante.

La *Paralysie agitante*, ou maladie de Parkinson, est caractérisé par trois symptômes prédominants : 1° tremblement ; 2° contractures et raideurs musculaires ; 3° lenteur des fonctions excito-motrices volontaires.

Trois indications se présentent donc : calmer les symptômes choréiques; assouplir les muscles; rendre ceux-ci plus prompts à obéir aux ordres de la volonté. La Mécanothérapie a pu satisfaire — au moins dans la mesure d'un important palliatif — à ces trois indications.

Le tremblement et la raideur musculaire devront être combattus par les mouvements passifs rythmés et par le massage mécanique. La meilleure forme de massage sera ici la trépidation partielle et même totale. Nous savons les ressources qu'offre, pour l'application des effets de trépidation, le grand vibrateur (F¹) de Zander, d'où procède le fameux « fauteuil trépidant » de Charcot. Les oscillations de moindre fréquence et de plus grande amplitude, telles qu'on les obtient avec l'appareil F², qui imite le trot du cheval (voir fig. 8, p. 34), peuvent rendre aussi les plus grands services.

L'effet thérapeutique des trépidations sur les troubles fonctionnels de la paralysie agitante est aujourd'hui universellement reconnu. Une observation entre mille mérite d'être rapportée ici, à ce sujet, en raison de l'autorité de son auteur, le professeur Bouchard, qui m'en a fait part. Elle est intéressante, surtout, en ce qu'elle prouve, non seulement l'innocuité, mais aussi l'efficacité d'un certain degré d'énergie dans l'application des mouvements de trépidation aux malades atteints de paralysie agitante.

Un riche fermier, atteint de maladie de Parkinson, avait remarqué qu'à la suite de ses promenades en voiture, les troubles musculaires, tremblement, raideur et difficulté de commencer le mouvement, semblaient toujours s'amender beaucoup. N'ayant pour véhicule qu'un grossier char à bancs sans ressorts, il pensa qu'un moyen de transport plus confortable, en lui évitant de durs cahots, devrait rendre le remède plus efficace, et il se fit construire une voiture aussi douce que possible. Mais il eut la déception de constater que ce véhicule, trop bien suspendu, ne lui donnait pas le même soulagement que l'autre plus primitif, où il était si fortement secoué. Reconnaissant que les secousses mêmes dont il avait voulu se garantir étaient les véritables agents de l'amélioration obtenue dans ses promenades, il revint au char à bancs et à ses trépidations plus énergiques, et y retrouva le soulagement que la voiture trop douce n'avait pas pu lui donner.

Les trépidations locales sont utiles pour calmer les symptômes douloureux si fréquents dans la maladie de Parkinson; soit que ces symptômes relèvent de névralgies et de névrites, soit qu'ils se rattachent aux contractures musculaires.

Les difficultés du mouvement volontaire dans cette maladie se rattachent en partie à la raideur des muscles contracturés, en partie à des troubles de la coordination centrale. La raideur par spasme musculaire est un des symptômes qui créent la physionomie caractéristique de la maladie. Les muscles semblent comme « figés ». Le malade se meut tout d'une pièce et sa physionomie présente une expression particulière d'impassibilité, due à l'immobilité de la face dont les muscles raidis ont peine à se prêter à l'expression des idées et des sentiments.

Au point de vue de la coordination des mouvements volontaires, le symptôme saillant est la lenteur de l'impulsion initiale donnée par la volonté aux muscles. Le malade éprouve une peine énorme à faire le premier acte d'une série, par exemple le premier pas de la marche. Une fois l'impulsion donnée, la série de mouvements continue en quelque sorte automatiquement et sans trop de peine. Tel malade qui n'a pu se lever seul de son siège et qui n'a pu faire ses deux ou trois premiers pas qu'au prix de pénibles efforts, d'hésitations, de tâtonnements, pourra fournir, une fois « lancé », cinq ou six kilomètres à bonne allure.

Ici l'indication sera de rendre à la volonté, par l'exercice, le pouvoir d'obtenir du muscle une obéissance plus prompte. On y parviendra en variant la forme des mouvements plutôt qu'en prolongeant l'exercice, puisqu'il s'agit d'obtenir de chaque groupe musculaire un « démarrage » plus prompt et plus précis, et non de donner de la force de résistance aux muscles qui n'en manquent pas.

Il est, justement, dans la pratique habituelle de la Mécanothérapie de faire exécuter, à chaque séance de traitement, dix à douze mouvements différents qui mettent en œuvre successivement, chacun dix ou quinze fois de suite, les divers groupes musculaires des bras, des jambes, du tronc et du cou.

On doit veiller à ce que ces exercices soient extrêmement doux, c'est-à-dire à ce que le poids de résistance soit considérablement inférieur à la force des muscles. Il s'agit, nous le répétons, de rendre les muscles plus dociles et plus prompts à obéir à la volonté, et, pour cela, il ne faut pas lui imposer un effort qui serait une entrave. En outre, tout effort musculaire énergique tend, chez un malade, à exagérer la raideur, non seulement dans les muscles actionnés, mais aussi dans les groupes voisins ou éloignés, en y provoquant des réflexes de contracture.

Enfin on n'oubliera pas que le *rythme* est un adjuvant puissant de l'effet des mouvements, au point de vue de la rééducation motrice. Les mouvements actifs devront donc être exécutés en suivant une mesure parfaitement isochrone. Quant aux mouvements passifs, ils sont communiqués, dans le système Zander, par des machines, et, par conséquent, aussi bien rythmés que ceux d'un métronome.

CHAPITRE XXIII

TRAITEMENT DE LA FAIBLESSE INTELLECTUELLE

Certaines facultés *psychiques* qui ne semblent nullement, au premier abord, solidaires de l'appareil locomoteur, sont susceptibles pourtant de recevoir un certain degré d'éducation par le fait de l'exercice des muscles. Nous l'avons montré pour la volonté.

Il n'est pas jusqu'aux *facultés intellectuelles* elles-mêmes qui ne puissent être favorablement influencées et, dans une certaine mesure, développées par l'exercice musculaire, car elles interviennent pour une large part dans l'exécution des mouvements volontaires. Tout mouvemement doit être *coordonné* par le cerveau avant d'être exécuté par les muscles. Cette préparation, aussi rapide soit-elle, ne fait jamais défaut; elle est le préliminaire nécessaire de l'action et constitue un véritable acte psychique fort complexe. S'agit-il, par exemple, de lancer une pierre en cherchant à toucher un but, il nous faut faire intervenir d'abord la *mémoire* qui nous rappelle quels muscles sont aptes à exécuter le mouvement, la *sensibilité* qui, sous forme de « sens musculaire », nous renseigne exactement sur le degré d'effort développé par les muscles, et enfin le *jugement* qui détermine si la part respective que vont prendre au mouvement les groupes antagonistes actionnés est bien telle qu'il faut pour lancer le projectile, avec la vitesse voulue et suivant la direction du point visé.

Pour les actes usuels dont nous avons l'habitude, le travail psychique passe inaperçu, et la coordination du mouvement semble tout à fait automatique ; — pas plus automatique, toutefois, que telle opération intellectuelle passée à l'état d'habitude, comme le fait de débiter une tirade apprise par cœur. Mais plus l'acte musculaire est nouveau pour le sujet, plus devient apparente l'intervention des facultés psychiques dans son exécution.

Dans l'apprentissage des mouvements difficiles, le travail du cerveau devient évident pour l'observateur le moins attentif. Qui ne s'est surpris, dans l'impatience d'apprendre plus vite un exercice nouveau, à en répéter les mouvements « dans sa tête » ? Tel fanatique d'escrime, qui suit son chemin sans voir personne et semble absorbé dans de profondes méditations, repasse dans sa tête toutes les péripéties d'un assaut ; quand vous le voyez relever tout d'un coup sa canne en dessinant un rapide « contre de quatre », c'est la « finale » d'une phrase d'épée dont ses cellules cérébrales suivent depuis un instant toutes les péripéties, sans autre manifestation extérieure que ce mouvement qui lui a échappé.

L'exercice, si l'on en choisit bien la forme, peut donc devenir un moyen d'éducation non seulement physique, mais intellectuelle. Et c'est pour les raisons physiologiques déduites plus haut qu'on a pu en faire un moyen de traitement chez les enfants arriérés ou idiots. Le fait est connu, mais on ne lui a pas donné, à notre avis, son interprétation véritable. On a pensé seulement au vieil adage : *mens sana in corpore sano*, et l'on a attribué à l'amélioration de la santé par l'exercice le développement de certaines aptitudes psychiques (1). Sans

(1) Dʳ WEY, *American Journal of Insanity*, janvier 1891.

nier cette action générale tonique, qui retentit sur l'esprit, il ne faut pas oublier que bien des hommes de la plus chétive santé sont d'une intelligence supérieure, et que bien des idiots n'auraient rien à gagner en fortifiant leur constitution qui peut être athlétique.

En réalité, dans l'immense majorité des cas, l'exercice physique agit sur le cerveau parce qu'il se double d'un véritable *travail intellectuel*. Si bien qu'on peut faire l'éducation de la cellule nerveuse, en exerçant la fibre musculaire, chez tous les enfants trop faibles d'esprit pour qu'on puisse tenter de les soumettre directement à des travaux scolaires.

Une conclusion se dégage de cette distinction que nous cherchons à faire dans les résultats du travail musculaire, c'est l'importance du choix de l'exercice. Si l'on applique l'exercice à des enfants arriérés dans l'espoir de développer leurs facultés psychiques, il est absolument nécessaire de leur demander, non des exercices de force ou de vitesse, mais des exercices où la précision des mouvements tienne une grande place, des exercices demandant un travail de coordination d'une difficulté progressivement croissante.

Mais c'est là une première difficulté, car on sait que la plupart des enfants arriérés ou idiots sont aussi malhabiles à faire des mouvements qu'à former des idées. La faculté physique que nous appelons *adresse* ne va guère sans une certaine « vivacité d'esprit » qui est l'opposé de l'état du cerveau chez ces malades. Pour eux, les exercices de précision présentent le plus souvent des difficultés insurmontables qui les rebutent. Je ne sais pas si l'on réussirait jamais à leur faire apprendre l'escrime. Il leur faut des exercices plus élémentaires, qui soient comme l'A. B. C du mouvement. Leur véritable méthode d'éducation physique sera donc la Mécanothérapie, où chaque acte musculaire est décomposé en ses éléments les plus simples, et où chaque membre est guidé par la forme même de l'appareil. Cette méthode permettra à l'enfant d'*épeler*, en quelque sorte, les premiers mouvements qu'on lui fera faire et de s'élever, peu à peu, à des exercices plus difficiles, à mesure que cette éducation aura développé ses facultés de coordination.

C'est ainsi qu'on arrivera peu à peu, en faisant l'éducation des muscles, à faire, dans la mesure du possible, l'éducation du cerveau.

TABLE DES MATIÈRES

PRÉFACE... I

PREMIÈRE PARTIE

LES MOYENS D'ACTION

CHAPITRE PREMIER. — **Principes et procédés de la Mécano-thérapie**.. I
    Procédés de la gymnastique suédoise manuelle.......... 11
    Procédés de la Mécanothérapie............................ 18

CHAPITRE II. — **L'arsenal de la Mécanothérapie.**
    Appareils à mouvements actifs............................ 24
    Appareils à mouvements passifs........................... 30
    Appareils d'orthopédie.................................... 37

CHAPITRE III. — **L'effet thérapeutique des appareils**........ 40
    Effets des appareils à mouvements actifs............... 41
    Effets des appareils à mouvements passifs............. 52
    Effets du massage mécanique............................. 61
    Effets des appareils correctifs.......................... 64

CHAPITRE IV. — **Les appareils de mobilisation**.............. 66
    Appareils de mobilisation passive....................... 71
    Mobilisation semi-active, semi-passive.................. 76
    Appareils de mobilisation active........................ 85

DEUXIÈME PARTIE

LES INDICATIONS DU TRAITEMENT

CHAPITRE PREMIER. — Le traitement hygiénique................ 91
    Le manque d'exercice..................................... 94
    L'état de faiblesse générale............................. 96
    L'état de misère physiologique........................... 98
    L'entraînement des faibles 102
    Le dosage de l'exercice.................................. 107

CHAPITRE II. — L'hygiène de la respiration.
    Effets indirects des mouvements musculaires sur le poumon. 118
    Effet direct des mouvements spéciaux de respiration...... 127

CHAPITRE III. — Les maladies de l'appareil respiratoire.... 135

CHAPITRE IV. — Les maladies de la nutrition.
    Digestion, assimilation, désassimilation 143
    Respiration, oxydation, échanges organiques. Le ralentisse-
        ment de la nutrition................................. 146

CHAPITRE V. — Les maladies de l'appareil digestif.
    Rôle des mouvements abdominaux dans la digestion...... 151
    Effets immédiats des mouvements abdominaux dans les
        troubles digestifs................................... 156
    Effets consécutifs ou d'entraînement des mouvements abdo-
        minaux... 162
    Effets généraux de l'exercice sur la digestion........... 167
    Application du traitement abdominal...................... 171

CHAPITRE VI. — Traitement mécanique de la constipation.. 179
    L'emploi des moyens diététiques 181
    Emploi des procédés mécaniques.......................... 184

CHAPITRE VII. — Le traitement de l'obésité.
    Dangers de la surcharge graisseuse...................... 193
    But et indications de la cure d'obésité................... 196

CHAPITRE VIII. — La diathèse arthritique.
    Le dosage de l'exercice chez les goutteux............... 201
    Traitement mécanique de la gravelle 206

CHAPITRE IX. — Le traitement mécanique du diabète.
    Utilité de l'exercice et dangers du surmenage chez les car-
        diaques.. 209
    Règles de l'entraînement chez les diabétiques 216
    Applications de la Mécanothérapie aux diabétiques........ 220

Chapitre X. — **Maladies du cœur et des artères**.
  Utilité et dangers de l'exercice chez les cardiaques........   226
  Conditions de l'excitation du cœur par l'exercice ; innocuité
     de l'exercice fractionné....................   230
  Indications de la Mécanothérapie dans les maladies du cœur
     et des artères   235
  La méthode suédoise et le système d'Œrtel ; rareté des
     contre-indications de la Mécanothérapie..............   238
  Applications du traitement ; les mouvements de circulation.   243

Chapitre XI. — **Les troubles de la circulation locale**........   257
  Les varices et leur traitement gymnastique...............   261
  Traitement mécanique des hémorroïdes..   267
  Troubles locaux de la circulation capillaire..............   271
  Les congestions viscérales   279
  Les troubles de la circulation utérine................   280
  Les troubles de la circulation pulmonaire   286

Chapitre XII. — **Affections chirurgicales de l'abdomen et
     du bassin**.
  Le traitement des hernies............................   288
  Les ptoses abdominales..............................   294
  Traitement des maladies des femmes   295

Chapitre XIII. — **Les impotents**.
  Différences entre l'impotent et l'infirme.................   303
  Causes habituelles de l'état d'impotence   308
  Impotence par obstacles mécaniques ; raideurs articulaires,
     tendineuses et musculaires   310
  De l'impotence douloureuse..   317
  De l'impotence paralytique...........................   320
  Impotence de cause psychique........................   322
  Le traitement de l'impotence..........................   328

Chapitre XIV. — **Déformations et malformations**.
  Facteurs habituels des déviations......................   332
  Déformations et malformations des membres.............   337
  Le pied bot et la main bote...........................   339

Chapitre XV. — **Les déviations de la taille**................   345
  Les déviations de croissance..........................   354

Chapitre XVI. — **Le traitement préventif des déviations** ...   358

Chapitre XVII. — **Le traitement des déviations confirmées**.   364
  La lordose et la cyphose.............................   365
  La scoliose.......................................   370
  Règles générales du traitement de la scoliose............   376
  Procédés orthopédiques de la Mécanothérapie............   379
  Les appareils de mensuration   393
  Les procédés d'immobilisation dans la déviation de la taille.   402

Chapitre XVIII. — **Les maladies du système nerveux**.
  Effets indirects de l'exercice sur les centres nerveux......   409
  Effets directs de l'exercice sur les fonctions d'innervation.   411

Chapitre XIX. — **Le traitement mécanique de la neuras-thénie.**
Dangers de la fatigue chez les neurasthéniques 415
Indications de l'exercice dans la neurasthénie 423
La pratique du traitement mécanique dans la neurasthénie. 436

Chapitre XX. — **Traitement mécanique des névralgies** 444

Chapitre XXI. — **Traitement mécanique des paralysies** 447

Chapitre XXII. — **Les troubles de la coordination motrice.**
Traitement mécanique de la chorée 449
Traitement mécanique du tabes 451
Traitement mécanique de la paralysie agitante 459

Chapitre XXIII. — **Traitement de la faiblesse intellectuelle.** 463

TABLE DES MATIÈRES 467

DE L'EXERCICE CHEZ LES ADULTES

1 vol. in-12, 3e édition, cartonné à l'anglaise. . . . . 4 fr.

Les livres de M. Lagrange ont toujours beaucoup de succès auprès du **grand public**, à qui nous n'avons pas craint de recommander le présent volume d'une façon spéciale. Comme il n'est personne qui ne soit, sinon arthritique, ou goutteux, ou obèse, ou dyspeptique, ou diabétique, ou essoufflé, ou quelque peu névrosé, du moins candidat à quelqu'une de ces petites infirmités avec lesquelles il faut passer une partie de l'existence, chacun voudra savoir comment il devra se comporter pour rendre cette partie la plus supportable et la plus longue possible.

(Revue scientifique.)

LA MÉDICATION PAR L'EXERCICE

1 vol. grand in-8° avec 68 gravures dans le texte et une carte
  coloriée hors texte . . . . 12 fr.

Ce livre est, avec le présent ouvrage, comme la conclusion des trois précédents, dans lesquels le docteur F. Lagrange a montré comment les notions puisées dans la physiologie du mouvement musculaire pouvaient être utilisées pour favoriser le développement normal du corps et le maintenir en santé. Cette fois son but est l'application de l'exercice et du mouvement à la guérison des maladies. — Dans une première partie, intitulée *les Effets thérapeutiques de l'exercice*, l'auteur passe en revue les diverses ressources que peut trouver le médecin dans *les mouvements actifs, les mouvements passifs et le massage;* puis il étudie les modifications utiles ou nuisibles que peuvent produire dans un organisme malade *la fatigue, l'entraînement* et ce qu'il appelle *l'éducation des organes.* Cette partie se termine par deux chapitres essentiellement pratiques : *les Indications* et *les Contre-Indications* de l'exercice.

Dans la deuxième partie, ayant pour titre *les Moyens d'exercice*, M. Lagrange examine les divers procédés employés pour obtenir les effets curatifs. C'est là que sont étudiées la *gymnastique suédoise* et la *gymnastique allemande*, en regard de notre gymnastique française si dépourvue d'exercices applicables aux malades. On y trouve aussi l'exposé des *exercices libres* et des *travaux professionnels* utilisables dans un but thérapeutique. La *Cure de terrains* imaginée par le docteur Œrtel, de Munich, est l'objet d'un chapitre spécial.

Enfin, la troisième partie est consacrée à *l'Application du traitement;* nous citerons, parmi les chapitres les plus importants, ceux qui ont trait aux *Déviations de la taille*, aux *Maladies du système nerveux*, aux *Affections des voies respiratoires*, aux *Maladies du cœur.*

Bien qu'écrivant spécialement pour les médecins, l'auteur s'est attaché, comme dans ses précédentes publications, à se mettre à la portée des esprits suffisamment cultivés. Nombre de chapitres, comme *l'Orthopédie dans la famille*, intéresseront les parents et les éducateurs; d'autres, tels que *la Gymnastique respiratoire, la Gymnastique abdominale, le Traitement de la neurasthénie*, conviendront aux hommes d'études, aux personnes de vie sédentaire; les hommes de sport liront avec fruit le chapitre traitant du *Rôle orthopédique de l'escrime.*

L.-Imp. réunies, rue Saint-Benoît, 7. MOTTEROZ, Dr. —12458.

ANCIENNE LIBRAIRIE GERMER BAILLIÈRE ET Cie

FÉLIX ALCAN, Éditeur

MÉDECINE — SCIENCES

CATALOGUE

DES

Livres de Fonds

TABLE DES MATIÈRES

Pages.

COLLECTION MÉDICALE, vol. in-12. 2
BIBLIOTHÈQUE SCIENTIFIQUE INTERNATIONALE ...... 3 à 6
RÉCENTES PUBLICATIONS MÉDICALES ET SCIENTIFIQUES : 7
Pathologie et thérapeutique médicales..................... 7
Maladies nerveuses et mentales................... 9
Psychologie pathologique........ 11
Hygiène, thérapeutique, pharmacie................... 11
Pathologie et thérapeutique chirurgicales................... 13
Anatomie, physiologie........... 15
Physique, chimie............... 17
Histoire naturelle.............. 17
Anthropologie.................. 18
Anthropologie criminelle....... 19
Hypnotisme, magnétisme, sciences occultes.............. 19
Histoire des sciences.......... 20

Pages.

Philosophie scientifique........ 21
LIVRES SCIENTIFIQUES ET MÉDICAUX NON CLASSÉS DANS LES SÉRIES PRÉCÉDENTES, par ordre alphabétique de noms d'auteurs. 23 à 30
PUBLICATIONS PÉRIODIQUES :
Revue de médecine............. 31
Revue de chirurgie............. 31
Journal de l'Anatomie........... 31
L'Intermédiaire des Neurologistes. 31
Annales d'électrobiologie, d'électrothérapie et d'électrodiagnostic 32
Revue mensuelle d'anthropologie. 32
Recueil d'ophtalmologie......... 32
Revue de thérapeutique 32
Annales des sciences psychiques........ 32
Revue médicale de l'Est 32
Journal de Neurologie.......... 32
Archives italiennes de biologie.. 32

On peut se procurer tous les ouvrages qui se trouvent dans ce Catalogue par l'intermédiaire des libraires de France et de l'Étranger.

On peut également les recevoir franco par la poste, sans augmentation des prix désignés, en joignant à la demande des TIMBRES-POSTE FRANÇAIS ou un MANDAT sur Paris.

PARIS

108, BOULEVARD SAINT-GERMAIN, 108

au coin de la rue Hautefeuille

MAI 1899

COLLECTION MÉDICALE

Volumes in-12, cartonnés à l'anglaise, à **4** francs et à **3** francs.

La fatigue et l'entraînement physique, par le D^r PH. TISSIÉ, préface de M. le professeur BOUCHARD, avec gravures (*couronné par l'Académie de médecine*).. **4 fr.**

Morphinomanie et morphinisme, par le Dr P. RODET (*couronné par l'Académie de médecine*).. **4 fr.**

Manuel théorique et pratique d'accouchements, par le Dr A. POZZI, professeur à l'École de médecine de Reims, avec 138 gravures.. **4 fr.**

La mort réelle et la mort apparente, nouveaux procédés de diagnostic et traitement de la mort apparente, par le Dr S. ICARD, avec gravures (*récompensé par l'Institut*)........................ **4 fr.**

Le Phtisique et son traitement hygiénique, par le Dr E.-P. LÉON PETIT, médecin de l'hôpital d'Ormesson, avec 20 gravures (*couronné par l'Académie de médecine*)........................ **4 fr.**

Hygiène de l'alimentation dans l'état de santé et de maladie, par le Dr J. LAUMONIER, avec gravures. 2e édition.. **4 fr.**

L'alimentation des nouveau-nés. *Hygiène de l'allaitement artificiel*, par le Dr S. ICARD, avec 60 gravures (*couronné par l'Académie de médecine*)................................ **4 fr.**

L'hygiène sexuelle et ses conséquences morales, par le Dr S. RIBBING, professeur à l'Université de Lund (Suède).. **4 fr.**

Hygiène de l'exercice chez les enfants et les jeunes gens, par le Dr F. LAGRANGE, lauréat de l'Institut. 4e édition.. **4 fr.**

De l'exercice chez les adultes, par le Dr F. LAGRANGE. 3e édition........................ **4 fr.**

Hygiène des gens nerveux, par le Dr LEVILLAIN. 3e édition.......................... **4 fr.**

L'idiotie. *Psychologie et éducation de l'idiot*, par le Dr J. VOISIN, médecin de la Salpêtrière, avec gravures.. **4 fr.**

La famille névropathique. *Hérédité, prédisposition morbide, dégénérescence*, par le D^r CH. FÉRÉ, médecin de Bicêtre, avec gravures. 2e édition.............................. **4 fr.**

L'éducation physique de la jeunesse, par A. MOSSO, professeur à l'Université de Turin. Préface de M. le commandant LEGROS.. **4 fr.**

Manuel de percussion et d'auscultation, par le Dr P. SIMON, professeur à la Faculté de médecine de Nancy, avec gravures.. **4 fr.**

Éléments d'anatomie et de physiologie génitales et obstétricales, par le Dr A. POZZI, professeur à l'Ecole de médecine de Reims, avec 219 gravures.............................. **4 fr.**

Le traitement des aliénés dans les familles, par le Dr FÉRÉ, médecin de Bicêtre. 2e édition. **3 fr.**

Petit manuel d'antisepsie et d'asepsie chirurgicales, par les Drs Félix TERRIER, professeur à la Faculté de médecine de Paris, membre de l'Académie de médecine, et M. PÉRAIRE, ancien interne des hôpitaux, assistant de consultation chirurgicale à l'hôpital Bichat, avec gravures.................. **3 fr.**

Petit manuel d'anesthésie chirurgicale, par *les mêmes*, avec 37 gravures.................... **3 fr.**

L'opération du trépan, par *les mêmes*, avec 222 gravures............................ **4 fr.**

Chirurgie de la face, par les Drs FÉLIX TERRIER, GUILLEMAIN, chirurgien des hôpitaux, et MALHERBE, ancien interne des hôpitaux, avec 214 gravures.................................. **4 fr.**

Chirurgie du cou, par *les mêmes*, avec 101 gravures.............................. **4 fr.**

Chirurgie du cœur et du péricarde, par les Drs FÉLIX TERRIER et REYMOND, avec 79 gravures. **3 fr.**

Manuel d'hydrothérapie, par le Dr MACARIO.................................... **3 fr.**

BIBLIOTHÈQUE SCIENTIFIQUE
INTERNATIONALE
Publiée sous la direction de M. Émile ALGLAVE

La *Bibliothèque scientifique internationale* est une œuvre dirigée par les auteurs mêmes, en vue des intérêts de la science, pour la populariser sous toutes ses formes, et faire connaître immédiatement dans le monde entier les idées originales, les directions nouvelles, les découvertes importantes qui se font chaque jour dans tous les pays. Chaque savant expose les idées qu'il a introduites dans la science et condense pour ainsi dire ses doctrines les plus originales.

La *Bibliothèque scientifique internationale* ne comprend pas seulement des ouvrages consacrés aux sciences physiques et naturelles ; elle aborde aussi les sciences morales, comme la philosophie, l'histoire, la politique et l'économie sociale, la haute législation, etc. ; mais les livres traitant des sujets de ce genre se rattachent encore aux sciences naturelles, en leur empruntant les méthodes d'observation et d'expérience qui les ont rendues si fécondes depuis deux siècles.

Cette collection paraît à la fois en français et en anglais : à Paris, chez Félix Alcan ; à Londres, chez C. Kegan, Paul et Cⁱᵉ ; à New-York, chez Appleton.

Les titres marqués d'un astérisque* sont adoptés par le *Ministère de l'Instruction publique de France* pour les bibliothèques des lycées et des collèges.

LISTE DES OUVRAGES PAR ORDRE D'APPARITION
93 VOLUMES IN-8, CARTONNÉS A L'ANGLAISE. CHAQUE VOLUME : 6 FRANCS.

1. J. TYNDALL. * **Les Glaciers et les Transformations de l'eau**, avec figures. 1 vol. in-8. 6ᵉ édition. 6 fr.
2. BAGEHOT. * **Lois scientifiques du développement des nations** dans leurs rapports avec les principes de la sélection naturelle et de l'hérédité. 1 vol. in-8 6ᵉ édition. 6 fr.
3. MAREY. * **La Machine animale**, locomotion terrestre et aérienne, avec de nombreuses fig. 1 vol. in-8. 6ᵉ édit. augmentée. 6 fr.
4. BAIN. * **L'Esprit et le Corps.** 1 vol. in-8. 6ᵉ édition. 6 fr.
5. PETTIGREW. * **La Locomotion chez les animaux**, marche, natation. 1 vol. in-8, avec figures. 2ᵉ édit. 6 fr.
6. HERBERT SPENCER. * **La Science sociale.** 1.v. in-8, 12ᵉ édit. 6 fr.
7. SCHMIDT (O.). * **La Descendance de l'homme et le Darwinisme.** 1 vol. in-8, avec fig. 6ᵉ édition. 6 fr.
8. MAUDSLEY. * **Le Crime et la Folie.** 1 vol. in-8. 6ᵉ édit. 6 fr.
9. VAN BENEDEN. * **Les Commensaux et les Parasites dans le règne animal.** 1 vol. in-8, avec figures. 3ᵉ édit. 6 fr.
10. BALFOUR STEWART. * **La Conservation de l'énergie**, suivi d'une Étude sur la *nature de la force*, par M. P. de SAINT-ROBERT, avec figures. 1 vol. in-8. 5ᵉ édition. 6 fr.
11. DRAPER. **Les Conflits de la science et de la religion.** 1 vol. in-8. 9ᵉ édition. 6 fr.
12. L. DUMONT. * **Théorie scientifique de la sensibilité.** 1 vol. in-8. 4ᵉ édition. 6 fr.
13. SCHUTZENBERGER. * **Les Fermentations.** 1 vol. in-8, avec fig. 6ᵉ édit. 6 fr.
14. WHITNEY. * **La Vie du langage.** 1 vol. in-8. 4ᵉ édit. 6 fr.
15. COOKE et BERKELEY. * **Les Champignons.** 1 vol. in-8, avec figures. 4ᵉ édition. 6 fr.
16. BERNSTEIN. * **Les Sens.** 1 vol. in-8, avec 91 fig. 5ᵉ édit. 6 fr.
17. BERTHELOT. * **La Synthèse chimique.** 1 vol. in-8. 8ᵉ édit. 6 fr.

18. NIEWENGLOWSKI (H.). *La photographie et la photochimie.
1 vol. in-8, avec gravures et une planche hors texte.   6 fr.

19. LUYS. *Le Cerveau et ses fonctions, avec figures. 1 vol. in-8.
7e édition.   6 fr.

20. STANLEY JEVONS. *La Monnaie et le Mécanisme de l'échange.
1 vol. in-8. 5e édition.   6 fr.

21. FUCHS. *Les Volcans et les Tremblements de terre. 1 vol. in-8,
avec figures et une carte en couleur. 5e édition.   6 fr.

22. GÉNÉRAL BRIALMONT. *Les Camps retranchés et leur rôle
dans la défense des États, avec fig. dans le texte et 2 planches hors texte. 3e édit. *Épuisé.*

23. DE QUATREFAGES. *L'Espèce humaine. 1 v. in-8. 12e édit.   6 fr.

24. BLASERNA et HELMHOLTZ. *Le Son et la Musique. 1 vol. in-8,
avec figures. 5e édition.   6 fr.

25. ROSENTHAL. *Les Nerfs et les Muscles. 1 vol. in-8, avec 75 figures. 3e édition. *Épuisé.*

26. BRUCKE et HELMHOLTZ. *Principes scientifiques des beaux-
arts. 1 vol. in-8, avec 39 figures. 4e édition.   6 fr.

27. WURTZ. *La Théorie atomique. 1 vol. in-8. 8e édition.   6 fr.

28-29. SECCHI (le père). *Les Étoiles. 2 vol. in-8, avec 63 figures dans le
texte et 17 pl. en noir et en couleur hors texte. 3e édit.   12 fr.

30. JOLY. *L'Homme avant les métaux. 1 v. in-8, avec fig. 4e éd.   *Épuisé.*

31. A. BAIN. *La Science de l'éducation. 1 vol. in-8. 9e édit.   6 fr.

32-33. THURSTON (R.). *Histoire de la machine à vapeur, précédée
d'une Introduction par M. HIRSCH. 2 vol. in-8, avec 140 figures dans
le texte et 16 planches hors texte. 3e édition.   12 fr.

34 HARTMANN (R.). *Les Peuples de l'Afrique. 1 vol. in-8, avec
figures. 2e édition. *Épuisé.*

35 HERBERT SPENCER. *Les Bases de la morale évolutionniste.
1 vol. in-8. 5e édition.   6 fr.

36 HUXLEY. *L'Écrevisse, introduction à l'étude de la zoologie. 1 vol.
in-8, avec figures. 2e édition.   6 fr.

37. DE ROBERTY. *De la Sociologie. 1 vol. in-8. 3e édition.   6 fr.

38. ROOD. *Théorie scientifique des couleurs. 1 vol. in-8, avec
figures et une planche en couleur hors texte. 2e édition.   6 fr.

39. DE SAPORTA et MARION. *L'Évolution du règne végétal (les Cryptogames). 1 vol. in-8, avec figures.   6 fr.

40-41. CHARLTON BASTIAN. *Le Cerveau, organe de la pensée chez
l'homme et chez les animaux. 2 vol. in-8, avec figures. 2e éd.   12 fr.

42. JAMES SULLY. *Les Illusions des sens et de l'esprit. 1 vol. in-8,
avec figures. 2e édit.   6 fr.

43. YOUNG. *Le Soleil. 1 vol. in-8, avec figures.   6 fr.

44. DE CANDOLLE. *L'Origine des plantes cultivées. 4e édition. 1 vol.
in-8.   6 fr.

45-46. SIR JOHN LUBBOCK. *Fourmis, abeilles et guêpes. Études
expérimentales sur l'organisation et les mœurs des sociétés d'insectes
hyménoptères. 2 vol. in-8, avec 65 figures dans le texte et 13 planches hors texte, dont 5 coloriées.   12 fr.

47. PERRIER (Edm.). La Philosophie zoologique avant Darwin.
1 vol. in-8. 3e édition.   6 fr.

48. STALLO. *La Matière et la Physique moderne. 1 vol. in-8. 3e éd.,
précédé d'une Introduction par CH. FRIEDEL.   6 fr.

49. MANTEGAZZA. La Physionomie et l'Expression des sentiments.
1 vol. in-8. 3e édit., avec huit planches hors texte.   6 fr.

50. DE MEYER. *Les Organes de la parole et leur emploi pour
la formation des sons du langage. 1 vol. in-8, avec 51 figures,
précédé d'une Introd. par M. O. CLAVEAU.   6 fr.

51. DE LANESSAN. *Introduction à l'Étude de la botanique (le Sapin.
1 vol. in-8. 2e édit., avec 143 figures dans le texte.   6 fr

52-53. DE SAPORTA et MARION. *L'Évolution du règne végétal (les Phanérogames). 2 vol. in-8, avec 136 figures. **12 fr.**

54. TROUESSART. *Les Microbes, les Ferments et les Moisissures. 1 vol. in-8. 2ᵉ édit., avec 107 figures dans le texte. **6 fr.**

55. HARTMANN (R.).*Les Singes anthropoïdes, et leur organisation comparée à celle de l'homme. 1 vol. in-8, avec figures. **6 fr.**

56. SCHMIDT (O.). *Les Mammifères dans leurs rapports avec leurs ancêtres géologiques. 1 vol. in-8, avec 51 figures. **6 fr.**

57. BINET et FÉRÉ. Le Magnétisme animal. 1 vol. in-8. 4ᵉ édit. **6 fr.**

58-59. ROMANES.* L'Intelligence des animaux. 2 v. in-8. 3ᵉ édit. **12 fr.**

60. F. LAGRANGE. Physiologie des exercices du corps. 1 vol. in-8. 7ᵉ édition. **6 fr.**

61. DREYFUS.* Évolution des mondes et des sociétés. 1 vol. in-8. 3ᵉ édit. **6 fr.**

62. DAUBRÉE.* Les Régions invisibles du globe et des espaces célestes. 1 vol. in-8, avec 85 fig. dans le texte. 2ᵉ édit. **6 fr.**

63-64. SIR JOHN LUBBOCK. *L'Homme préhistorique. 2 vol. in-8, avec 228 figures dans le texte. 4ᵉ édit. **12 fr.**

65. RICHET (Ch.). La Chaleur animale. 1 vol. in-8, avec figures. **6 fr.**

66. FALSAN (A.). *La Période glaciaire principalement en France et en Suisse. 1 vol. in-8, avec 105 figures et 2 cartes. *Épuisé.*

67. BEAUNIS (H.). Les Sensations internes. 1 vol. in-8. **6 fr.**

68. CARTAILHAC (E.). La France préhistorique, d'après les sépultures et les monuments. 1 vol. in-8, avec 162 figures. 2ᵉ édit. **6 fr.**

69. BERTHELOT.*La Révolution chimique, Lavoisier. 1 vol. in-8. **6 fr.**

70. SIR JOHN LUBBOCK. * Les Sens et l'instinct chez les animaux, principalement chez les insectes. 1 vol. in-8, avec 150 figures. **6 fr.**

71. STARCKE. *La Famille primitive. 1 vol. in-8. **6 fr.**

72. ARLOING. * Les Virus. 1 vol. in-8, avec figures. **6 fr.**

73. TOPINARD. * L'Homme dans la Nature. 1 vol. in-8, avec fig. **6 fr.**

74. BINET (Alf.).*Les Altérations de la personnalité. 1 vol. in-8, avec figures. **6 fr.**

75. DE QUATREFAGES (A.).*Darwin et ses précurseurs français. 1 vol. in-8. 2ᵉ édition refondue. **6 fr.**

76. LEFÈVRE (A.). * Les Races et les langues. 1 vol. in-8. **6 fr.**

77-78. DE QUATREFAGES. *Les Emules de Darwin. 2 vol. in-8, avec préfaces de MM. E. Perrier et Hamy. **12 fr.**

79. BRUNACHE (P.).*Le Centre de l'Afrique. Autour du Tchad. 1 vol. in-8, avec figures. **6 fr.**

80. ANGOT (A.). *Les Aurores polaires. 1 vol. in-8, avec figures. **6 fr.**

81. JACCARD. Le pétrole, le bitume et l'asphalte au point de vue géologique. 1 vol. in-8, avec figures. **6 fr.**

82. MEUNIER (Stan.). La Géologie comparée. 1 vol. in-8, avec fig. **6 fr.**

83. LE DANTEC. Théorie nouvelle de la vie. 1 vol. in-8, avec fig. **6 fr.**

84. DE LANESSAN. Principes de colonisation. 1 vol. in-8. **6 fr.**

85. DEMOOR, MASSART et VANDERVELDE. L'évolution régressive en biologie et en sociologie. 1 vol. in-8, avec gravures. **6 fr.**

86. MORTILLET (G. de). Formation de la Nation française. 1 vol. in-8, avec 150 gravures et 18 cartes. **6 fr.**

87. ROCHÉ (G.). La Culture des Mers (piscifacture, pisciculture, ostréiculture). 1 vol. in-8, avec 81 gravures. **6 fr.**

88. COSTANTIN (J.). Les Végétaux et les Milieux cosmiques (adaptation, évolution). 1 vol. in-8, avec 171 gravures. **6 fr.**

89. LE DANTEC. L'évolution individuelle et l'hérédité. 1 vol. in-8. **6 fr.**

90. GUIGNET et GARNIER. La Céramique ancienne et moderne. 1 vol. avec grav. **6 fr.**

91. GELLÉ (E.-M.). L'audition et ses organes. 1 v. in-8, avec grav. **6 fr.**

92. MEUNIER (St.) La Géologie expérimentale. 1 v. in-8, avec grav. **6 fr.**

93. COSTANTIN (J.). La Nature tropicale. 1 vol. in-8, avec grav. **6 fr.**

RÉCENTES PUBLICATIONS
MÉDICALES ET SCIENTIFIQUES

Pathologie et thérapeutique médicales.

ARTHAUD (G.). Études sur la tuberculose. 1 vol. in-8, 1898. 4 fr.

AVIRAGNET. De la tuberculose chez les enfants. 1 vol. in-8, 1892. 4 fr.

BOUCHUT et DESPRÈS. Dictionnaire de médecine et de thérapeutique médicale et chirurgicale, comprenant le résumé de la médecine et de la chirurgie, les indications thérapeutiques de chaque maladie, la médecine opératoire, les accouchements, l'oculistique, l'odontotechnie, les maladies d'oreille, l'électrisation, la matière médicale, les eaux minérales et un formulaire spécial pour chaque maladie. 6e édit. 1895, très augmentée. 1 vol. in-4, avec 1001 figures dans le texte et 3 cartes : broché 25 fr. — Relié. 30 fr.

CHARCOT (J.-M.). Leçons sur les conditions pathogéniques de l'albuminurie, recueillies par E. BRISSAUD. 1881. 1 vol. in-8. 3 fr.

CHARCOT (J.-M.). Œuvres complètes (Voy. p. 18).

CORNIL et BABES. Les bactéries, et leur rôle dans l'histologie pathologique des maladies infectieuses. 2 vol. gr. in-8, contenant la description des méthodes de bactériologie. 3e édit. 1890, avec 385 figures en noir et en couleurs dans le texte et 12 planches hors texte. 40 fr.

DAVID. Les microbes de la bouche. 1 vol. in-8, avec 113 gravures en noir et couleurs, lettre-préface de M. PASTEUR. 10 fr.

DUCKWORTH (Sir Dyce). La goutte, hygiène et traitement, traduit de l'anglais par M. le Dr RODET, et précédé d'une préface de M. le Dr LÉCORCHÉ. 1 vol. gr. in-8, avec grav. dans le texte. 1894. 10 fr.

FINGER (Ernest). La syphilis et les maladies vénériennes, traduit de l'allemand, avec notes, par les docteurs DOYON et SPILLMAN. 1 vol. in-8, avec 5 planches en chromolithographie hors texte. 1895. 12 fr.

FINGER (E.). La blennorrhagie et ses complications, traduit de l'allemand sur la 3e édition par le Dr HOGGE. 1 vol. in-8, avec gravures et 7 pl. lith. hors texte, 1895. 12 fr.

GILBERT (V.). Pourquoi et comment on devient phtisique. 1 vol. in-12. 1896. 5 fr.

GLATZ (P.). Dyspepsie nerveuse et neurasthénie. 1 vol. in-12. 1897. 4 fr.

HÉRARD, CORNIL et HANOT. De la phthisie pulmonaire, étude anatomo-pathologique et clinique. 1 vol. in-8, avec 65 fig. en noir et en 7 couleurs et 2 planches. 2e édit. 20 fr.

ICARD (S.). La femme pendant la période menstruelle, étude de psychologie morbide et de médecine légale. 1 vol. in-8. 6 fr.

LABADIE-LAGRAVE et LEGUEU. Traité médico-chirurgical de gynécologie. 1 vol. gr. in-8., avec 270 gr. dans le texte. 1898. cartonné à l'angl. 25 fr.

LABORDE (J.-V.). Les tractions rythmées de la langue (traitement physiologique de la mort). 2e éd. 1897. 1 vol. in-12, avec gravures. 5 fr.

LAGRANGE (Fernand). **La médication par l'exercice.** 1894. 1 beau vol. gr. in-8, avec 68 gravures dans le texte et une carte coloriée hors texte.   12 fr.

LEFEBVRE. **Des déformations ostéo-articulaires,** consécutives à des maladies de l'appareil pleuro-pulmonaire (ostéo-arthropathie hypertrophiante de Marie). 1 vol. in-8, avec gravures. 1891.   4 fr. 50

LEGUEU (Voir plus haut). LABADIE-LAGRAVE.

LELOIR. **Traité théorique et pratique de la lèpre.** 1 vol. in-4, avec fig., tableaux et un atlas de 22 pl.   30 fr.

LELOIR (H.). **Traité pratique, théorique et thérapeutique de la scrofulo-tuberculose de la peau et des muqueuses adja centes** (*Lupus et tuberculose qui s'y rattachent*). 1892. 1 vol. in-4, avec fig. et atlas de 15 pl.   30 fr.

MARVAUD (A.). **Les maladies du soldat,** étude étiologique, épidémiologique, clinique et prophylactique. 1 vol. in-8. 1894. *Ouvrage couronné par l'Académie des sciences.*   20 fr.

MERKLEN (P.). **La tuberculose et son traitement hygiénique.** 1 vol. in-32. br. 0 fr. 60 cent. cart. à l'angl.   1 fr.

NICATI et RIETSCH. **Recherches sur le choléra.** 1 vol. in-8. 2e éd.   5 fr.

ONIMUS et LEGROS. **Traité d'électricité médicale.** 1 fort vol. in-8, avec 275 fig. dans le texte. 2e éd. par le Dr Onimus.   17 fr.

PARISOT. **Pathogénie des atrophies musculaires.** 1 vol. in-8.   3 fr.

PETIT (E.-P.-Léon). **Le phtisique et son traitement hygiénique** (Sanatoria — hôpitaux spéciaux — cure d'air). Préface du Dr HÉRARD. 1 vol. in-12. Cart. à l'angl. 1895.   4 fr.

PETIT (Raymond). **De la tuberculose des ganglions du cou.** 1 vol. in-8. 1897.   4 fr.

RAYMOND (F.). **Conférences de clinique médicale** faites à l'Hôtel-Dieu. In-18.   4 fr.

REGNIER (L.-R.). **Traitement des maladies des femmes par l'électricité.** 1 vol. in-8. avec grav., 1896.   6 fr.

RILLIET et BARTHEZ. **Traité clinique et pratique des maladies des enfants.** 3e édition, refondue et augmentée par BARTHEZ et SANNÉ. — TOME Ier. *Maladies du système nerveux, maladies de l'appareil respiratoire.* 1 fort vol. gr. in-8.   16 fr.

TOME II. *Maladies de l'appareil circulatoire, de l'appareil digestif et de ses annexes, de l'appareil génito-urinaire, de l'appareil de l'ouïe, maladies de la peau.* 1 fort vol. gr. in-8.   14 fr.

TOME III, terminant l'ouvrage. *Maladies spécifiques, maladies générales constitutionnelles.* 1 fort vol. gr. in-8.   25 fr.

SÉE (Marcel). **Le gonocoque.** 1 vol. in-8. 1896. (*Couronné par l'Académie de Médecine*).   10 fr.

SERSIRON (G.). **Les phtisiques adultes en France, en Suisse et en Allemagne.** 1 vol. gr. in-8, avec pl. hors texte. 1898. 5 fr.

SIMON (P.). **Conférences cliniques sur la tuberculose des enfants.** 1894. 1 vol. in-8.   3 fr.

SIMON (P.). **Manuel de percussion et d'auscultation.** 1895. 1 vol. in-12, avec gravures, cartonné.   4 fr.

WIDE (A.). **Traité de gymnastique médicale suédoise,** traduit annoté et augmenté par le Dr BOURCARD, préface du Dr F. LAGRANGE. 1 vol. gr. in-8, avec 128 grav. dans le texte. 1898.   12 fr. 50

Revue de Médecine. Directeurs, MM. BOUCHARD, CHAUVEAU; Rédacteurs en chef, MM. LANDOUZY et LÉPINE (v. p. 31).

Annales d'électrobiologie, d'électrothérapie et d'électrodiagnostic. Réd. en chef: Dr DOUMER. Directeurs: MM. D'ARSONVAL, TRIPIER, APOSTOLI, DOUMER, OUDIN. (V. p. 32).

Maladies nerveuses et Mentales

BERNARD. De l'aphasie et de ses diverses formes. 1 vol in-8. 2ᵉ édit. 5 fr.

BERNARD-LEROY. L'illusion de fausse reconnaissance. 1 vol. in-8. 1898. 4 fr.

BINET. Les altérations de la personnalité. 1 vol. in-8, cart. 6 fr.

BOREL (V.). Nervosisme et neurasthénie. 1894. 1 vol. in-8. 3 fr.

BOURNEVILLE. Assistance, traitement et éducation des enfants idiots et dégénérés. 1 vol. in-8. 1894. 3 fr. 50

BOURNEVILLE. Recherches cliniques et thérapeutiques sur l'épilepsie, l'hystérie et l'idiotie. 1 vol. in-8. Compte rendu du service des épileptiques et des enfants idiots et arriérés de Bicêtre, avec le concours des internes et élèves de service :

Tome 1 (1880), 3 fr.; Tome II (1881), 6 fr.; Tome III (1882), 4 fr.; Tome IV (1883), 5 fr.; Tome V (1884), 6 fr.; Tome VI (1885), 3 fr. 50; Tome VII (1886), 6 fr.; Tome VIII (1887), 5 fr.; Tome IX (1888), 3 fr. 50; Tome X (1889), 5 fr.; Tome XI (1890), 6 fr.; Tome XII (1891), 5 fr.; Tome XIII (1892), 7 fr.; Tome XIV (1893), texte, 7 fr.; Tome XV (1894), 5 fr.; Tome XVI (1895), 6 fr.; Tome XVII (1896), 6 fr.; Tome XVIII (1897), 6 fr.

BRISSAUD (E.). Recherches anatomiques, pathologiques et physiologiques sur la contracture permanente des hémiplégiques. In-8, avec figures. 5 fr.

BRUHL (J.). Contribution à l'étude de la syringomélie. In-8, avec figures. 5 fr.

CHARCOT (J.-M.). Œuvres complètes, recueillies et publiées par ses élèves ; 9 volumes in-8° :

Tome I. **Leçons sur les maladies du système nerveux.** *Troubles trophiques. Paralysie agitante. Sclérose en plaques. Hystéro-épilepsie.* 1892. In-8, avec figures et planches. 15 fr.

Tome II. **Leçons sur les maladies du système nerveux.** *Des anomalies de l'ataxie locomotrice. De la compression lente de la moelle épinière. Des amyotrophies. Tabes dorsal spasmodique.* 1894. *Hémichorée post-hémiplégique. Paraplégies urinaires. Vertige de Ménière. Épilepsie partielle d'origine syphilitique. Athétose. Appendice,* etc. In-8, avec figures et planches. 15 fr.

Tome III. **Leçons sur les maladies du système nerveux.** *De l'atrophie musculaire. De l'hystérie chez les jeunes garçons. Contracture hystérique. De l'aphasie. De la cécité verbale. Chorée rythmée. Spiritisme et hystérie. Six cas d'hystérie chez l'homme. Du mutisme hystérique,* etc., 1890. In-8, avec figures. 12 fr.

Tome IV. **Leçons sur les localisations dans les maladies du cerveau et de la moelle épinière.** 1893. In-8, avec figures. 12 fr.

Tome V. **Maladies des poumons et du système vasculaire.** 1888. 1 vol. in-8, avec figures et planches en chromolith. 15 fr.

Tome VI. **Leçons sur les maladies du foie, des voies biliaires et des reins.** 1891. 1 vol. in-8, figures et planches en chromolith. 12 fr.

Tome VII. **Leçons sur les maladies des vieillards. Goutte et rhumatisme.** 1890. 1 vol. in-8, avec figures et planches. 12 fr.

Tome VIII. **Maladies infectieuses, affections de la peau, kystes hydatiques, thérapeutique,** etc. 1889. 1 vol. in-8. 10 fr.

Tome IX. **Hémorrhagie cérébrale, hypnotisme, somnambulisme.** 1890. 1 vol. in-8, avec planches en phototypie. 15 fr.

CHARCOT (J.-M.). La foi qui guérit. 1 br. in-8. 1897. 2 fr.

CHARCOT (J.-M.). **Clinique des maladies du système nerveux** (années 1889-90 et 1890-91), recueillie par Guinon (G.) :
Tome I. 1892. In-8, avec figures et planches hors texte.   12 fr.
Tome II. 1893. In-8, avec figures.   12 fr.

CHARCOT (J.-M.). **Leçons du mardi à la Salpêtrière.** Policlinique (1887-88), tome I, 2e édit., et tome II (1888-89), recueillies par MM. Blin, Charcot, H. Colin, 2 vol. in-8, chacun.   20 fr.

CHARCOT (J.-B.). **Contribution à l'étude de l'atrophie musculaire progressive.** in-8. 1895.   5 fr.

CROCQ (fils). **Congrès international de neurologie, de psychiatrie, d'électricité médicale.** (1re session, Bruxelles, 1897). 3 fasc. gr. in-8   5 fr.

DALLEMAGNE (J.). **Dégénérés et déséquilibrés.** 1894. 1 fort volume grand in-8.   12 fr.

DEGA (Mlle G.). **Essai sur la cure préventive de l'hystérie féminine par l'éducation.** 1 vol. in-8. 1898.   3 fr.

DÉJERINE. **Sur l'atrophie musculaire des ataxiques** (névrite périphérique des ataxiques), étude clinique et anatomo-pathologique. 1 vol. in-8.   3 fr.

DÉJERINE-KLUMPKE (Mme). **Des polynévrites et des paralysies et atrophies saturnines,** étude clinique et anatomo-pathologique. 1 vol. gr. in-8, avec gravures.   6 fr.

DUMAS (G.). **Les états intellectuels dans la mélancolie.** 1 vol. in-12. 1894.   2 fr. 50

FÉRÉ (Ch.). **Du traitement des aliénés dans les familles.** 1 vol. in-18. 2e éd. Cart.   3 fr.

FÉRÉ (Ch.). **Des épilepsies et des épileptiques.** 1 vol. gr. in-8, avec 67 gravures et 12 planches hors texte.   20 fr.

FÉRÉ (Ch.). **Pathologie des émotions, études cliniques et physiologiques.** 1 vol. grand in-8, avec fig.   12 fr.

FÉRÉ (Ch.). **La Famille névropathique.** Théorie tératologique de l'hérédité et de la prédisposition morbides et de la dégénérescence. 1 vol. in-12, 2e éd. 1898, avec 25 grav. dans le texte, cart. à l'angl.   4 fr.

FÉRÉ (Ch.). **Traité élémentaire de l'anatomie du système nerveux.** 2e éd. revue et augmentée. In-8, avec 242 fig.   10 fr.

FÉRÉ (Ch.) **Dégénérescence et criminalité.** 1 vol. in-12. 2e édit. 1895.   2 fr. 50

FLEURY (M. de). **Introduction à la médecine de l'esprit.** 1 vol. in-8, avec fig. 5e éd. 1898. (*Couronné par l'Académie française*).   7 fr. 50

GUINON (G.). **Les agents provocateurs de l'hystérie.** 1 vol. in-8. 1889.   8 fr.

HAMON DU FOUGERAY et L. COUETOUX. **Manuel pratique des méthodes d'enseignement spécial aux enfants anormaux.** (Sourds-muets, aveugles, idiots, bègues). Préface de Bourneville. 1 vol. in-8. 1896.   5 fr.

ICARD (S.). **La femme pendant la période menstruelle,** étude de psychologie morbide et de médecine légale. 1 vol. in-8.   6 fr.

JANET (Pierre) et PROF. RAYMOND (F.). **Névroses et idées fixes.** I. — *Études expérimentales sur les troubles de la volonté, de l'attention, de la mémoire, sur les émotions, les idées obsédantes et leur traitement,* par P. Janet. 1 vol. gr. in-8, avec 92 fig. 1898. 12 fr.
II. — *Fragments des leçons cliniques du mardi sur les névroses, les maladies produites par les émotions, les idées obsédantes et leur traitement,* par F. Raymond et Pierre Janet. 1 vol. gr. in-8, avec 97 grav. 1898.   14 fr.

LANGE. **Les émotions.** Étude psychophysiologique, trad. de l'allemand par le Dr G. Dumas. 1 vol. in-12. 1895.   2 fr. 50

LANDOUZY et DÉJERINE. De la myopathie atrophique progressive (Myopathie héréditaire sans névropathie, débutant d'ordinaire dans l'enfance par la face). 1 vol. in-8.   3 fr. 50

LÉVY (P.-E.) L'Éducation rationnelle de la volonté, son emploi thérapeutique. 1 vol. in-8. 1898.   4 fr.

MAGNAN (V.). Leçons cliniques sur les maladies mentales.
1ʳᵉ série. 1 vol. in-8. 1891.   8 fr.
2ᵉ série. 1 vol. in-8. 1897.   4 fr.

MANNHEIMER (M.). Le gâtisme au cours des états psychopathiques. 1 vol. in-8. 1897.   3 fr. 50

MARREL (Paul). Les phobies, essai sur la psychologie pathologique de la peur. 1 vol. in-8. 1895.   1 fr. 50

MAUDSLEY. Le crime et la folie. 1 vol. in-8. 6ᵉ édit.   6 fr.

NOIR (Julien). Étude sur les tics chez les dégénérés, les imbéciles et les idiots. 1 vol. in-8.   4 fr.

RAYMOND (Le prof. F.) voyez JANET (Pierre) et RAYMOND, ci-dessus.

RODET (P.) Morphinisme et morphinomanie. 1 vol. in-12 cart. à l'angl. (*Couronné par l'Académie de médecine.*)   4 fr.

SEGUIN (E.). Rapport et mémoire sur l'éducation des enfants normaux et anormaux. 1 vol. in-8. 1895.   5 fr.

SOLLIER (P.). Genèse et nature de l'hystérie. 2 forts vol. in-8. 1897.   20 fr.

TISSIÉ (Ph.). Les rêves, pathologie, physiologie, avec préface de M. le professeur AZAM. 1 vol. in-18.   2 fr. 50

VOISIN (J.). L'Epilepsie. 1 vol. in-8. 1897 (*Couronné par l'Académie de médecine*).   6 fr.

VOISIN (Jules). L'idiotie, *hérédité et dégénérescence mentale, psychologie et éducation de l'idiot.* 1893. 1 v. in-12, avec 17 gr., cart. à l'angl. 4 fr.

L'Intermédiaire des neurologistes et des aliénistes, dirigé par le Dʳ PAUL SOLLIER (Voir p. 31).

Psychologie pathologique.

GURNEY, MYERS et PODMORE. Les hallucinations télépathiques, adaptation de l'anglais par L. MARILLIER, avec préface de M. Ch. RICHET. 3ᵉ édit. 1899. 1 vol. in-8.   7 fr. 50

NORDAU (Max). Dégénérescence. 1894. 2 vol. in-8, 3ᵉ édit.   17 fr. 50

RIBOT (Th.). Les maladies de la mémoire. 12ᵉ édit. 1898. 1 vol. in-18.   2 fr. 50

RIBOT (Th.). Les maladies de la volonté. 11ᵉ édit., 1896. 1 vol. in-18.   2 fr. 50

RIBOT (Th.). Les maladies de la personnalité. 7ᵉ édit., 1898. 1 vol. in-18.   2 fr. 50

DUPRAT. L'instabilité mentale, essai sur les données de la psycho-pathologie. 1 vol. in-8. 1899.   5 fr.

DURKHEIM (Em.). Le suicide. 1 vol. in-8. 1897.   7 fr. 50

Hygiène. — Thérapeutique. — Pharmacie.

ANTHEAUME (A.). De la toxicité des alcools, prophylaxie de l'alcoolisme. 1 vol. in-8. 1897.   3 fr. 50

BOSSU. Petit compendium médical. Quintessence de pathologie, thérapeutique et médecine usuelle. 5ᵉ éd. 1898. 1 vol. in-32, cart. à l'angl.   1 fr. 25

BOUCHARDAT (A. et G.). Nouveau Formulaire magistral, 1897, 31e édition, revue et augmentée de formules nouvelles, d'une *Note sur l'alimentation dans le diabète sucré* et de la *Liste complète des mets permis aux glycosuriques.* 1 vol. in-18, 3 fr. 50. — Cartonné à l'anglaise, 4 fr. — Relié.   **4 fr. 50**

BOUCHARDAT et DESOUBRY. Nouveau formulaire vétérinaire, 6e édit. conforme au nouveau Codex, revue et augmentée. 1895. 1 vol. in-18. Broché, 3 fr. 50. — Cartonné à l'anglaise, 4 fr. — Relié.   **4 fr. 50**

BOUCHARDAT. De la glycosurie ou diabète sucré, son traitement hygiénique. 2e édition. 1 vol. grand in-8, suivi de Notes et documents sur la nature et le traitement de la goutte, la gravelle urique, sur l'oligurie, le diabète insipide avec excès d'urée, l'hippurie, la pimélorrhée, etc.   **15 fr.**

BOUCHARDAT. Traité d'hygiène publique et privée basée sur l'étiologie. 1 fort vol. gr. in-8. 3e édition.   **18 fr.**

DEMENY (G.). Plan d'un enseignement supérieur de l'éducation physique. 1 br. in-8. 1898.   **1 fr.**

DUFOUR. Manuel de pharmacie pratique. 1 vol. in-8. 1893. **5 fr.**

ICARD (S.). L'alimentation des nouveau-nés. Hygiène de l'allaitement artificiel. 1894. 1 vol. in-12, cart. à l'angl., avec 60 grav. **4 fr.**

LAGRANGE (F.). L'hygiène de l'exercice chez les enfants et les jeunes gens. 1 vol. in-12. 4º éd., 1893, cartonné à l'angl. **4 fr.**

LAGRANGE (F.). De l'exercice chez les adultes. 1 volume in-12. Cart. à l'angl.   **4 fr.**

LAUMONIER (J.). Hygiène de l'alimentation dans l'état de santé et de maladie. 1897. 1 vol. in-12, 2e éd. cart. à l'angl. avec grav. 4 fr.

LAUMONIER (J.). L'hygiène de la cuisine suivi d'un appendice sur l'*Alimentation du soldat.* 1 vol. in-32 broch. 60 c., cart. à l'angl. 1 fr.

LAYET. Traité pratique de la vaccination animale, préface du prof. BROUARDEL. 1 vol. gr. in-8, avec 22 pl. hors texte.   **12 fr.**

LEVILLAIN. Hygiène des gens nerveux, précédé de notions élémentaires sur la structure, les fonctions et les maladies du système nerveux. 1 vol. in-12. 3e éd. 1895, cart. à l'angl.   **4 fr.**

MACARIO. Manuel d'hydrothérapie, suivi d'une instruction sur les bains de mer. 1 vol. in-12, 4e édit. cart. à l'angl.   **3 fr.**

MACÉ. Traité pratique et raisonné de pharmacie galénique. 1 vol. in-8.   **6 fr.**

Manuel d'hygiène athlétique, à l'usage des lycéens et des jeunes gens des associations athlétiques. 1 broch. in-32. 1895.   **50 c.**

Manuel pratique de la garde-malade et de l'infirmière. 4e édition, 1893, publiée avec la collaboration de MM. BLONDEAU, de BOYER, BRISSAUD, BUDIN, KERAVAL, MAUNOURY, MONOD, POIRIER, PETIT-VENDOL, PINON, REGNARD, SEVESTRE, SOLLIER et YVON. 3 vol. in-18.

Tome I, *Anatomie et physiologie,* 2 fr.; Tome II, *Administration et comptabilité hospitalières,* 2 fr.; Tome III, *Pansement,* 2 fr.; Tome IV, *Femmes en couches. Soins à donner aux aliénés. Médicaments. Petit Dictionnaire,* 2 fr.; Tome V, *Hygiène,* 2 fr.

Les cinq volumes réunis.   **7 fr. 50**

MOSSO. L'éducation physique de la jeunesse. 1 vol. in-12 cart. à l'angl. 1895.   **4 fr.**

POSKIN (A.). L'Afrique équatoriale, climatologie, nosologie, hygiène. 1 vol. in-8, avec fig. 1898.   **12 fr.**

RIBBING. L'hygiène sexuelle et ses conséquences morales. 1895. 1 vol. in-12, cart. à l'angl.   **4 fr.**

SERIEUX et MATHIEU. L'alcool, composition et effets des boissons alcooliques ; hygiène de la boisson ; la lutte contre l'alcoolisme. 1 vol. in-32. br. 60 c. Cart. à l'angl.   **1 fr.**

TISSIÉ (Ph.). **La fatigue et l'entraînement physique**. 1 vol. in-12. cart. à l'angl. 1897.   4 fr,

WEBER. **Climatothérapie**, traduit de l'allemand par MM. les docteurs DOYON et SPIELMANN. 1 vol. in-8.   6 fr.

Pathologie et thérapeutique chirurgicales.

ANGER (Benjamin). **Traité iconographique des fractures et luxations**. 1 fort vol. in-4, avec 100 pl. hors texte color., contenant 254 fig. et 127 bois interc. dans le texte. 2ᵉ tirage. 1886. Relié. 150 fr.

BŒCKEL (Jules). **Cure radicale de la hernie ombilicale**, in-8. 1895.   3 fr. 50

BUDIN (P.). **De la tête du fœtus au point de vue de l'obstétrique**. Grand in-8, 36 planches noires et 1 pl. en chromolith.   10 fr.

CHAUVEL. **Etudes ophtalmologiques**. 1 vol, in-8. 1896.   5 fr.

DAURIAC (J.-S.) **Traitement chirurgical des hernies de l'ombilic et de la ligne blanche**. 1 vol. in-8. 1896.   6 fr.

DELBET. **Du traitement des anévrysmes**. 1 vol. in-8.   5 fr.

DELORME. **Traité de chirurgie de guerre**. — Tome I. *Histoire de la chirurgie militaire française, plaies par armes à feu des parties molles.* 1 fort vol. gr. in-8, avec 95 figures dans le texte et une planche en chromolithographie.   16 fr.

Tome II. *Lésions des os par les armes de guerre. — Blessures des régions. — Service de santé en campagne.* 1 fort vol. grand in-8, avec 397 gravures dans le texte.   26 fr.

(*Ouvrage couronné par l'Académie des sciences.*)

EHRMANN. **Des opérations plastiques sur le palais chez l'enfant**. 1 vol. in-8, avec 12 planches hors texte.   5 fr.

FRITSCH. **Traité clinique des opérations obstétricales**. Traduit de l'allemand sur la 4ᵉ édition, par le Dʳ J. STAS. 1 vol. grand in-8, avec 90 gravures.   10 fr.

GALEZOWSKI. **Des cataractes** et de leur traitement. 1ᵉʳ fascicule, 1 vol. in-8.   3 fr. 50

GAYME (L.). **Essai sur la maladie de Basedow**. 1 vol. gr. in-8. 1898.   6 fr.

LABADIE-LAGRAVE et LEGUEU. **Traité médico-chirurgical de gynécologie**. 1 vol. gr. in-8, avec 270 grav. dans le texte. 1898. Cart. à l'anglaise.   25 fr.

LE FORT (Léon). **Œuvres complètes**, publiées par le Dʳ LEJARS (1895-1896). Tome I : *Hygiène hospitalière, démographie, hygiène publique.* 1 vol in-8, 20 fr. Tome II : *Chirurgie militaire, enseignement.* 1 vol. in-8, 20 fr. Tome III : *Chirurgie.* 1 vol. in-8.   20 fr.

LEGUEU, voir, même page, LABADIE-LAGRAVE.

MALGAIGNE et LE FORT. **Manuel de médecine opératoire**. 9ᵉ édit. 2 vol. gr. in-18, avec 787 fig. dans le texte.   16 fr. Cart. à l'anglaise.   17 fr. 50

NIMIER et DESPAGNET. **Traité élémentaire d'ophtalmologie**. 1 vol. gr. in-8, avec 432 gravures, cart. à l'angl. 1894.   20 fr.

PÉAN. **Leçons de clinique chirurgicale** :

TOME I. Leçons professées à l'hôpital Saint-Louis pendant l'année 1874 et le premier semestre de 1875. 1 fort vol. in-8.   *Épuisé.*

TOME II. Deuxième semestre de l'année 1875 et année 1876. 1 fort vol. in-8, avec figures dans le texte.   20 fr.

TOME III. Années 1877 et 1878. 1 fort vol. av. fig. dans le texte. 20 fr.

Tome IV. Années 1879 et 1880. 1 fort vol. in-8, avec 40 figures dans le texte et 7 planches coloriées hors texte. 1886.   20 fr.

Tome V. Années 1881 et 1882. 1 vol. in-8, avec fig. dans le texte. 1887.   25 fr.

Tome VI. Années 1883 et 1884. 1 vol. in-8, avec fig. 1889.   25 fr.

Tome VII. Années 1885 et 1886. 1 fort vol. avec fig. 1890.   25 fr.

Tome VIII. Années 1887 et 1888. 1 fort vol. avec fig. 1892.   25 fr.

Tome IX. Années 1889 et 1890. 1 fort vol. avec fig. 1895.   25 fr.

PETIT (L.-H.) **Des tumeurs gazeuses du cou.** 1 vol. in-8. 3 fr.

POZZI (A.). **Manuel théorique et pratique d'accouchements.** 1 vol. in-12, avec 136 grav., cart. à l'angl. 1896.   4 fr.

REBLAUB (Th.). **Des cystites non tuberculeuses chez la femme** (étiologie et pathogénie). 1 vol. in-8. 1892.   4 fr.

RELLAY (P.). **Essai sur le traitement chirurgical de l'épilepsie.** 1 vol. in-8. 1898.   3 fr.

REVERDIN (Aug.). **De l'énucléation dans le traitement du goître.** 1 vol. in-8, avec fig. dans le texte et 8 pl. en phototypie. 1892.   4 fr.

TERRIER (F.) et BAUDOUIN. **De l'hydronéphrose intermittente.** 1 vol. in-8. 1892.   5 fr.

TERRIER (F.) et PÉRAIRE. **Manuel de petite chirurgie de Jamain.** 7e éd., refondue. 1 vol. gr. in-18, avec 420 fig., cart. à l'angl.   8 fr.

TERRIER (F.) et PÉRAIRE. **Petit Manuel d'antisepsie et d'asepsie chirurgicales.** 1 vol. in-18 avec 70 grav., cart. à l'angl. 1893. 3 fr.

TERRIER (F.) et PÉRAIRE. **Petit manuel d'anesthésie chirurgicale.** 1 vol. in-18, avec grav., cart. à l'angl. 1893.   3 fr.

TERRIER (F.) et PÉRAIRE. **L'opération du trépan.** 1 vol. in-12 avec 222 grav., cart. à l'angl. 1895.   4 fr.

TERRIER (F.) et E. REYMOND. **Chirurgie du cœur et du péricarde.** 1 vol. in-12, avec 79 grav., cart. à l'anglaise. 1898.   4 fr.

TERRIER (F.), GUILLEMAIN et MALHERBE. **Chirurgie du cou.** 1 vol. in-12 avec 101 grav., cart. à l'angl. 1898.   4 fr.

TERRIER, GUILLEMAIN et MALHERBE. **Chirurgie de la face.** 1 vol. in-32, avec 214 grav., cart. à l'angl. 1896.   4 fr.

TERRIER (F.). **Chirurgie de la plèvre et du poumon.** 1 vol. in-8. 1897.   2 fr.

VALOIS. **Blessures par grains de plomb de l'organe de la vision.** 1 vol. in-8. 1896.   3 fr.

VIALET. **Les centres cérébraux de la vision et l'appareil nerveux visuel extra-cérébral.** Ouvrage orné de 90 figures, préface du Dr DÉJERINE. 1 volume grand in-8.   15 fr.

Congrès français de Chirurgie. *Procès-verbaux, mémoires et discussions,* publiés sous la direction de MM. S. Pozzi et Picqué, secrétaires généraux.

1re session. Paris, avril   1885. 1 vol. in-8, avec figures.   14 fr.

2e session. Paris, octobre 1886. 1 vol. in-8, avec figures.   14 fr.

3e session. Paris, avril   1888. 1 vol. in-8, avec figures.   14 fr.

4e session. Paris, octobre 1889. 1 vol. in-8, avec figures.   16 fr.

5e session. Paris, avril   1891. 1 vol. in-8, avec figures.   14 fr.

6e session. Paris, mars   1892. 1 vol. in-8, avec figures.   16 fr.

7e session. Paris, avril   1893. 1 vol. in-8, avec figures.   18 fr.

8e session. Lyon, octobre 1894. 1 vol. in-8, avec figures.   20 fr.

9e session Paris, octobre 1895. 1 vol. in-8, avec figures.   20 fr.

10e session. Paris, octobre 1896. 1 vol. in-8, avec figures.   20 fr.

11e session. Paris, octobre 1897. 1 vol. in-8, avec figures.   20 fr.

12e session. Paris, octobre 1898. 1 vol. in-8, avec figures.   20 fr.

Revue de Chirurgie. Directeurs, MM. OLLIER et VERNEUIL ; Rédacteurs en chef, MM. NICAISE et TERRIER. (Voir p. 31.)

Anatomie. — Physiologie.

BALLET (Gilbert). **La parole intérieure et les diverses formes de l'aphasie.** 1 vol. in-18. 2ᵉ édit.   2 fr. 50

BEAUNIS(H.). **Les sensations internes.** 1 vol. in-8, cart.   6 fr.

BÉRAUD (B.-J.). **Atlas complet d'anatomie chirurgicale topographique**, composé de 109 planches gravées sur acier, représentant plus de 200 gravures, avec texte. 1 vol. in-4. 1886. Prix : fig. noires, relié. 60 fr. — Fig. color. relié.   120 fr.

BERTAUX (A.). **L'humérus et le fémur**, considérés dans les espèces, dans les races humaines, selon le sexe et selon l'âge. 1 vol. in-8, avec 89 figures en noir et en couleurs dans le texte. 1891.   8 fr.

BOURDEAU (J.). **Le problème de la mort.** Ses solutions imaginaires et la science positive. 1 vol. in-8. 1896.   5 fr.

CAMINADE (L.). **Du développement thoracique par la gymnastique respiratoire.** 1 vol. in-8. 1897.   3 fr.

CONSTENTEIN (E.). **Optométrie objective pratique.** 1894. 1 vol. in-8.   2 fr. 50

CORNIL, RANVIER, BRAULT et LETULLE. Manuel d'histologie pathologique. 3ᵉ édition. 3 vol. gr. in-8, avec 577 figures dans le texte.   *Sous presse.*

CORNIL et BABES. Les bactéries et leur rôle dans l'histologie pathologique des maladies infectieuses. 2 vol. gr. in-8, contenant la description des méthodes de bactériologie. 3ᵉ édit., 1890, avec 385 figures en noir et en coul. dans le texte, et 10 pl. hors texte. 40 fr.

CORNIL. Découvertes de Pasteur et leurs applications à l'anatomie et à l'histologie pathologique. 1 br. in-8. 1896.   1 fr.

DEBIERRE (Ch.). **Traité élémentaire d'anatomie de l'homme** (anatomie descriptive et dissection, avec notions d'organogénie et d'embryologie générale). 2 vol. grand in-8, avec 965 grav. en noir et en couleurs dans le texte. 1890-91.   40 fr.

Ouvrage couronné par l'Académie des Sciences.

On vend séparément :

Tome I. Manuel de l'amphithéâtre : *Système locomoteur, système vasculaire, nerfs périphériques.* 1 vol. in-8 de 950 p., avec 450 fig. en noir et en couleurs dans le texte. 1890.   20 fr.

Tome II. *Système nerveux central, organes des sens, splanchnologie, système vasculaire, système nerveux périphérique.* 1 vol. in-8, avec 515 gravures en noir et en plusieurs couleurs dans le texte. 1891.   20 fr.

Les mêmes, en cart. anglais, 1 fr. 50 de plus par volume.

DEBIERRE (Ch.). **Les Centres nerveux** (moelle épinière et encéphale), avec applications physiologiques et médico-chirurgicales. 1 vol. in-8, avec grav. en noir et en couleurs. 1894.   12 fr.

DEBIERRE. Atlas d'ostéologie, comprenant les articulations des os et les insertions musculaires. 1 vol. in-4, avec 253 grav. en noir et en couleurs, cart., toile dorée. 1895.   12 fr.

DUVAL (Mathias). **Le placenta des rongeurs.** 1 beau vol. in-4, avec 106 fig. dans le texte et un atlas de 22 pl. en taille-douce hors texte. 1893.   40 fr.

DUVAL (Mathias). **Le placenta des carnassiers.** 1 beau vol. in-4, avec 46 grav. dans le texte et un atlas de 13 planches en taille-douce. 1895.   25 fr.

DUVAL (Mathias). **Études sur l'embryologie des cheiroptères.** Première partie: *L'ovule, la gastrula, le blastoderme et l'origine des annexes chez le murin.* 1 fort vol. de 243 p. avec 29 fig. dans le texte et 5 pl. en taille douce, hors texte. 1899.   15 fr.

FAU. Anatomie des formes du .corps humain, à l'usage des peintres et des sculpteurs. 1 atlas in-folio de **25** planches, avec texte explicatif. Prix : fig. noires. 15 fr. — Figures coloriées.   30 fr.

GELLÉ (E.-M.). L'audition et ses organes. 1 vol. in-8, avec grav. cart. à l'angl. 1899.   6 fr.

HARRACA (J.-M.). Contribution à l'étude de l'hérédité et des principes de la formation des races. 1 vol. in-12. 1898.   2 fr.

HERRERA (A.-L.). Recueil des lois de la biologie générale. 1 br. in-8. 1898.   2 fr.

HIRTH (G.). Les localisations cérébrales en psychologie, *pourquoi sommes-nous distraits?* 1 vol. in-18. 1895.   2 fr.

ICARD (S.). La mort réelle et la mort apparente. 1 vol. in-12, avec grav., cart. à l'angl. 1896. *(Couronné par l'Institut.)*   4 fr.

KŒNIG (C.-J.). Contribution à l'étude expérimentale des canaux semi-circulaires. 1 vol. in-8. 1897.   3 fr. 50

LAGRANGE (F.). Physiologie des exercices du corps. 1 vol. in-8. 6ᵉ édition. Cart. à l'angl.   6 fr.

LANGLOIS (P.). Les capsules surrénales. 1 vol. in-8. 1897.   4 fr.

LE DANTEC. Évolution individuelle et hérédité. 1 vol. in-8. cart. à l'angl. 1898.   6 fr.

LIEBREICH (R.). Atlas d'ophthalmoscopie, représentant l'état normal et les modifications pathologiques du fond de l'œil, visibles à l'ophthalmoscope. 1 atlas in-4, avec 12 planches en chromolithographie, avec texte explicatif. 3ᵉ édition.   40 fr.

LUYS. Le cerveau, ses fonctions. 1 vol. in-8. 7ᵉ édit., avec figures. Cart.   6 fr.

MAREY. La machine animale. 6ᵉ édit. 1 vol. in-8, cart.   6 fr.

MOSSO. La peur, étude psycho-physiologique, traduit de l'italien par M. F. HÉMENT. 1 vol. in-12, avec fig. dans le texte.   2 fr. 50

MOSSO. La fatigue, étude psycho-physiologique, traduit de l'italien par le docteur Langlois. 1 vol. in-12, avec figures.   2 fr. 50

POZZI (A.). Éléments d'anatomie et de physiologie génitales et obstétricales, à l'usage des sages-femmes. 1 vol. in-12, avec 219 grav. 1894.   4 fr.

PRÉAUBERT (E.). La vie, mode de mouvement (Théorie physique des phénomènes vitaux). 1 vol. in-8. 1897.   5 fr.

RICHET (Ch.). La chaleur animale. 1 vol. in-8, avec fig.   6 fr.

RICHET (Ch.). Bibliographie physiologique, 1895. Classification décimale. 1 vol. in-12.   3 fr. 50

RICHET (Ch.). Bibliographia physiologica 1896. 1 vol. in-12.   3 fr. 50

RICHET (Ch.). Physiologie, travaux du laboratoire du prof. CH. RICHET.

    Tome I. *Système nerveux, Chaleur animale.* 1 vol. grand in-8, avec grav. dans le texte. 1893.   (Épuisé.)

    Tome II. *Chimie physiologique, Toxicologie.* 1 fort vol. gr. in-8, avec 129 grav. dans le texte. 1893.   12 fr.

    Tome III. *Chloralose, Sérothérapie,* etc. 1 vol. in-8, avec gravures. 1894.   12 fr.

    Tome IV. *Appareils glandulaires, nerfs et muscles, sérothérapie, chloroforme.* 1 vol, in-8, avec gravures. 1898.   12 fr.

RICHET (Ch.). Dictionnaire de physiologie, publié avec le concours de savants français et étrangers. Formera 8 à 10 volumes gr. in-8, se composant chacun de 3 fascicules; chaque volume, 25 fr.; chaque fascicule, 8 fr. 50. 3 vol. parus.

SABOURIN (Ch.). Recherches sur l'anatomie normale et pathologique de la glande biliaire de l'homme. 1 vol. in-8, avec 233 figures dans le texte.   8 fr.

SERGI (G.). La psychologie physiologique. 1 vol. in-8, avec 40 fig. dans le texte.   7 fr. 50

SNELLEN. Échelle typographique pour mesurer l'acuité de la vision, 14ᵉ éd. 1898. 4 fr.

SOURY (J.). Les fonctions du cerveau, doctrines de l'École de Strasbourg et de l'École italienne. 1892. In-8, avec figures. 8 fr.

WUNDT. Éléments de psychologie physiologique. 2 forts vol. in-8, avec figures dans le texte. 20 fr.

Journal de l'anatomie et de la physiologie normales et pathologiques de l'homme et des animaux, dirigé par MATHIAS DUVAL. (Voir p. 31.)

Physique. — Chimie

BERTHELOT. La synthèse chimique. 1 vol. in-8, cart. 6 fr.

BERTHELOT. La Révolution chimique, Lavoisier. 1 vol. in-8, avec figures, cart. 6 fr.

BLASERNA. Le son et la musique, 4ᵉ édit. 1 vol. in-8, avec fig., cart. 6 fr.

GRIMAUX. Chimie organique élémentaire. 1 vol. in-12. 7ᵉ édit., 1894, avec figures, cart. 5 fr. 50

GRIMAUX. Chimie inorganique élémentaire. 7ᵉ édit. 1894. 1 vol. in-12, avec figures, cart. 5 fr. 50

PISANI et DIRVELL. La chimie du laboratoire. 1 v. in-12, avec fig. dans le texte. 2ᵉ édit. revue. 1893. 4 fr.

ROOD. Théorie scientifique des couleurs. 1 vol. in-8, avec figures et une planche en couleurs hors texte. Cart. 6 fr.

SAIGEY. La physique moderne. 1 vol. in-18. 2ᵉ édit. 2 fr. 50

SCHUTZENBERGER. Les fermentations, avec figures dans le texte. 1 vol. in-8. 6ᵉ édit. 1895. Cart. 6 fr.

STALLO. La matière et la physique moderne. 1 vol. in-8. 3ᵉ éd. Cartonné. 6 fr.

WURTZ. La théorie atomique. 1 vol. in-8. 5ᵉ édit. Cart. 6 fr.

Histoire naturelle

BEAUREGARD (H.). Les insectes vésicants. 1 vol. gr. in-8, avec 34 planches en lithographie et 44 gravures dans le texte. 1890. 25 fr.

BELZUNG. Anatomie et physiologie animales. 1 vol. in-8, avec 540 figures. 7ᵉ édit. 1897. 6 fr.

BLANCHARD. Mœurs, instincts et métamorphoses des insectes. 1 vol. gr. in-8, avec 200 figures et 40 planches. 2ᵉ éd. 1877. 25 fr.

CANDOLLE (de). L'origine des plantes cultivées. 1 vol. in-8. 3ᵉ édition. Cart. 6 fr.

COOKE et BERKELEY. Les champignons, avec 110 figures dans le texte. 1 vol. in-8. 4ᵉ édit. Cart. 6 fr.

COSTANTIN (J.). Les végétaux et les milieux cosmiques. (Adaptation, évolution). 1 vol. in-8, avec 171 grav., cart. à l'angl. 1898. 6 fr.

COSTANTIN (J.). La nature tropicale. 3 vol. in-8, avec grav. Cart. à l'angl. 1899. 6 fr.

DAUBRÉE. Les régions invisibles du globe et des espaces célestes. 1 vol. in-8, avec 89 fig. 2ᵉ édit. revue. 1892. Cart. 6 fr.

HERBERT SPENCER. Principes de biologie. 2 vol. in-8. 20 fr.

HUXLEY (Th.). L'écrevisse, introduction à l'étude de la zoologie. 1 vol. in-8, avec 89 figures dans le texte. Cart. 6 fr.

HUXLEY. La physiographie, introduction à l'étude de la nature. 1 vol. in-8, avec 128 grav. et 2 planches. 2ᵉ éd. 1892. 8 fr.

KUMS. Les choses naturelles dans Homère. 1 vol. in-8. 1897. 5 fr.

APPENDICE à cet ouvrage. 1 fr. 25

DE LANESSAN. **Introduction à la botanique** (*le Sapin*). 1 vol. in-8, avec fig. 3e édit. Cart. 6 fr.

LE NOIR. **Histoire naturelle élémentaire.** 1 vol. in-12, 3e édit., avec 254 fig. dans le texte. 5 fr.

LUBBOCK. **Les sens et l'instinct chez les animaux**, principalement chez les insectes. 1 vol. in-8, avec gravures. Cart. 6 fr.

MEUNIER (Stan.) **La géologie comparée.** 1 vol. in-8, avec grav. 1895. Cart. à l'angl. 6 fr.

MEUNIER (Stan.). **La géologie expérimentale.** 1 vol. in-8, avec grav. 1899. Cart. à l'angl. 6 fr.

PERRIER. **La philosophie zoologique avant Darwin.** 1 vol. in-8. 2e édit. Cart. 6 fr.

QUATREFAGES (De). **L'espèce humaine.** 1 vol. in-8. 10e édit. 6 fr.

QUATREFAGES (De). **Darwin et ses précurseurs français.** 1 vol. in-8. 2e édit. 1892. Cart. 6 fr.

QUATREFAGES (De). **Les Émules de Darwin**, avec préface de MM. Perrier et Hamy, de l'Institut. 2 vol. in-8. Cart. 1893. 12 fr.

ROCHÉ (G.). **La culture des mers en Europe.** 1 vol. in-8, avec 81 gr., cart. à l'angl. 1898. 6 fr.

ROMANES. **L'intelligence des animaux**, avec préface de M. Edm. Perrier. 2 vol. in-8. 3e édit. Cart. 12 fr.

DE SAPORTA et MARION. **L'évolution du règne végétal.** Tome I: *Les Cryptogames.* 1 vol. in-8, avec 85 figures dans le texte. Cart. à l'anglaise, 6 fr. Tomes II et III : *Les Phanérogames.* 2 vol. in-8, avec 136 figures dans le texte. Cart. 12 fr.

SCHMIDT (O.). **La descendance de l'homme et le darwinisme.** 1 vol. in-8, avec figures. 5e édition. Cart. 6 fr.

SCHMIDT (O.). **Les mammifères dans leurs rapports avec leurs ancêtres géologiques.** 1887. 1 vol. in-8, avec 51 fig. Cart. 6 fr.

TROUESSART. **Les microbes, les ferments et les moisissures.** 1 vol. in-8, avec 107 fig. 2e édit. revue. Cart. 6 fr.

VAN BENEDEN. **Les commensaux et les parasites dans le règne animal.** 1 vol. in-8, avec figures. 3e édit. Cart. 6 fr.

VIANNA DE LIMA. **L'homme selon le transformisme.** 1 vol. in-12. 2 fr. 50

Anthropologie

BOUSREZ (L.). **L'Anjou aux âges de la pierre et du bronze,** grand in-8, avec pl. hors texte. 1897. 3 fr. 50

CARTAILHAC. **La France préhistorique.** 1 vol. in-8, avec 162 gravures. 2e édit. 1895. Cart. 6 fr.

EVANS (John). **Les âges du bronze.** 1 beau vol. gr. in-8, avec nombreuses figures dans le texte. 15 fr. — En demi-reliure. 18 fr.

HARTMANN (R.). **Les singes anthropoïdes et leur organisation comparée à celle de l'homme.** 1 vol. in-8, avec 63 fig. Cart. 6 fr.

ITARD. **Rapports et mémoires sur le sauvage de l'Aveyron, l'idiotie et la surdi-mutité.** 1 vol. in-8. 1895. 4 fr.

LUBBOCK. **L'homme préhistorique**, avec 256 fig. 4e édit. 1898. 2 vol. in-8. Cart. 12 fr.

LUBBOCK. **Origines de la civilisation.** 1 vol. in-8, avec fig. 15 fr.

MORTILLET (G. de). **La formation de la nation française.** 1 vol. in-8, avec 150 grav. et 18 cartes, cartonné à l'angl. 1897. 6 fr.

PÉROCHE (J.). **Les températures quaternaires.** Br. in-8. 1897. 1 fr. 25

PIÉTREMENT. **Les chevaux dans les temps historiques et préhistoriques.** 1 vol. gr. in-8. 6 fr.

SALMON (Ph.). **Age de la pierre**, division industrielle de la période paléolithique quaternaire et de la période néolithique. In-8. 3 fr.

SALMON (Ph.). **Ethnologie préhistorique**, dénombrement et types des crânes néolithiques de la Gaule. 1 vol. in-8, avec grav.   3 fr.
SALMON (Ph.). **L'Atlantide et le renne**. 1 br. in-8. 1897.   0 fr. 50
SALMON (Ph.). **L'anthropologie au Congrès de Saint-Étienne**, 1897. 1 br. in-8.   1 fr.
TOPINARD. **L'homme dans la nature**. 1 vol. in-8, cart., avec gravures. 1891.   6 fr.
Revue de l'École d'anthropologie. (Voir p. 32.)

Anthropologie criminelle

AUBRY (P.). **La contagion du meurtre**. 1896, 3ᵉ édit. 1 vol. in-8, préface de M. le Docteur CORRE.   5 fr.
FÉRÉ (Ch.). **Dégénérescence et criminalité**. 2ᵉ édit., 1895, 1 vol. in-18, avec 21 graphiques.   2 fr. 50
FLEURY (Maurice de). **L'Ame du criminel**. 1 vol. in-18, 1898. 2 fr. 50
GAROFALO. **La criminologie**. 1 vol. in-8, 4ᵉ édit., 1895. 7 fr. 50
LOMBROSO. **Nouvelles recherches de psychiatrie et d'anthropologie criminelle**, 1892. 1 vol. in-18.   2 fr. 50
LOMBROSO. **Les applications de l'anthropologie criminelle**. 1 vol. in-18.   2 fr. 50
LOMBROSO. **L'anthropologie criminelle et ses récents progrès**. 1 vol. in-18, 3ᵉ édit., 1896.   2 fr. 50
LOMBROSO. **L'homme criminel** (criminel-né, fou-moral, épileptique). 2ᵉ édit., 1895. 2 vol. in-8, avec atlas.   36 fr.
LOMBROSO et FERRERO. **La femme criminelle et la prostituée**. 1 vol. in-8, avec 13 pl.   15 fr.
LOMBROSO et LASCHI. **Le crime politique et les révolutions**. 2 vol. in-8, avec planches hors texte.   15 fr.
PROAL (Louis). **La criminalité politique**. 1895. 1 vol. in-8. 5 fr.
PROAL (Louis). **Le crime et la peine**. 2ᵉ édit., 1894. 1 vol. in-8.   10 fr.
SIGHELE. **La foule criminelle**. 1892. in-vol. in-18.   2 fr. 50
TARDE (G.). **La criminalité comparée**. 3ᵉ édit., 1894, 1 vol. in-18.   2 fr. 50

Hypnotisme et magnétisme. — Sciences occultes

AZAM. **Hypnotisme et double conscience**, origine de leur étude et divers travaux sur des sujets analogues, avec des préfaces et des lettres de MM. PAUL BERT, CHARCOT et RIBOT. 1893. 1 vol. in-8. 9 fr.
BINET. **La psychologie du raisonnement**, étude expérimentale par l'hypnotisme. 1886. 1 vol. in-18.   2 fr. 50
BINET et FÉRÉ. **Le magnétisme animal**. 4ᵉ éd., 1894. 1 vol. in-8, avec fig. Cartonné.   6 fr.
CAHAGNET. **Sanctuaire du spiritualisme**, ou Etude de l'âme humaine et de ses rapports avec l'univers, d'après le somnambulisme et l'extase. 1 vol. in-18.   5 fr.
CAHAGNET. **Méditations d'un penseur**, ou Mélanges de philosophie et de spiritualisme, d'appréciations, d'aspirations et de déceptions. 2 vol. in-18.   10 fr.
DELBŒUF (J.). **Le magnétisme animal**, à propos d'une visite à l'école de Nancy. 1 vol. in-8, 1889.   2 fr. 50
DELBŒUF (J.). **Magnétiseurs et médecins**. 1 broch. in-8, 1890. 2 fr.
DU POTET. **Traité complet de magnétisme**, cours en douze leçons. 4ᵉ édition. 1 vol. in-8.   8 fr.
DU POTET. **Manuel de l'étudiant magnétiseur**, ou Nouvelle instruction pratique sur le magnétisme, fondée sur *trente années* d'expériences et d'observations. 4ᵉ édit. 1 vol. gr. in-18. 3 fr. 50

DU POTET. **Le magnétisme opposé à la médecine.** In-8. 6 fr.

DURAND DEGROS. **Le Merveilleux scientifique.** Mesmérisme, Braidisme, Fario-Grimisme. 1894. 1 vol. grand in-8. 6 fr.

DURAND DE GROS. **Les mystères de la suggestion.** 1 br. in-8. 1896. 1 fr.

ELIPHAS LEVI. **Histoire de la magie,** avec une exposition de ses procédés, de ses rites et de ses mystères. 1 vol. in-8, avec 90 fig. 2ᵉ édit. 12 fr.

ELIPHAS LEVI. **La clef des grands mystères,** suivant Hénoch, Abraham, Hermès Trismégiste et Salomon. 1 vol. in-8. 12 fr.

ELIPHAS LEVI. **Dogme et rituel de la haute magie** 2ᵉ édit. 2 vol. in-8, avec 24 fig. 18 fr.

ELIPHAS LEVI. **La science des esprits,** révélation du dogme secret des cabalistes, esprit occulte des Évangiles, appréciations des doctrines et des phénomènes spirites. 1 vol. in-8. 7 fr.

GYEL (E.). **L'être subconscient.** 1 vol. in-8. 1898. 4 fr.

JANET (Pierre). **L'automatisme psychologique.** Essai sur les formes inférieures de l'activité humaine. 1 vol. in-8. 3ᵉ édit. 1898. 7 fr. 50

LAFONTAINE. **L'art de magnétiser,** ou le magnétisme vital au point de vue théorique, pratique et thérapeutique. 7ᵉ édit. in-8. 5 fr.

LAFONTAINE. **Mémoires d'un magnétiseur.** 2 vol. in-18. 7 fr.

MESMER. **Mémoires et aphorismes,** suivis des procédés de d'Eslon. Nouv. édit. avec des notes par J.-J.-A. Ricard. In-18. 2 fr. 50

NIZET (A.). **L'Hypnotisme,** étude critique. 1 vol. in-12, 2ᵉ éd. 2 fr. 50

PHILIPS (J.-P.). **Cours théorique et pratique de braidisme,** ou hypnotisme nerveux, considéré dans ses rapports avec la psychologie, la physiologie et la pathologie, et dans ses applications à la médecine, à la chirurgie, à la physiologie expérimentale, à la médecine légale et à l'éducation. 1 vol. in-8. 3 fr. 50

RÉGNIER (L.-R.). **Hypnotisme et croyances anciennes.** 1891. In-8, avec figures et planches. 6 fr.

WUNDT. **Hypnotisme et suggestion,** étude critique. 1 vol. in-12. 1893. 2 fr. 50

Histoire des sciences

BOUCHER (L.). **La Salpêtrière, son histoire de 1656 à 1790, ses origines et son fonctionnement au XVIIIᵉ siècle.** 1 vol. in-4, avec planches. 3 fr. 50

BOUCHUT. **Histoire de la médecine et des doctrines médicales.** 2 vol. in-8. 16 fr.

BRU (P.). **Histoire de Bicêtre.** In-4, avec 22 planches. 1890. 15 fr.

DAVID (Th.). **Bibliographie française de l'art dentaire.** 1 fort vol. gr. in-8, avec préface du docteur L.-H. PETIT. 1889. 6 fr.

GARNIER (S.). **Barbe Buvée,** étude historique et médicale. 1895. 3 fr. 50

GRIMAUX (Ed.). **Lavoisier (1743-1794),** d'après sa correspondance, ses manuscrits, ses papiers de famille et d'autres documents inédits. 1 beau vol. grand in-8, avec 10 gravures hors texte, en taille-douce et en typographie. 15 fr.

LE FORT. **Étude sur l'organisation de la médecine** en France et à l'étranger. In-8. 3 fr.

NICAISE. **La grande Chirurgie de Guy de Chauliac,** chirurgien, maître en médecine de l'Université de Montpellier, composée en l'an 1363, *revue et collationnée sur les manuscrits et imprimés latins et français,* ornée de gravures avec notes, une introduction sur le moyen âge, sur la vie et les œuvres de Guy de Chauliac, un glossaire et une table alphabétique, par E. NICAISE. 1 fort vol. grand in-8. 1891. 28 fr.

NICAISE. **Traité de chirurgie de Henri de Mondeville,** revu et collationné d'après les manuscrits du XIVe siècle. 1 vol. grand in-8, avec introduction et notes, par E. NICAISE. 1892.   28 fr.

NICAISE. **Chirurgie de Pierre Franco de Turriers en Provence,** composée en 1561, nouvelle édition, avec une introduction historique, une biographie et l'histoire du collège de chirurgie, par E. NICAISE. 1 vol. gr. in-8, avec grav. 1894.   20 fr.

MAINDRON (E.). **L'Académie des sciences,** histoire de l'Académie, fondation de l'Institut national, Bonaparte membre de l'Institut, 1 beau vol. grand in-8, avec 53 gravures dans le texte, portraits. plans, etc., 8 planches hors texte et 2 autographes.   12 fr.

PETIT (L.-H.). **Œuvres complètes de Jean Méry, 1645-1722** (anatomie, physiologie, chirurgie), avec une préface de M. le professeur VERNEUIL. 1 vol. grand in-8, avec 3 planches et le portrait de Méry, tirés hors texte. 1887.   16 fr.

POSKIN (A.). **Préjugés populaires relatifs à la médecine et à l'hygiène.** 1 br. in-18. 1898.   1 fr. 50

POUCHET (G.). **Charles Robin, sa vie et son œuvre.** 1 vol. in-8, avec un beau portrait sur acier de Ch. Robin.   3 fr. 50

POUCHET (G.). **La biologie aristotélique.** 1 vol. in-8. 3 fr. 50

TANNERY. **Pour la science hellène,** de Thalès à Empédocle. 1 vol. in-8.   7 fr. 50

TRIAIRE (P). **Bretonneau et ses correspondants,** ouvrage comprenant la correspondance de TROUSSEAU et de VELPEAU avec BRETONNEAU, une introduction du Dr LEREBOULLET. 2 beaux volumes in-8.   25 fr.

TROJA. **Expériences sur la régénération des os.** Paris, 1775, traduit du latin avec notes et introduction par le Dr VEDRÈNES. 1 vol. in-18. 1889.   4 fr. 50

Philosophie scientifique

AGASSIZ. **De l'espèce et des classifications en zoologie,** traduit de l'anglais par VOGELI. 1 vol. in-8.   5 fr.

BARTHÉLEMY SAINT-HILAIRE. **La philosophie dans ses rapports avec les sciences et la religion.** 1 vol. in-8. 1889.   5 fr.

BOIRAC (Emile). **L'idée de phénomène.** 1894. 1 vol. in-8.   5 fr.

BOURDEAU (Louis) **Le problème de la mort et ses solutions imaginaires.** 2e édit. 1896, 1 vol. in-8.   5 fr.

BOUTROUX (Em.). **De la contingence des lois de la nature.** 3e édit. 1898, 1 vol. in-18.   2 fr. 50

DELBŒUF. **La matière brute et la matière vivante.** 1 vol. in-18, 1887.   2 fr. 50

DEMOOR, MASSART et VANDERVELDE. **L'évolution régressive en biologie et en sociologie.** 1 vol. in-8, avec 81 grav., cart. à l'angl.   6 fr.

DUNAN. **La théorie psychologique de l'espace.** 1895. 1 vol. in-18.   2 fr. 50

DURAND DE GROS. **Aperçus de taxinomie générale.** 1 vol. in-8. 1898.   5 fr.

DURAND DE GROS (J.-L.). **L'idée et le fait en biologie.** 1 br. in-8. 1896.   1 fr. 50

ESPINAS. **La philosophie expérimentale en Italie.** 1 vol. in-18.   2 fr. 50

FAIVRE (E.). **De la variabilité des espèces.** 1 vol. in-18. 2 fr. 50

FÉRÉ (Ch).. **Sensation et mouvement.** 1 vol. in-18, avec gravures.   2 fr. 50

FONVIELLE (W. de). **L'astronomie moderne.** 1 vol. in-18. 2 fr. 50

GOBLOT (Edm.). **Essai sur la classification des sciences.** 1 vol. in-8. 1898.   5 fr.

GUYAU. **La genèse de l'idée de temps.** 1 vol. in-18.   2 fr. 50

HARTMANN (E. de). **Le darwinisme.** *Ce qu'il y a de vrai, ce qu'il y a de faux dans cette doctrine.* Traduit de l'allemand par M. G. GUÉROULT. 3ᵉ édit. 1 vol in-18.   2 fr. 50

HANNEQUIN. **Essai critique sur l'hypothèse des atomes dans la science contemporaine.** 1 vol. in-8. 2ᵉ édit. 1899. 7 fr. 50

LECHALAS. **Etude sur l'espace et le temps.** 1896. 1 vol. in-18.   2 fr. 50

LE DANTEC. **Le déterminisme biologique et la personnalité consciente.** 1 vol. in-18.   2 fr. 50

LE DANTEC. **L'individualité et l'erreur individualiste.** 1 vol. in-18. 1898.   2 fr. 50

LE DANTEC. **Evolution individuelle et hérédité.** 1 vol. in-8. 1898.   6 fr.

LIARD. **Des définitions géométriques et des définitions empiriques.** 2ᵉ édit. 1888. 1 vol. in-18.   2 fr. 50

LIARD. **La science positive et la métaphysique.** 3ᵒ édit. 1893. 1 vol. in-8.   7 fr. 50

MARTIN (F.). **La perception extérieure et la science positive,** essai de philosophie des sciences. 1894. 1 vol. in-8.   5 fr.

NAVILLE (E.). **La logique de l'hypothèse.** 2ᵉ édit. 1894. 1 vol. in-8.   5 fr.

NAVILLE (E.). **La physique moderne.** 2ᵉ édit. 1890. 1 vol. in-8.   5 fr.

PIOGER (Dʳ Julien). **Le monde physique.** Essai de conception expérimentale. 1892. 1 vol. in-18.   2 fr. 50

PREYER. **Eléments de physiologie générale,** traduit de l'allemand par M. Jules SOURY. 1 vol. in-8.   5 fr.

RIBERT (Léonce). **Essai d'une philosophie nouvelle suggérée par la science.** 1 vol. in-8. 1898.   6 fr.

ROISEL. **De la substance.** 1 vol. in-18.   2 fr. 50

SAIGEY (Emile). **Les sciences au dix-huitième siècle.** *La physique de Voltaire.* 1 vol. in-8.   5 fr.

SAIGEY (Emile). **La physique moderne.** 1 vol. in-18.   2 fr. 50

SCHMIDT **Les sciences naturelles et la théorie de l'inconscient.** Traduit de l'allemand par MM. J. SOURY et S. MAYER. 1 vol. in-18.   2 fr. 50

SPENCER (Herbert). **Classification des sciences.** traduction de RHÉTHORÉ. 4ᵉ édit. 1895. 1 vol. in-18.   2 fr. 50

SPENCER (Herbert). **Principe de biologie.** Traduit par M. CAZELLES. 2ᵉ édit. 1889. 2 forts vol. in-8.   20 fr.

SPENCER (Herbert). **Essais scientifiques.** Traduit par M. A. BURDEAU, 2ᵉ édit. 1889. 1 vol. in-8.   7 fr. 50

VIANNA DE LIMA. **L'homme selon le transformisme.** 1888. 1 vol. in-18.   2 fr. 50

LIVRES SCIENTIFIQUES

(par ordre alphabétique de noms d'auteurs)

NON CLASSÉS DANS LES SÉRIES PRÉCÉDENTES

(MÉDECINE — SCIENCES)

Actes du Ier Congrès d'anthropologie criminelle de Rome. 1887. 1 vol. gr. in-8. 15 fr.

AGASSIZ. De l'espèce et des classifications en zoologie. 1 vol. in-8. 5 fr.

ARLT (DE). Des blessures de l'œil. 1 vol. in-18. 1 fr. 25

ARMAIGNAC. Études cliniques et anatomo-pathologiques sur les ophtalmoplégies. In-8. 1 fr. 50

ARMAIGNAC. Mémoires et observations d'ophtalmologie pratique. 1 vol. in-8, avec gravures. 1889. 12 fr.

AXENFELD et HUCHARD. Traité des névroses. 2e édition, par HENRI HUCHARD, médecin des hôpitaux. 1 fort vol. in-8. 1882. 20 fr.

BALLET (Gilbert). Recherches anatomiques et cliniques sur le faisceau sensitif et les troubles de la sensibilité dans les lésions du cerveau. 1 vol. in-8. 3 fr. 50

BALLET (Gilbert). La parole intérieure et les diverses formes de l'aphasie, 1 vol. in-18, 2e édit. 2 fr. 50

BARTELS. Les maladies des reins, préface et notes du professeur LÉPINE. 1 vol. in-8, avec fig. 7 fr. 50

BAUDOUIN (M.). L'asepsie et l'antisepsie à l'hôpital Bichat. 1 vol. in-8. 5 fr.

BAUDOUIN (M.). Hystéropexie abdom. ant. et opérations sus-pubiennes dans les rétrodéviations de l'utérus. 1 vol. in-8, avec figures. 10 fr.

BELZUNG. Recherches sur l'ergot de seigle, in-8. 1 fr. 50

BERNARD (Claude). Leçons sur les propriétés des tissus vivants, avec 94 fig. dans le texte. 1 vol. in-8. 2 fr. 50

BERNARD. Champignons observés à la Rochelle et dans les environs. 1 vol. in-8, avec 1 atlas, figures noires, 15 fr. —Coloriées. 25 fr.

BERTON. Guide et Questionnaire de tous les examens de médecine, suivi des Programmes des conférences pour l'*internat* et l'*externat*, avec de grands Tableaux synoptiques inédits d'anatomie et de pathologie. 1893. 1 vol. in-18. 3e éd. 4 fr.

BIBLIOTHÈQUE DIABOLIQUE. I.— Le sabbat des sorciers, par BOURNEVILLE et TEINTURIER. Papier vélin, in-8. 3 fr.

— II. **Françoise Fontaine.** Procès-verbal fait pour délivrer une fille possédée par le malin esprit, à Louviers, par BÉNET. 3 fr. 50

— III. **Jean Wier.** Histoires, Disputes et Discours des illusions et impostures des Diables, etc., par Jean WIER. 2 vol. in-8. 15 fr.

— IV. **La possession de Jeanne Ferry.** 3 fr.

— V. **Sœur Jeanne des Anges,** supérieure des Ursulines à Loudun, par LEGUÉ et GILLES DE LA TOURETTE. 6 fr.

— VI. **Procès de la dernière sorcière** brûlée à Genève le 6 avril 1652, par LADAME. 2 fr. 50

— VII. **La foi qui guérit,** par J.-M. CHARCOT. 2e édit. 2 fr.

BIGOT (V.). Des périodes raisonnantes de l'aliénation mentale. 1 vol. in-8. 10 fr.

BILLROTH et WINIWARTER. **Traité de pathologie et de clinique chirurgicales générales**, traduit par le Dr DELBASTAILLE, d'après la 10° édition allemande. 2° édition française, 1886. 1 fort vol. gr. in-8, avec 180 fig. dans le texte. 20 fr.

BITOT. **Mécanisme et traitement de l'hémorragie liée à l'insertion vicieuse du placenta.** 1880. In-8. 3 fr. 50

BLOCQ (P.). **Des contractures.** 1888. In-8. 5 fr.

BOECKEL (Jules). **Sur les kystes hydatiques du rein au point de vue chirurgical.** 1 vol. in-8. 1887. 2 fr.

BOECKEL (Jules). **Des kystes du pancréas**, chirurgie du pancréas. 1 vol. in-8. 1891. 3 fr.

BOECKEL (Jules). **Considérations sur la résection du genou**, d'après 140 opérations. 1 br. in-8. 1892. 1 fr. 25

BOSSANO (P.-B.). **Recherches expérimentales sur l'origine microbienne du tétanos.** 1 vol. in-8. 1890. 2 fr.

BOUCHARDAT. **Le travail**, son influence sur la santé. 2 fr. 50

BOUCHARDAT et QUEVENNE. **Instruction sur l'essai et l'analyse du lait.** 1 br. gr. in-8. 3° édit. 1879. 1 fr. 50

BOUCHARDAT ET QUEVENNE. **Du lait.** 1er fascicule : Instruction sur l'essai et l'analyse du lait ; 2° fascicule : Des laits de femme, d'ânesse, de chèvre, de brebis, de vache. 1 vol. in-8. 6 fr.

BOUCHARDAT (Gustave). **Histoire générale des matières albuminoïdes** (Thèse d'agrégation). 1 vol. in-8. 2 fr. 50

BOUCHER. **Le darwinisme.** 1 br. in-8. 1891. 1 fr. 25

BOURDEAU (Louis). **Théorie des sciences.** 2 vol. in-8. 20 fr.

BOURDEAU (Louis). **Les forces de l'industrie.** In-8. 5 fr.

BOURDEAU (Louis). **La conquête du monde animal.** In-8. 5 fr.

BOURDET (Eug.). **Des maladies du caractère** au point de vue de l'hygiène morale et de la philosophie positive. In-8. 5 fr.

BOURDET. **Principes d'éducation positive.** In-18. 3 fr. 50

BOURDET (Eug.). **Vocabulaire des principaux termes de la philosophie positive.** 1 vol. in-18. 3 fr. 50

BOURNEVILLE et BRICON. **Manuel des injections sous-cutanées.** 2° édit. In-32. 3 fr.

BOURNEVILLE et BRICON. **Manuel de technique des autopsies.** In-32, avec planches et figures. 2 fr. 50

BOURNEVILLE et GUÉRARD. **De la sclérose en plaques disséminées.** In-8, avec figures. 4 fr. 50

BOYER (H.-Cl. de). **Études topographiques sur les lésions corticales des hémisphères cérébraux.** 1 vol. in-8, avec fig. 6 fr.

BRAULT. **Contribution à l'étude des néphrites.** In-8. 2 fr.

BRICON (P.). **Du traitement de l'épilepsie.** In-8, avec fig. 5 fr.

BRIERRE DE BOISMONT. **Du suicide et de la folie-suicide.** 2° édition. 1 vol. in-8. 2 fr. 25

BURDON-SANDERSON, FOSTER et LAUDER-BRUNTON. **Manuel du laboratoire de physiologie.** In-8, avec 184 figures. 7 fr.

BUTLIN. **Maladies de la langue.** In-8. 8 fr.

BYASSON (H.) ET FOLLET (A.). **Étude sur l'hydrate de chloral et le trichloracétate de soude.** In-8 de 64 pages. 75 c.

CAZENEUVE. **Des densités des vapeurs au point de vue chimique** (Thèse d'agrégation). In-8. 3 fr. 50

CHARCOT ET CORNIL. **Contributions à l'étude des altérations anatomiques de la goutte**, In-8, avec pl. 1 fr. 50

CHARCOT et PITRES. **Étude critique et clinique de la doctrine des localisations motrices dans l'écorce des hémisphères cérébraux de l'homme.** Gr. in-8. 2 fr. 50

CHIPAULT (A.). **Études de chirurgie médullaire.** Historique, Médecine opératoire. Traitement. 1894. 1 vol. in-8, avec 66 figures et 2 planches hors texte, en chromolith. 15 fr.

CHIPAULT. **Fractures par armes à feu.** In-8, avec 37 pl.   25 fr.

CHUFFART. **Les affections rhumatismales du tissu cellulaire sous-cutané** (Thèse d'agrégation, 1886). 1 vol. in-8.   1 fr. 50

CORNIL. **Des différentes espèces de néphrites.** In-8.   3 fr. 50

CORNIL. **Leçons d'anatomie pathologique,** professées pendant le premier semestre de l'année 1883-1884. 1 vol. in-8.   4 fr.

CORNIL. — Voy. CHARCOT.

COURMONT (Fr.). **Le cervelet et ses fonctions.** 1 vol. in-8. 12 fr.
Ouvrage récompensé par l'Académie des Sciences (Prix Mège).

COURMONT (Fr.). **Le cervelet,** organe psychique et sensitif. 1 vol. in-8. 1895.   2 fr.

DAMASCHINO. **Des différentes formes de pneumonie aiguë chez les enfants.** In-8.   3 fr. 50

DAMASCHINO. **La pleurésie purulente.** In-8.   3 fr. 50

DAMASCHINO. **Étiologie de la tuberculose.** In-8.   2 fr. 50

DAMASCHINO. **Leçons sur les maladies des voies digestives.** 1 vol. in-8. 3ᵉ tirage. 1888.   14 fr.

DAVID (Th.). **Bibliographie de l'art dentaire.** 1 fort vol. grand in-8.   6 fr.

DEBOVE. **Leçons cliniques et thérapeutiques sur la tuberculose parasitaire.** 1884. In-8.   3 fr.

DELVAILLE. **Études sur l'histoire naturelle.** In-18.   3 fr. 50

DELVAILLE. **De la fièvre de lait.** In-8.   2 fr. 50

DELVAILLE. **De l'exercice de la médecine.** In-8.   2 fr.

DELVAILLE. **Lettres médicales sur l'Angleterre.** In-8. 1 fr. 50

DEMANGE. **Étude clinique et anatomo-pathologique sur la vieillesse.** 1 vol. in-8, avec 5 planches hors texte.   4 fr.

DESCHAMPS (d'Avallon). **Compendium de pharmacie pratique.** Guide du pharmacien établi et de l'élève en cours d'études.   20 fr.

DESPAGNET. **Compte rendu de la Clinique de M. le Dʳ Galezowski.** (Du 1ᵉʳ juillet 1880 au 1ᵉʳ juillet 1881.) In-8.   3 fr. 50

DESPAGNET. **De l'irido-choroïdite suppurative dans le leucome adhérent de la cornée.** In-8.   2 fr.

DESPRÉS. **Traité théorique et pratique de la syphilis,** ou infection purulente syphilitique. 1 vol. in-8.   7 fr.

DUJARDIN-BEAUMETZ. **Myélite aiguë.** In-8.   2 fr. 50

DUPLAY (S.). **Conférences de clinique chirurgicale.**   In-8.   3 fr. 50

DUPLAY (S.). **Leçons sur les traumatismes cérébraux.** (Commotion, Contusion, Compression, etc.) 1883. 1 vol. in-8.   2 fr. 50

DUPLAY (S.). **Conférences de clinique chirurgicale faites à l'hôpital Saint-Louis.** In-8.   3 fr.

DURAND (de Gros). **Physiologie philosophique.** 1 vol. in-8. 8 fr.

DURAND (de Gros). **Ontologie et psychol. physiol.** In-18. 3 fr. 50

DURAND (de Gros). **De l'hérédité dans l'épilepsie.**   50 c.

DURAND (de Gros). **Les origines animales de l'homme,** éclairées par la physiologie et l'anatomie comparatives. 1 vol. in-8.   5 fr.

DURAND (de Gros). **Genèse naturelle des formes animales.** In-8, avec figures, 1888.   1 fr. 25

DURAND-FARDEL. **Lettres médicales sur Vichy.** 4ᵉ éd. 1877. 2 fr. 50

DURAND-FARDEL. **Traité pratique des maladies chroniques.** 2 vol. gr. in-8.   20 fr.

DURAND-FARDEL. **Traité des eaux minérales** de la France et de l'étranger, et de leur emploi dans les maladies chroniques. 3ᵉ édition. 1883. 1 vol. in-8.   10 fr.

DURET (H.). **Des variétés rares de la hernie inguinale.** 1883. In-8.   4 fr.

DURET (H.). **Des contre-indications à l'anesthésie chirurgicale.** 1880. In-8.   5 fr.

DURET (H.). **Études sur les traumatismes cérébraux.** 1878. 1 vol. in-8, avec planches.   15 fr.

DURET (H.). **Étude générale de la localisation dans les centres nerveux.** 1880. 1 vol. in-8.   3 fr.

Éléments de science sociale, ou Religion physique sexuelle et naturelle, par un Dᴿ en médecine. 4ᵉ édit. 1884. 1 vol. in-18.   3 fr. 50

FÉRÉ (Ch.). **Du cancer de la vessie.** 1881. In-8.   3 fr.

FÉRÉ (Ch.) **Dégénérescence et criminalité.** 1 vol. in-12. 2ᵉ édit. 1895.   2 fr. 50

FERRIER. **Les fonctions du cerveau.** 1 vol. in-8, traduit de l'anglais par M. H.-C. de VARIGNY, avec 68 fig. dans le texte. 1878.   3 fr.

FERRIER. **De la localisation des maladies cérébrales,** traduit de l'anglais par M. H.-C. DE VARIGNY, suivi d'un mémoire de MM. CHARCOT et PITRES sur *les Localisations motrices dans les hémisphères de l'écorce du cerveau.* 1 vol. in-8 et 67 fig. dans le texte.   2 fr.

FERRIÈRE. **L'âme est la fonction du cerveau.** 2 vol. in-12. 1883. 7 fr.

FERRIÈRE. **La matière et l'énergie.** 1 vol. in-12. 1887.   4 fr. 50

FERRIÈRE. **La vie et l'âme.** 1 vol. in-12. 1888.   4 fr. 50

FERRIÈRE. **Les erreurs scientifiques de la Bible.** In-12. 3 fr. 50

FERRIÈRE. **Les mythes de la Bible.** 1 vol. in-12. 1893.   3 fr. 50

FERRIÈRE. **Plantes médicinales de la Bourgogne,** emplois et doses. 1892. 1 br. in-18.   1 fr. 75

FUMOUZE (A.). **De la cantharide officinale.** In-4, 5 pl.   3 fr. 50

FUMOUZE (V.). **Les spectres d'absorption du sang** (thèse de doctorat). In-4 de 141 pages et 3 pl.   4 fr. 50

GALEZOWSKI. **Desmarres, sa vie et ses œuvres.** In-8.   2 fr.

GALEZOWSKI. **Les troubles oculaires dans l'ataxie locomotrice.** In-8. 1884.   1 fr. 50

GALEZOWSKI. **Sur l'emploi de l'aimant pour l'extraction des corps étrangers métalliques de l'œil.** In-8.   2 fr.

GILLE. **Le traitement des malades à domicile.** 1 vol. in-8.   6 fr.

GINTRAC (E.). **Cours théorique et clinique de pathologie interne et de thérapie médicale.** 1853-1859. 9 v. gr. in-8. 63 fr.

GOLDSCHMIDT (D.). **De la vaccine animale.** In-8. 1885.   1 fr.

GREHANT. **Recherches physiques sur la respiration de l'homme.** In-8 de 46 pages, avec 1 planche.   75 c.

HANRIOT (M.). **Hypothèses sur la constitution de la matière** (Thèse d'agrégation, 1880). 1 vol. in-8.   3 fr.

HIRIGOYEN. **De l'influence des déviations de la colonne vertébrale sur la conformation du bassin.** In-8.   4 fr.

HIRTH. **La vue plastique. Fonction de l'écorce cérébrale,** traduit de l'allemand, par L. ARRÉAT. 1 v. gr. in-8, avec fig. et 34 pl. hors texte. 1893.   8 fr.

Hommage à M. Chevreul à l'occasion de son centenaire (31 août 1886). 1 beau vol. in-4 de 95 pages, imprimé sur papier de Hollande, contenant sept mémoires originaux par MM. BERTHELOT, DEMARÇAY, DUJARDIN-BEAUMETZ, A. GAUTIER, GRIMAUX, Georges POUCHET et Ch. RICHET.   1 fr. 50

HUCHARD (H.). **Étude critique sur la pathogénie de la mort subite dans la fièvre typhoïde.** 1 br. in-8. 1878.   1 fr. 25

HUXLEY. **La physiographie,** introduction à l'étude de la nature, traduit et adapté par M. G. LAMY. 1 vol. in-8, avec figures dans le texte et 2 planches en couleurs, broché. 2ᵉ édition.   8 fr.

JACOBY. **Phtisie et altitudes.** 1 br. in-8. 1889.   1 fr. 50

JACQUES. **L'intubation du larynx.** In-8. 1888.   2 fr. 50

JAMAIN et F. TERRIER. **Manuel de pathologie et de clinique chirurgicales.** 3ᵉ édition.   8 fr.

TOME PREMIER. 1 fort vol. in-18.

Maladies qui peuvent se montrer dans toutes ou presque toutes les parties du corps : lésions inflammatoires, traumatiques; lésions consécutives au traumatisme ou à l'inflammation. Maladies virulentes. Tumeurs. — *Affections des divers tissus et systèmes organiques.* Affections du tissu cellulaire, maladies des bourses séreuses. Affections de la peau, des veines, des artères, des ganglions lymphatiques, des nerfs, des muscles, des tendons, des os.

Tome Deuxième. 1 vol. in-18.   8 fr.

Maladies des articulations. — *Affections des régions et appareils organiques :* affections du crâne et du cerveau, du rachis, maladies de l'appareil olfactif, de l'appareil auditif, de l'appareil de la vision.

Tome Troisième, p. MM. Terrier, Broca et Hartmann. 1 vol. in-18. 8 fr.

Malad. de l'appareil de la vision (suite), de la face, des lèvres, des dents.

Tome Quatrième, par MM. Terrier, Broca et Hartmann. 1 vol. in-18. 1889-1892.   8 fr.

Maladies des gencives, des maxillaires, de la langue, de la région parotidienne, des amygdales, de l'œsophage, des voies aériennes, du larynx, de la trachée, du corps thyroïde, du cou, de la poitrine, du sein, de la mamelle, etc.

JANOT. **Contribution à l'étude des rapports morbides de l'œil et de l'utérus, œil utérin.** 1892. 1 br. in-8.   2 fr. 50

JOUSSET DE BELLESME. **Phénomènes physiologiques de la métamorphose chez la Libellule déprimée.** In-8.   2 fr. 50

JOUSSET DE BELLESME. **Recherches expérim. sur les fonctions du balancier chez les insectes diptères.** In-8.   3 fr.

KOVALEVSKY. **L'ivrognerie,** causes, traitement. In-8.   1 fr. 50

LABORDE. **Les hommes et les actes de l'insurrection de Paris devant la psychologie morbide.** 1871. In-18 de 150 p.   2 fr. 50

LAHILONNE. **Étude de météorologie médicale au point de vue des voies respiratoires.**   2 fr. 50

LAHILONNE. **Histoire des fontaines de Cauterets** et de leur emploi au traitement des maladies chroniques. 1 vol. in-18, 1877. 3 fr.

LAHILONNE. **Étude de posologie hydro-minérale ration. dans les troubles de la respiration et de la circulation.** In-8. 1 fr.

LANCEREAUX. **Traité historique et pratique de la syphilis.** 2ᵉ édition. 1 vol. gr. in-8, avec fig. et planches coloriées.   17 fr.

LANDOLT (E.). **Leçons sur le diagnostic des maladies des yeux.** 1878. In-8.   6 fr.

LE FORT. **La chirurgie militaire** et les Sociétés de secours en France et à l'étranger. In-8 avec gravures.   10 fr.

LE FORT. **Étude sur l'organisation de la médecine** en France et à l'étranger. In-8. 1874.   3 fr.

LEMOINE (G.). **De l'antisepsie médicale.** 1 vol. in-8. 1886.   3 fr. 50

LÉPINE. **Le ferment glycoliptique et la pathogénie du diabète.** In-8. 1891.   1 fr.

LEYDIG. **Traité d'histologie comparée de l'homme et des animaux.** 1 fort vol. in-8, avec 200 figures.   4 fr. 50

LIEBREICH (Oscar). **L'hydrate de chloral.**   75 c.

LIEBREICH (Richard). **Nouveau procédé d'extraction de la cataracte.** In-8 de 16 pages.   75 c.

LONGET. **Traité de physiologie.** 3ᵉ édition. 3 vol. gr. in-8, avec figures.   12 fr.

LOYE (P.). **La mort par la décapitation.** 1888. 1 vol. in-8.   6 fr.

MAC CORMAC. **Manuel de chirurgie antiseptique,** traduit de l'anglais par le docteur Lutaud. 1 fort vol. in-8.   2 fr.

MAIRET. **Formes cliniques de la tuberculose miliaire du poumon** (thèse d'agrégation, 1878). 1 vol. in-8.   3 fr. 50

MANDON. **De la fièvre typhoïde,** nouvelles considérations sur sa nature, ses causes et son traitement. 1 vol. in-8.   6 fr.

MANDON. **Essai de dynamique médicale.** 1886. 1 vol. in-8. 3 fr.

Manuel populaire des premiers soins à donner aux malades et aux blessés avant l'arrivée du médecin, publié par la Société Française d'hygiène. 1 br. in-8. 1891.   60 c.

MAREY. **Du mouvement dans les fonctions de la vie.** 1 vol. in-8 avec 200 figures dans le texte.   3 fr.

MARX (Edmond). **De la fièvre typhoïde.** In-8.   3 fr.

MAUNOURY et SALMON. **Manuel de l'art des accouchements**, 3e édit. 1 vol. in-18, avec 115 grav.   7 fr.

MAURIN (A.-S.). **Dictionnaire du foyer et d'infirmerie.** 1 vol. in-18, 2e édition. 1886.   3 fr. 50

MAURIN (A. S.). **Nouveau formulaire magistral des maladies des enfants.** 1 vol. in-18, 2e édit. 1886.   3 fr. 50

MAURIN (A.-S.). **Formulaire de l'herboristerie.** 1 v. in-18. 1888. 4 fr.

MENIÈRE. **Cicéron médecin.** Étude médico-littéraire. In-18. 4 fr. 50

MENIÈRE. **Les consultations de madame de Sévigné.** Étude médico-littéraire. 1 vol. in-8.   3 fr.

MENIÈRE. **Les moyens thérapeutiques employés dans les maladies de l'oreille.** Thèse. Gr. in-8.   2 fr.

MENIÈRE. **Du traitement de l'otorrhée purulente chronique**, considérations sur la maladie de Menière. In-18.   1 fr. 25

MONOD (Ch.). **Leçons de clinique chirurgicale à l'hôpital Necker.** 1884. In-8.   3 fr. 50

MONOD (E.). **Étude clinique sur les indications de l'urétrotomie externe.** 1880. In-8.   3 fr. 50

MOREL. **Traité des champignons.** In-18, avec grav. col.   8 fr.

MORIN (Ch.). **Structure anatomique et nature des individualités du système nerveux, causes réflexes physio-psychiques.** 1892. 1 vol. in-8.   4 fr. 50

MOURAO-PITTA. **Madère.** Station médicale fixe. In-8, cart.   2 fr.

MURCHISON. **De la fièvre typhoïde.** 1 vol. in-8, avec figures dans le texte et planches hors texte.   3 fr.

NÉLATON. **Éléments de pathologie chirurgicale**, par A. Nélaton, membre de l'Institut, prof. de clinique à la Faculté de médecine, etc.

Seconde édition complètement remaniée par MM. les docteurs Jamain. Péan, Després, Gillette et Horteloup, chirurgiens des hôpitaux. Ouvrage complet en 6 vol. gr. in-8, avec 795 fig. dans le texte. 32 fr.

On vend séparément les volumes :

Tome premier, revu par le docteur Jamain. *Considérations générales sur les opérations. — Affections pouvant se montrer dans toutes les parties du corps et dans les divers tissus.* 1 fort v. gr. in-8. 3 fr.

Tome deuxième, revu par le docteur Péan. *Affections des os et des articulations.* 1 fort vol. gr. in-8, avec 288 fig. dans le texte.   5 fr.

Tome troisième, revu par le docteur Péan. *Affections des articulations* (suite), *affections de la tête, des organes de l'olfaction.* 1 vol. gr. in-8, avec 148 figures.   4 fr. 50

Tome quatrième, revu par le docteur Péan. *Affections des appareils de l'ouïe et de la vision, de la bouche, du cou, du corps thyroïde, du larynx, de la trachée et de l'œsophage.* 1 vol. gr. in-8, avec 208 figures dans le texte. — Ne se vend pas séparément.

Tome cinquième, revu par les docteurs Péan et Després. *Affections de la poitrine, de l'abdomen, de l'anus, du rectum et de la région sacro-coccygienne.* 1 vol. gr. in-8, avec 61 fig. dans le texte. 4 fr. 50

Tome sixième, par les docteurs Després, Gillette et Horteloup. *Affections des organes génito-urinaires de l'homme. — Affections des organes génito-urinaires de la femme. — Affections des membres.* 1 vol. gr. in-8, avec 90 figures. 1885.   10 fr.

NICAISE. **Des lésions de l'intestin dans les hernies.** In-8. 3 fr.

NIEMEYER. **Éléments de pathologie interne et de thérapeutique**, traduit de l'allemand, annoté par M. Cornil. 3e édition française, augmentée de notes nouvelles. 2 vol. gr. in-8.   4 fr. 50

NIVELET. Gall et sa doctrine. 1 vol. in-8. 1890. 5 fr.

OULMONT (P.). Étude clinique sur l'athétose. 1878. In-8. 3 fr.

PAGET (Sir James). Leçons de clinique chirurgicale, traduites de l'anglais par le Dr L.-H. Petit. Introduction du prof. Verneuil. 1 vol. gr. in-8. 8 fr.

PANSIER. Les manifestations oculaires de l'hystérie, œil hystérique. 1892. 1 vol. in-8, 3 pl. hors texte. 4 fr.

PARENT (A.). Compte rendu de la Clinique de M. le Dr Galezowski. (Du 1er novembre 1878 au 1er novembre 1879.) In-8. 1 fr. 25

PARISOT (P.). Études d'hygiène sur Nancy et le département de Meurthe-et-Moselle. 1893. In-8, avec 2 pl. 1 fr. 50

PÉAN. Du pincement des vaisseaux comme moyen d'hémostase. 1 vol. in-8. 1877. 4 fr.

PÉCHADRE. De la trépanation dans les épilepsies jacksonniennes non traumatiques. 1 vol. in-8. 2 fr 50.

PHILIPS (J.-P.). Influence réciproque de la pensée, de la sensation et des mouvements végétatifs. In-8. 1 fr.

PIETRA SANTA (de). **Eaux minérales naturelles françaises et étrangères** autorisées au 1er octobre 1891. 1 vol. in-8. 3 fr. 50

PITRES. De l'hémiplégie syphilitique. 1 broch. in-8. 1889. 1 fr.

PITRES. Des hypertrophies et des dilatations cardiaques indépendantes des lésions valvulaires. 1 vol. in-8. 1878. 3 fr. 50

POIRIER (P.). Contribution à l'étude des tumeurs du sein chez l'homme. Étude clinique du cancer. 1 vol. in-8. 3 fr.

PONCET. De l'hématocèle péri-utérine. 1 vol. in-8. 1878. 4 fr.

PORAK (Ch.). Sur l'ictère des nouveau-nés et le moment où il faut pratiquer la ligature du cordon ombilical. In-8. 1878. 2 fr.

PORAK (Ch.). De l'influence réciproque de la grossesse et des maladies de cœur. 1 vol. in-8. 4 fr.

PREYER. Physiologie spéciale de l'embryon. 1 vol. in-8, avec fig. et 9 pl. hors texte. 7 fr. 50

PREYER. Éléments de physiologie générale, traduit de l'allemand par M. Jules Soury. 1 vol. in-8. 1884. 5 fr.

QUEVENNE et BOUCHARDAT. — Voy. Bouchardat et Quevenne.

RECLUS (P.). Des mesures propres à ménager le sang pendant les opérations chirurgicales. 1880. In-8. 3 fr. 50

RECLUS (P.). Des ophthalmies sympathiques. 1878. In-8. 5 fr.

REGAMEY (G^{me}). Anatomie des formes du cheval à l'usage des peintres et des sculpteurs, publié sous la direction de M. Félix Regamey, avec texte par M. le docteur Kuhff. 6 pl. en chromolithographie. 2 fr. 50

RETTERER (Ed.). Développement du squelette des extrémités et des productions cornées chez les mammifères. 1 vol. in-8, avec 4 pl. hors texte. 1885. 4 fr.

RIBEMONT (A.). Recherches sur l'insufflation des nouveau-nés et description d'un nouveau tube laryngien. 1878. 1 vol. in-8 et planches. 3 fr. 50

RICHARD. Pratique journalière de la chirurgie. 1 vol. gr. in-8, avec 215 grav. 2e édit., augmentée et revue par M. le docteur J. Crauk. 5 fr.

RICHET (Ch.). Structure des circonvolutions cérébrales (Thèse de concours d'agrégation). In-8. 1878. 5 fr.

RIETSCH. Reproduction des cryptogames. In-8, avec fig. 5 fr.

ROMIÉE. De l'amblyopie alcoolique. In-8. 1881. 2 fr.

ROISEL. Les Atlantes. Études antéhistoriques. In-8. 1874. 7 fr.

ROTTENSTEIN. Traité d'anesthésie chirurgicale. In-8. 10 fr.

SANNÉ. Étude sur le croup après la trachéotomie, évolution normale, soins consécutifs, complications. In-8. 4 fr.

SCHIFF. Physiologie de la digestion. 2 vol. in-8. 20 fr.

SIMON (P.). Des fractures spontanées. 1 vol. in-8. 1886. 4 fr.

SERGUEYEFF. Physiologie de la veille et du sommeil, le sommeil et le système nerveux. 2 forts vol. in-8. 1890.   20 fr.

La Société, l'École et le Laboratoire d'anthropologie de Paris à l'Exposition universelle de 1889. 1 vol. in-8, avec grav. 5 fr.

SOLLIER (Mme A.). **De l'état de la dentition chez les enfants idiots et arriérés.** 1 vol. in-8, avec gravures.   2 fr.

SŒLBERG-WELLS. **Traité pratique des maladies des yeux.** 1 fort vol. gr. in-8, avec figures. Traduit de l'anglais.   4 fr. 50

SPRINGER. **La croissance.** Son rôle en pathologie. Essai de pathologie générale. 1 vol. in-8. 1890.   6 fr.

STRAUS (F.). **Le charbon des animaux et de l'homme.** 1887. 1 vol. in-8.   6 fr.

TALAMON. **Recherches anatomo-pathologiques et cliniques sur le foie cardiaque.** Gr. in-8.   2 fr.

TARDIEU. **Manuel de pathologie et de clinique médicales.** 4e édition, corrigée et augmentée. 1 vol. gr. in-18.   2 fr. 50

TARNOWSKI (P.). **Études anthropométriques sur les prostituées et les voleuses.** 1889. 1 v. in-8, avec tableaux et dessins. 5 fr.

TAYLOR. **Traité de médecine légale**, traduit sur la 7e édition anglaise, par M. le docteur HENRI COUTAGNE. 1 vol. gr. in-8. 4 fr. 50

TERRIER (F). **De l'œsophagotomie externe.** In-8.   3 fr. 50

TERRIER (F.). **Des anévrismes cirsoïdes** (Thèse d'agrégation, 1872). In-8.   3 fr.

TERRIER (F.). **Éléments de pathologie chirurgicale générale.**
1er fascicule: *Lésions traumatiques et leurs complications.* 1 v. in-8. 7 fr.
2e fascicule : *Complications des lésions traumatiques. Lésions inflammatoires.* 1 vol. in-8. 1886.   6 fr.

TERRILLON. **Leçons de clinique chirurgicale.** 1887. 1 v. in-8. 3 fr. 50

THÉVENIN et DE VARIGNY. **Dictionnaire abrégé des sciences physiques et naturelles.** 1 vol. in-18 de 630 pages sur deux colonnes. Cart. à l'anglaise. 1889.   5 fr.

THULIÉ. **La folie et la loi.** 2e édit. 1 vol. in-8.   3 fr. 50

THULIÉ. **De la manie raisonnante du docteur Campagne.** In-8.   2 fr.

TROLARD. **De la prophylaxie des maladies exotiques, importables et transmissibles.** 1 br. in-8. 1891.   1 fr.

TRUC. **Essai sur la chirurgie du poumon.** 1 vol. in-8. 1885. 2 fr. 50

VAN ENDE (U.). **Histoire naturelle de la croyance.** 1re partie : *l'animal.* 1 vol. in-8. 1887.   5 fr.

VARIGNY (H. C. de). **Recherches expérimentales sur l'excitabilité électrique des circonvolutions cérébrales et sur la période d'excitation latente du cerveau.** In-8. 1884. 2 fr.

VASLIN (L.). **Études sur les plaies par armes à feu.** 1 vol. gr. in-8 de 225 pages, accompagné de 22 pl. en lithogr.   6 fr.

VIRCHOW. **Pathologie des tumeurs**, cours professé à l'Université de Berlin, traduit de l'allemand par M. le docteur. ARONSSOHN.
     TOME PREMIER, 1 vol. grand in-8 avec 106 figures.   3 fr. 75
     TOME DEUXIÈME, 1 vol. grand in-8 avec 74 figures.   3 fr. 75
     TOME TROISIÈME, 1 vol. grand in-8 avec 49 figures.   3 fr. 75
     TOME QUATRIÈME (1er fascicule). 1 vol. gr. in-8 avec fig.   1 fr. 50

WIET. **De l'élongation des nerfs.** 1882. In-8 avec figures.   4 fr.

WILLEMIN. **Des coliques hépatiques et de leur traitement par les eaux de Vichy.** 4e édit. 1886. 1 vol. in-18.

YVERT. **Traité pratique et clinique des blessures du globe de l'œil.** Introduction du Dr GALEZOWSKI. 1 vol. gr. in-8. 1880. 12 fr.

PUBLICATIONS PÉRIODIQUES

Revue de médecine

Directeurs : MM. les Professeurs BOUCHARD, de l'Institut; CHAUVEAU, de l'Institut;
LANDOUZY et LÉPINE, correspondant de l'Institut. — Rédacteurs en chef : MM. LANDOUZY et LÉPINE.

Revue de chirurgie

Directeurs : MM. les Professeurs OLLIER, correspondant de l'Institut; Félix TERRIER, BERGER et QUENU.
Rédacteur en chef : M. Félix TERRIER.

19ᵉ année, 1899

La *Revue de médecine* et la *Revue de chirurgie*, qui constituent la 2ᵉ série de la *Revue mensuelle de médecine et de chirurgie*, paraissant tous les mois; chaque livraison de la *Revue de médecine* contient de 5 à 6 feuilles grand in-8; chaque livraison de la *Revue de chirurgie* contient de 8 à 9 feuilles grand in-8.

PRIX D'ABONNEMENT :

Pour la Revue de Médecine	Pour la Revue de Chirurgie
Un an, Paris .... 20 fr.	Un an, Paris............................. 30 fr.
Un an, départements et étranger .... 23 fr.	Un an, départements et étranger.......... 33 fr.
La livraison 2 francs	La livraison 3 francs

Les deux Revues réunies : un an, Paris, **45** francs; départements et étranger, **50 francs**

Les quatre années de la *Revue mensuelle de médecine et de chirurgie* (1877, 1878, 1879 et 1880) se vendent chacune séparément **20** francs; la livraison, **2** francs.

Les dix-huit premières années (1881 à 1898) de la *Revue de médecine* ou de la *Revue de chirurgie* se vendent le même prix.

Journal de l'Anatomie
et de la *Physiologie normales et pathologiques*

DE L'HOMME ET DES ANIMAUX
Fondé par Ch. ROBIN, continué par Georges POUCHET
Dirigé par Mathias DUVAL, membre de l'Académie de médecine, Professeur à la Faculté de médecine
Avec le concours de MM. les Professeurs BEAUREGARD, RETTERER et TOURNEUX

35ᵉ année, 1899

Ce journal paraît tous les deux mois et a pour objet : la *tératologie*, la *chimie organique*, l'*hygiène*, la *toxicologie* et la *médecine légale* dans leurs rapports avec l'anatomie et la physiologie, les applications de l'anatomie et de la physiologie à la *pratique de la médecine, de la chirurgie et de l'obstétrique*.

Il forme à la fin de l'année un beau volume grand in-8°, de 700 pages environ, avec de nombreuses gravures dans le texte et 30 planches lithographiées ou en taille-douce, en noir et en couleur hors texte.

Un an : pour Paris, **30** fr.; pour les départements et l'étranger, **33** fr. — La livraison, **6 francs**.

Les treize premières années, 1864, 1865, 1866, 1867, 1868, 1869, 1870-71, 1872, 1873, 1874, 1875, 1876 et 1877, sont en vente au prix de **20** francs l'année, et de **3** fr. **50** la livraison. Les années suivantes, depuis 1878, coûtent **30** francs, la livraison **6** francs.

L'Intermédiaire des Neurologistes et des Aliénistes

ORGANE INTERNATIONAL MENSUEL TRILINGUE DE
NEUROLOGIE, PSYCHIATRIE, PSYCHO-PHYSIOLOGIE
Dirigé par le Docteur Paul SOLLIER
Ancien Interne des Hôpitaux de Paris, Médecin du Sanatorium de Boulogne-sur-Seine
Prix de l'abonnement annuel : France, **6** francs; Étranger, **7** fr. **50**
Les abonnés de 1899 recevront gratuitement les numéros de Novembre et de Décembre 1898

Annales d'électrobiologie,
d'électrothérapie et d'électrodiagnostic

Comité de direction scientifique : MM. les Docteurs d'ARSONVAL, de l'Institut;
TRIPIER, G. APOSTOLI, E. DOUMER, OUDIN.

Rédacteur en chef : M. le Dr E. LOUMER, professeur à la Faculté de médecine de Lille, docteur ès sciences.

Ces **Annales** paraissent tous les deux mois, depuis le 15 janvier 1898, par fascicules grand in-8 de 9 feuilles chacun (114 pages), avec gravures dans le texte et planches hors texte.

Abonnement : Un an, du 15 janvier, Paris, **26** francs; départements et étranger, **28** francs.

Revue de l'École d'Anthropologie de Paris
RECUEIL MENSUEL
PUBLIÉ PAR LES PROFESSEURS (9e année, 1899)

La **Revue de l'École d'Anthropologie de Paris** paraît le 15 de chaque mois. Chaque livraison forme un cahier de deux feuilles in-8 raisin de 32 pages.

Abonnement : Un an (à partir du 15 janvier) pour tous pays, **10** francs; la livraison, **1** franc.

Recueil d'ophtalmologie
Dirigé par MM. les docteurs GALEZOWSKI et CHAUVEL.

Mensuel — 3e série — 19e année, 1899. — Abonnement : Un an, France et étranger, **20** francs.

Revue de thérapeutique médico-chirurgicale

Publiée sous la direction de MM. les Professeurs BOUCHARD, GUYON, LANNELONGUE, LANDOUZY et FOURNIER.
Rédacteur en chef : M. le docteur Raoul BLONDEL.

66e année 1899

Paraît les 1er et 15 de chaque mois. — Abonnement : Un an, France, **12** francs; étranger, **13** francs.

Annales des Sciences Psychiques
RECUEIL D'OBSERVATIONS ET D'EXPÉRIENCES
Dirigé par le Docteur DARIEX (9e année, 1899)

Les **Annales des Sciences psychiques** paraissent tous les deux mois. Chaque livraison forme un cahier de 4 feuilles in-8 de 64 pages.

Abonnement : Un an, du 15 janvier, **12** francs; la livraison, **2 fr. 50**

Revue Médicale de l'Est
PARAISSANT LE 1er ET LE 15 DE CHAQUE MOIS (26e année, 1899)

Comité de Rédaction : MM. les Professeurs BARABAN, BERNHEIM, DEMANGE, GROSS, HERGOTT, HEYDENREICH, SCHMITT, SPILLMANN, de la Faculté de Médecine de Nancy.

Rédacteur en chef : M. P. PARISOT, professeur agrégé à la Faculté de Médecine de Nancy.

Abonnement : Un an, du 1er janvier, France et étranger, **12** francs. Pour les Étudiants en médecine, **6** francs.

Journal de Neurologie
Neurologie, Psychiatrie, Psychologie, Hypnologie

Dirigé par les Docteurs X. FRANCOTTE, J. CROCQ fils, VAN GEHUCHTEN

4e année, 1899

Abonnement : **10** francs par an (8 francs pour la Belgique)

Archives italiennes de Biologie

Publiées en français par A. MOSSO, Professeur à l'Université de Turin

Tomes I et II, 1882, **30** francs. — Tomes III à XX (1883 à 1898), chacun **20** francs

Ces *Archives* paraissent sans périodicité fixe; chaque tome, publié en 3 fascicules, coûte **20** francs, payables d'avance.

13483. — Lib.-Imp. réunies, 7, rue Saint-Benoît, Paris.